LAUF-TRAINING

Die Anatomie verstehen

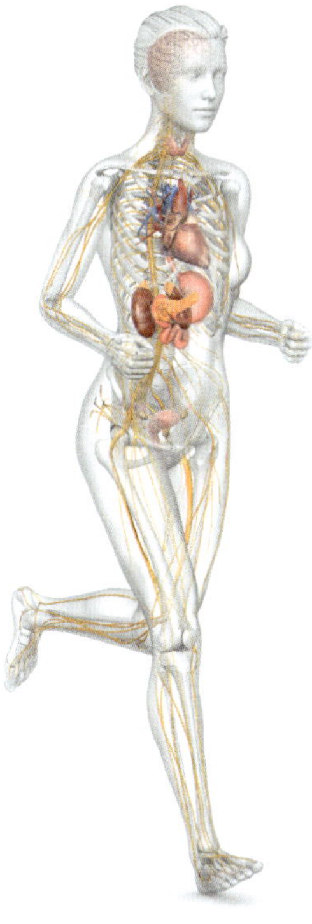

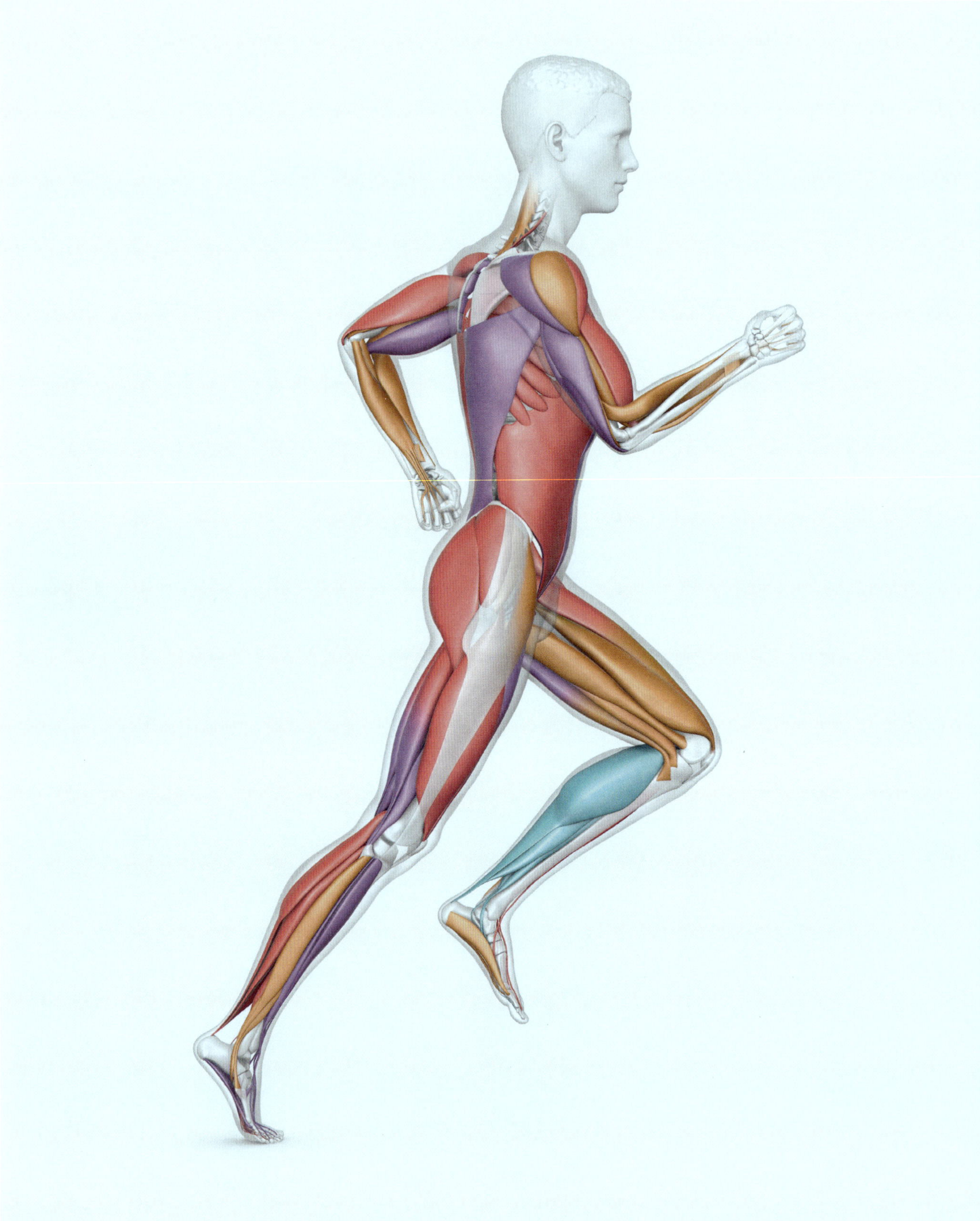

LAUF-TRAINING

Die Anatomie verstehen

Dr. Chris Napier

DK

DK Penguin Random House

Lektorat Mary-Clare Jerram, Kiron Gill, Megan Lea, Shashwati Tia Sarkar, Salima Hirani, Alastair Laing, Dawn Henderson
Gestaltung und Bildredaktion Maxine Pedliham, Marianne Markham, Philip Gamble, Clare Joyce, Alison Gardner
Umschlaggestaltung Amy Cox, Lucy Philpott
Herstellung David Almond, Francesca Sturiale
Illustrationen Arran Lewis

Für die deutsche Ausgabe:
Projektbetreuung Carola Wiese
Herstellungskoordination Bettina Bähnsch
Herstellung Sabine Hüttenkofer

Titel der englischen Originalausgabe: Science of Running

Übersetzung Martina Walter
Lektorat Carmen Achter

ISBN 978-3-8310-4015-5
5902-315326-21647-09

Druck und Bindung C&C Offset Printing, China

MIX
Papier | Fördert gute Waldnutzung
FSC® C018179

www.dk-verlag.de

Hinweis
Die Informationen und Ratschläge in diesem Buch sind von den Autoren und vom Verlag sorgfältig erwogen und geprüft, dennoch kann eine Garantie nicht übernommen werden.
Eine Haftung der Autoren bzw. des Verlags und seiner Beauftragten für Personen-, Sach- und Vermögensschäden ist ausgeschlossen.

INHALT

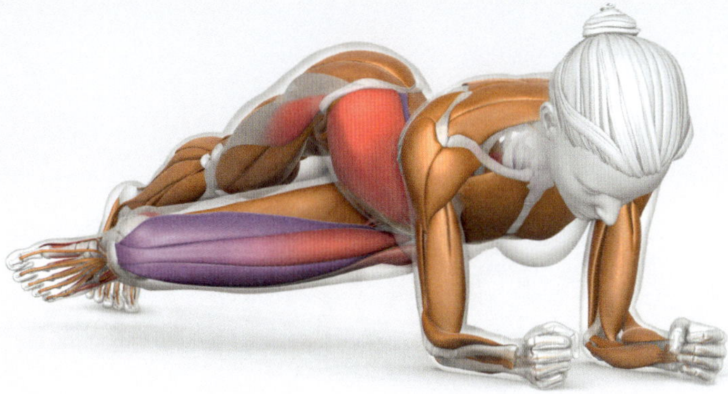

VORWORT

Laufen ist einfach. Sie setzen einen Fuß vor den anderen und starten los. Warum sollten Sie sich also mit der Wissenschaft dahinter befassen? – Ein Blick unter die Oberfläche zeigt, dass dieses biomechanische und physiologische Phänomen einiges zu bieten hat. Mithilfe laufwissenschaftlicher Erkenntnisse lassen sich Leistung steigern, Verletzungen vorbeugen, und Sie haben einfach mehr Spaß an einem Sport, dem Millionen Menschen weltweit mit Begeisterung nachgehen.

WARUM LAUFEN?

Neben der Freude daran gibt es gute Argumente für das regelmäßige Laufen: Es bietet Vorteile, die Ihre gesamte Lebensqualität verbessern können. Es kräftigt und fördert die Gesundheit, und mit der Steigerung der körperlichen Widerstandsfähigkeit durch diese dynamische Aktivität sinkt das Risiko für Erkrankungen und körperliche Einschränkungen.

Laufen kann helfen, Fettleibigkeit, Bluthochdruck, Typ-2-Diabetes, Arthrose, Atemwegserkrankungen und Krebs zu verhindern und verbessert die Schlafqualität. Schon eine niedrige Trainingsdosis senkt die Wahrscheinlichkeit, an Herz-Kreislauf-Erkrankungen zu sterben und erhöht die Lebenserwartung.

Zu den psychologischen Vorteilen des Laufens zählen Stressabbau und Stimmungsaufhellung, und es kann vor Depressionen, Angsterkrankungen und Demenz schützen. Auch die soziale Interaktion im Rahmen von Lauftreffs und Events wie Parkläufen trägt zur Verbesserung des Wohlbefindens bei.

Laufen hat also ein erhebliches gesundheitsförderndes Potenzial. Auf der anderen Seite ist es mit einer Reihe von Risiken verbunden: Es gibt sogar typische Laufverletzungen, wie zum Beispiel das sogenannte »Läuferknie«. Sie können jedoch viel tun, um diese Gefahren zu minimieren, und genau hier kommt die Wissenschaft ins Spiel.

DIE WISSENSCHAFT NUTZEN

Als Physiotherapeut habe ich unzähligen Läufern, von Anfängern bis zu Leistungssportlern, dabei geholfen, ihren geliebten Sport weiter auszuüben. Meine Arbeit stützt sich auf meine Untersuchungen zu laufbedingten Verletzungen, und ich habe viele Male miterlebt, wie es Klienten gelang, ihr Lauferlebnis durch ein tieferes Verständnis von Verletzungsursachen und Regenerationsmöglichkeiten zu steigern.

Doch die Laufwissenschaft kann noch mehr: Wenn Sie sich als Läufer verbessern wollen, ist es entscheidend, die zugrunde liegende Physiologie und Biomechanik zu verstehen. Kleine Formkorrekturen bringen viel, wenn man weiß, worauf man achten muss und wie man es angehen sollte. Selbst moderates Krafttrai-

»Regelmäßiges Laufen *kann viele* **Gesundheitsvorteile** *bringen, die unsere* **Lebensqualität verbessern.«**

ning trägt auf der Straße, auf Trails und auf der Rennbahn Früchte, wenn Sie wissen, welche Übungen die wichtigsten Laufmuskelgruppen kräftigen.

Läufer sind für ihre Zahlenbesessenheit bekannt, vom Kilometerzählen bis zur Aufzeichnung persönlicher Bestleistungen. Entscheidend ist jedoch, zu verstehen, wie man diese Daten zur Leistungsmaximierung einsetzt. Das Wissen darüber, wie der Körper funktioniert, ermöglicht es, ihn optimal zu trainieren. Um ein besserer Läufer zu werden, sollten Sie wissen, welche Trainingstechniken Sie schneller machen, welche Übungen Sie kräftigen, und welche Wettkampfstrategien Sie zu Spitzenleistungen treiben. Jerry Ziak, ein erfahrener Coach und mein Co-Autor im Kapitel »Richtig Trainieren«, hat unzählige Trainingsprogramme für Sportler aller Leistungsstufen entwickelt. Wir hoffen, dass unsere Erkenntnisse Ihre Leistung und Ihr Training verbessern und es Ihnen ermöglichen, ein Leben lang schmerzfrei zu laufen.

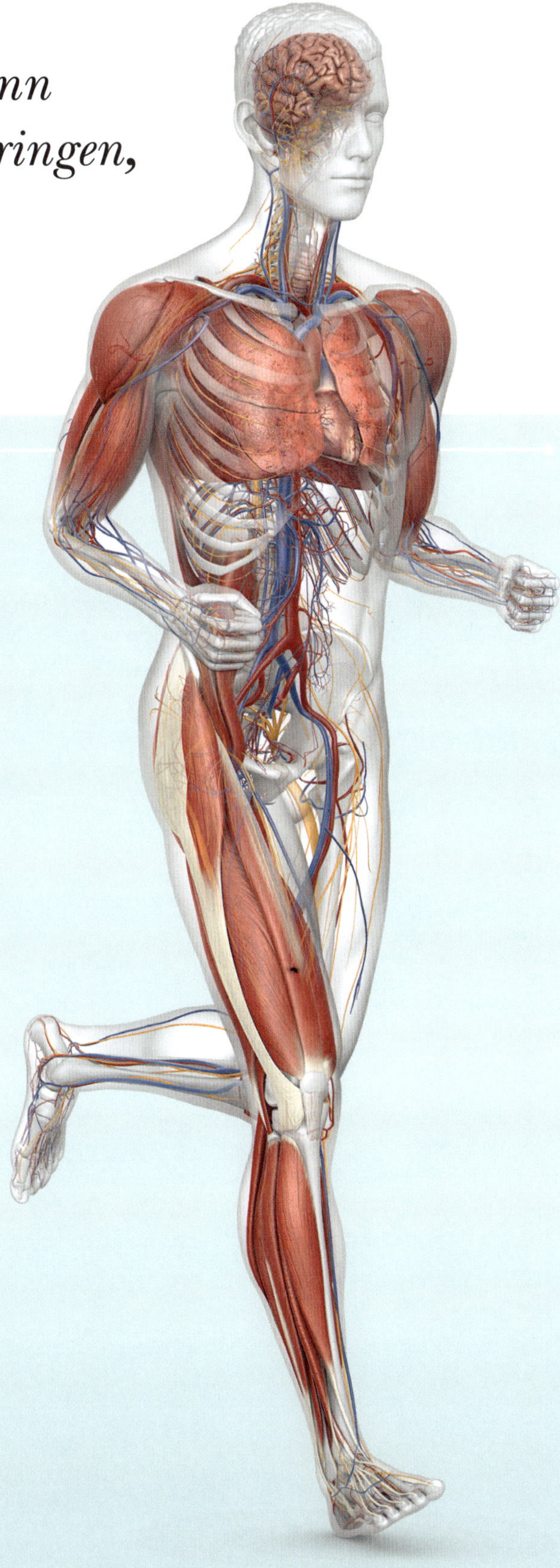

Chris Napier, PT, Ph. D.
Sport-Physiotherapeut
Marathonbestzeit 2:33 h

EINLEITUNG

Beim Laufen kommen Sie schon mit ein wenig Wissen im Hinblick auf Leistungssteigerung und Verletzungsprävention relativ weit. Dieses Buch liefert Ihnen die neuesten Forschungsergebnisse zur Laufbiomechanik und Ratschläge zu Trainingstechniken, die sich im Labor, auf der Bahn und auf dem Trail bewährt haben.

» *Wer versteht, wie sein Körper auf das Laufen reagiert, kann* ***Tempo, Kraft,*** *und* ***Leistung optimieren.*** «

ÜBER DIESES BUCH

Egal, auf welchem Leistungsstand Sie sind, welche Motivation Sie antreibt oder was Ihre Ziele sind: Mit diesem Buch als Leitfaden Erkenntnisse der Laufwissenschaft im Training umzusetzen, wird Ihnen als Läufer spürbare Vorteile bringen.

Kapitel eins, *Laufanatomie*, beschäftigt sich mit der Physiologie des Laufens. Es ermöglicht Ihnen zu verstehen, was in Ihrem Körper passieren muss, damit Sie laufen können, und was er braucht, um dies optimal tun zu können.

Kapitel zwei, *Verletzungsprävention*, untersucht, wie es zu laufbedingten Verletzungen kommt. Es erläutert, mit welchen Maßnahmen Sie sich vor Verletzungen schützen können und gibt wertvolle Hinweise zur schnellen Rehabilitation.

Die Kraftübungen aus Kapitel drei helfen jedem Läufer dabei, seine Form zu verbessern und sein Lauferlebnis zu steigern. Sie sprechen gezielt die fürs Laufen wichtigsten Muskelgruppen an und kräftigen sie für die Trainingsbelastungen auf der Langstrecke. Sie sind auch bei der Rehabilitation nach Verletzungen hilfreich.

Kapitel vier, *Trainingstechnik,* beschreibt, wie Sie effektiv und sicher trainieren. Unabhängig davon, ob Sie einen maßgeschneiderten Trainingsplan mit Progression entwickeln wollen, ob Sie auf der Suche nach einer wettkampfspezifischen Vorbereitung für einen bestimmten Laufevent sind oder sich ein Trainingsprogramm wünschen, das Sie risikofrei und schnell für einen Fünf-Kilometer-Lauf fit macht: Hier erhalten Sie die nötige fachkundige Anleitung, um Ihre ganz persönlichen Ziele zu erreichen und in Wettkämpfen erfolgreich abzuschneiden.

Hinweis zur Terminologie

Auf den Seiten 10–11 finden sich Illustrationen, anhand derer wir Ihnen die Körperbewegungen und die zugehörigen medizinischen Bezeichnungen erläutern. Wenn Sie diese Zusammenhänge kennen, verstehen Sie auch alle wichtigen Details der Bewegungsabläufe beim Laufen. Dieses Wissen können Sie wiederum auf Ihre eigene Körperanatomie und Laufweise anwenden. Darüber hinaus hilft Ihnen die Fachterminologie bei der Umsetzung der Kraftübungen in diesem Buch.

MYTHEN UND FAKTEN

Wer läuft, stößt recht schnell auf die widersprüchlichsten Ratschläge und Informationen. Das kann zu einiger Verwirrung führen. Lassen Sie sich von den hier aufgeführten, sehr verbreiteten Mythen nicht in die Irre führen. Sie halten der wissenschaftlichen Überprüfung nicht stand.

MYTHOS	FAKT
»*Laufen* ***schädigt die Knie*** *und verursacht im Alter Gelenkschmerzen.*«	**ARTHROSEVORBEUGENDE EFFEKTE** Es zeichnet sich immer deutlicher ab, dass Laufen der Entstehung von Kniearthrose vorbeugen kann. Es gibt auch Hinweise darauf, dass Laufen eine bestehende Arthrose nicht unbedingt verschlechtert, sondern die damit verbundenen Symptome sogar verbessern könnte.
»*Ich habe mich verletzt, weil ich mich vor dem Laufen nicht* ***genug gedehnt habe.***«	**DEHNEN SIE DYNAMISCH** Untersuchungen zeigen, dass statisches Dehnen das Verletzungsrisiko nicht senkt und sogar die Leistung verschlechtern kann. Es trägt außerdem nicht zur Regeneration nach dem Training bei, kann aber die Gelenkflexibilität und Entspannung fördern. Dehnen Sie beim Aufwärmen dynamisch (s. S. 76)!
»*Ich habe mich verletzt, weil ich die* ***falschen Schuhe*** *für meinen Fußtyp getragen habe.*«	**DER SCHUHTYP SPIELT KEINE ROLLE** Es gibt keine Beweise dafür, dass ein bestimmter Schuhtyp vor Verletzungen schützt. Man sollte jedoch vermeiden, abrupt auf einen anderen Schuhtyp umzusteigen (s. S. 64) und die Gesamttrainingsbelastung im Auge behalten (s. S. 168–169), um das Verletzungsrisiko zu verringern.
»*Ich sollte ein* ***High-Rep-Training*** *mit* ***wenig Widerstand*** *machen, um Kraft zum Laufen aufzubauen.*«	**MIT HOHEM WIDERSTAND TRAINIEREN** Das ist ein Missverständnis. Die muskuläre Ausdauer wird beim Laufen besser, daher sollte sie nicht im Fokus des Krafttrainings stehen. Über 6 Wochen oder mehr als 2 x wöchentlich mit hohem Widerstand zu trainieren, verbessert nachweislich die Laufleistung und senkt das Verletzungsrisiko.
»*Wenn ich schneller laufen und verletzungsfrei bleiben will, muss ich* ***mit dem Vorfuß aufkommen.***«	**ES GIBT NICHT »DEN« FUSSAUFSATZ** Die Vorstellung, dass Vorfußlaufen das Verletzungsrisiko reduziert und die Laufökonomie verbessert, ist falsch. Die Art der Verletzung kann zwar je nach Fußaufsatz variieren, doch insgesamt verletzen sich Vorfußläufer genauso häufig wie Fersenläufer.

TERMINOLOGIE

Unsere Gelenke ermöglichen verschiedene Bewegungen, die sich mit den hier illustrierten Begriffen präzise beschreiben lassen. Ich verwende sie im ganzen Buch, vor allem bei den Kraftübungen auf S. 100–155. Markieren Sie sich diese Seite daher, um jederzeit unkompliziert nachschlagen zu können.

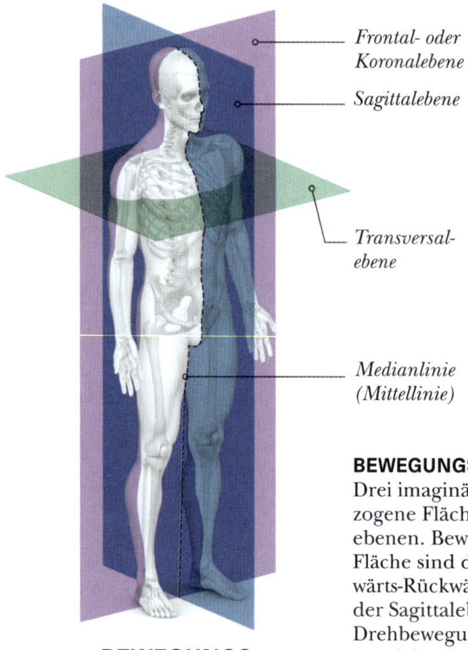

BEWEGUNGS-EBENEN

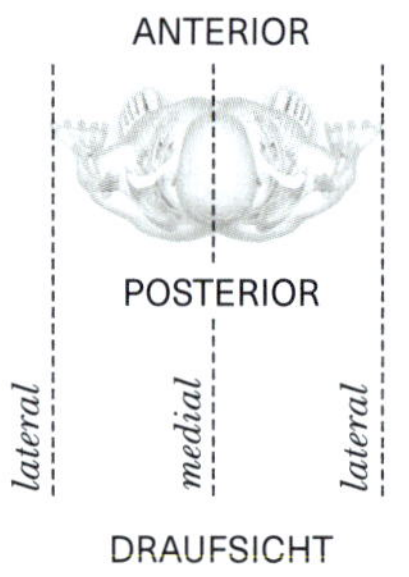

RICHTUNGEN

BEWEGUNGSEBENEN
Drei imaginäre, durch den Körper gezogene Flächen bilden die Bewegungsebenen. Bewegungen parallel zu einer Fläche sind dieser zugeordnet. Vorwärts-Rückwärts-Bewegungen finden in der Sagittalebene statt; Rotations- bzw. Drehbewegungen innerhalb der Transversalebene. Seitbewegungen gehören zur Frontal- oder Koronalebene.

Hüfte

Als Kugelgelenk (s. S. 21) verfügt das Hüftgelenk über einen großen Bewegungsumfang in mehreren Ebenen. Die Hüfte kann eine Flexion und Extension, Adduktion und Abduktion sowie Innen- und Außenrotation (Drehung) ausführen.

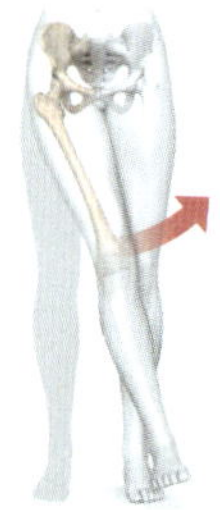

ADDUKTION
Der Oberschenkel bewegt sich in Richtung der Mittellinie.

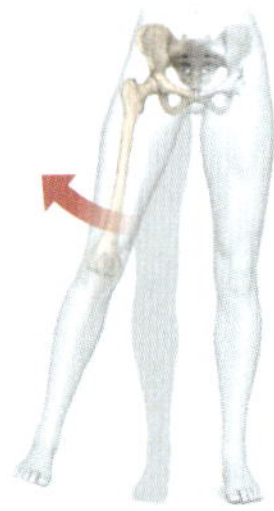

ABDUKTION
Der Oberschenkel bewegt sich weg von der Mittellinie.

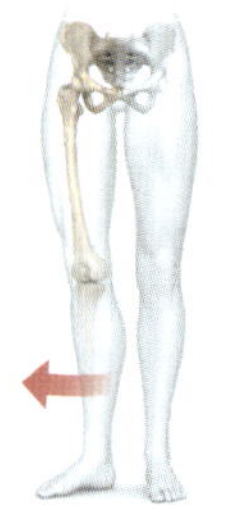

AUSSENROTATION
Der Oberschenkel dreht sich nach außen.

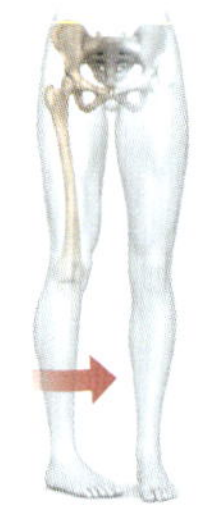

INNENROTATION
Der Oberschenkel dreht sich nach innen.

Sprunggelenk und Fuß

In unseren Sprunggelenken und Füßen ermöglichen mehr als 30 Gelenke komplexe Bewegungen. Das obere Sprunggelenk, primär ein Scharniergelenk (s. S. 20), ist zuständig für die Dorsal- und Plantarflexion des Fußes. Eversion und Inversion spielen sich am unteren Sprunggelenk ab. Bewegungen wie Pronation und Supination sind Kombinationsbewegungen von Fuß und Sprunggelenk.

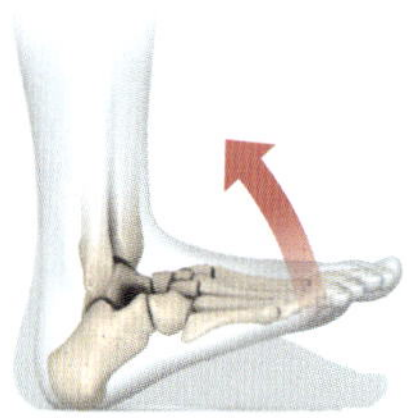

DORSALFLEXION
Beugung zum Fußrücken, Zehen weisen nach oben.

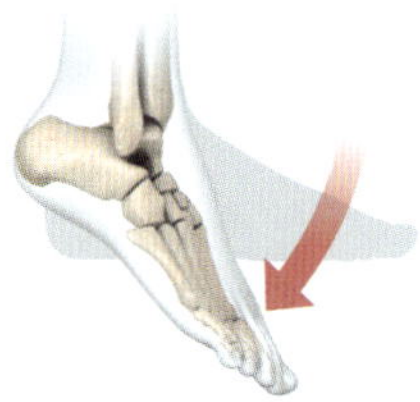

PLANTARFLEXION
Beugung zur Fußsohle, Zehen weisen nach unten.

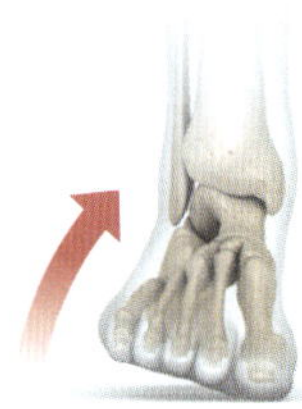

EVERSION
Drehung am Sprunggelenk, Fußsohle weist nach außen.

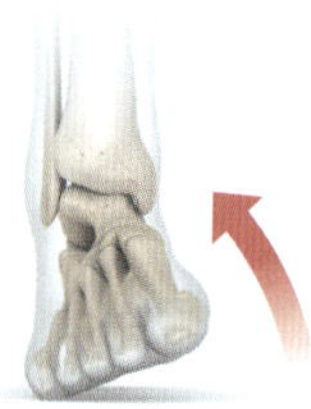

INVERSION
Drehung am Sprunggelenk, Fußsohle weist nach innen.

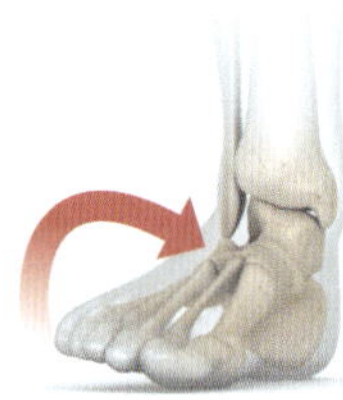

PRONATION
Kombination aus Dorsalflexion, Eversion und Abduktion.

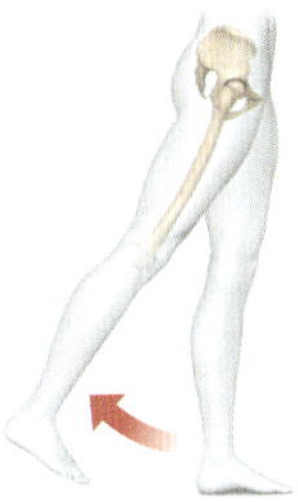

EXTENSION/STRECKUNG
Der Oberschenkel streckt sich nach hinten, der Körper richtet sich in der Hüfte auf.

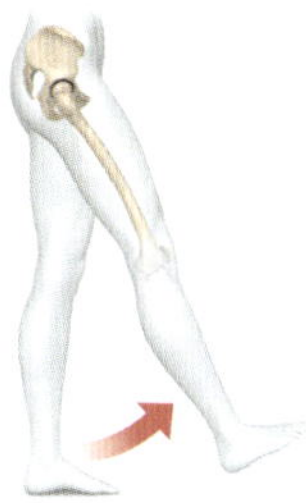

FLEXION/BEUGUNG
Der Oberschenkel bewegt sich nach vorne, die Hüfte beugt sich.

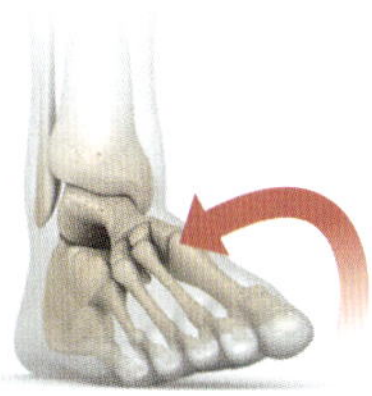

SUPINATION
Kombination aus Plantarflexion, Inversion und Adduktion.

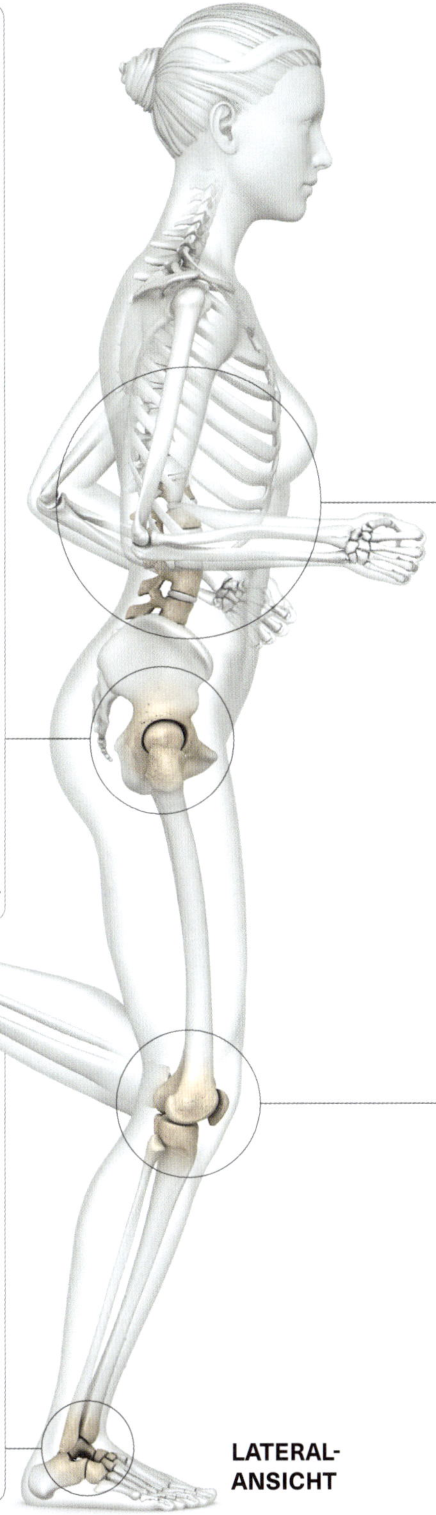

LATERAL-ANSICHT

Wirbelsäule

Die Wirbelsäule stützt den Oberkörper und überträgt Kräfte zwischen ihm und dem Unterkörper. Sie ermöglicht uns die Beugung, Streckung, Rotation, Seitwärtsneigung und Kombinationen daraus.

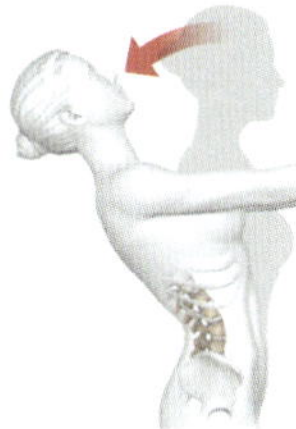

EXTENSION
Streckung in der Taille, bewegt den Rumpf nach hinten.

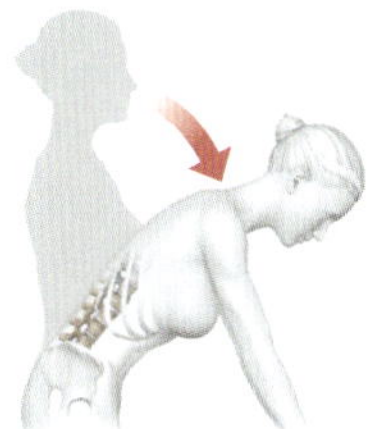

FLEXION
Vorwärtsbeuge in der Taille, bewegt den Rumpf nach vorn.

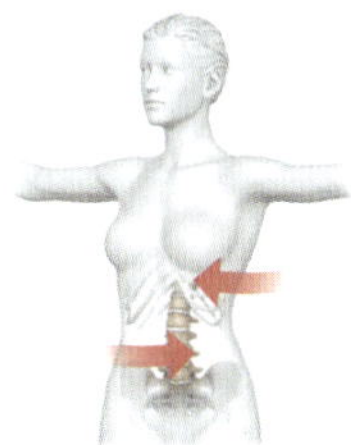

ROTATION
Rumpf dreht entlang der Mittellinie nach links/rechts.

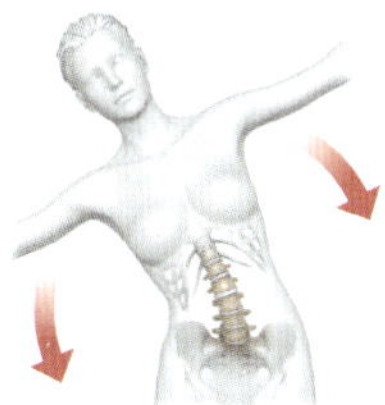

SEITFLEXION
Rumpf neigt sich von der Mittellinie nach links/rechts.

Knie

Das Knie, ein Dreh-Scharniergelenk (s. S. 20), hält beim Laufen Belastungen bis zum 10-Fachen des Körpergewichts aus. Hauptbewegungen sind Flexion und Extension, daneben kann das Knie Innen- und Außenrotationen (Drehungen) durchführen.

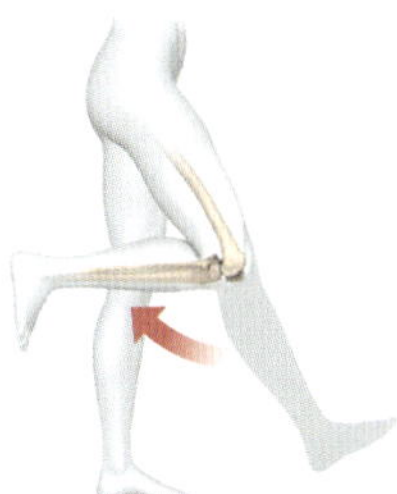

FLEXION
Beugung des Knies verkleinert den Gelenkwinkel.

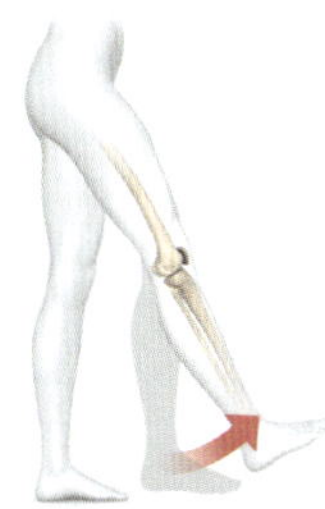

EXTENSION
Streckung des Knies vergrößert den Gelenkwinkel.

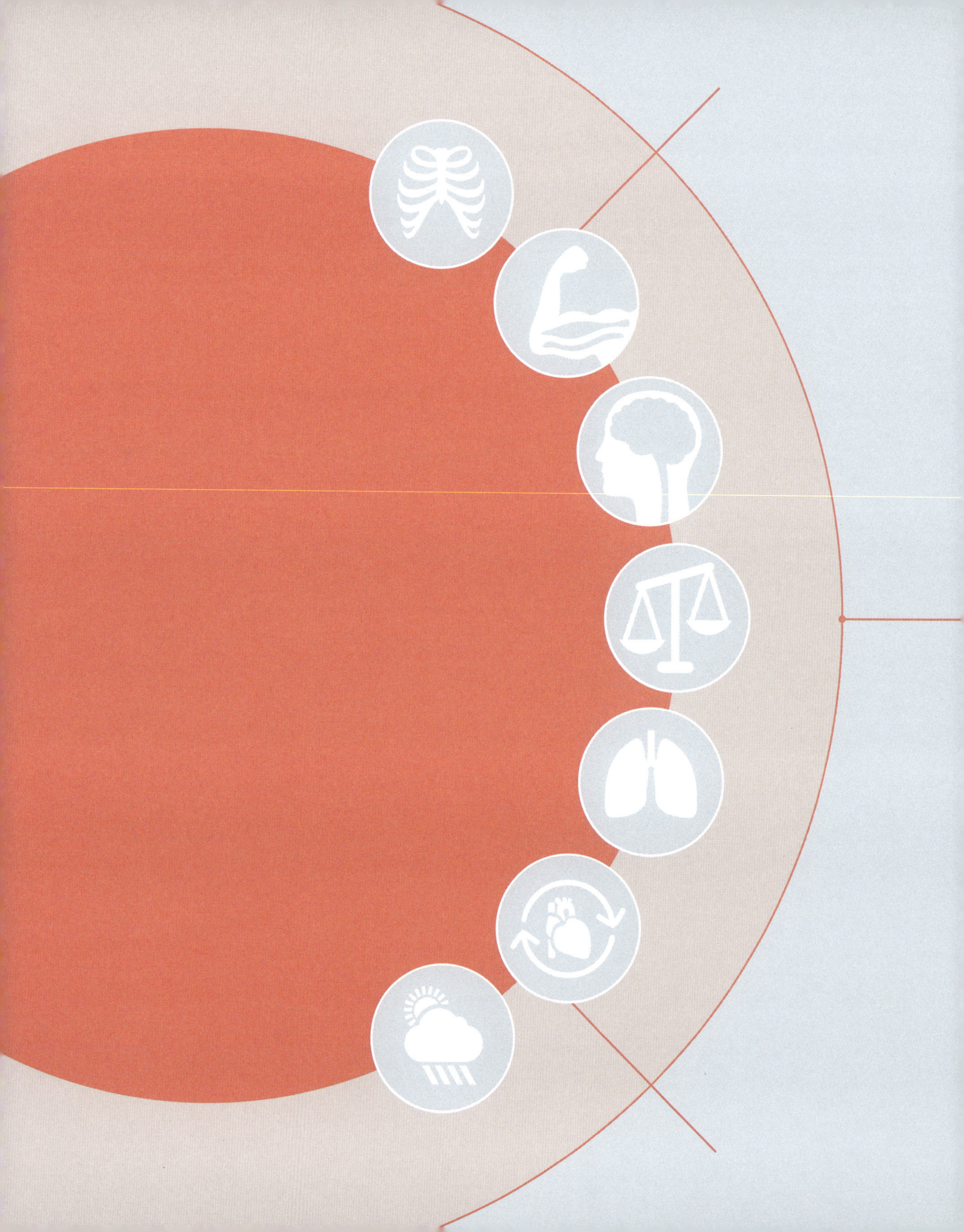

LAUF-
ANATOMIE

In der Laufbewegung muss der Körper wie eine komplexe Maschine arbeiten. Viele Abläufe finden gleichzeitig statt, damit diese dynamische Aktion realisiert werden kann. Das Verständnis der ihr zugrunde liegenden Biomechanik und Physiologie hilft Ihnen, Ihre Leistung zu verbessern und sich sicher und verletzungsfrei zu bewegen. Dieses Kapitel untersucht die körperlichen Systeme, die das Laufen ermöglichen, und zeigt Ihnen, welche Anpassungen Sie vornehmen können, um Ihre Geschwindigkeit und Effizienz zu steigern.

SO LAUFEN WIR

Der einfache Akt, einen Fuß vor den anderen zu setzen, beansprucht Muskeln, Gelenke und das Nervensystem. Jede dieser Komponenten hat einen Einfluss auf die Leistung, die Technik und die Sicherheit, und jede lässt sich mit ein wenig anatomischem Wissen durch Training verbessern.

DER LAUFZYKLUS

Beim Laufen kombiniert der Körper bestimmte Gelenk- und Muskelaktionen so, das die Beine aufeinander abgestimmte Bewegungsabfolgen ausführen können. Dieser Zyklus wiederholt sich unzählige Male. Eine Einzelsequenz ist durch vier Hauptereignisse definiert: Aufsetzen/Initialkontakt, Mittelstütz, Abstoßen und Schwingen. Bei jedem Schritt wirkt beim Aufprall eine beträchtliche Bodenreaktionskraft (GRF, s. S. 46–47) auf den Körper, deren Energie er für den nächsten Schritt nutzt.

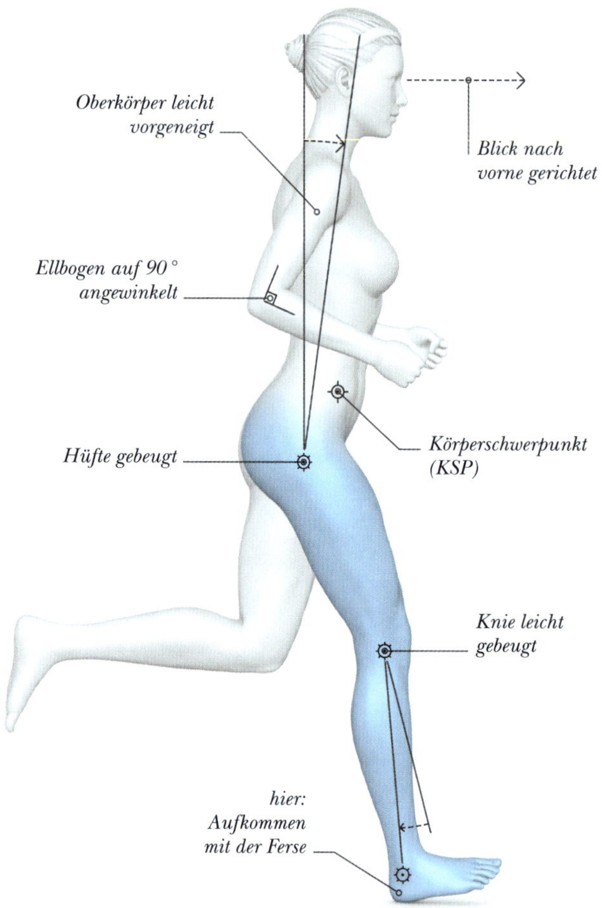

AUFSETZEN/INITIALKONTAKT (IC)
Die meisten Läufer landen auf der Ferse, andere auf dem Mittelfuß oder dem Vorfuß. Der Laufstil (s. S. 72), die Stellung des Fußes beim Aufsetzen und seine Landeposition in Relation zum KSP beeinflussen, wie die GRF sich im Körper verteilt.

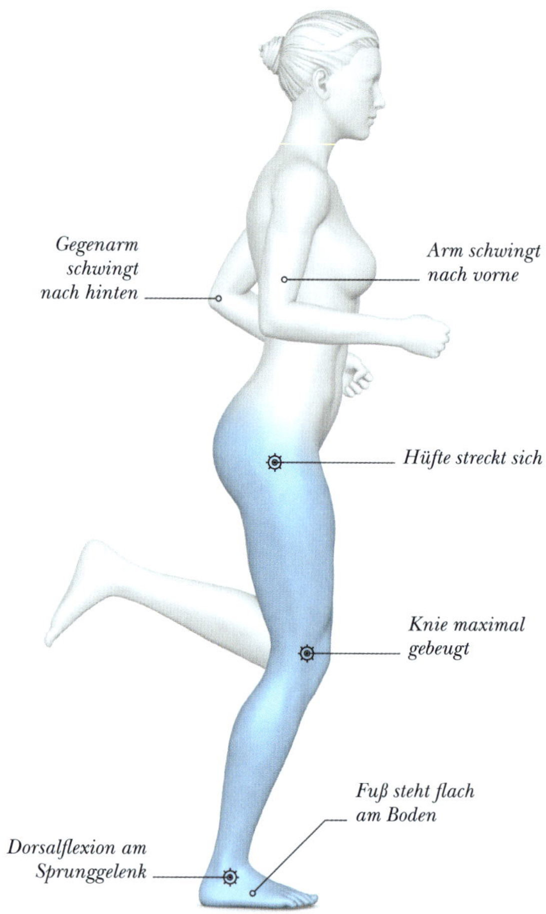

MITTELSTÜTZ
Zwischen Initialkontakt und Lösen des Fußes ist die vertikale GRF am größten und dehnt die Muskeln und Sehnen im Bein. Nachdem anfangs Bremskraft auf das Bein wirkte, erzeugt es nun Vortriebskraft. Der Körperschwerpunkt liegt jetzt am tiefsten.

Ereignisse und Phasen

Der Laufzyklus umfasst eine Abfolge von »Ereignissen«, die zwei Hauptphasen zugeordnet sind – der Stand- oder Stützphase und der Schwungphase. Das Bein mit Bodenkontakt befindet sich in der Standphase. Sie beginnt mit dem Aufsetzen, endet mit dem Abstoßen und ist in drei Teilphasen (s. S. 66–68) untergliedert. Die Schwungphase beginnt mit dem Abheben des Fußes. Sie startet und endet mit einer Flugphase ohne Bodenkontakt (s. S. 69).

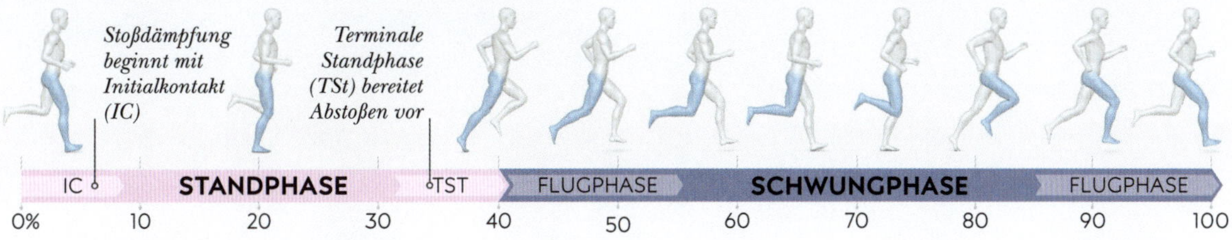

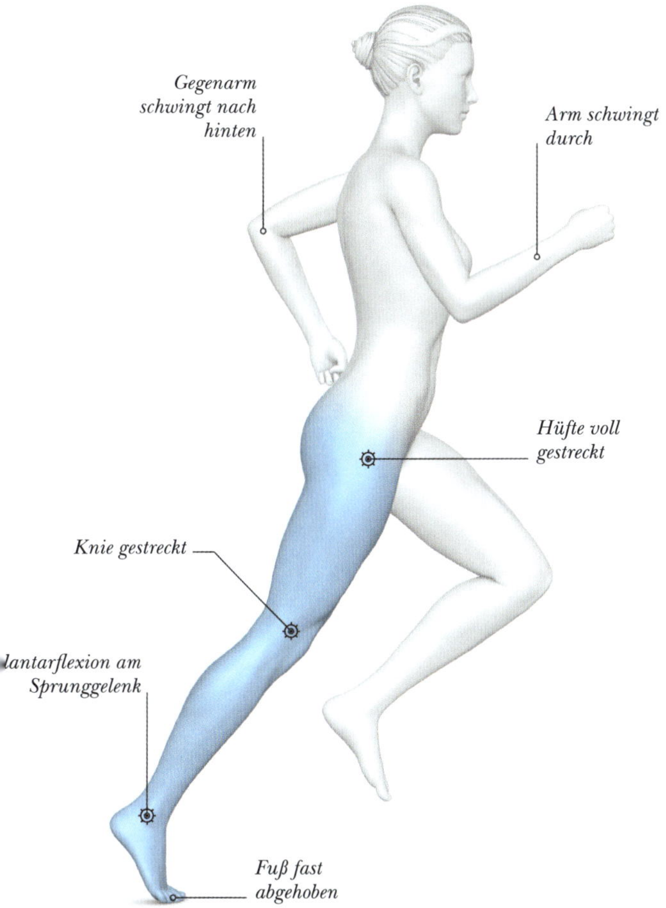

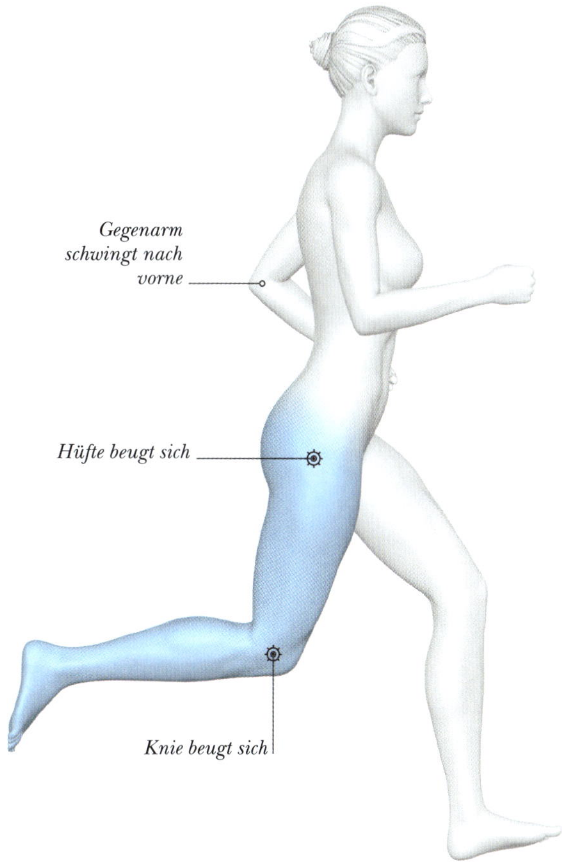

ABSTOSSEN
Hüfte, Knie und Sprunggelenk strecken sich, um den Körper abzustoßen. Beim Abstoßen geht der Fuß in die maximale Palmarflexion, um den Körper nach vorne zu katapultieren.

SCHWINGEN
In der Luft schwingt das Bein von seiner Abdrückposition hinter dem Rumpf bis knapp vor den KSP, bereit zum Aufsetzen. Die Energie hierfür liefert vor allem die elastische Rückstellkraft der Muskeln und Sehnen, die in der Stützphase gedehnt wurden.

BEWEGUNGS-MECHANIK

Skelettmuskeln sind durch Sehnen mit Knochen verbunden. Es gibt lange, die über mehrere Gelenke ziehen (z. B. am hinteren Oberschenkel), und kurze, auf kleine Bereiche begrenzte (z. B. im Fuß).

MUSKELSYSTEM

Muskeln erzeugen durch unzählige kraftvolle Kontraktionen Bewegung und werden mit wiederholtem Einsatz ausdauernder und widerstandsfähiger. Läufer brauchen starke Beine, aber auch Kraft in Rumpf und Armen, um die Bewegung zu steuern. Krafttraining (s. S. 96–155) kann die Laufleistung verbessern und hilft Verletzungen vorzubeugen.

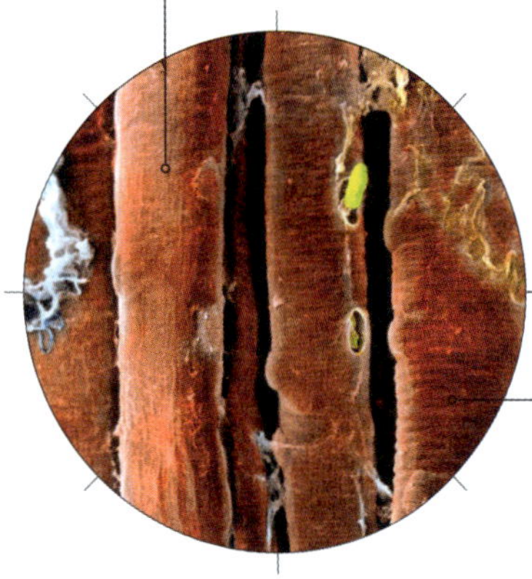

Skelettmuskelfasern
Sie bestehen aus gleitenden Mikrofilamenten, die kontrahieren, um Bewegung zu erzeugen. Training verbessert den Blutfluss und die nervale Versorgung der Fasern: Die Muskeln können mehr Kraft erzeugen und länger kontrahieren.

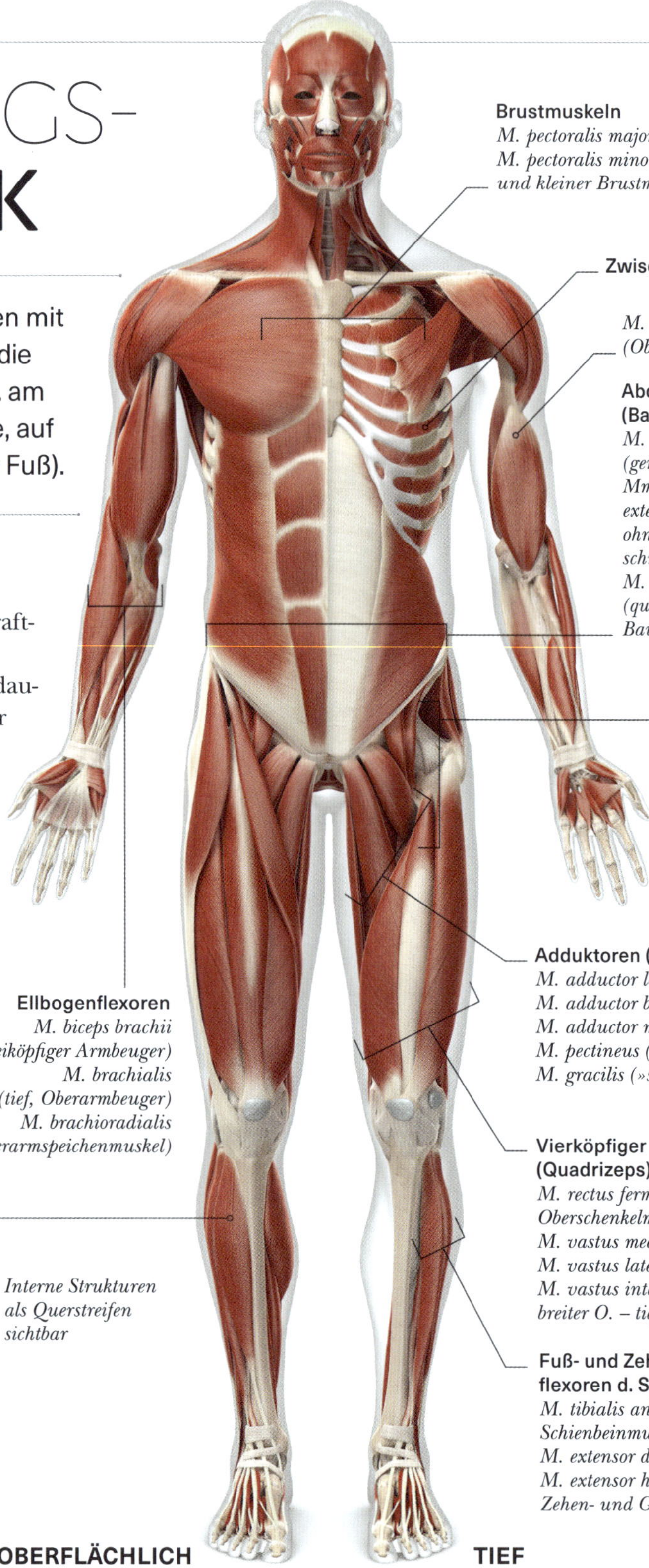

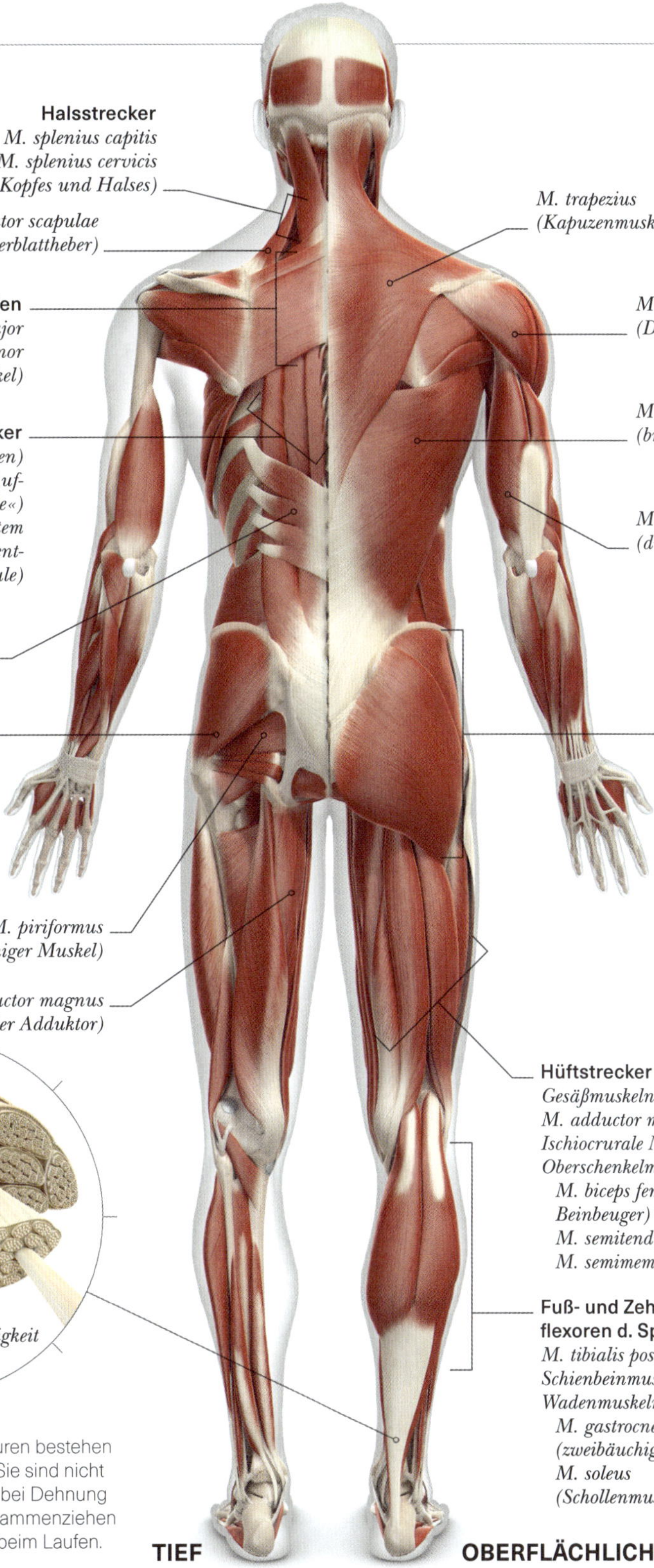

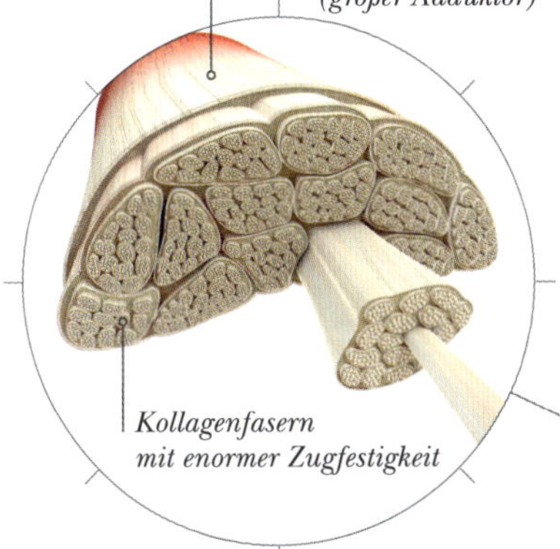

Sehnen

Die stabilen, bindegewebigen Strukturen bestehen aus dichten Kollagenfasersträngen. Sie sind nicht so elastisch wie Muskeln, speichern bei Dehnung aber Energie und geben sie beim Zusammenziehen wieder ab – eine wichtige Funktion beim Laufen.

SO ARBEITEN MUSKELN

Die meisten Muskeln des Körpers sind Skelettmuskeln. Sie sind am Skelett fixiert, und wir können sie bewusst kontrollieren. Ihre Fasern reagieren auf Impulse ausführender Nervenzellen (Motoneuronen), die vom Zentralen Nervensystem (ZNS) gesteuert werden (s. S. 38). Skelettmuskeln sind oft paarweise um Gelenke angeordnet, um im Zusammenspiel die Bewegungsrichtung zu kontrollieren. Nervenimpulse bringen Muskelfasern dazu, über die Sehnen Zugkraft auf die Knochen auszuüben – das erzeugt muskuläre Bewegung.

Kontraktionsarten

Es gibt drei Hauptarten der Muskelkontraktion:
Konzentrisch: Muskel übt in verkürztem Zustand Kraft aus.
Exzentrisch: Muskel übt in verlängertem Zustand Kraft aus.
Isometrisch: Die Muskellänge bleibt gleich, nur die Muskelspannung ändert sich.

Beim Laufen kontrahieren die Muskeln bei Aufnahme und Speicherung der Bodenreaktionskraft (GRF, s. S. 46–47) exzentrisch, beim Abdrücken konzentrisch.

EXZENTRISCHE KONTRAKTION
Die Waden- und Quadrizepsmuskeln arbeiten in der frühen Stoßdämpfungsphase (s. S. 66) exzentrisch: Sie verlängern sich, während sie beim Aufkommen wirkende Kraft aufnehmen. Die Achillessehne dehnt sich beim Aufnehmen der Bodenreaktionskraft (GRF) ebenfalls.

LEGENDE
- Konzentrisch: **verkürzt sich unter Spannung**
- Exzentrisch: **verlängert sich unter Spannung**
- **Verlängerung ohne Spannung (Dehnen)**
- Isometrisch: **Muskeln haltend-statisch**

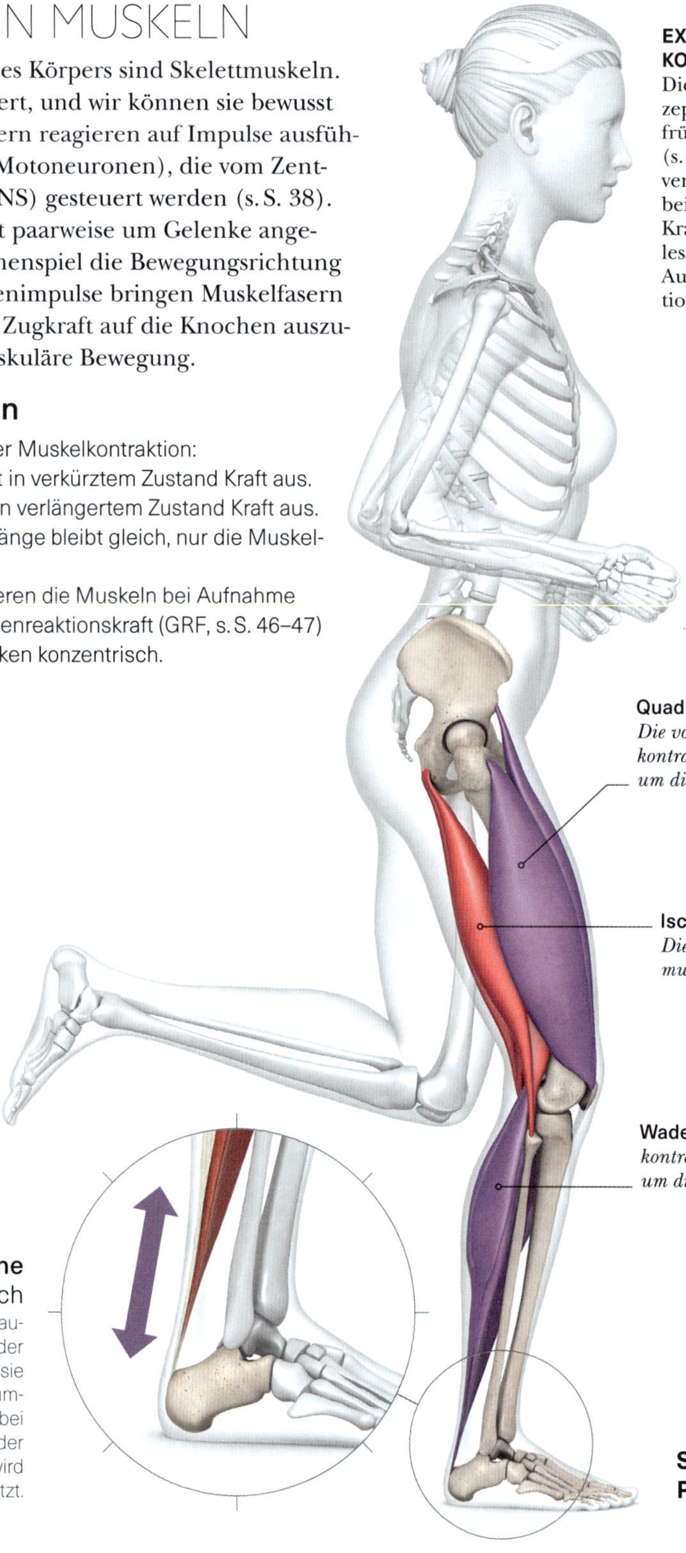

Achillessehne verlängert sich
Die Achillessehne hat beim Laufen eine wichtige Funktion. In der frühen Standphase verlängert sie sich unter Spannung wie ein Gummiband, das gedehnt wird. Dabei speichert sie einen großen Teil der GRF-Energie. Beim Abstoßen wird diese freigesetzt.

STOSSDÄMPFUNGS-PHASE

KONZENTRISCHE KONTRAKTION
Wadenmuskeln, Quadrizeps, rumpfnahe ischiocrurale Muskulatur und Gesäßmuskeln kontrahieren in der terminalen Standphase (s. S. 68) konzentrisch, um den Körper in den nächsten Schritt zu katapultieren.

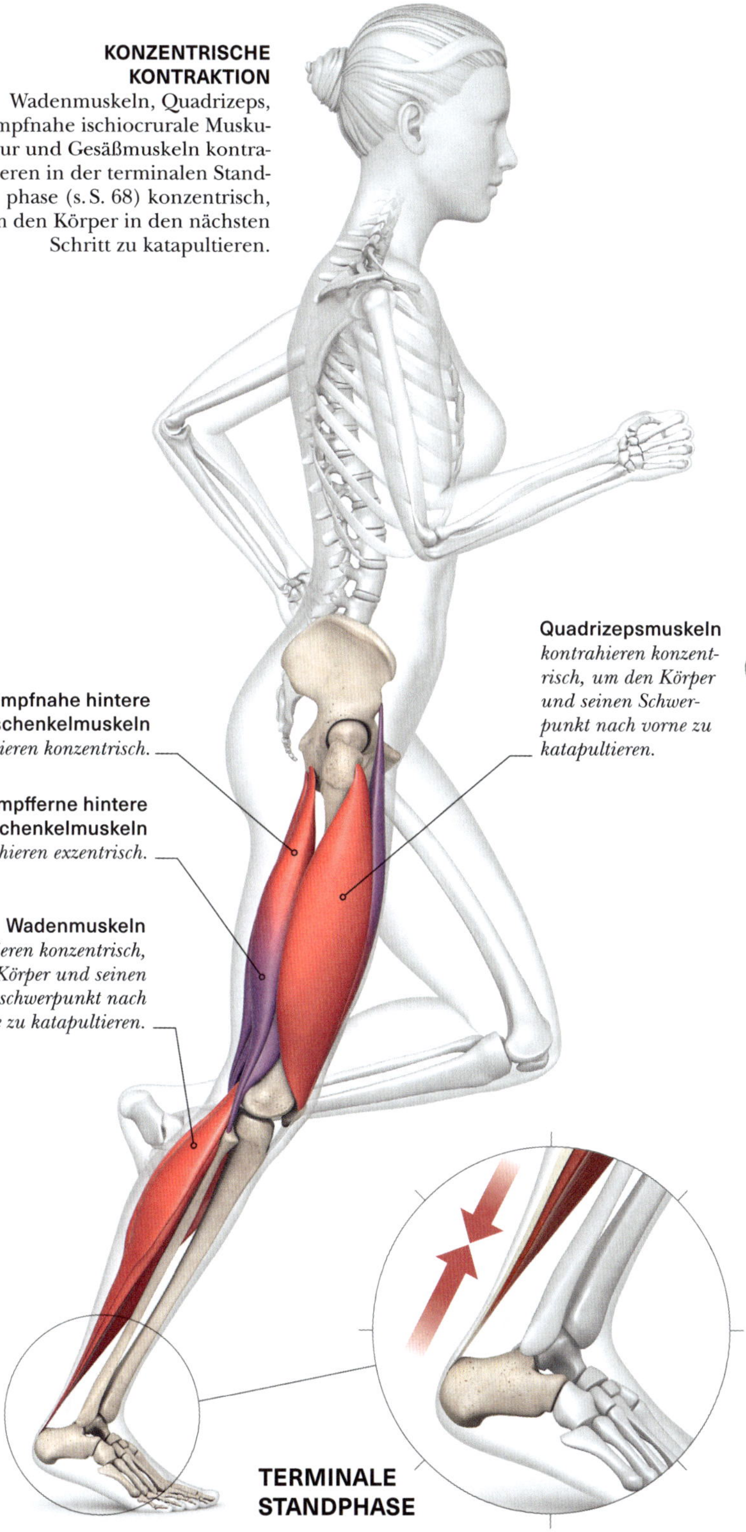

TERMINALE STANDPHASE

Reparatur von Muskeln

Muskeln bestehen aus zylindrischen, gebündelten und von Bindegewebe umhüllten Zellen. Muskelschäden stoßen einen Reparaturprozess an. Weiße Blutkörperchen tragen totes Gewebe ab, es bilden sich neue Fasern, Bindegewebe, Blutgefäße und Nerven.

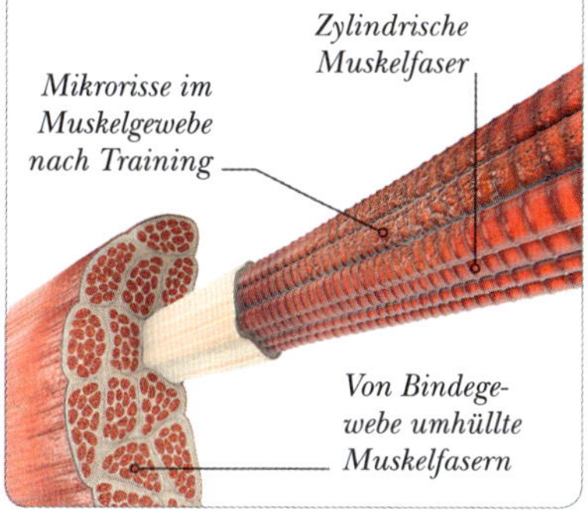

TRAININGSADAPTATION

Schnelle und langsame Muskelfasern

Es gibt zwei Typen von Skelettmuskelfasern: Langsam (Slow-Twitch) und schnell kontrahierende (Fast-Twitch). Langsame Fasern ermüden später und kommen bei gleichmäßigem, aerobem Training zum Einsatz. Schnelle Fasern können eine hohe Aktivität und Explosivkraft entwickeln – allerdings nur kurz. Training verändert nicht den Fasertyp, doch die Trainingsart bestimmt darüber, welche Fasern in einem Muskel mehr werden und wachsen.

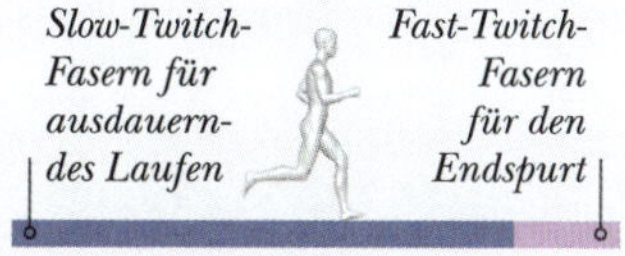

Achillessehne
verkürzt sich

Beim Abstoßen zieht sich die Achillessehne wie eine Feder zusammen. So kann die während der Stoßdämpfungsphase gespeicherte elastische Energie den Vortrieb unterstützen.

GELENKE

Verbindungen zwischen Knochen heißen Gelenke. Sie können bindegewebig sein (wie die Nähte des Schädels), knorpelig (wie die Schambeinfuge) oder synovial (wie das Knie). Bei Letzteren liegen die Knochen gut gepolstert in einer flüssigkeitsgefüllten Höhle. Diese »echten« Gelenke (Diarthrosen) sind nach ihrer Form und ihrem Aufbau weiter unterteilt. Beim Laufen sind vor allem ebene Gelenke (Drehgelenke), Zylindergelenke (z. B. Scharniergelenke) und Kugelgelenke aktiv.

Blick in ein Synovialgelenk

Die im Gelenk verbundenen Knochen sind in eine mit Gelenkflüssigkeit gefüllte Höhle gebettet. Auf diese Weise wird das Gelenk geschmiert, was die Reibung zwischen den Gelenkkörpern verringert und den Bewegungsumfang vergrößert. Die Gelenkflächen sind mit glattem, dichtem Knorpel überzogen, sodass sie mit minimaler Reibung übereinander gleiten. Eine bindegewebige Kapsel umschließt das Gelenk und schützt vor Verrenkungen. Bänder im und um das Gelenk halten die Knochen zusammen.

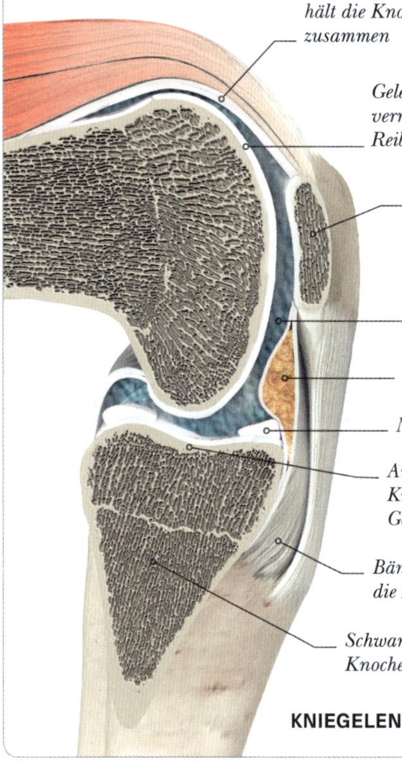

KNIEGELENK

Scharniergelenk

Das walzenförmige Ende eines Knochens ruht in der rinnenartig gebogenen Gelenkpfanne eines anderen Knochens. Der eine Knochen bewegt sich, der andere bleibt statisch, wie bei einem Türscharnier. Das Knie gilt als modifiziertes Scharniergelenk.

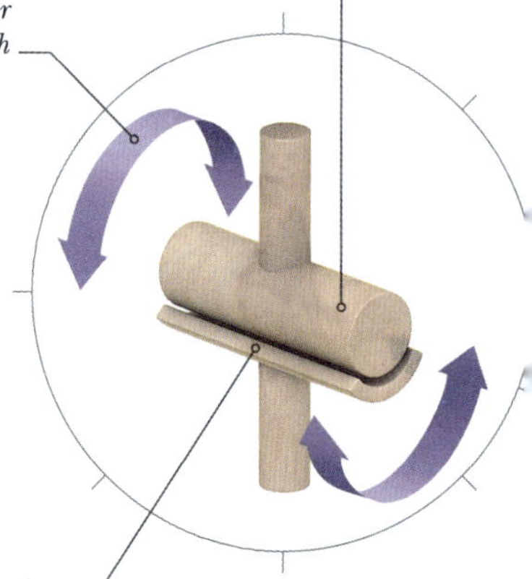

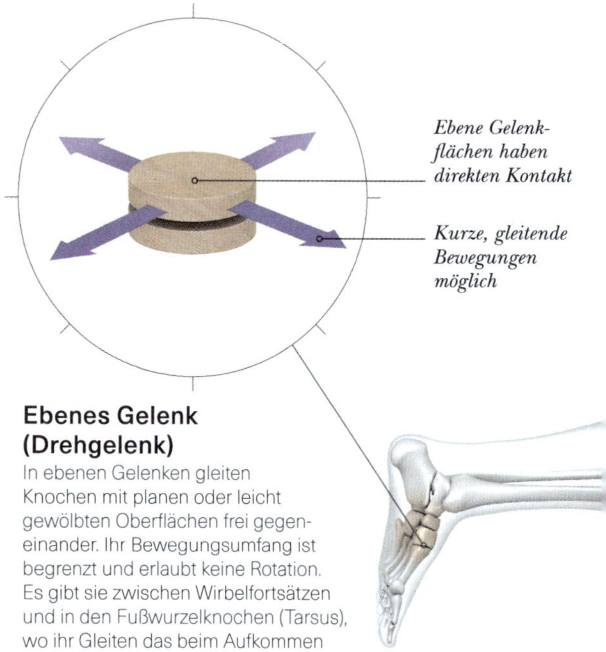

Ebenes Gelenk (Drehgelenk)

In ebenen Gelenken gleiten Knochen mit planen oder leicht gewölbten Oberflächen frei gegeneinander. Ihr Bewegungsumfang ist begrenzt und erlaubt keine Rotation. Es gibt sie zwischen Wirbelfortsätzen und in den Fußwurzelknochen (Tarsus), wo ihr Gleiten das beim Aufkommen nötige Nachgeben des Längsgewölbes ermöglicht.

ECHTE GELENKE (SYNOVIALGELENKE)
Beim Laufen koordiniert der Körper die Aktionen vieler Gelenke. Die Bewegungen, die jeder Gelenktypus erlaubt, geben vor, wie sich der Körper beim Laufen bewegt. Form und Aufbau des Gelenks legen fest, welchen Bewegungsumfang es ermöglicht.

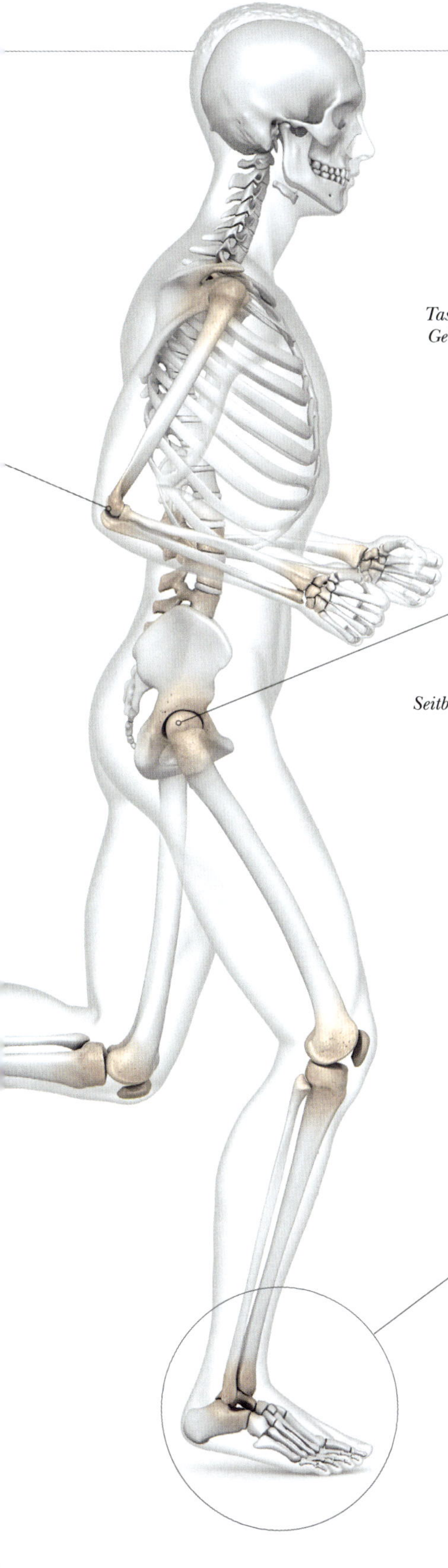

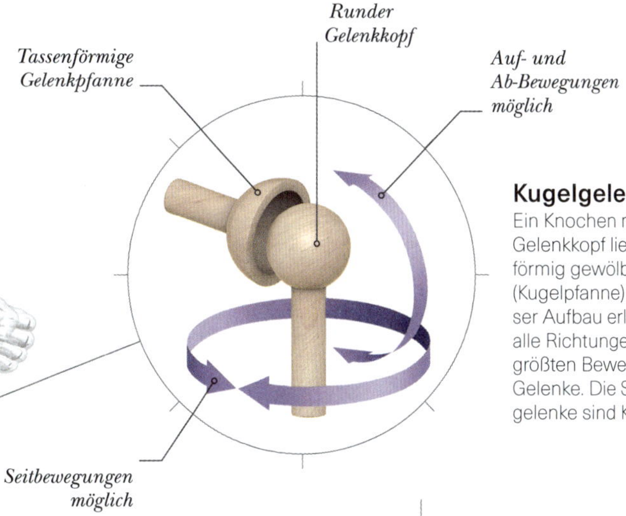

Kugelgelenk

Ein Knochen mit kugelähnlichem Gelenkkopf liegt in der tassenförmig gewölbten Gelenkpfanne (Kugelpfanne) eines anderen. Dieser Aufbau erlaubt Bewegungen in alle Richtungen und hat damit den größten Bewegungsumfang aller Gelenke. Die Schulter- und Hüftgelenke sind Kugelgelenke.

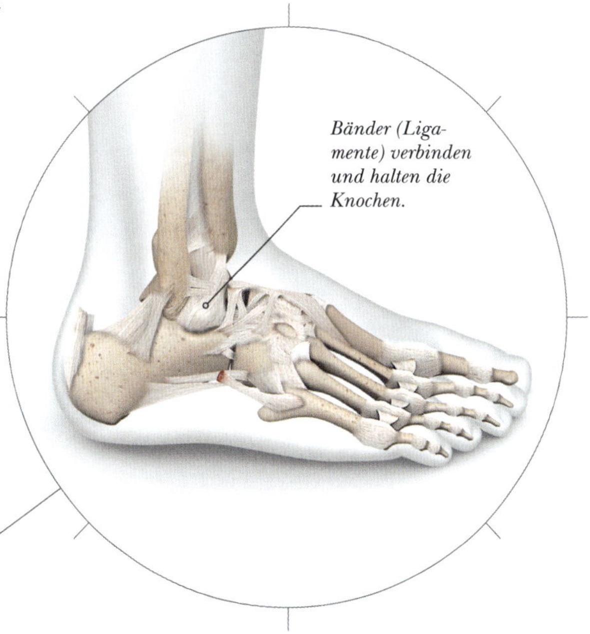

Bänder

Die Knochen werden von einem Apparat aus dichten – Bänder oder Ligamente – genannten Fasern zusammengehalten, die an den Enden der benachbarten Knochen ansetzen. Sie verhindern, dass sich die Knochen zu stark drehen oder auseinanderrutschen und verrenken.

SPRUNGGELENK UND FUSS

Diese Körperteile bilden das Fundament jedes unserer Schritte. Als stabile Basis absorbieren sie die Bodenreaktionskraft (s. S. 46–47) und generieren Kraft für das Abdrücken. Die Bänder des Fußes verlaufen als bogenförmiger Dreiecksrahmen über einem verzweigten Band aus Bindegewebe, das die Fußsohle umspannt. Diese Konstruktion macht den Fuß gleichzeitig zum Hebel, der das Bein beim Übergang vom Abbremsen in die Beschleunigung schwenkt, und zur Sprungfeder beim Abdrücken.

Das Fußinnere

Das Zusammenspiel der intrinsischen und extrinsischen Muskeln im Fuß (s. S. 102) mit seinen Sehnen und sensorischen und motorischen Nerven zur Steuerung der Fußgewölbe liefern die Kraft und Stabilität für jeden Schritt – ähnlich der Stabilisierung von unterem Rücken und Becken durch den Core.

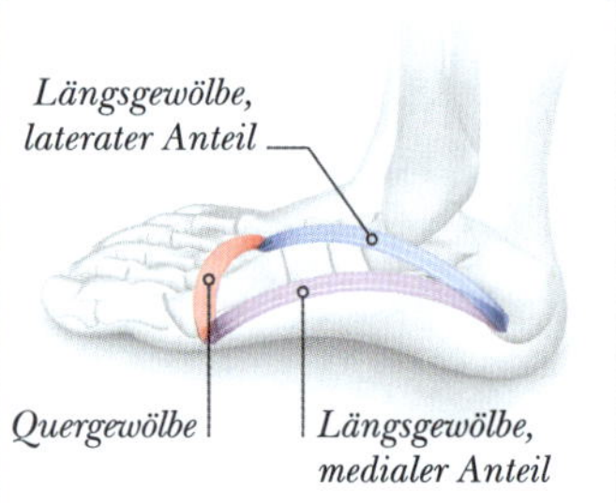

MEDIALE ANSICHT

FUSSGEWÖLBE
Die Fußwurzel- und Mittelfußknochen (s. S. 106) verbinden sich zu drei Gewölben, die von Bändern, Muskeln und Sehnen gestützt sind. Dieser Rahmen spannt sich von der Ferse zu den Mittelfußknochen innen und außen am Fuß und bildet eine stabile Dreieckstrebe.

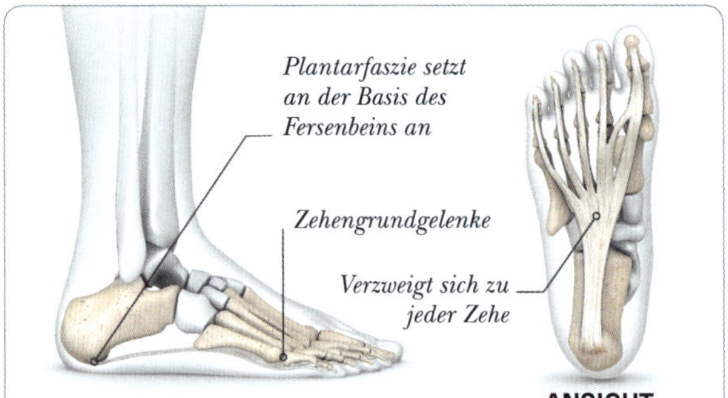

LATERALE ANSICHT **ANSICHT VON UNTEN**

PLANTARFASZIE
Das starke Faserband verläuft über die Fußsohle und verzweigt sich zu jeder Zehe, was das Einsinken des medialen Längsgewölbes begrenzt. Es wirkt wie ein Kabel zwischen Fersenbein und Zehengrundgelenken und verkürzt sich durch Dorsalflexion der Zehen (s. S. 111), sodass es das Gewölbe aussteift.

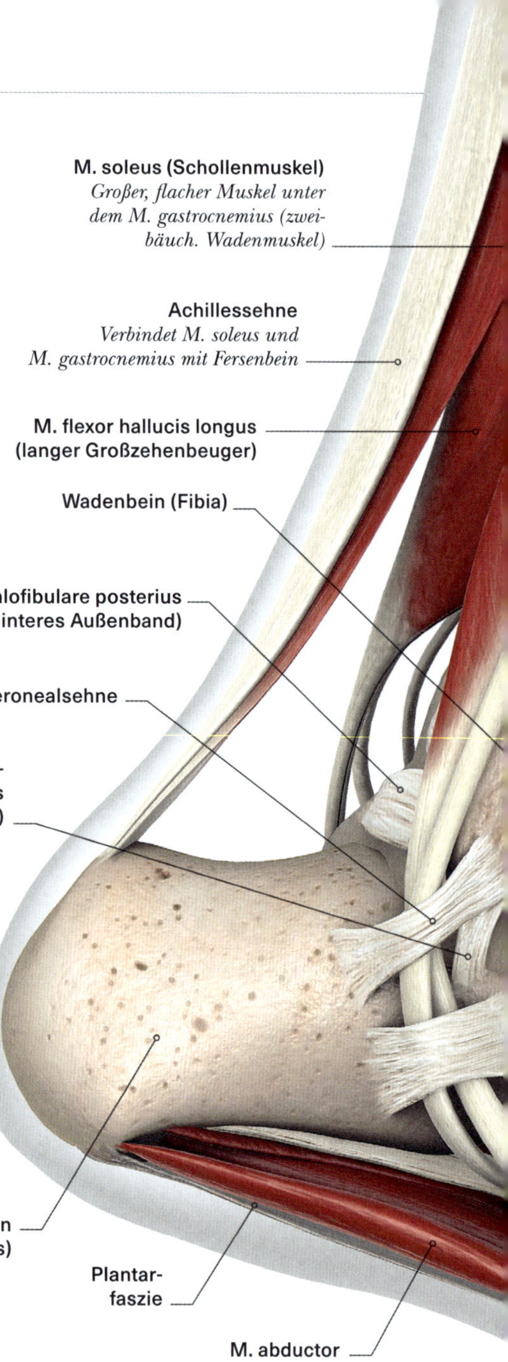

FUSSSTRUKTUR
Im Fuß gibt es drei Gewölbe, 26 Knochen, 33 Gelenke und über 100 Muskeln, Sehnen und Bänder. Diese komplexe Struktur wird beim Laufen regelmäßig mit bis zum Dreifachen des Körpergewichts belastet.

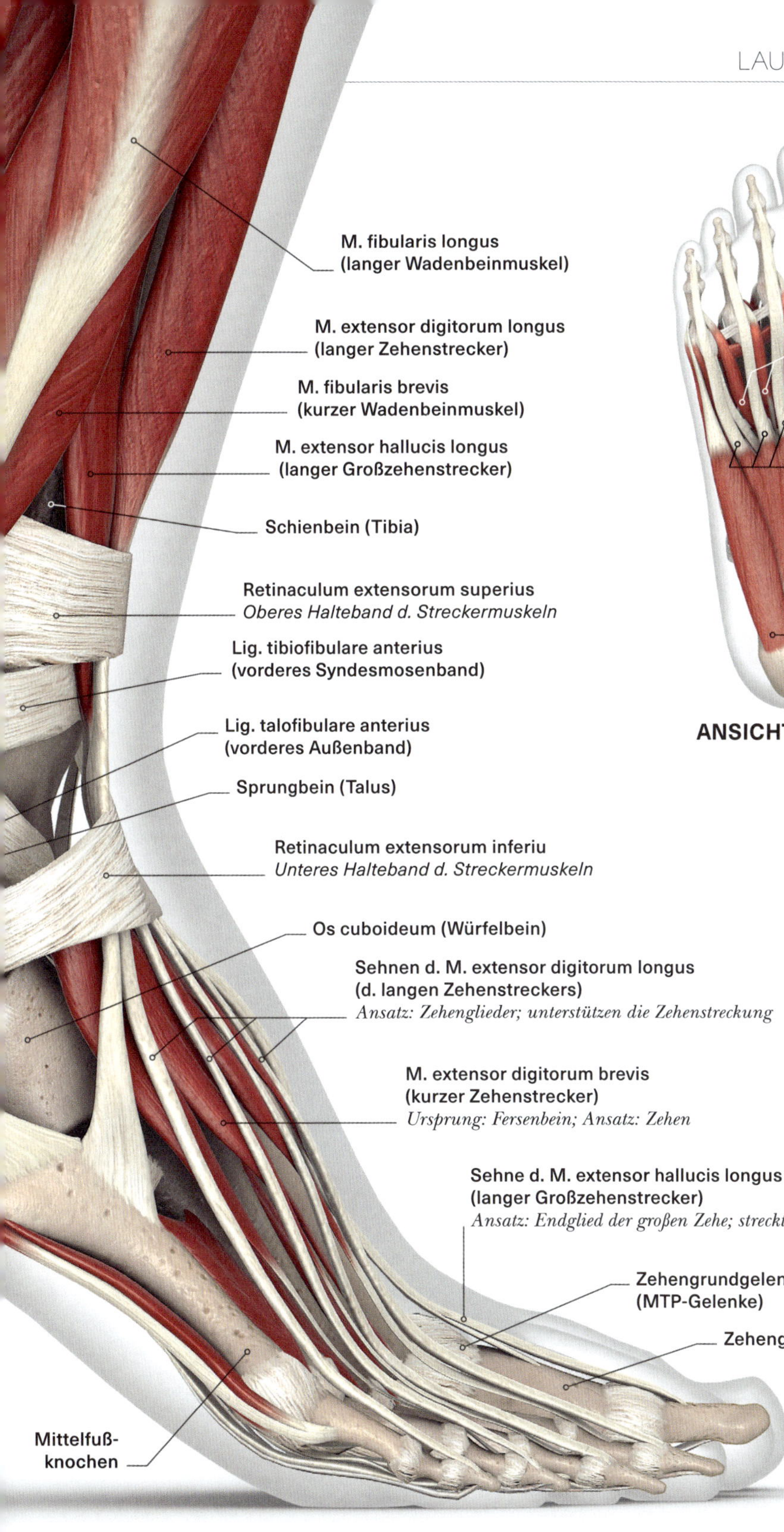

LATERALE ANSICHT

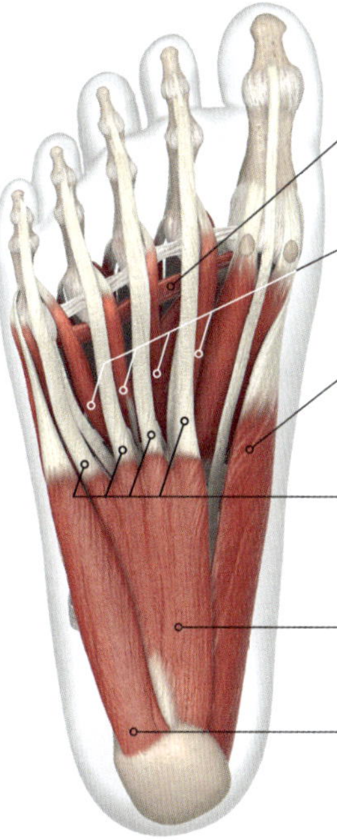

ANSICHT VON UNTEN

ANATOMISCHE UNTERSCHIEDE

Gewölbehöhe

Die Höhe der Fußgewölbe kann bei uns Menschen sehr unterschiedlich sein. Es gibt jedoch, trotz vieler Mythen, nur wenige Nachweise dafür, dass hohe oder niedrige Gewölbe verletzungsgefährdeter sind. Tatsächlich ist die Gewölbehöhe, gemessen am abgehobenen, statischen Fuß, ein schlechter Prädiktor dafür, wie stark das Gewölbe in der Stützphase des Laufens absinkt.

KNIE

Das Knie ist das größte Gelenk im Körper. Hier stoßen Oberschenkelknochen (Femur) und Schienbein (Tibia) aufeinander, bedeckt von der Kniescheibe (Patella). Das Knie ist ein Scharniergelenk, das aber auch gleiten (s. S. 20) und nach innen und außen rotieren kann. Beim Laufen trägt es bis zum 8–12-Fachen des Körpergewichts und bietet gleichzeitig flexible Bewegungsfreiheit, was es anfällig für Verletzungen macht.

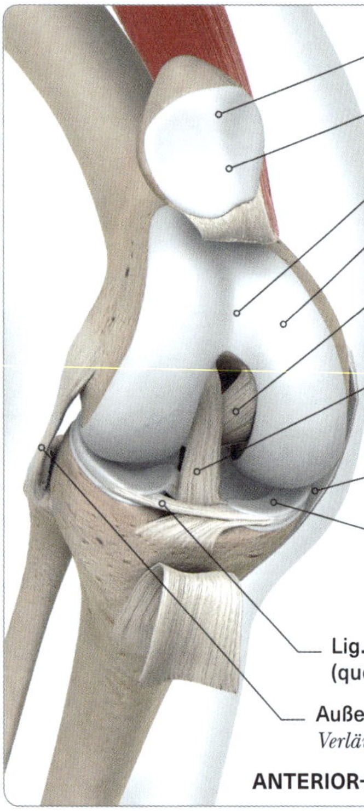

ANTERIOR-LATERALE ANSICHT

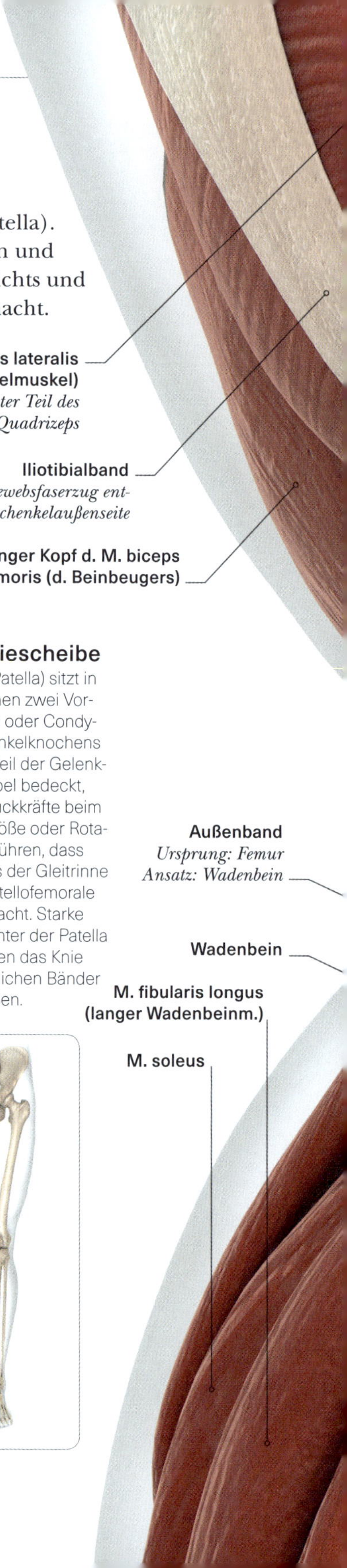

M. vastus lateralis (äußerer Schenkelmuskel) *Kräftigster Teil des Quadrizeps*
Iliotibialband *Breiter Bindegewebsfaserzug entlang der Oberschenkelaußenseite*
Langer Kopf d. M. biceps femoris (d. Beinbeugers)
Außenband *Ursprung: Femur Ansatz: Wadenbein*
Wadenbein
M. fibularis longus (langer Wadenbeinm.)
M. soleus

Hinter der Kniescheibe

Die Kniescheibe (Patella) sitzt in einer Rinne zwischen zwei Vorsprüngen (Knorren oder Condylen) des Oberschenkelknochens (Femur). Der Großteil der Gelenkfläche ist mit Knorpel bedeckt, der die großen Druckkräfte beim Laufen ableitet. Stöße oder Rotation können dazu führen, dass sich die Patella aus der Gleitrinne verschiebt, was patellofemorale Schmerzen verursacht. Starke Bänder, die sich hinter der Patella kreuzen, stabilisieren das Knie von innen. Die seitlichen Bänder sichern es von außen.

ANATOMISCHE UNTERSCHIEDE

Q-Winkel

Der Q-Winkel (auch: Quadrizeps-Winkel) liegt zwischen zwei Linien. Die eine verläuft vom vorderen oberen Darmbeinstachel (ASIS) zur Patellamitte, die andere vom Schienbeinhöcker über die Patella nach oben. Der Winkel beträgt 13–18 Grad. Seine Größe hängt mehr von der Körpergröße als von Geschlecht oder Beckenbreite ab. Früher nahm man an, ein größerer Winkel erhöhe das Risiko für patellafemorale Schmerzen (Schmerzen am Gleitlager der Kniescheibe, s. S. 57), doch der Zusammenhang ist nicht wissenschaftlich belegt.

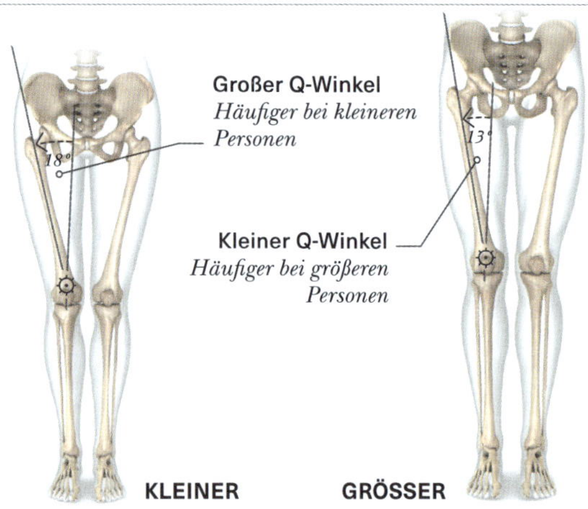

STRUKTUR DES KNIEGELENKS

Das Kniegelenk ist von einer Schutzkapsel umgeben. Starke Bänder stabilisieren das Gelenk innen und außen und überkreuzen sich in seinem Inneren. Zwei sichelförmige Menisken (faserige Knorpelkissen) helfen, das Körpergewicht zu verteilen und reduzieren die Reibung während der Bewegung. Die Muskeln um das Knie herum können während des gesamten Laufzyklus erhebliche Kräfte aufnehmen und erzeugen.

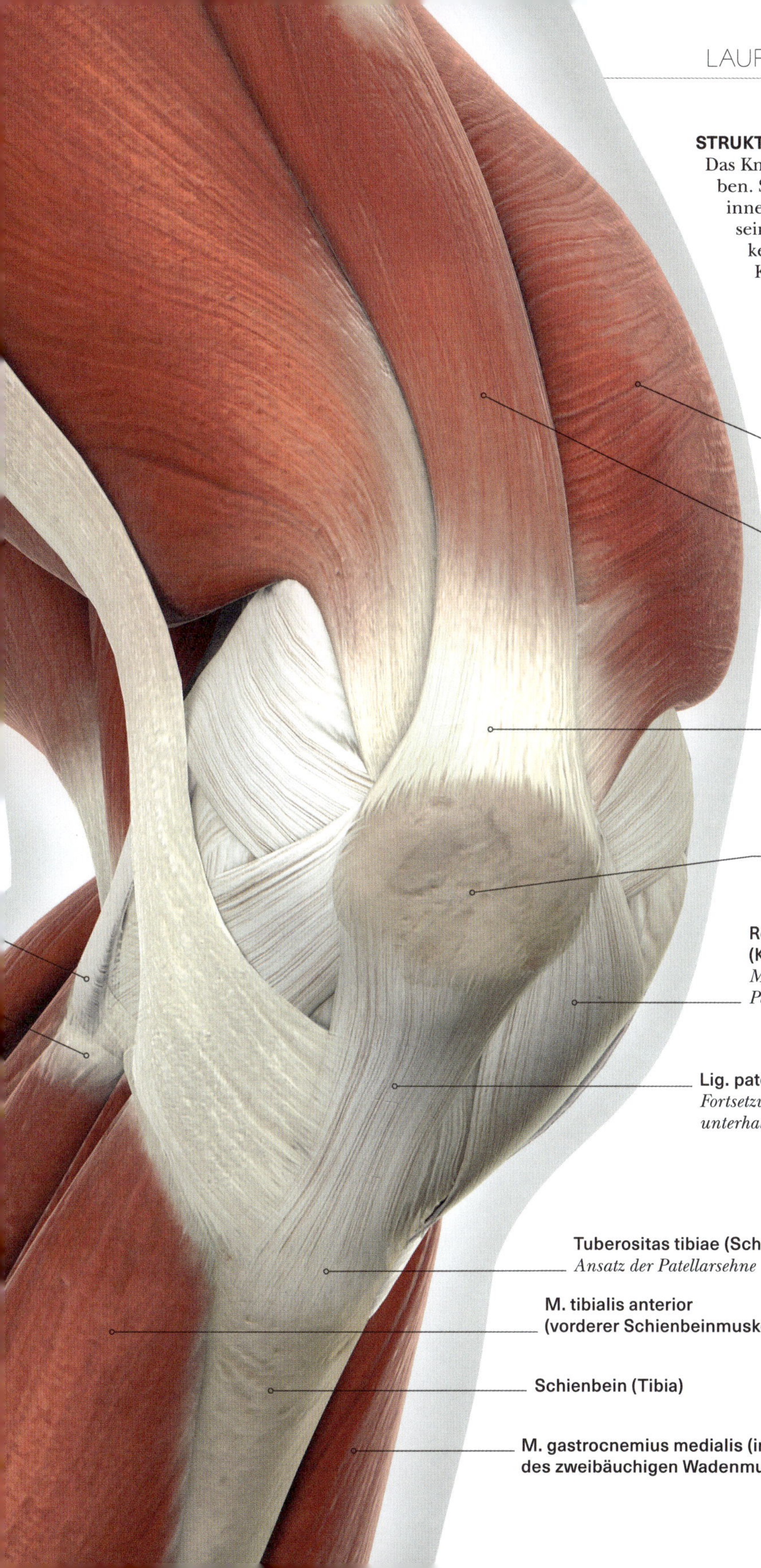

ANTERIOR-LATERALE ANSICHT

HÜFTE

Der Kopf des Oberschenkelknochens liegt passgenau in der Hüftgelenkpfanne des Beckens und bildet mit ihm das Hüftgelenk. Dieses echte Gelenk (s. S. 20) ermöglicht durch seinen kugelförmigen Aufbau zwar ein breites Bewegungsspektrum in allen drei Ebenen, seine Hauptaufgabe ist jedoch Stabilisierung, da es beim Stehen und in Bewegung unser Körpergewicht tragen muss.

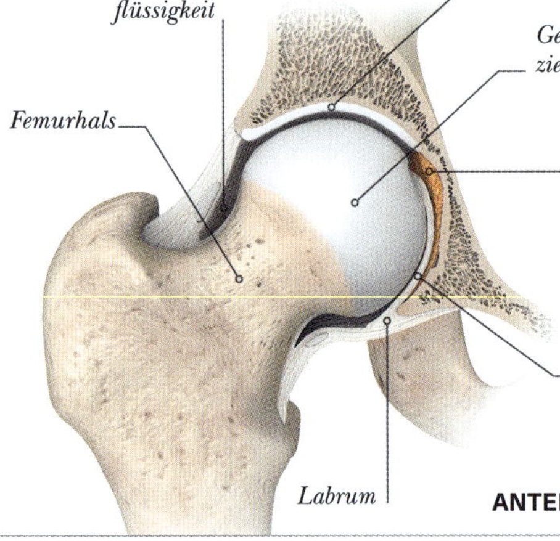

Hüftquerschnitt

Das Hüftgelenk ermöglicht die Schwungbewegung der Beine beim Laufen, aber auch die Innenrotation in der Stoßdämpfungsphase (s. S. 66). Die Hüftgelenkpfanne nimmt fast den ganzen Femurkopf (die »Kugel«) sicher auf und erzeugt so innerhalb des Gelenks eine große Oberfläche, was dessen Stabilität verbessert. Das Gelenk ist von festen Bändern und einer starken Bindegewebskapsel umgeben. Eine u-förmige Schicht aus faserigem Knorpel und Bindegewebsfasern (Gelenklippe oder Labrum) umrahmt die Gelenkpfanne und macht sie noch tiefer.

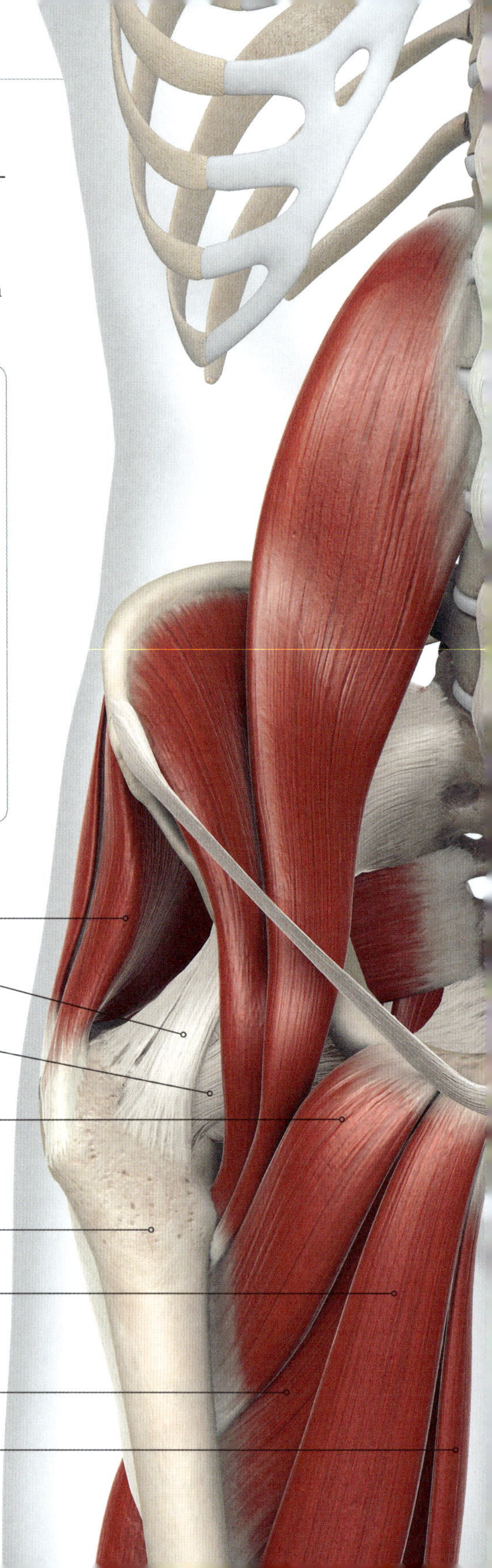

VORDERANSICHT TIEFLIEGENDE MUSKELN

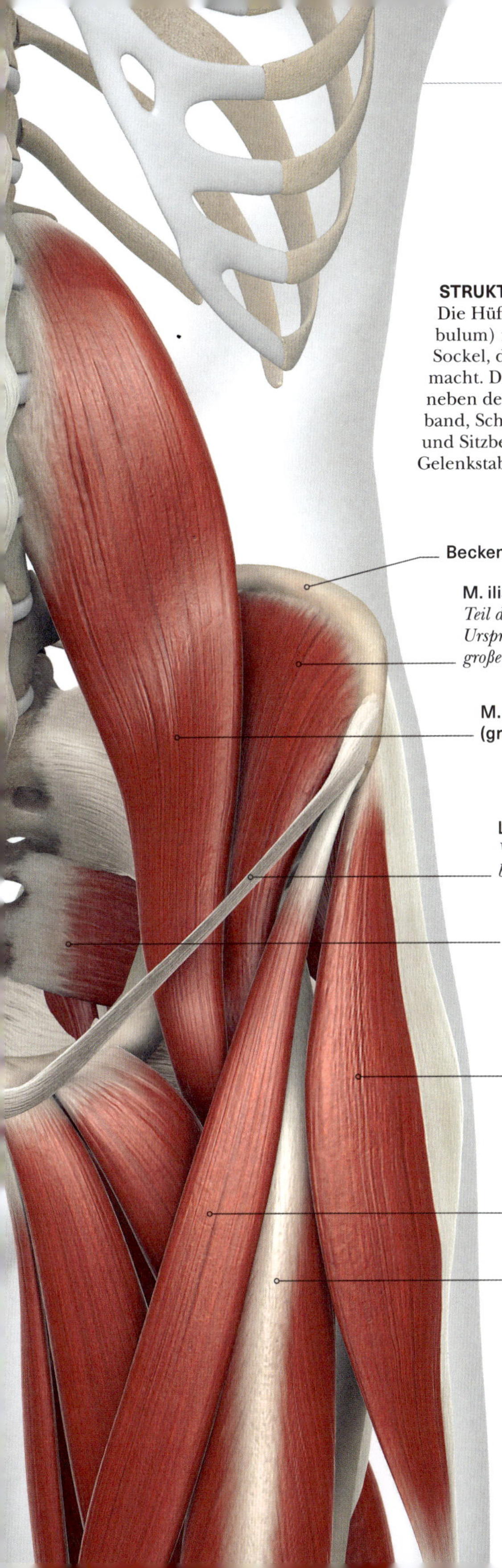

OBERFLÄCHLICHE MUSKULATUR

STRUKTUR DES HÜFTGELENKS

Die Hüftgelenkpfanne (Acetabulum) ist ein besonders tiefer Sockel, der die Hüfte sehr stabil macht. Die Pfannenlippe trägt neben dem Darmbeinschenkelband, Schambeinschenkelband und Sitzbeinschenkelband zur Gelenkstabilität bei.

ANATOMISCHE UNTERSCHIEDE

Hüftgelenksimpingement

Die Form des Hüftgelenks ist von Mensch zu Mensch unterschiedlich. Die Hüftgelenkpfanne kann tief oder flach, der Femurkopf rund oder konisch geformt sein. Manche dieser Unterschiede können ein Hüftimpegiment (femoro-acetabulares Impingement, FAI) verursachen: Der Femurkopf schlägt am vorderen Pfannenrand an, was bei bestimmten, komplexen Bewegungen mit Beugung, Adduktion und Innenrotation in der Stoßdämpfungsphase (s. S. 66) zu Schmerzen in Hüfte oder Leisten führt.

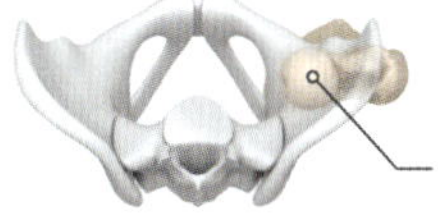

DRAUFSICHT

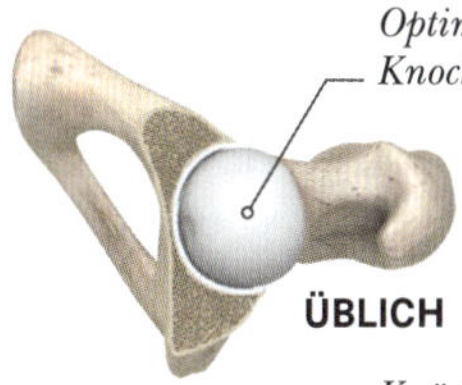

ÜBLICH

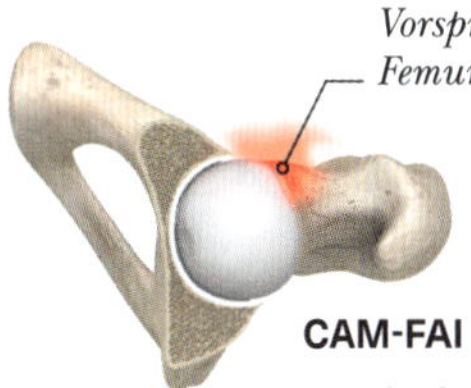

CAM-FAI

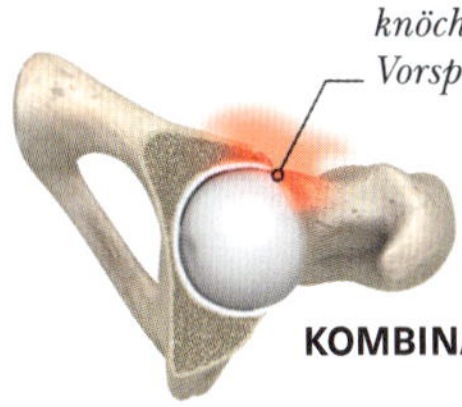

KOMBINATION

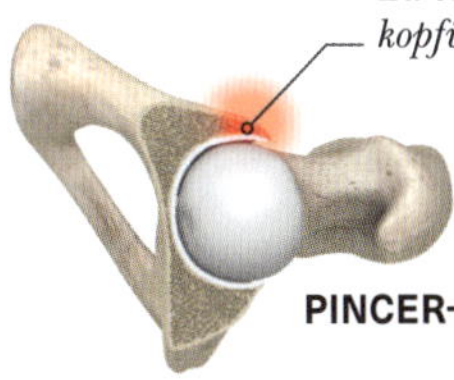

PINCER-FAI

BECKEN

Das Becken besteht aus zwei großen, geschwungenen Hüftknochen und dem Kreuzbein. Drei Gelenke und ein Apparat aus starken Bändern halten all dies in einer schalenartigen Struktur zusammen, in der die Beckenorgane geschützt liegen. Beckenstabilität und -ausrichtung sind wichtige Aspekte für Läufer. Das Becken trägt das Gewicht des Oberkörpers beim Sitzen und überträgt es im Stand auf die Beine. Am Becken setzen außerdem viele Rumpf- und Beinmuskeln an.

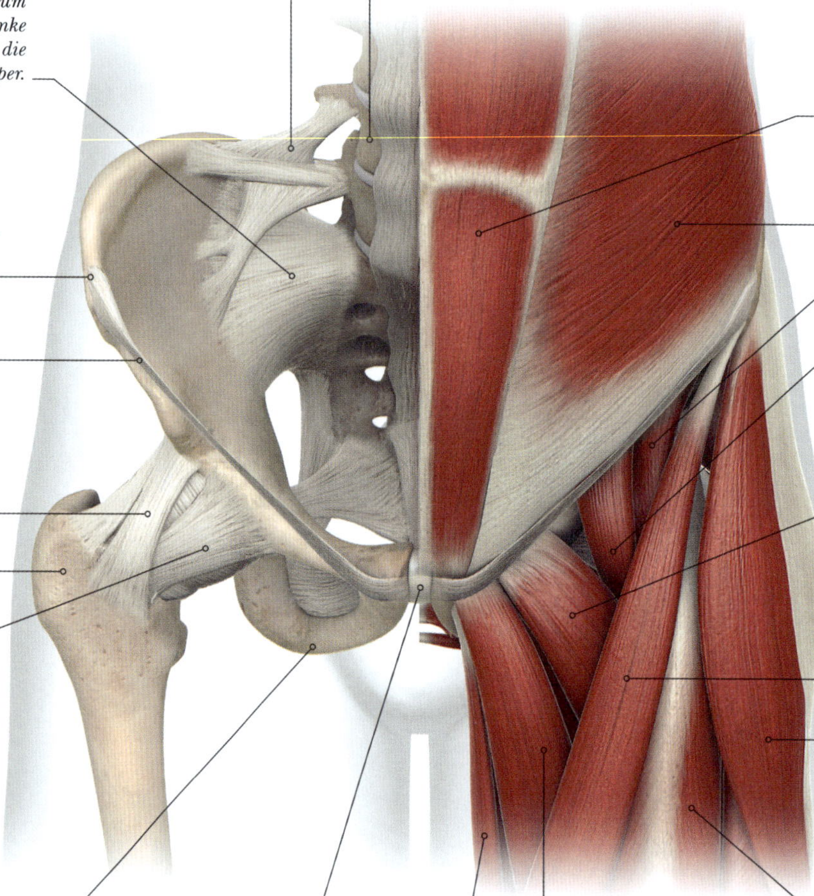

ANTERIORE ANSICHT

ANATOMISCHE UNTERSCHIEDE

Lage des Ischiasnervs

Beim Queren des M. piriformis kann der Ischiasnerv unter, über oder sogar durch den Muskel verlaufen, als einzelner Strang oder verästelt. Manche dieser Unterschiede begünstigen Einklemmungen des Nervs, wenn der Muskel bei langem Laufen verhärtet. Die Folge sind Schmerzen tief im Gesäß und im hinterem Oberschenkel (s. S. 62, Piriformis-Syndrom). Regenerative Dehnübungen wie die Variante der Taube und die Piriformis-Ballkompression (s. S. 90 u. 94) bringen Erleichterung.

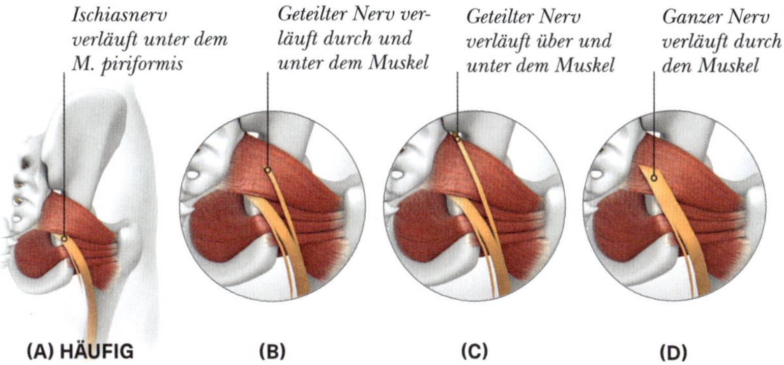

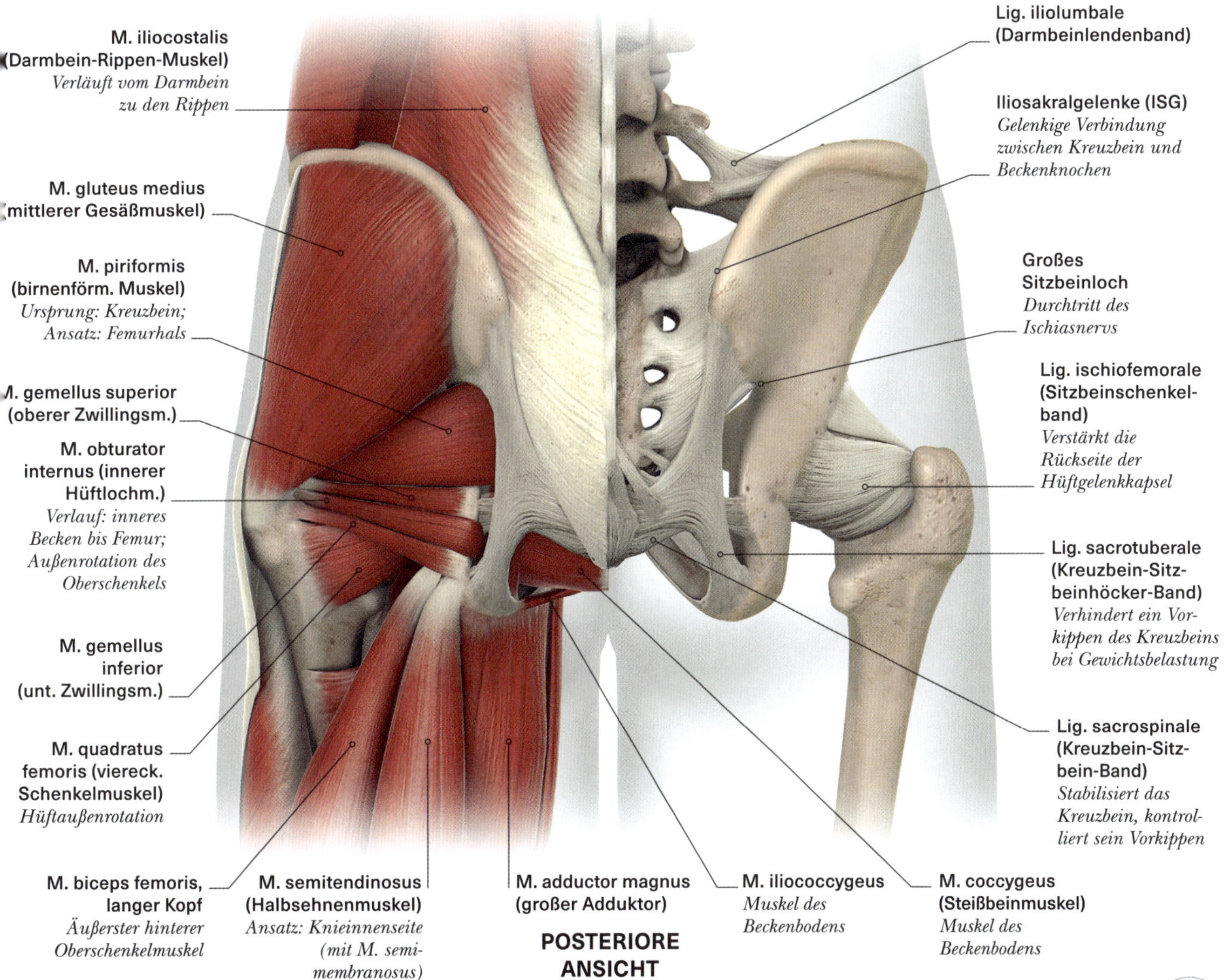

POSTERIORE ANSICHT

CORE – KÖRPERMITTE

Die Muskeln im Mittelteil des Körpers bilden den Core. Dieser Bereich koordiniert die Bewegungen von Ober- und Unterkörper. Beim Laufen ermöglicht ein gut funktionierender Core, den Rumpf über dem aufgesetzten Bein zu kontrollieren. Er maximiert die Erzeugung, Übertragung und Kontrolle von Kraft und Bewegung auf die unteren Gliedmaßen. Die Wirbelsäule stützt den Rumpf.

CORE-MUSKELN
Die Muskeln der Körpermitte bestehen aus mehreren Schichten. Die rumpfstabilisierende Muskulatur liegt tiefer, die Bewegungsmuskulatur befindet sich näher an der Oberfläche.

Wirbelsäule

Die Wirbelsäule umschließt und schützt das Rückenmark und trägt das Körpergewicht mit. Sie besteht aus Hals-, Brust- und Lendenwirbelsäule. Dass sich das Körpergewicht gleichmäßig über die natürliche S-Form der Wirbelsäule verteilt, macht sie so belastbar. Die verschiedenen Abschnitte der Wirbelsäule ermöglichen ein großes Spektrum an Bewegungen, die das Laufen mit sich bringt (s. S. 147).

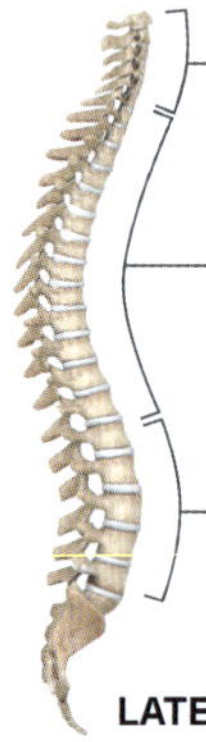

LATERALE ANSICHT

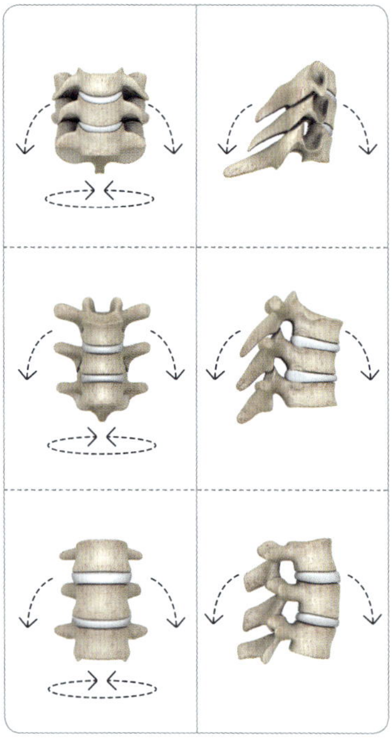

ANTERIORE ANSICHT | **LATERALE ANSICHT**

HALSWIRBELSÄULE
Zur Halswirbelsäule gehören die oberen sieben Wirbel im Hals. Sie ermöglichen eine große Bandbreite an Bewegungen: Streckung, Flexion, Seitbeugung und Drehung.

BRUSTWIRBELSÄULE
Die mittleren zwölf Wirbel im Brustbereich bilden die Brustwirbelsäule. An ihr sitzen die Rippen. Die meisten Rumpfrotationen werden durch ihre Wirbel-Rippen-Gelenke erzeugt.

LENDENWIRBELSÄULE
Die Lendenwirbelsäule umfasst die fünf, bei manchen Menschen sechs, größten Wirbel. Sie ermöglicht Beugung und Streckung, leichte Seitbeugung und Rotation und trägt einen großen Teil des Körpergewichts.

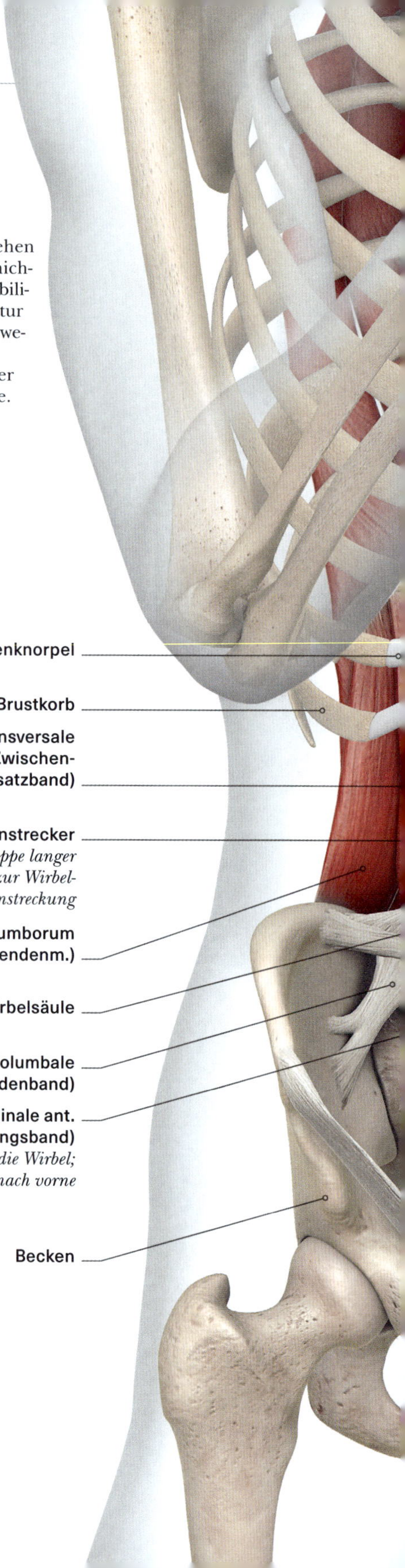

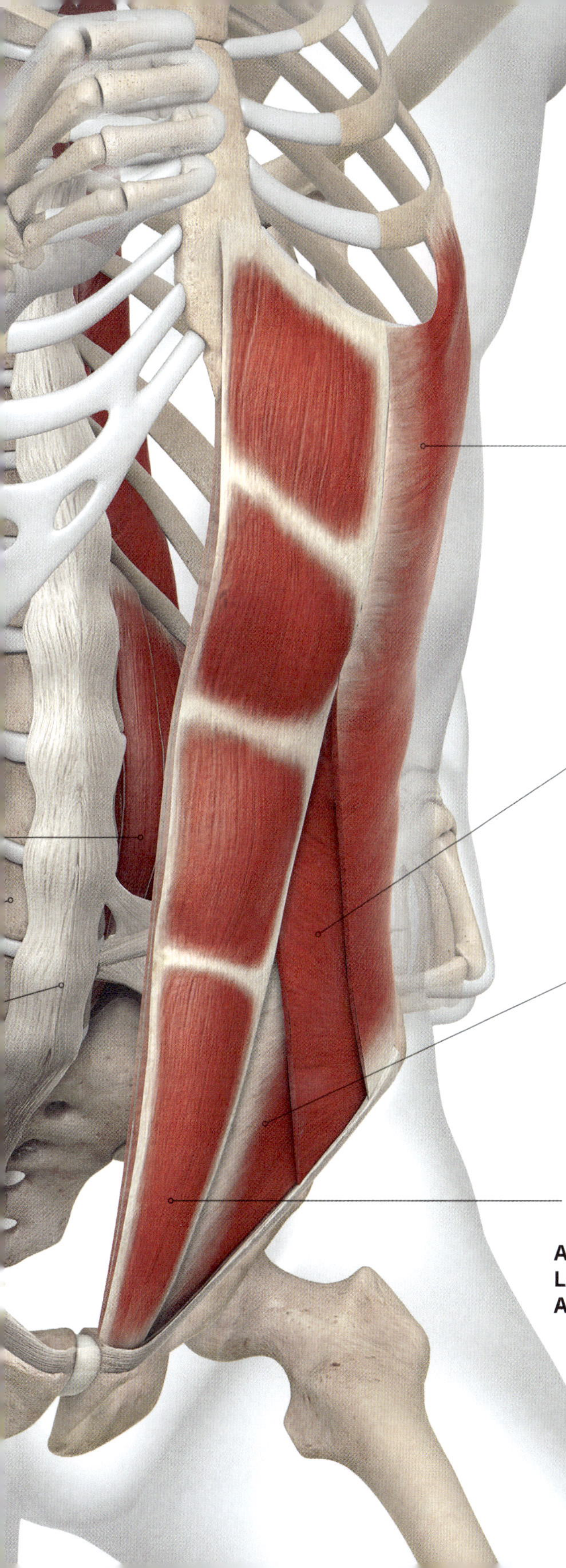

Bauchmuskelfasern

Die Bauchmuskeln bewegen, kontrollieren und stützen die untere Wirbelsäule und das Becken. Die Fasern der Muskelschichten verlaufen in unterschiedlichen Richtungen. Auf diese Weise kann der Core Energie bereitstellen und hält Belastungen in allen Bewegungsebenen stand. Zusammen liefern die Core-Muskeln die nötige Stabilität und Mobilität für koordinativ anspruchsvolle Aktivitäten wie das Laufen.

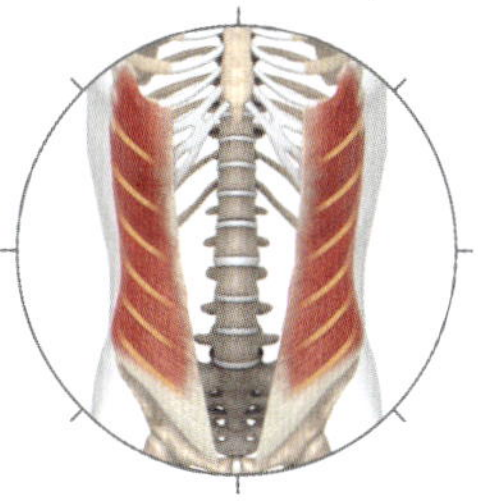

Äußerer schräger Bauchmuskel

Der größte und äußerste Bauchmuskel (M. obliquus externus abdominis) bedeckt die Rumpfseite und -vorderseite. Wenn die Muskeln beider Seiten gleichzeitig arbeiten, beugen sie den Rumpf. Einzeln drehen sie ihn und beugen ihn zur Seite.

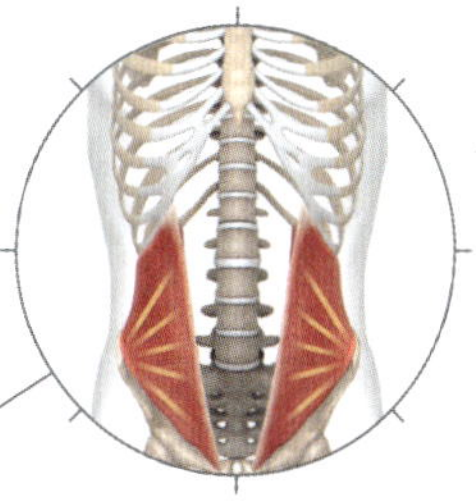

Innerer schräger Bauchmuskel

Der breite, feine M. obliquus internus abdominis liegt mit entgegengesetztem Faserverlauf unter dem äußeren schrägen Bauchmuskel. Bei Kontraktion beugt er den Rumpf zur Seite und dreht ihn. Zusammen mit anderen Muskeln dreht und beugt er den Oberkörper.

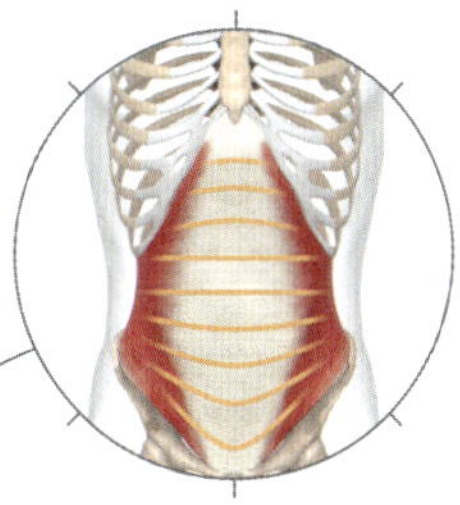

Querverlaufender Bauchmuskel

Die horizontal verlaufenden Fasern des tiefsten Bauchmuskels (M. transversus abdominis) umschließen den Bauch von der Wirbelsäule bis nach vorn. Er liegt unter den inneren schrägen Bauchmuskeln und kontrahiert bereits vor Bewegungen, um Wirbel, Bänder, Bandscheiben und Nerven zu schützen.

M. rectus abdominis (gerader Bauchm.)
Der »Six-Pack«-Muskel beugt den Rumpf.

ANTERIOR-LATERALE ANSICHT

Rückenschmerzen

Schmerzen im unteren Rücken kommen sehr häufig vor. Aufgrund unseres überwiegend sitzenden Lebensstils leiden bis zu 70 Prozent aller Menschen irgendwann einmal daran. Betroffene sollten einen Arzt oder Physiotherapeuten aufsuchen. Da Schmerzen Einfluss auf die Funktion der Core-Muskeln haben, erhöhen sie das Risiko für andere Verletzungen beim Laufen. Andererseits fördert Laufen erwiesenermaßen die Bandscheibengesundheit, sodass angemessenes Training schmerzlindernd wirken kann.

ENERGIE FÜR BEWEGUNG

Nährstoffe aus unserer Nahrung liefern in Kombination mit dem Luftsauerstoff aus der Atmung die Rohstoffe zur Erzeugung der Energie für unsere Bewegungen. Der Körper nutzt diese Ressourcen in einem komplexen Zusammenspiel von kardiorespiratorischem und Verdauungssystem zur Energieversorgung der Muskeln.

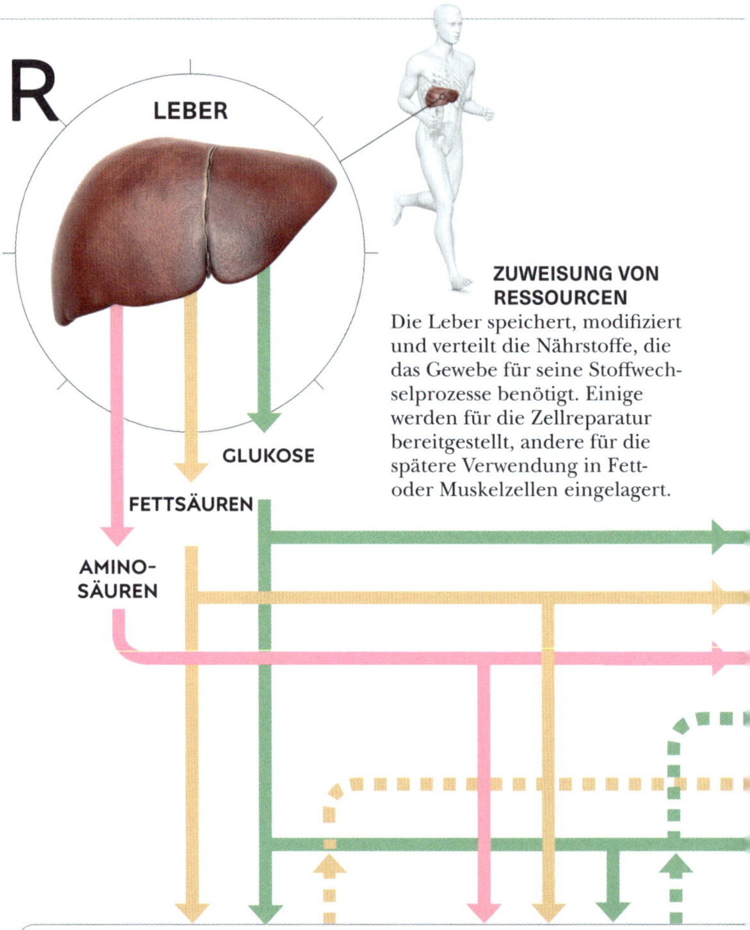

ZUWEISUNG VON RESSOURCEN
Die Leber speichert, modifiziert und verteilt die Nährstoffe, die das Gewebe für seine Stoffwechselprozesse benötigt. Einige werden für die Zellreparatur bereitgestellt, andere für die spätere Verwendung in Fett- oder Muskelzellen eingelagert.

ENERGIE-QUELLEN

Magen und Darm verarbeiten die von uns verzehrte Nahrung. Beim Laufen benötigt unser Körper hauptsächlich Energie aus Kohlenhydraten, aber in bestimmten Situationen nutzt er auch Fett- und Proteinquellen. Kohlenhydrate werden als Glykogen in Leber und Muskeln verarbeitet und gespeichert, Fette werden als Fettsäuren (Triglyceride) in der Leber oder als Fett im Fettgewebe eingelagert. Proteine werden in Aminosäuren zerlegt und dienen als Bausteine für neues Muskelgewebe.

Größere Glykogenspeicher

Bei richtigem Training lernt der Körper, mehr Glykogen in den Muskeln zu speichern und im Wettkampf damit zu haushalten. Dies ist besonders wichtig, wenn Sie länger als 90 Minuten laufen. Zu diesem Zeitpunkt sind die Glykogenspeicher meist bereits erschöpft. Da Glykogen die effizienteste Kraftstoffquelle ist, ist es von Vorteil, so lange wie möglich darüber zu verfügen.

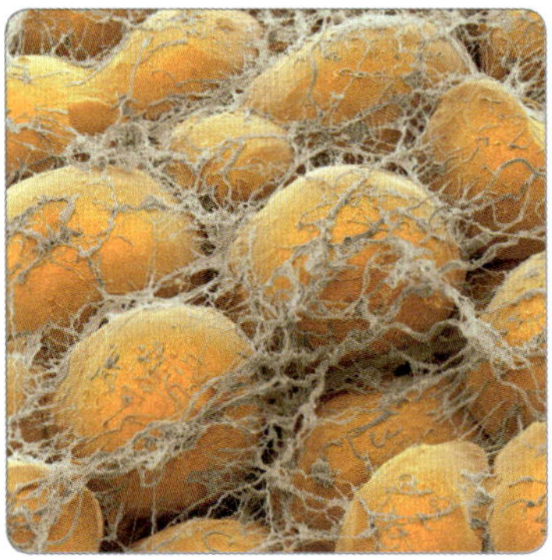

FETTZELLEN
Energiereiche Triglyceride werden als Fett im Muskel- und Fettgewebe gespeichert, dann in freie Fettsäuren zerlegt und bei Bedarf in den Blutkreislauf abgegeben, damit die Zellen sie als Energiequelle nutzen können. Auch überschüssige Glukose wird in Fett umgewandelt.

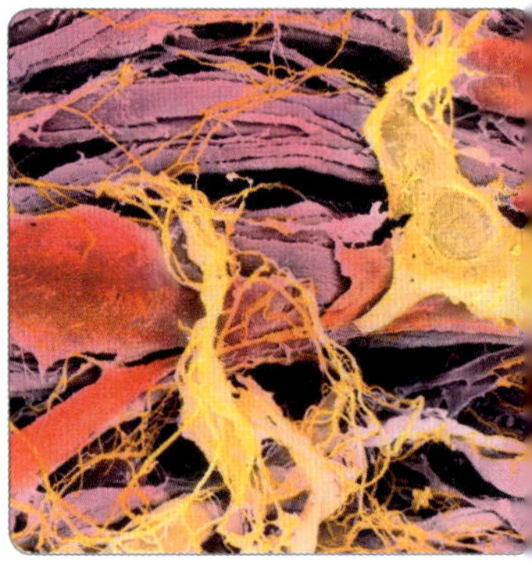

MUSKELZELLEN
Glykogen ist in Muskelzellen gespeichert, um später als Energie für Muskelkontraktionen freigesetzt zu werden. Sinkt der Blutzuckerspiegel, wird es vom Muskel in den Blutkreislauf abgegeben, um ihn wieder zu erhöhen.

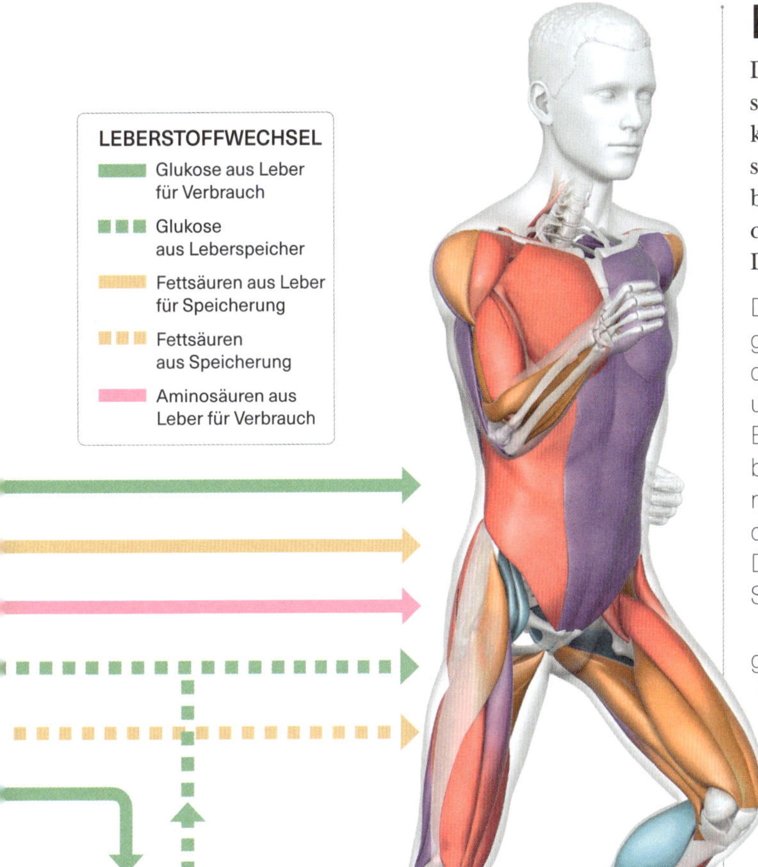

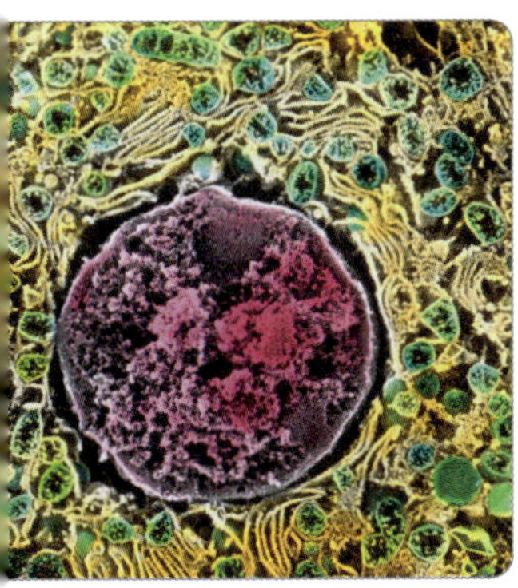

LEBERZELLEN
Überschüssige Glukose wird in den Leberzellen als Glykogengranulat gespeichert und bei Bedarf freigesetzt.

ENERGIEZUGRIFF
Muskelwachstum, -erneuerung und -reparatur sowie die Kontraktion der wichtigsten Muskelgruppen beim Laufen benötigen Energie. Der Körper bezieht die passende Energieform direkt aus der Leber. Muskel- und Fettzellen stellen Reserveenergie bereit.

ENERGIE-SYSTEME

Das Molekül Adenosintriphosphat (ATP) speichert und transportiert die für Muskelkontraktionen nötige Energie und schüttet sie aus. Der Körper hat drei Möglichkeiten bzw. Systeme, um auf ATP zuzugreifen. Welches er vorrangig nutzt, hängt ab von der Dauer und Intensität der Muskelaktivität.

Die erste Anlaufstelle ist das in den Zellen gespeicherte ATP. Muskelfasern können damit Kontraktionen für bis zu 10 Sekunden unterstützen. Damit stellen sie schnell viel Energie bereit, aber nur für den unmittelbaren Einsatz und für kurze Belastungen mit maximaler Intensität. (Das Wiederauffüllen dieses Speichers dauert bis zu fünf Minuten.) Dieses System sorgt dafür, dass Sie beim Start in Bewegung kommen.

Nachdem das gespeicherte ATP aufgebraucht ist, wird Nahrungsenergie, in der Regel Glukose, in den Muskelzellen in ATP umgewandelt und durch den aeroben oder anaeroben Energiestoffwechsel (d. h. mit oder ohne Beteiligung von Sauerstoff) konstant bereitgestellt. Für hochintensive Läufe, bei denen der Sauerstoffvorrat nicht ausreicht, nutzt der Körper den anaeroben Stoffwechsel. Er wird zu Beginn des Laufs angeworfen und liefert die nötige Energie, bis das aerobe System, dessen Aktivierung länger braucht, übernimmt.

Die aerobe Zellatmung ist das Primär-Energiesystem bei Aktivitäten mittlerer und niedriger Intensität. Es kann bis zu 90 Minuten lang auf Glukosespeicher zurückgreifen. Langstreckenläufe finden meist im aeroben Bereich statt, doch immer, wenn ein zusätzlicher Energieschub benötigt wird, der nicht aerob bedient werden kann – wie beim Endspurt –, springt das anaerobe System ein.

Aerobes wie anaerobes System beginnen mit der Glykogenolyse, dem Abbau von Glykogen zu Glukose. Danach geschieht im Rahmen der Zellatmung (s. S. 34–35) eine Kettenreaktion, bei der Glukose aerob oder anaerob in ATP umgewandelt wird.

ZELLATMUNG

Die Muskelzellatmung wird so genannt, weil sie in den Muskelzellen stattfindet. Zunächst wird Glukose aus Glykogen freigesetzt, das im Muskel gespeichert ist oder direkt von der Leber zugeführt wird. Der Körper wandelt diese Glukose dann mittels seines aeroben oder anaeroben Energiestoffwechselsystems in ATP-Moleküle um. Sie liefern die für Muskelkontraktionen nötige Energie.

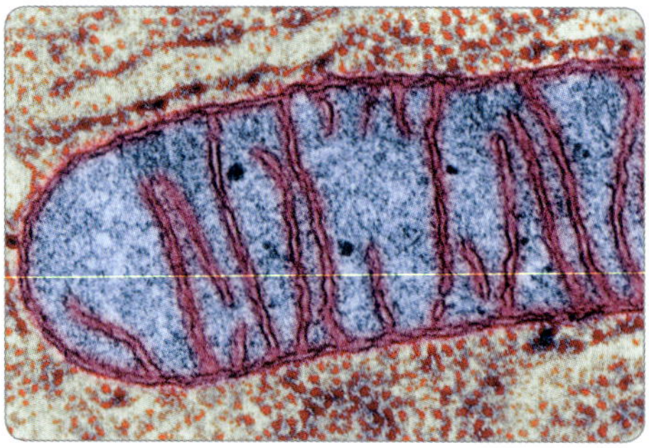

MITOCHONDRIEN
Die aerobe Zellatmung findet innerhalb der Mitochondrien statt, in den »Kraftwerken« der Zelle. Diese Strukturen können durch Ausdauertraining wachsen und sich vermehren, was den aeroben Stoffwechsel verbessert.

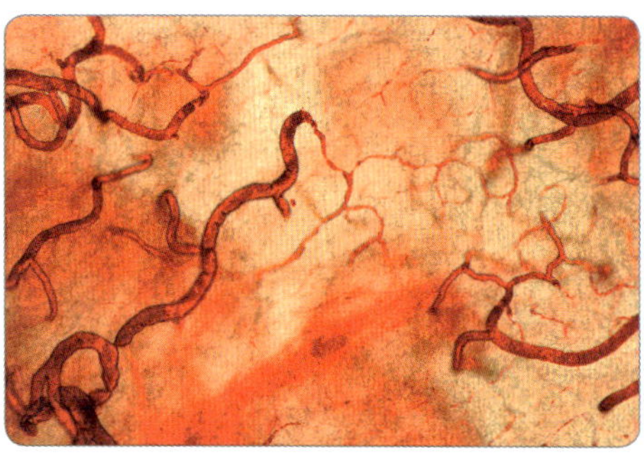

BLUTKAPILLAREN
Feine Blutgefäßverästelungen, die Blutkapillaren, führen den Zellen Sauerstoff und Nährstoffe für die aerobe Atmung zu. Ausdauertraining vergrößert das Kapillarnetz und verbessert seine Funktion, was die Ausdauerleistung der Muskeln steigert.

Aerober und anaerober Stoffwechsel

Bei der aeroben Zellatmung wandelt der Körper Glukose mit Sauerstoff in ATP um. Wenn beim Training Sauerstoffmangel auftritt (wegen geringer Zufuhr oder hoher Belastung) ist der Körper auf anaeroben Stoffwechsel angewiesen. Er benötigt keinen Sauerstoff, verursacht aber Laktatakkumulationen. Laktat ist kein Abfallprodukt, sondern eine Energiequelle, wenn genug Sauerstoff verfügbar ist (bei verringertem Tempo). Zu viel davon führt jedoch zu Muskelbrennen und -ermüdung, weswegen der anaerobe Stoffwechsel eine begrenzte Form der Energiebereitstellung ist.

AUSDAUER

AEROBER STOFFWECHSEL
Der aerobe Energiestoffwechsel liefert einen enormen Energieertrag und ist daher bei Ausdauersportarten die wichtigste Form der Energiebereitstellung. Aus einem Glykogenmolekül können theoretisch insgesamt 38 ATP-Moleküle erzeugt werden.

2 ATP-Moleküle
Die erste Stufe der aeroben Zellatmung findet im Zytoplasma innerhalb der Muskelzellen statt. Beim Prozess der Glykolyse wird Glukose in Brenztraubensäure gespalten. Dabei entstehen 2 freie ATP-Moleküle. Die Brenztraubensäure wandert in die Mitochondrien der Zelle, wo die zweite Stufe der aeroben Zellatmung abläuft.

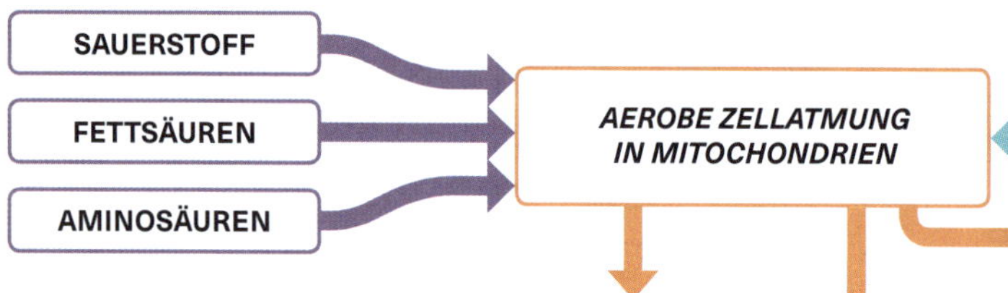

36 ATP-Moleküle
Um die Brenztraubensäure zu verarbeiten, finden in den Mitochondrien der Zellen in Gegenwart von Sauerstoff eine Reihe von chemischen Reaktionen statt; dabei werden 36 ATP-Moleküle erzeugt. Wasser und Kohlendioxid entstehen als Nebenprodukte und werden vom Körper ausgeschieden.

AUSDAUER

Aerob-anaerobe Schwelle

Bei sportlichen Aktivitäten mit moderater Belastungsintensität (Steady-State bzw. Training im aeroben Bereich) deckt die aerobe Zellatmung den Energiebedarf der Muskeln. Nimmt die Intensität über die Kapazität der aeroben Zellatmung hinaus zu, kommt es zu einem exponentiellen Anstieg des Laktats im Blut (Laktatakkumulation). Die aerob-anaerobe Schwelle (ANS), auch Laktatschwelle genannt, ist die höchste Intensität, mit der Sie laufen können, bevor Ihr Körper anfängt, Laktat exponentiell anzuhäufen. Die ANS hat wesentlichen Anteil an der Laufleistung, denn sie spiegelt die Rate wider, zu der die Muskeln die aerobe Energieproduktion aufrechterhalten können.

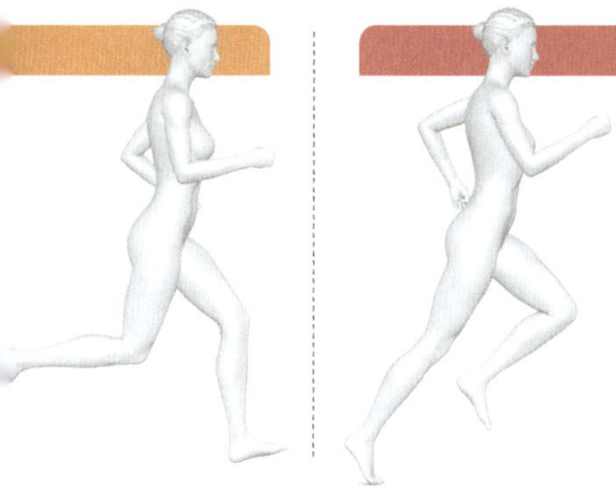

SCHNELLIGKEIT

ANAEROBER STOFFWECHSEL
Der anaerobe Energiestoffwechsel erfolgt unter Ausschluss von Sauerstoff im Zytoplasma der Zelle. Dieses Energiesystem produziert nur zwei ATP-Moleküle und kann den Energiebedarf für Maximalbelastungen von bis zu zwei Minuten decken.

GLUKOSE

GLYKOLYSE

2 ATP-Moleküle
Der Prozess der Glykolyse ist im aeroben und anaeroben Energiestoffwechsel gleich. Beim anaeroben Stoffwechsel liefert sie den Gesamtenergieertrag, d. h., es werden keine weiteren ATP-Moleküle erzeugt.

BRENZTRAUBENSÄURE

MILCHSÄUREGÄRUNG

WASSER

KOHLENDIOXID
Das Abfallprodukt Kohlendioxid wird über die Lunge ausgeschieden.

Laktat
Milchsäuregärung baut Brenztraubensäure zu Laktat ab, das Muskelkater und -ermüdung verursacht. Der Körper kann das Laktat in Brenztraubensäure umwandeln und wiederverwerten.

SCHNELLIGKEIT

Umwandlung von Fetten

Wenn die Glykogenspeicher erschöpft sind, verwenden die Muskelzellen Fett zur Energiegewinnung. Die Fettspeicher des Körpers können bis zu 30-mal mehr Energie liefern als die Glykogenspeicher. Für die Nutzung als Energiequelle müssen Triglyceride in einem Lipolyse genannten Prozess in freie Fettsäuren zerlegt und im Blut zu den Muskelzellen transportiert werden.

Effiziente Nutzung der Fettspeicher

Ausdauertraining verbessert den Fettstoffwechsel. D. h., der Körper kann während der Regeneration und bei submaximaler aerober Belastung (Steady-State-Belastung) Fett besser zur Energiegewinnung nutzen. Bei Langstreckenläufern ermöglicht diese Adaptation dem Körper, seine Glykogenspeicher während längerer Läufe zu erhalten. Da der Körper nur eine begrenzte Menge an Glykogen speichern kann, ist es von Vorteil, im Steady-State-Bereich effizient Fette verstoffwechseln zu können.

Ein »Hungerast« ist das Gefühl plötzlicher Erschöpfung, das eintritt, wenn dem Körper das Glykogen ausgeht. Je besser der Körper seine Fettspeicher nutzen kann, desto länger kann er die wichtigen Glykogenspeicher erhalten und den Leistungseinbruch hinauszögern oder sogar ganz vermeiden.

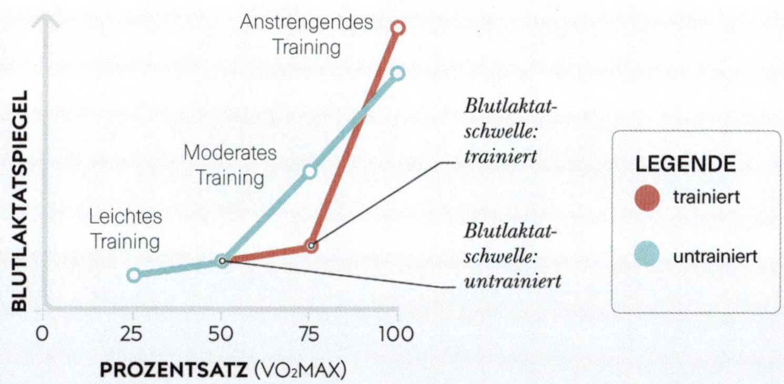

BLUTLAKTATKONZENTRATION
Diese Grafik zeigt den Blutlaktatspiegel trainierter und untrainierter Personen bei unterschiedlichen Trainingsintensitäten als Prozentsatz der maximalen Sauerstoffaufnahme (VO_2max, s. S. 37). Regelmäßiges Training verschiebt die Kurve der Blutlaktatakkumulation nach rechts. Der trainierte Muskel kann stärker belastet werden, bevor sich Laktat im Blut anhäuft. Wer ein gutes Körpergefühl hat oder seine ANS am Tempo erkennt (s. S. 166), kann den Laktatanstieg und die damit verbundene Erschöpfung vermeiden.

SAUERSTOFFZUFUHR

Die großen Organsysteme arbeiten gemeinsam daran, den Sauerstoff für die Muskelarbeit bereitzustellen. Über den Blutkreislauf erreicht er die Lunge und wird von dort an die aktiven Muskeln geliefert. Im Austausch wird Kohlendioxid zurück zur Lunge transportiert und ausgeatmet. Das Herz erhält mit seiner Pumpleistung diesen lebenswichtigen Blutkreislauf aufrecht.

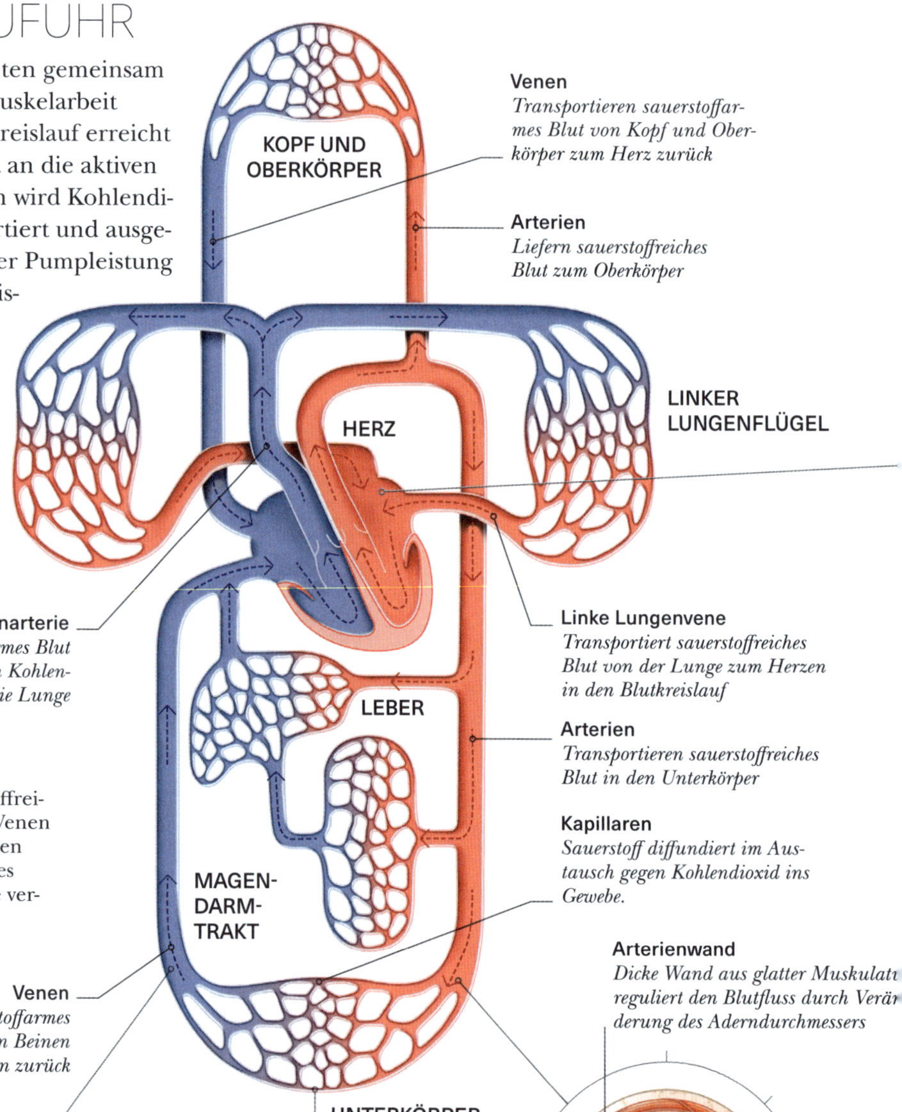

HERZ UND BLUTKREISLAUF
Arterien (rot) transportieren sauerstoffreiches Blut vom Herzen weg, während Venen (blau) sauerstoffarmes Blut zum Herzen transportieren. Im Lungenkreislauf des Kreislaufsystems, der Herz und Lunge verbindet, wird dies umgekehrt.

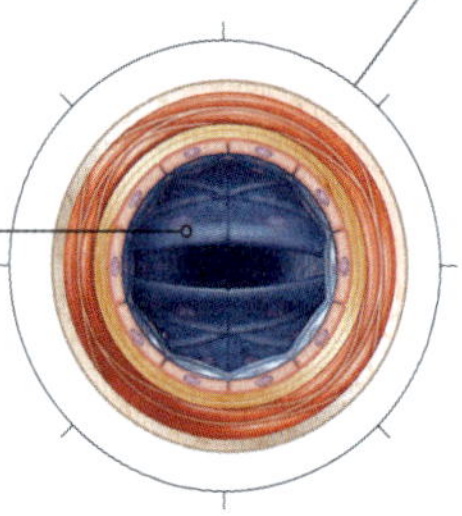

Vene
Venen transportieren sauerstoffarmes Blut von den aktiven Muskeln zu Herz und Lunge, um Kohlendioxid und Wärme abzuführen.

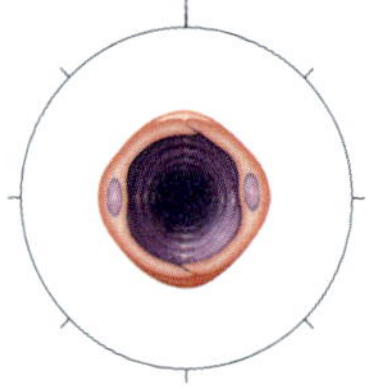

Kapillargefäß
Das Kapillarnetz verbindet Arterien und Venen mit den Gewebezellen. Hier wird der Sauerstoff gegen Abfallprodukte ausgetauscht.

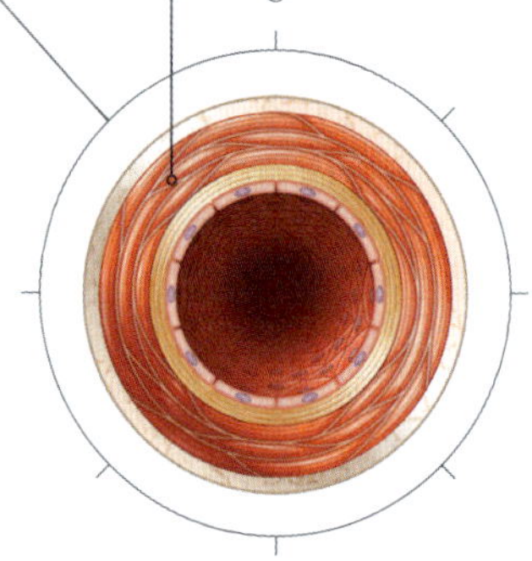

Arterie
Arterien transportieren sauerstoffreiches Blut von Herz und Lunge zu den aktiven Muskeln.

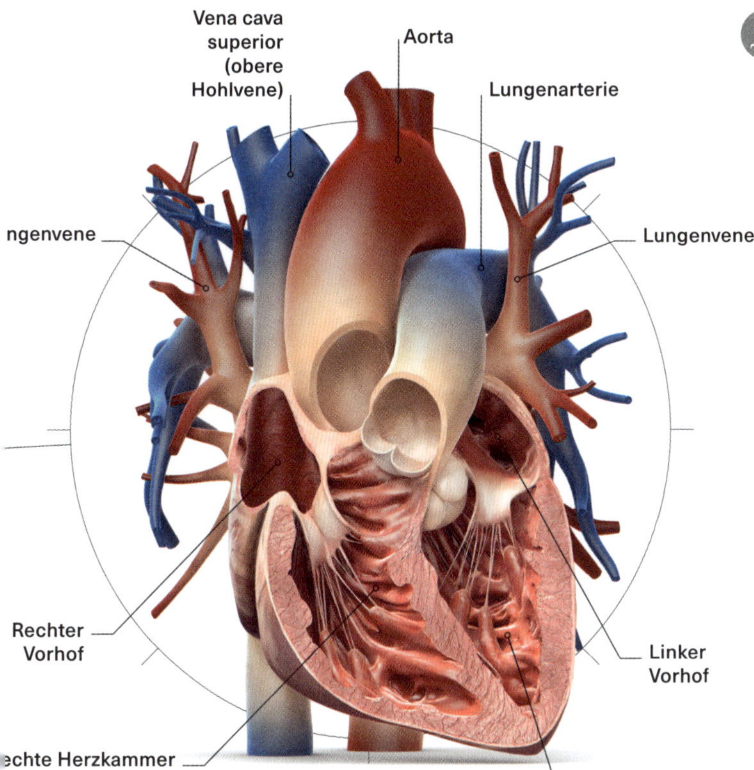

Das Herz

Das Blut passt die Durchblutungsrate an den wechselnden Sauerstoffbedarf des Körpers an. Bei sportlicher Aktivität erhöht sich die Frequenz und Stärke der Herzmuskelkontraktionen, um die Durchblutung zu maximieren und den höheren Sauerstoffbedarf zu decken. Training vergrößert die linke Herzkammer, damit das Herz ein größeres Blutvolumen umsetzen kann.

VO_2max

Die VO_2max ist die maximale Sauerstoffmenge, die Ihr Körper bei Ausbelastung aufnehmen kann. Ein hoher Wert bedeutet, dass die für die aerobe Zellatmung in den Muskeln verfügbare Sauerstoffmenge vergleichsweise groß ist. Vier Faktoren bestimmen die Fähigkeit des Körpers, Sauerstoff zu den Muskeln zu transportieren: Die maximale Herzfrequenz, das Schlagvolumen (die Blutmenge, die mit einem Herzschlag aus dem Herzen gepumpt wird), die Hämoglobinmenge im Blut (für den Sauerstofftransport zuständiger roter Blutfarbstoff), und welcher proportionale Anteil am Blut zu den aktiven Muskeln befördert wird. Einige Faktoren lassen sich durch Training verbessern, andere sind genetisch bedingt.

Trainingsadaptationen

Training verursacht körperliche Anpassungen, die zu Verbesserungen der Systeme führen, die Energie für Bewegung bereitstellen.

Aerobes Training

Das Ziel des aeroben Trainings (s. S. 180) ist es, die aerobe Zellatmung des Körpers effizienter zu machen. Dadurch kann dieses System bei sportlicher Belastung länger genutzt werden, bevor die anaerobe Zellatmung einsetzt, was die aerobe Ausdauer und die VO_2max verbessert. Adaptive Reaktionen im Körper sind:

- **Laktatakkumulation** erst bei höheren Trainingsintensitäten
- Schnellerer **Laktatabbau**
- Schnellere **Herzschlagfrequenz**
- Größerer **Blutdurchsatz**
- Höherer **Anteil an roten Blutkörperchen** und verbesserte Sauerstoffversorgung
- **Ausbau** des **Muskel-Kapillarnetzes** (s. S. 34)
- Höhere **Mitochondrienanzahl** und **-größe** (s. S. 34), dadurch verbesserte aerobe Zellatmung
- Erhöhte **oxidative Enzymaktivität** der Mitochondrien, dadurch effizientere Arbeit der Mitochondrien
- Effizienzsteigerung der bestehenden Kapillaren
- Bessere **Blutumverteilung**
- Vergrößerung der **Slow-Twitch-Muskelfasern** (s. S. 19)
- Höherer **Myoglobingehalt in den Muskeln** (verbesserte Sauerstoffbindung möglich).

Anaerobes Training

Anaerobes Training (s. S. 185) erhöht die Laktattoleranz des Körpers sowie die individuelle aerob-anaerobe Schwelle (s. S. 34–35). Adaptive Reaktionen im Körper sind:

- Höhere **Muskelkraft**
- Effizientere **Körpermechanik**
- Bessere **oxidative Kapazität der Muskeln**
- Größere **Pufferkapazität der Muskeln (höhere Widerstandskraft gegen Übersäuerung, die im Rahmen des Zellatmungsprozesses auftritt)**
- Bessere **Laktatpufferkapazität**.

BEWEGUNGS-
STEUERUNG

Gehirn und Nervensystem ermöglichen und koordinieren zusammen mit dem endokrinen System (dem Hormonsystem) alle bewusst und unbewusst gesteuerten Bewegungen beim Laufen. Sie spielen auch eine wichtige Rolle bei der Aufrechterhaltung unseres körperlichen Gleichgewichts.

DAS KONTROLLNETZWERK

Das Gehirn ist das Kontrollzentrum des Körpers. Es sendet und empfängt Nachrichten über das Rückenmark und das periphere Nervensystem (PNS). Das PNS hat zwei Anteile: das vegetative (autonome) Nervensystem (VNS/ANS) und das somatische Nervensystem (SNS). Das SNS verfügt über motorische und sensorische Nervenfasern zur Steuerung bewusster Bewegungen der Skelettmuskulatur. Das VNS steuert unwillkürliche Prozesse wie Temperaturregelung, Atmung und Regulierung der Herzfrequenz.

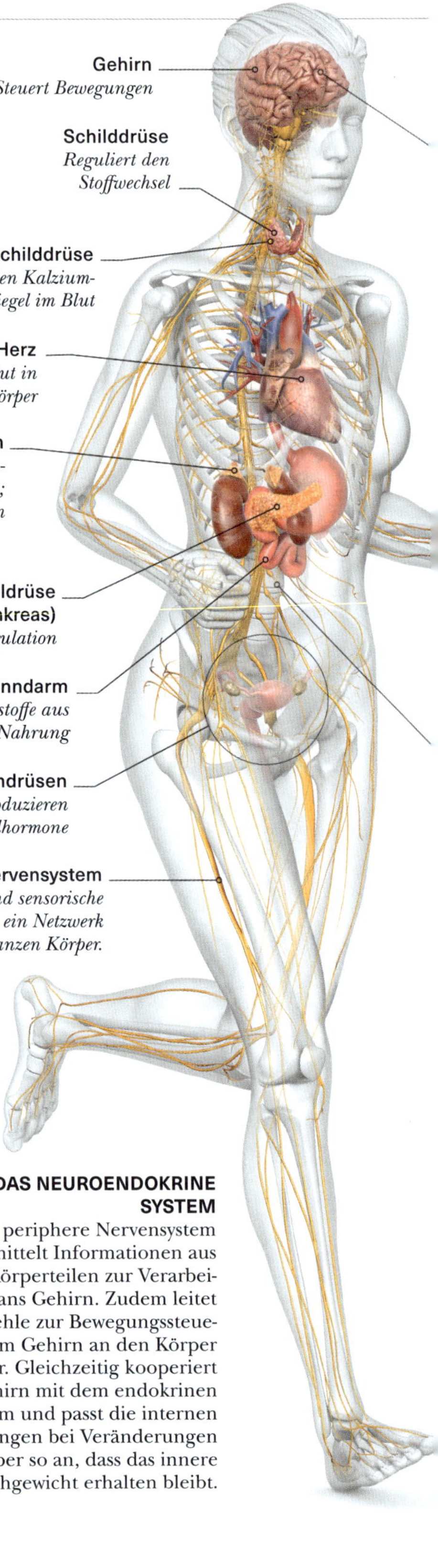

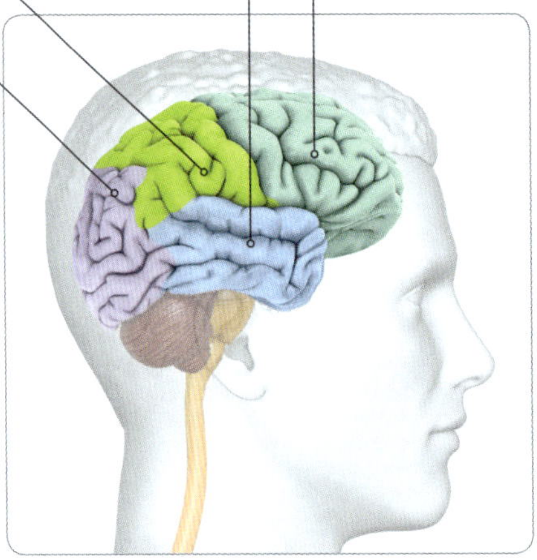

GROSSHIRNRINDE
Das Großhirn ist der größte Teil des Gehirns. Man erkennt es an seiner gefurchten Rinde, dem zerebralen Kortex. Die Bereiche für die motorische und sensorische Kontrolle liegen im Stirn- und den Nebenlappen. Beim Laufen steuern Motorkortex, Rückenmark und weitere Hirnregionen die Bewegung.

DAS NEUROENDOKRINE SYSTEM
Das periphere Nervensystem übermittelt Informationen aus allen Körperteilen zur Verarbeitung ans Gehirn. Zudem leitet es Befehle zur Bewegungssteuerung vom Gehirn an den Körper weiter. Gleichzeitig kooperiert das Gehirn mit dem endokrinen System und passt die internen Bedingungen bei Veränderungen im Körper so an, dass das innere Gleichgewicht erhalten bleibt.

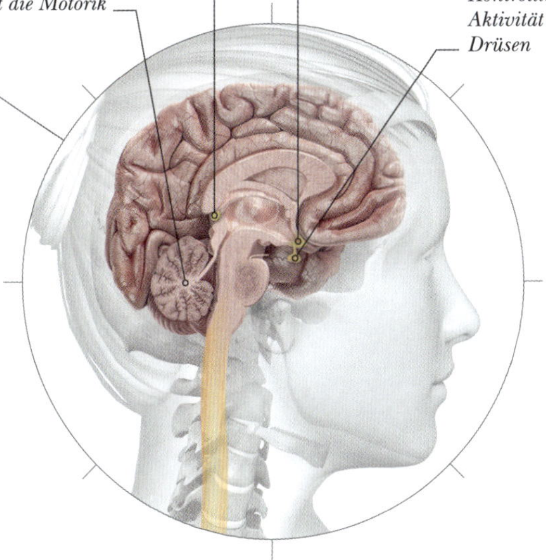

Gehirn-Querschnitt

Das Kleinhirn ist kleiner als das Großhirn (s. links). Es liegt im unteren hinteren Gehirnbereich und trägt zur Koordination und Präzision von Bewegungen bei. Daneben befinden sich wichtige Drüsen im Gehirn.

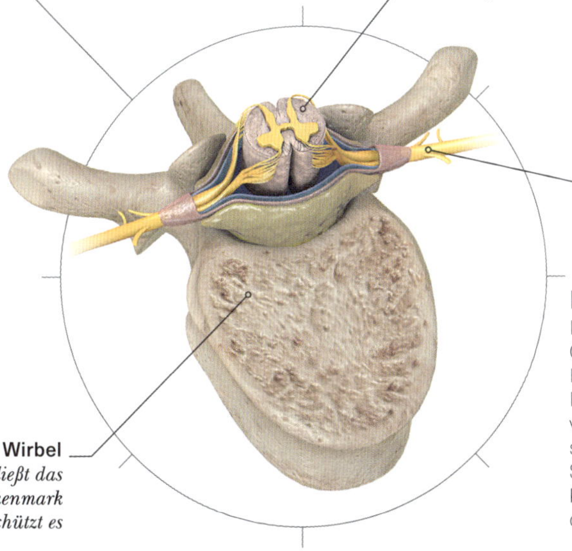

Rückenmark

Informationen zwischen dem Gehirn und dem Rest des Körpers werden über das Rückenmark übertragen. Es ist von der knöchernen Wirbelsäule umschlossen, wobei die Spinalnerven beidseitig durch kleine Öffnungen zwischen den Wirbeln austreten.

SO BEWEGEN WIR UNS

Der Motorkortex im Stirnlappen koordiniert die Muskelaktivität bei bewussten und unbewussten Bewegungen. Signale, die von Motoneuronen in Rückenmark und peripheren Nerven gesendet werden, lassen die Muskeln kontrahieren und entspannen. Beim Laufen steuert der Motorkortex das präzise, schnelle Feuern der Motoneuronen, was bestimmte Muskeln zur Kontraktion anregt, um die nötigen Bewegungen zu erzeugen.

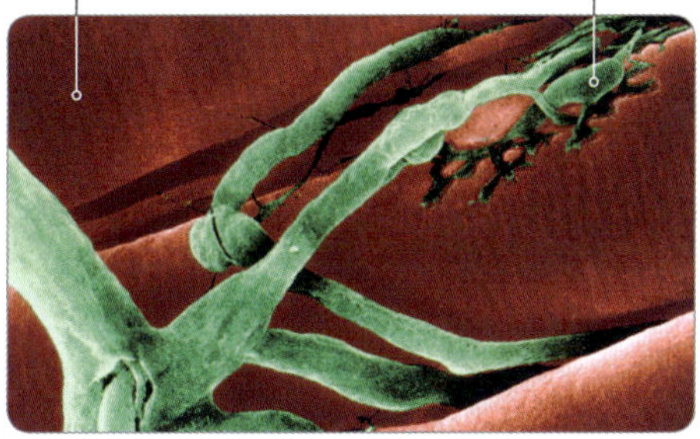

NEUROMUSKULÄRE ENDPLATTE
Jedes Motoneuron trifft an einer neuromuskulären Endplatte auf die Muskelfaser, die es innerviert. Hier überträgt es die Nervenimpulse, die Muskelkontraktionen auslösen. Skelettmuskelfasern besitzen in der Regel je eine Endplatte.

GLEICHGEWICHT UND KOORDINATION

Wie wir Bewegungen ausbalancieren und synchronisieren, hängt von der oft unbewusst ablaufenden Verarbeitung sensorischer und motorischer Informationen ab. Bei der Gewichtsverlagerung im Lauf stimmen sich z. B. Strukturen im Innenohr unter Berücksichtigung des visuellen Inputs mit dem Gehirn ab, um das Gleichgewicht zu halten. Währenddessen passen motoneuronale Impulse in den Beinen deren Nachgiebigkeit bei Geländeveränderungen an. Diese ständige Rückkopplung ermöglicht es Ihnen, den Kopf gerade zu halten und sich auf Ihre Sicht nach vorne zu konzentrieren.

Evolution zum Laufen

Die menschliche Anatomie lässt darauf schließen, dass sich die Fähigkeit lange Strecken zu laufen langsam entwickelte. Beispiele sind die Optimierung des Energieverbrauchs, die Stabilisierung von Rumpf und Kopf sowie die Regulierung der Körpertemperatur. Das Nackenband ist eine strukturelle Veränderung, die bei unseren Affenvorfahren fehlte, eine andere ist unsere vergleichsweise lange Achillessehne.

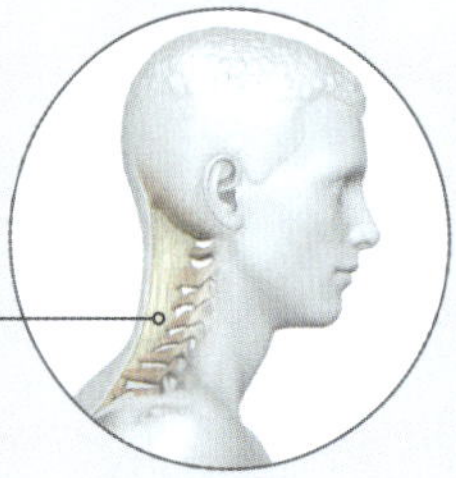

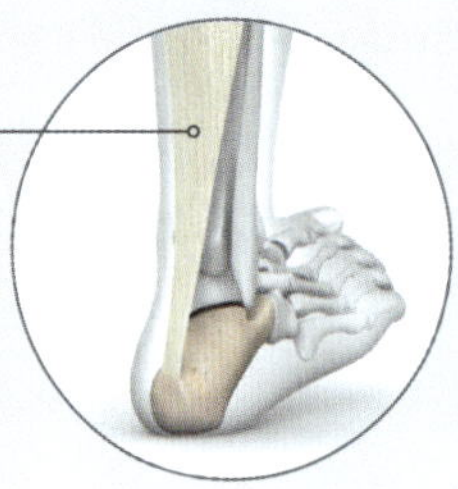

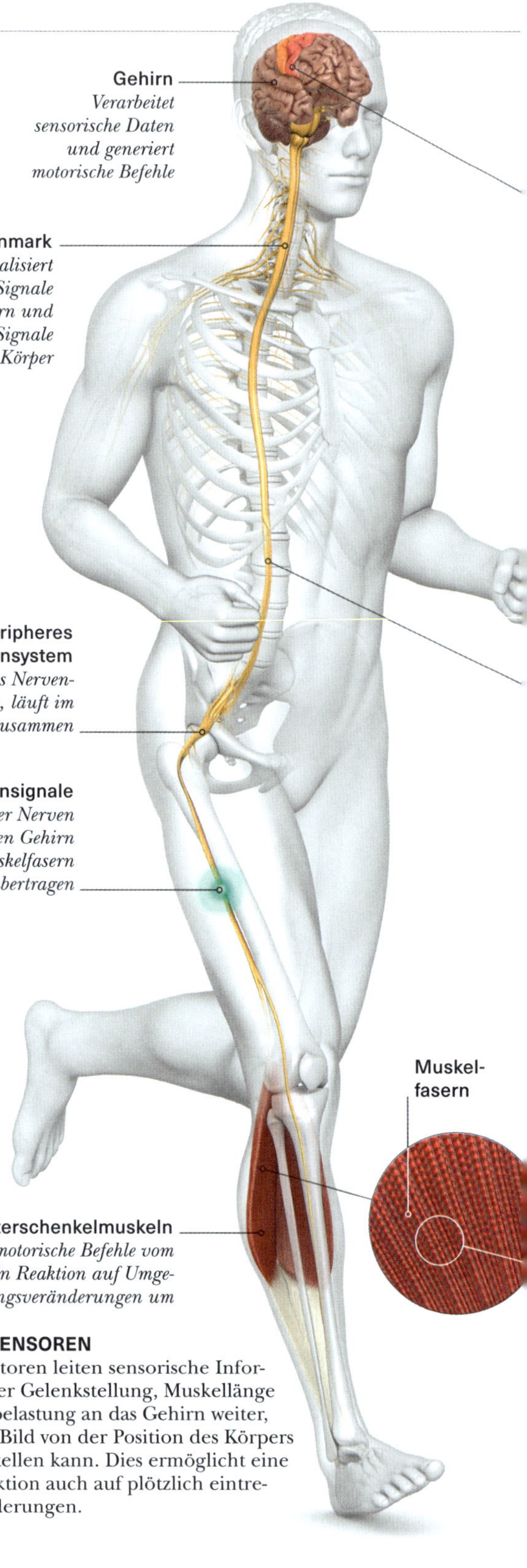

POSITIONSSENSOREN
Propriorezeptoren leiten sensorische Informationen über Gelenkstellung, Muskellänge und Sehnenbelastung an das Gehirn weiter, sodass es ein Bild von der Position des Körpers im Raum erstellen kann. Dies ermöglicht eine schnelle Reaktion auch auf plötzlich eintretende Veränderungen.

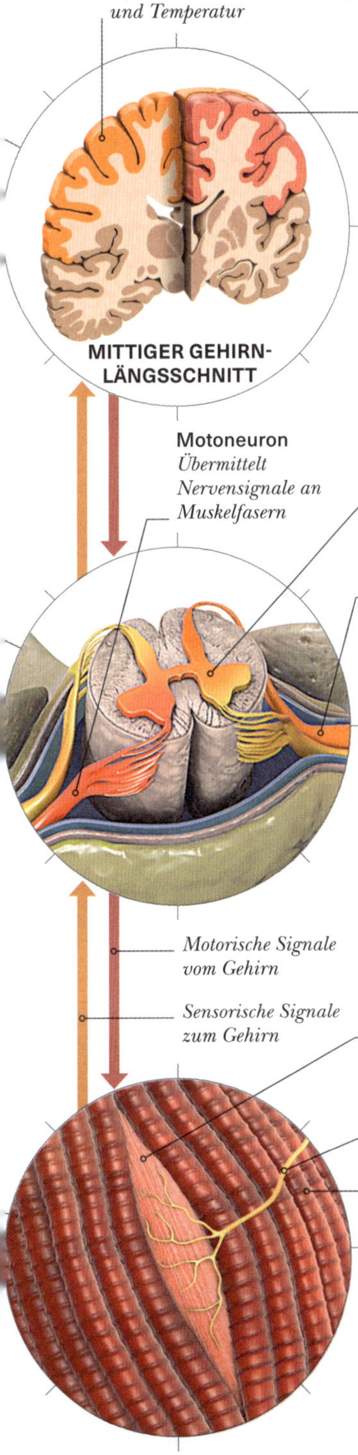

Motorkortex und sensorischer Kortex

Der motorische Kortex ist ein Teil der Großhirnrinde (s. S. 38) und ist an der Planung, Koordination und Kontrolle von willkürlichen Bewegungen beteiligt. Er grenzt an den sensorischen Kortex, der sensorische Daten aus dem Körper verarbeitet und einordnet.

Rückenmark

Hier gibt es drei Haupttypen von Nervenzellen: Sensorische Neuronen übertragen sensorische Daten vom Körper in das Gehirn. Motoneuronen leiten Anweisungen für die Bewegungskontrolle vom Gehirn zu den Skelettmuskelfasern. Beide kommunizieren über Interneurone mit dem zentralen Nervensystem (ZNS).

Muskelspindeln

Diese Rezeptoren in den Muskeln nehmen Informationen über Änderungen der Muskellänge und -spannung auf und geben sie an das ZNS weiter. Durch Einleitung einer reflexhaften, stärkeren Gegenkontraktion verhindern sie eine Muskelüberdehnung.

Gleichgewicht

Haarähnliche Sensoren in den flüssigkeitsgefüllten, gebogenen Kanälen des Innenohrs erfassen Bewegungen in drei Ebenen. Ihre Signale ermöglichen es dem Gehirn, in der Bewegung die Position des Kopfes im Raum zu überwachen. Sie erkennen auch plötzliche Abweichungen, z. B. wenn Sie beim Laufen von einem Bordstein springen. Das Gehirn stimmt dies mit anderen sensorischen Daten ab und initiiert eine Reaktion, damit das Gleichgewicht gewahrt und der Kopf nach vorn gerichtet bleibt.

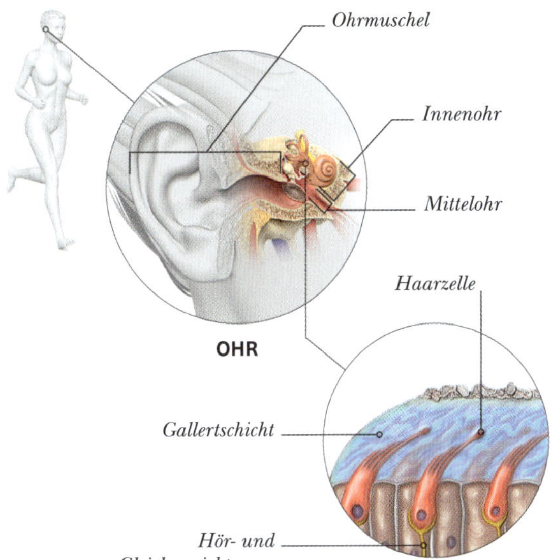

BEWEGUNGSRICHTUNG
Innerhalb der Otolithenmembran des Innenohrs umgibt eine Gallertschicht winzige haarähnliche Sensoren. Wenn sich der Kopf bewegt, können sie durch die Bewegung der Flüssigkeit Informationen aufnehmen, aus denen das Gehirn die Bewegungsrichtung ermittelt.

Sicht und Koordination

Ihre Augen funktionieren genauso wie andere Sensoren und leiten sensorischen Input (hier visuell) an das Gehirn weiter. Auf diese Weise können Sie das Gelände einschätzen und Veränderungen darin ausmachen oder um bewegte Objekte wie Hunde oder Menschen herumnavigieren. Diese Koordination findet größtenteils unwillkürlich statt. Sie sorgt auch dafür, dass der Kopf beim Aufkommen der Füße auf dem Boden gerade bleibt.

UNWILLKÜRLICHE FUNKTIONEN

Gehirn und Nervensystem kontrollieren auch alle unwillkürlich ablaufenden Körperfunktionen, die uns beim Training helfen. Das vegetative oder autonome Nervensystem (VNS/ANS), unterteilt in sympathisches und parasympathisches Nervensystem, reguliert im Hintergrund Körpertemperatur, Atmung und Herzfrequenz. Beim Sport ist vor allem das sympathische System aktiv. Es erhöht die Herzfrequenz, weitet Blutgefäße und Atemwege und hemmt die Verdauung.

Homöostase

Als Homöostase bezeichnet man den Zustand des inneren Gleichgewichts, den der Körper trotz sich ändernder Bedingungen stets anstrebt. Um die Homöostase aufrechtzuerhalten, stimmen sich VNS und endokrines System ab und veranlassen Hormonausschüttungen in den Blutkreislauf. Hormone sind chemische Botenstoffe, die Zellfunktionen beeinflussen. Sie steuern physiologische Körperreaktionen, u. a. den Energiestoffwechsel und das Gewebewachstum.

DAS VEGETATIVE NERVENSYSTEM

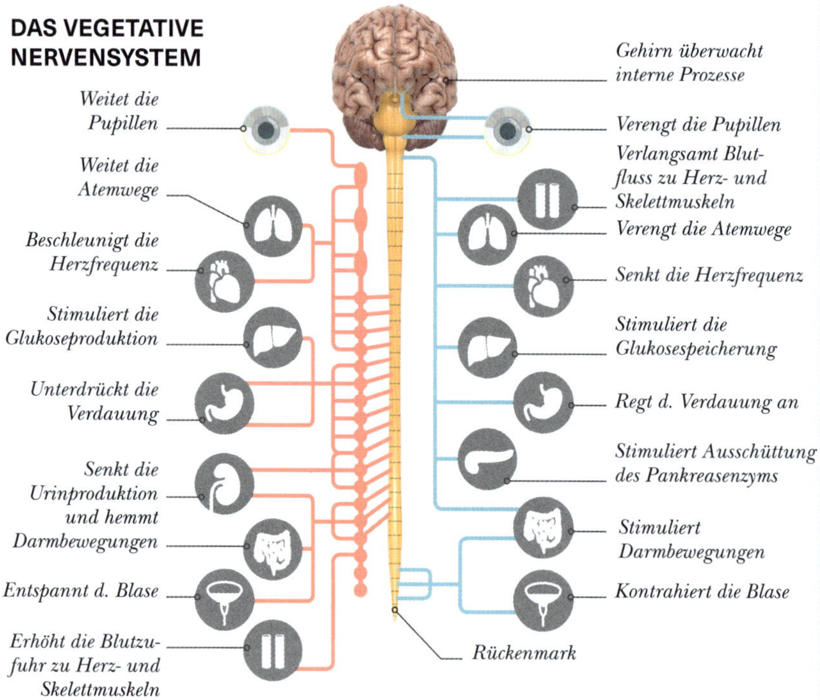

SYMPATHISCHES NERVENSYSTEM
Der Sympathikus aktiviert die Kampf-oder-Flucht-Reaktion und erhält unter Stress wichtige Funktionen aufrecht: Herzfrequenz und Muskelspannung steigen, Atemwege und Blutgefäße zu Herz und Muskeln weiten sich, für mehr Muskelkraft wird Glukose ins Blut ausgeschüttet.

PARASYMPATHISCHES NERVENSYSTEM
Das Wartungssystem des Körpers ist wichtig für die Regeneration nach sportlicher Aktivität. Es unterstützt Prozesse wie Verdauung, Wasserlassen und Energieerhalt. Tendenziell löst es denen des sympathischen Nervensystems entgegengesetzte Effekte aus.

Hormonelles Gleichgewicht

Das endokrine System reguliert die Produktion von Hormonen, damit diese ihre lebenswichtigen Funktionen bedarfsgerecht erfüllen. Übertraining kann dieses Gleichgewicht stören. Gesundes Training beruht auf einer Balance zwischen Überlastung und Regeneration (s. S. 169). Bei zu starker Überlastung und zu wenig Regeneration besteht die Gefahr eines Übertrainingssyndrom (ÜTS) mit körperlichen und psychischen Symptomen, bei dem das Nerven- und das Hormonsystem gestört sind.

Hormonsupplementierung

Obwohl Ergänzungspräparate im Sport oft im Zusammenhang mit Doping stehen, raten Mediziner aus gesundheitlichen Gründen in manchen Fällen zu ergänzenden Hormonpräparaten.

Östrogen
Übertraining kann bei Frauen den Östrogenspiegel senken. Besonders stark sind Läuferinnen mit RED-Syndrom (s. S. 63) betroffen. Ein Knochenmasseverlust und Muskel-Skelett-Verletzungen können die Folge sein. Der Östrogenspiegel kann mit einem Hormonpflaster oder der Antibabypille normalisiert werden.

Thyroxin
Eine Schilddrüsenunterfunktion wie auch Übertraining können den Thyroxinspiegel im Blut senken, was häufig die Stoffwechselrate und Proteinsynthese verlangsamt. Für das Thyroxingleichgewicht werden meist Schilddrüsenhormone verordnet.

Insulin
Insulin steuert die Aufnahme von Glukose im Körpergewebe. Glukosemangel hat gravierende Folgen. Bei Diabetes ist die Insulinproduktion gestört oder der Körper reagiert nicht richtig darauf. In solchen Fällen ist eine Insulintherapie üblich.

Hormone, die das Training beeinflussen

HORMON	PRODUKTION IM KÖRPER	FUNKTION
CORTISOL	Nebennieren	• Stimuliert die Glukoseproduktion, auf Kosten von Proteinen und Lipiden Bei Übertraining wird zu viel Cortisol ausgeschüttet. Der Körper reagiert mit übermäßigem Proteinabbau. Die Folge sind Schlafprobleme und möglicherweise Stresssymptome.
TESTOSTERON	Bei Männern v. a. Hoden, bei Frauen Nebennieren und Eierstöcke	• Erhöht Muskel- und Knochenmasse • Führt in höheren Konzentrationen zu größeren Muskelfasern und kürzerer Regenerationszeit nach dem Training Bei zu hartem Training stellt die Hypophyse die Produktion ein, bis der Körper sich erholt hat. Bei Männern in höherer Konzentration vorhanden als bei Frauen.
ÖSTROGEN	Bei Frauen v. a. Eierstöcke, bei Männern Nebennieren und Hoden	• Unterstützt den Abbau von gespeichertem Fett in Energie • Trägt dazu bei, die Knochendichte zu erhalten Bei Frauen in höherer Konzentration vorhanden als bei Männern.
ERYTHROPOETIN (EPO)	Nieren	• Regt das Knochenmark zur Produktion roter Blutkörperchen an, die den Sauerstoff aus den Lungen in die Muskelzellen transportieren. Dadurch Erhöhung der Sauerstofftransportkapazität im Körper.
ENDORPHINE	Nebennieren und ZNS	• Erzeugen das »Runner's High« (s. S. 213), ein Gefühl der Euphorie, das häufig bei langem Ausdauertraining auftritt
ADRENALIN (AUCH: EPINEPHRIN)	Nebennieren	• Löst die Kampf-oder-Flucht-Reaktion (»Fight-or-Flight«) aus: Steigert die Herzfrequenz, entspannt die Atemwege, kontrahiert die Blutgefäße und stimuliert den Abbau von Muskelglykogen und Fett – nützliche Effekte für Wettkampfläufer.
THYROXIN	Schilddrüse	• Hat einen großen Einfluss auf die Stoffwechselrate und die Aufrechterhaltung der Muskel-, Gehirn- und Hormonfunktionen. Damit Muskeln normal kontrahieren, muss das Thyroxingleichgewicht gewährleistet sein.
INSULIN	Bauchspeicheldrüse	• Regt die Zellen dazu an, Glukose aus dem Blut zu resorbieren und als Brennstoff zu verwenden oder als Glykogen in Muskeln und Leber zu speichern.
ATRIALES NATRIURETISCHES PEPTID (ANP)	Herzmuskel	• Hilft, den Blutdruck zu regulieren Beim Laufen steigt der systolische Blutdruck (der beim Zusammenziehen des Herzens), da das Herz mehr sauerstoffreiches Blut durch den Körper pumpen muss, um die Körperfunktionen, vor allem den Muskelstoffwechsel, aufrechtzuerhalten.
SOMATROPIN (WACHSTUMSHORMON)	Nebennieren	• Beeinflusst Proteinsynthese, Muskelmasseaufbau, Knochendichte, Stärke von Sehnen und Bändern und andere fürs Laufen wichtige Funktionen Der Körper passt sich daran an – d. h., im Laufe der Zeit wird härteres Training erforderlich, um die gleiche Menge an Somatropin auszuschütten.

TEMPERATUR**KONTROLLE**

Der Mensch ist homöotherm, d. h., unsere Körpertemperatur muss innerhalb enger Grenzen konstant gehalten werden, damit wir überleben. Dies kann bei extremen Temperaturen eine Herausforderung sein. Während des Trainings wird Wärme erzeugt und muss aus dem Körper abgeführt werden, um eine gleichmäßige Körperkerntemperatur aufrechtzuerhalten. Wenn dies nicht ausreichend gelingt, kann es zu einer Hitzeerkrankung oder sogar zum Tod kommen. Zumindest wird die Leistung beeinträchtigt. Bei extremer Umgebungstemperatur und hoher relativer Luftfeuchtigkeit oder beidem ist die Thermoregulation sehr viel schwerer zu leisten.

THERMOREGULATION
Sinnesrezeptoren erkennen, wenn die Körperkerntemperatur von ihrem optimalen Niveau abweicht. Als Reaktion darauf löst der Hypothalamus eine Korrektur aus, um den Körper in die Homöostase zurückzuführen. Wenn die inneren Bedingungen sich normalisiert haben, deaktiviert der Hypothalamus die Korrekturmaßnahmen.

Der Körper erhöht die Innentemperatur

Der Hypothalamus stimuliert wärmeerzeugende Prozesse, um die Körperkerntemperatur zu erhöhen:

- **Blutgefäße an der Oberfläche verengen sich (Vasokonstriktion), um den Blutfluss zur Haut zu minimieren und den Wärmeverlust durch Abstrahlen in die Umgebung einzuschränken.**
- **Der Körper produziert durch Muskelzittern Wärme.**
- **Der Stoffwechsel wird hormonell angeregt, um die Wärmeerzeugung zu steigern.**

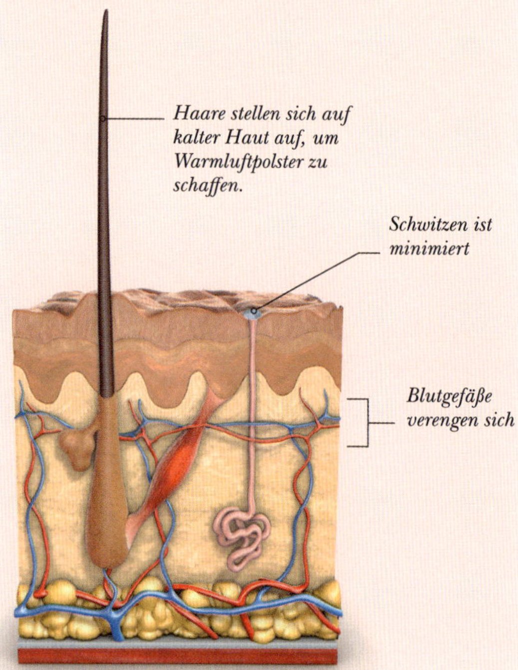

VASOKONSTRIKTION

INTERNE TEMPERATURVERÄNDERUNGEN

Beim Laufen erhöht die sportliche Aktivität die Körperkerntemperatur. Wenn es draußen kalt ist und Sie nicht ausreichend vor Kälte geschützt sind, sinkt die Körpertemperatur. Sie muss zwischen 37 °C und 37,8 °C gehalten werden.

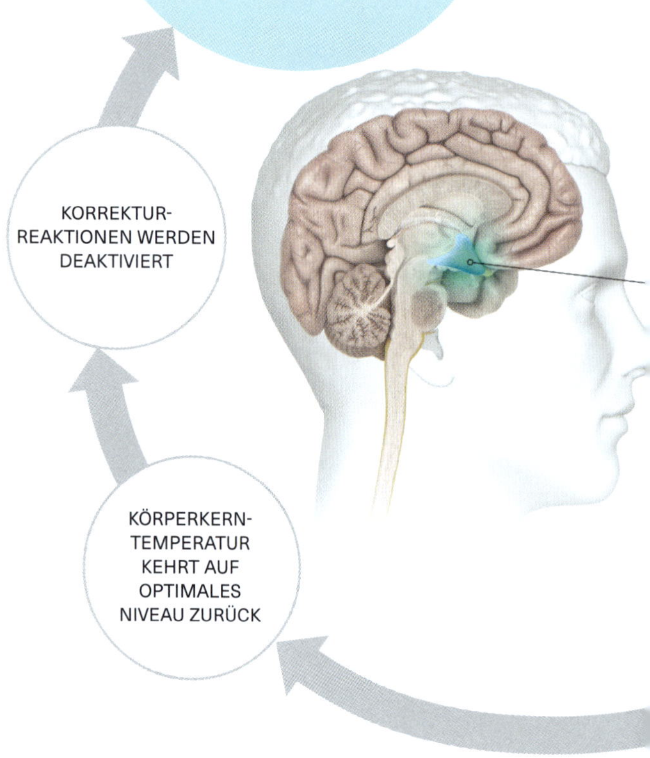

KÖRPERINNENTEMPERATUR ZU NIEDRIG

Hitzeeinwirkung

Wenn der Körper bei interner Wärmeproduktion hohen Außentemperaturen ausgesetzt ist, kann dies zu Hitzeerschöpfung oder Hitzschlag führen. Symptome von Hitzeerschöpfung sind u. a. Müdigkeit, Schwindel, Übelkeit und ein schwacher, schneller Puls. Die wärmeregulierenden Funktionen wirken dann zwar noch, leiten aber nicht schnell genug Wärme ab. Hitzschlag ist ein lebensbedrohlicher Zustand, der sofortige medizinische Behandlung erfordert. Er wird durch ein Versagen der thermoregulatorischen Mechanismen des Körpers verursacht. Charakteristisch dafür sind fehlendes Schwitzen, eine hohe Puls- und Atemfrequenz und Verwirrung, Orientierungslosigkeit oder Ohnmacht.

Trainingsadaptationen

Durch gezieltes Training verbessert sich die Toleranz des Körpers gegenüber Training bei starker Hitze. Das Verhältnis von Körperkerntemperatur und Schweißrate ändert sich: Der Körper beginnt bereits bei niedrigerer Körperkerntemperatur zu schwitzen und hält diese damit innerhalb kontrollierbarer Grenzen. Wenn Sie vorhaben, an einem Wettkampf in einem heißeren Klima teilzunehmen, als Sie es gewohnt sind, sollten Sie Maßnahmen zur Akklimatisierung an die Hitze in Betracht ziehen – z. B. Whirlpool- oder Saunagänge nach dem Training oder Laufen in einer Wärmekammer –, um im Rennen eine bessere Leistung zu erzielen.

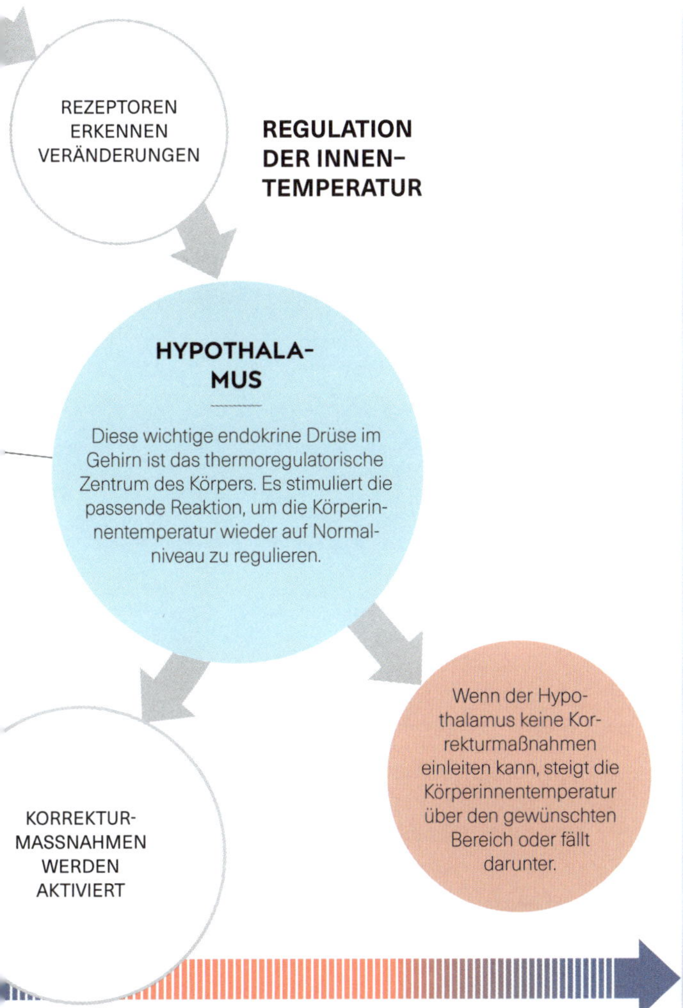

Der Körper senkt die Innentemperatur

Der Hypothalamus stimuliert Wärmeabgabeprozesse, um die Körperkerntemperatur zu senken:

- **Das Schwitzen nimmt zu, sodass der Körper beim Verdunsten der Feuchtigkeit abkühlen kann. Schwitzen ist der Hauptmechanismus des Körpers, um die bei sportlicher Anstrengung entstehende Wärme abzuführen. Dehydratation kann diese Fähigkeit des Körpers beeinträchtigen, genau wie ein heiße Umgebung mit hoher Luftfeuchtigkeit oder falsche Kleidung.**
- **Die Blutgefäße an der Oberfläche erweitern sich (Vasodilatation), um den Blutfluss zur Haut zu erhöhen, von wo aus die Wärme in die Umgebung abgestrahlt werden kann. Der stärkere Blutfluss zur Haut hat zur Folge, dass die aktiven Muskeln weniger sauerstoffreiches Blut und damit weniger Energie für die Bewegung erhalten.**

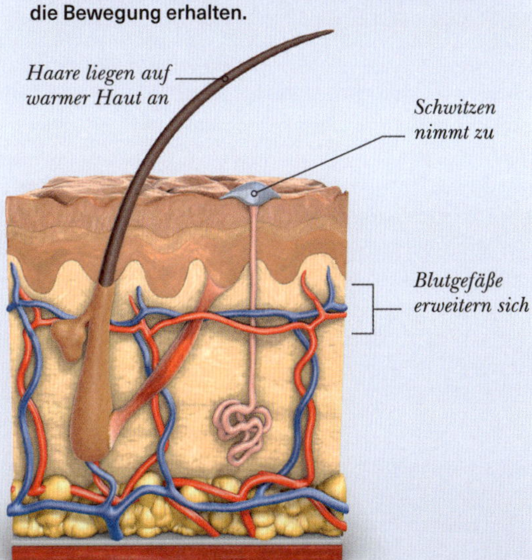

VASODILATATION

EXTERNE FAKTOREN

Beim Laufen wirken verschiedene externe Faktoren auf den Körper. Bei jedem Aufsetzen des Fußes erfährt er Aufprallkräfte, die er durch Muskelkontraktionen (s. S. 18–19) und Anpassungen der Biomechanik abfangen muss. Auch die Umgebung – Wetter, Geländebeschaffenheit und Höhenlage – beeinflusst, welche Arbeit unser Körper leisten muss.

BODENREAKTIONSKRAFT

Laufen bringt eine zyklische Reihe an Aufprallereignissen mit sich. Sobald die Schwerkraft uns zur Erde zieht, üben wir eine Kraft auf den Boden aus, die mit einer gleich großen, entgegengesetzten Bodenreaktionskraft (GRF) beantwortet wird. Diese Kraft wirkt in vertikaler, anterior-posteriorer (antriebsbremsender) und mediolateraler (seitlicher) Richtung. Der GRF werden viele Verletzungen zugeschrieben – wegen ihrer Stärke und der Schnelligkeit, mit der sie wirkt –, da der Körper diese Kraft aufnehmen und so viel wie möglich ihrer Energie speichern und für das erneute Abdrücken vom Boden bereitstellen muss. Einige Studien sehen die vertikale GRF-Belastung als ursächlich für Verletzungen an, andere deren Bremswirkung.

GRF-Verteilung

Die GRF wird hauptsächlich in den unteren Gliedmaßen aufgenommen, obwohl sich ihre Wirkung über den gesamten Körper erstreckt. Wie der Körper aufkommt, beeinflusst die Art und Weise, wie die GRF im Körper verteilt wird. Die Stellung der unteren Gliedmaßen in der Belastungsphase des Laufzyklus (s. S. 66) bestimmt, wohin die Kräfte geleitet werden. Wo im Körper man sie spürt, beeinflusst, wie sich die unteren Gliedmaßen bewegen, um sie aufzunehmen. Zum Beispiel werden bei längeren Schritten größere Bremskräfte generiert. Aufsetzen mit stärkerer Kniebeugung erfordert mehr Kraft im Quadrizeps, reduziert aber die über dem Knie wirkenden Kräfte.

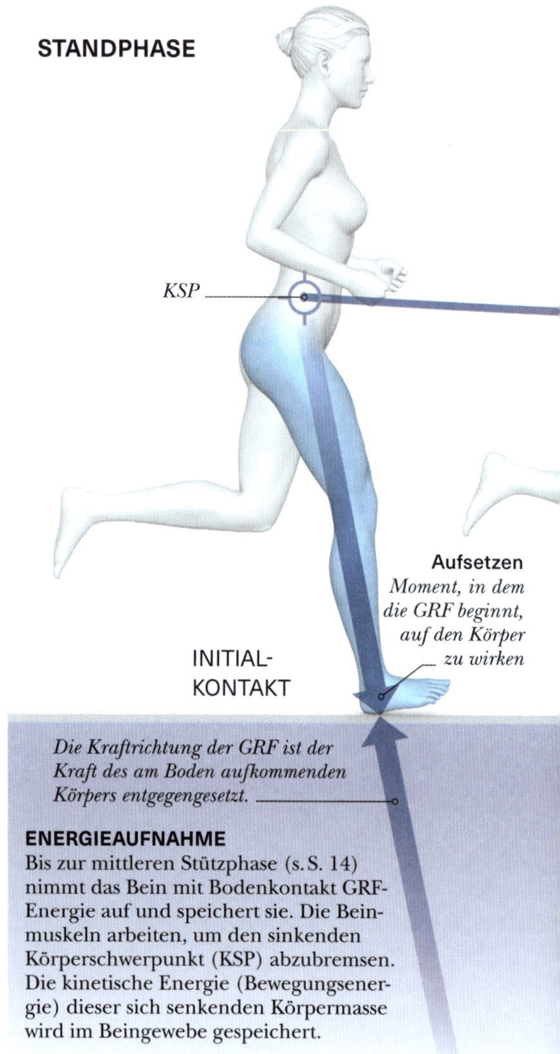

ENERGIEAUFNAHME
Bis zur mittleren Stützphase (s. S. 14) nimmt das Bein mit Bodenkontakt GRF-Energie auf und speichert sie. Die Beinmuskeln arbeiten, um den sinkenden Körperschwerpunkt (KSP) abzubremsen. Die kinetische Energie (Bewegungsenergie) dieser sich senkenden Körpermasse wird im Beingewebe gespeichert.

Energie speichern und übertragen

Bei jedem Schritt nimmt das Bein GRF-Energie auf und nutzt sie, um den Körper in die Luft zu katapultieren. In der ersten Hälfte der Standphase senkt sich der Körperschwerpunkt (KSP) ab. Die Gelenke beugen sich, während sich viskoelastisches Beingewebe wie die Achillessehne beim Speichern der GRF-Energie unter dem Gewicht der Körpermasse dehnt (s. S. 18). Der KSP liegt jetzt am tiefsten. In der zweiten Hälfte der Standphase wird die gespeicherte Energie freigesetzt (s. S. 19), um den KSP gegen die Wirkung der Schwerkraft vom Boden abzustoßen und zu beschleunigen.

Kräfte minimieren

Trotz zahlreicher Studien konnte die Forschung bislang kein optimales Gangmuster identifizieren, welches das mit der GRF verbundene Verletzungsrisiko reduzieren würde. Allerdings wurden beim Fersenlauf (s. S. 72), bei erhöhter vertikaler Schwingung (s. S. 71) und bei größere Schrittlängen (s. S. 70) stärkere vertikale Bodenreaktionskräfte festgestellt. Größere Schrittlängen und Vorfußlauf (s. S.72) erzeugten höhere Bremskräfte. Eine Maßnahme, die sowohl die vertikalen Kräfte als auch die Bremskräfte zu reduzieren scheint, ist die Erhöhung der Schrittfrequenz (s. S. 70).

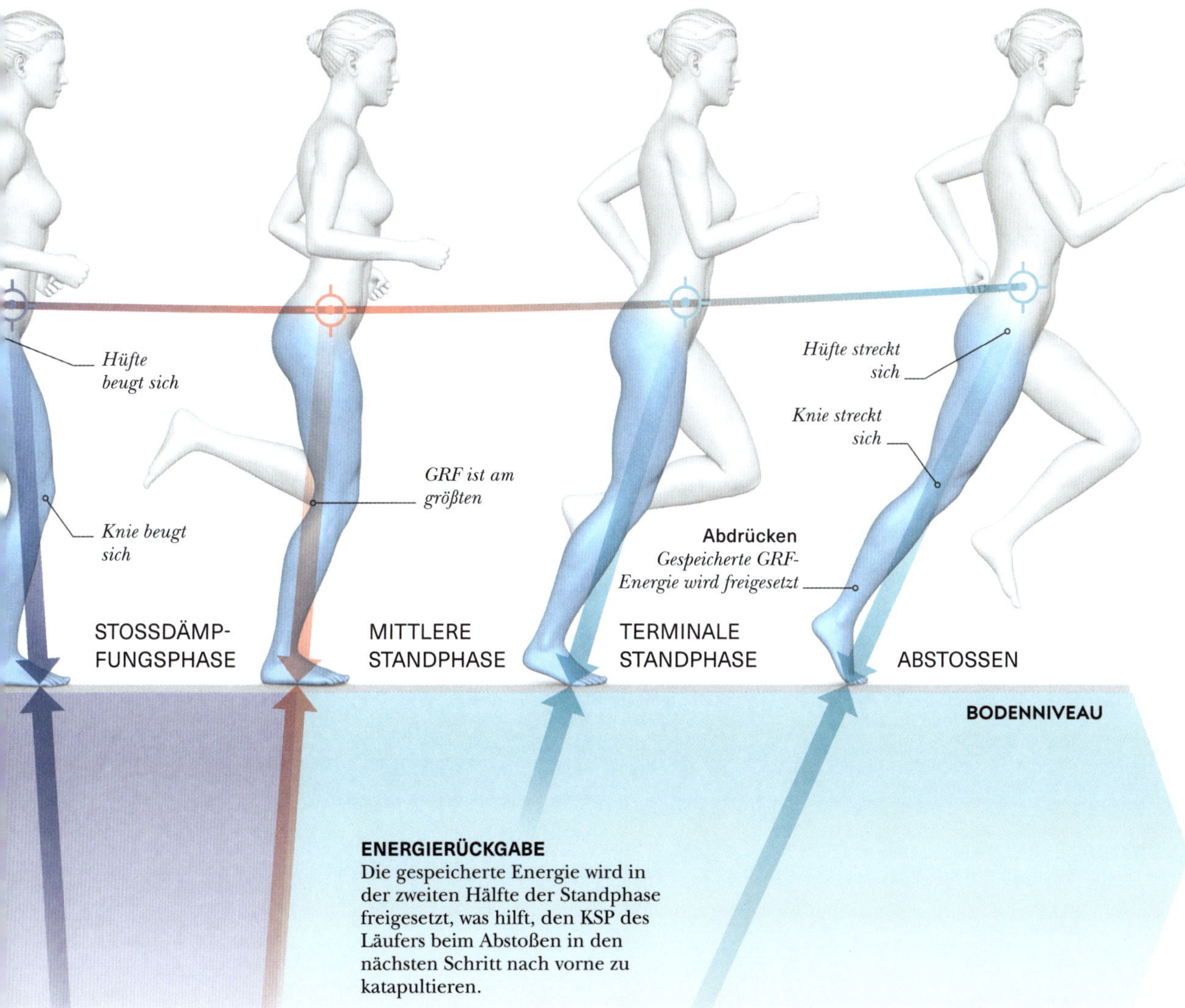

Drehmoment

Wenn die GRF auf den Körper wirkt, erzeugt sie an den Gelenken Rotationskräfte: das sogenannte Drehmoment. Das Drehmoment beschreibt, wie stark eine Kraft, die auf ein Objekt wirkt, dieses Objekt dazu bringt, sich um eine Achse (den Drehpunkt) zu drehen. Die Kraft kann in jedem beliebigen Abstand vom Drehpunkt zugeführt werden, und entsprechend ihrer Stärke und Richtung dreht sich das Objekt (der Hebelarm). Diesem »äußeren Moment« muss ein »inneres Moment« am Hebelarm entgegenwirken. Beim Laufen sind Sprung- und Kniegelenk Drehpunkte, Fuß und Unterschenkel Hebelarme. Wo die GRF relativ zum Drehpunkt wirkt, bestimmt die Richtung des äußeren Drehmoments, das auf den Hebelarm wirkt. Die Muskeln um das Drehgelenk müssen die Energie (das innere Moment) aufbringen, dieser Kraft zu widerstehen. Das Zusammenspiel beider Kräfte bestimmt die Bewegungsrichtung des Hebelarms.

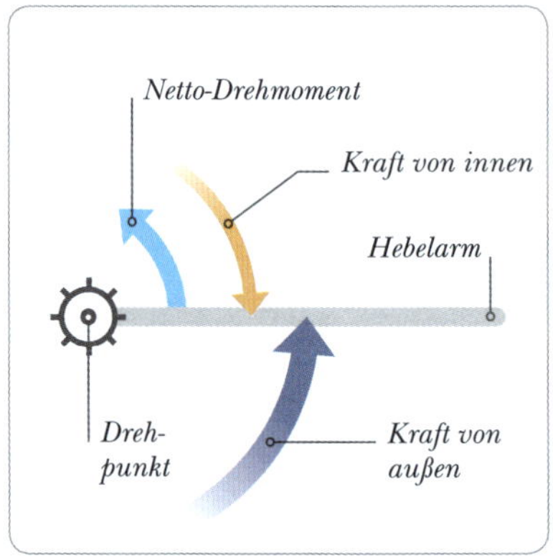

NETTO-DREHMOMENT
In diesem Beispiel ist das äußere Drehmoment (durch die GRF) größer als das entgegengerichtete innere Drehmoment (Muskelreaktion). Die Summe bzw. Differenz dieser beiden Kräfte ergibt das Netto-Drehmoment – also die Größe und Richtung der Rotation des Hebels (Unterschenkel bzw. Fuß) um den Drehpunkt (Knie bzw. Sprunggelenk).

LEGENDE
- Inneres Drehmoment
- Äußeres Drehmoment
- Bodenreaktionskraft GRF
- Summe der Drehmomente

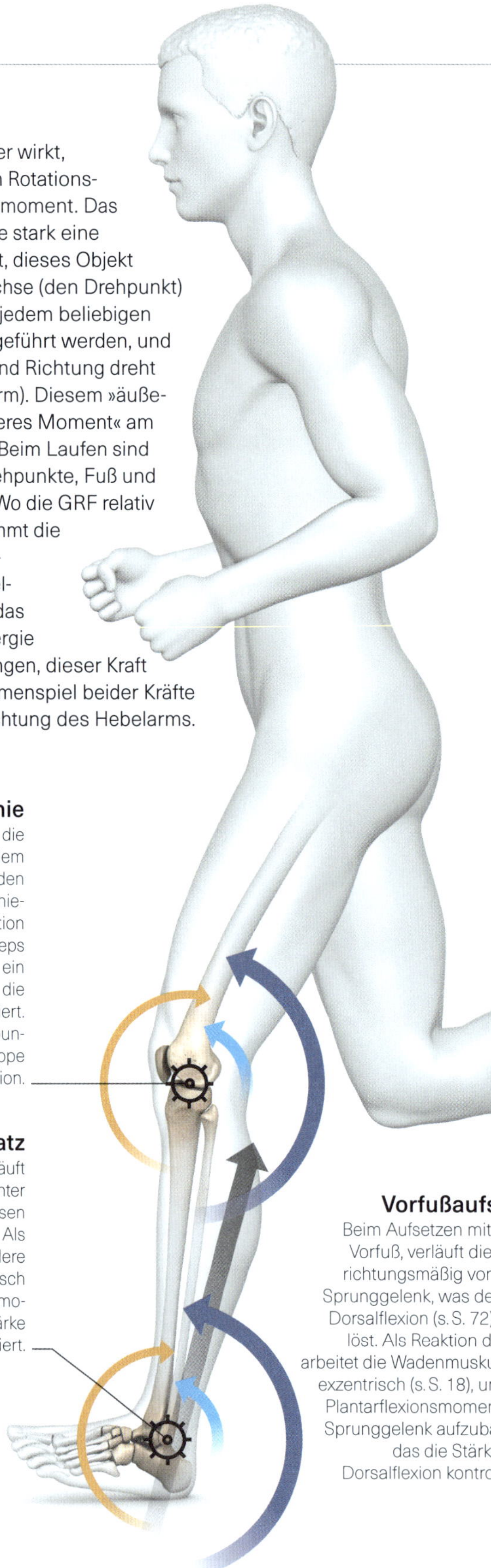

Knie
Beim Initialkontakt verläuft die GRF richtungsmäßig hinter dem Kniegelenk und wirkt auf den Unterschenkel, was die Kniebeugung auslöst. Als Reaktion darauf arbeitet der Quadrizeps exzentrisch (s. S. 18) und baut ein Kniestreckmoment auf, das die Stärke der Beugung kontrolliert. Exzentrische Krafttrainingsübungen für diese Muskelgruppe stärken sie für diese Reaktion.

Rückfußaufsatz
Beim Landen auf der Ferse verläuft die GRF richtungsmäßig hinter dem Sprunggelenk, was dessen Plantarflexion (s. S. 72) auslöst. Als Reaktion darauf arbeitet der vordere Schienbeinmuskel exzentrisch (s. S. 18), um ein Dorsalflexionsmoment aufzubauen, dass die Stärke der Plantarflexion kontrolliert.

RÜCKFUSSAUFSATZ

Vorfußaufsatz
Beim Aufsetzen mit dem Vorfuß, verläuft die GRF richtungsmäßig vor dem Sprunggelenk, was dessen Dorsalflexion (s. S. 72) auslöst. Als Reaktion darauf arbeitet die Wadenmuskulatur exzentrisch (s. S. 18), um ein Plantarflexionsmoment am Sprunggelenk aufzubauen, das die Stärke der Dorsalflexion kontrolliert.

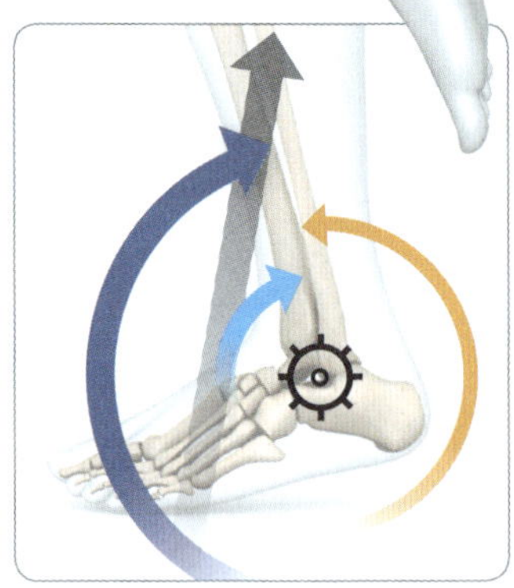

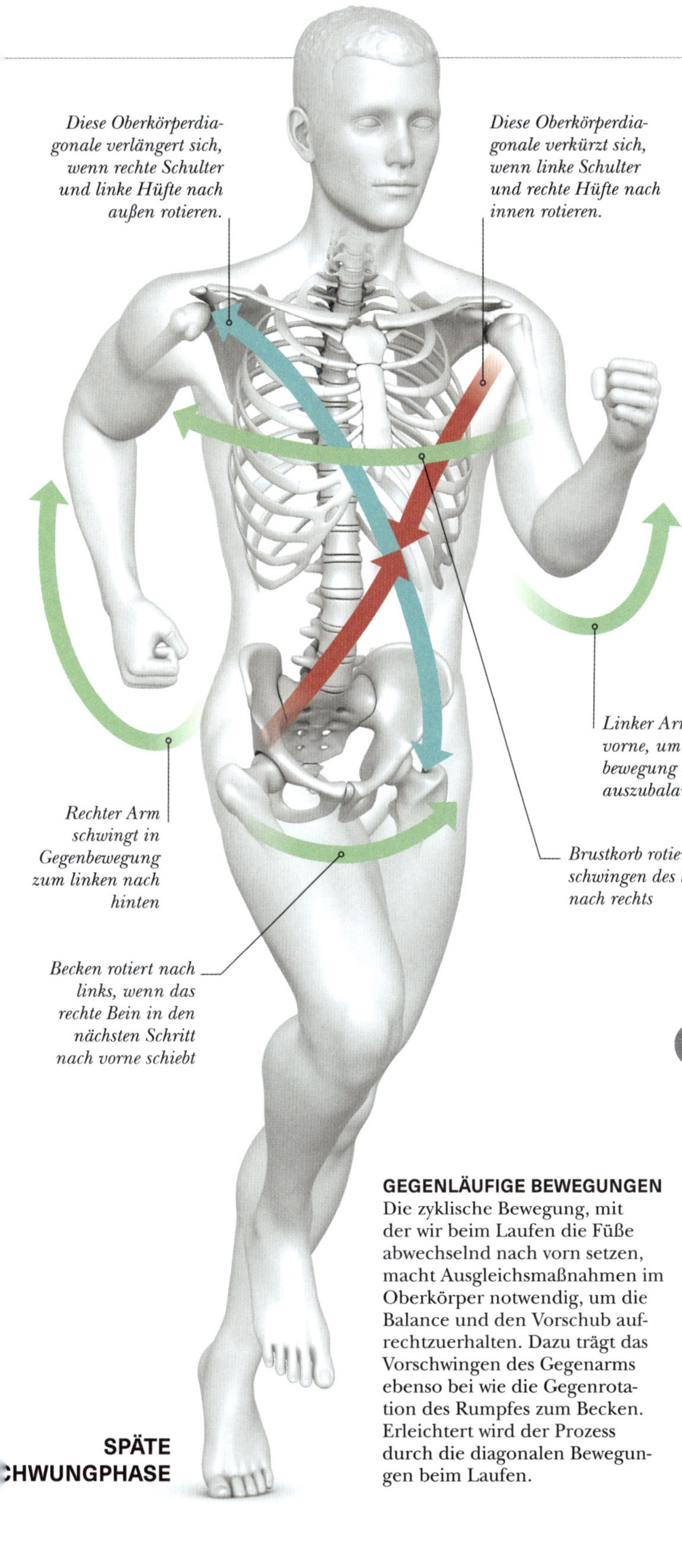

DIAGONALER ELASTISCHER STÜTZMECHANISMUS

Während sich die Drehkräfte beim Laufen im Körper verteilen, streckt die Gegendrehung des Körpers den Rumpf bei jedem Schritt abwechselnd diagonal. Diese Bewegungen übertragen Kräfte von den unteren Gliedmaßen auf die oberen und wieder zurück. Die geschichtete Anordnung der Rumpfmuskulatur ermöglicht es ihr, die Kraft dieser Rotationen sowohl zu erzeugen als auch aufzunehmen. Die diagonale Ausrichtung der Muskelfasern in den inneren und äußeren Bauchmuskeln und im großen Rückenmuskel sowie der Fascia thoracolumbalis im Rücken tragen ebenfalls dazu bei. Das Drehen des Oberkörpers in die eine Richtung trägt zur Energieerzeugung für das Ausdrehen in die andere Richtung bei.

GEGENLÄUFIGE BEWEGUNGEN
Die zyklische Bewegung, mit der wir beim Laufen die Füße abwechselnd nach vorn setzen, macht Ausgleichsmaßnahmen im Oberkörper notwendig, um die Balance und den Vorschub aufrechtzuerhalten. Dazu trägt das Vorschwingen des Gegenarms ebenso bei wie die Gegenrotation des Rumpfes zum Becken. Erleichtert wird der Prozess durch die diagonalen Bewegungen beim Laufen.

Rotation durch kinetische Kette

Die kinetische Kette ist ein Konzept, das den Körper als eine Reihe miteinander verbundener Segmente begreift. Jedes Segment macht eine Einzelbewegung, die sich mit den Bewegungen der Nachbarsegmente zu größeren Bewegungen über die ganze Kette verbindet. Beim Laufen reagiert Ihr Körper auf die GRF und die auf ihn wirkenden Rotationskräfte mit einer zusammenhängenden Reihe von Drehbewegungen über mehrere benachbarte Körpersegmente und Gelenke. Diese verbinden sich zur Laufbewegung. Laufen erfolgt hauptsächlich in der Sagittalebene (s. S. 10). Rotationen in dieser Ebene erzeugen das Vor- und Zurückschwingen der Arme und Beine. In der transversalen Ebene drehen sich die Brustkorb- und Beckensegmente im Wechsel gegenläufig.

WETTER

Viele Dinge beim Training und im Wettkampf können Sie beeinflussen. Das Wetter gehört nicht dazu. Dabei kann es Ihre Leistung erheblich beeinträchtigen und sogar medizinische Notfälle verursachen. Die gute Nachricht: Durch die richtige Vorbereitung und strategische Maßnahmen können Sie auch bei herausfordernden Witterungsbedingungen gute Ergebnisse erzielen.

Hitze

In heißem Klima verändert sich die Wahrnehmung der Trainingsanstrengung – Bewegung fühlt sich weitaus anstrengender an als unter kühleren Bedingungen. Dies ist wahrscheinlich ein Sicherheitsmechanismus, der uns daran hindert, uns unter schwierigen Bedingungen zu stark zu verausgaben. Um bei hohen Temperaturen Körperwärme abzuführen, leitet der Körper Blut von den Muskeln zur Haut ab (s. S. 44–45). Die geringere Sauerstoffzufuhr lässt uns schneller ermüden.

Hitze positiv nutzen

Training in heißem Klima bietet Vorteile – manche nennen es scherzhaft »Höhentraining für Arme«, da es ähnliche Effekte haben kann (s. rechts). Der Körper passt sich an die Hitze an, indem er sein Blutplasmavolumen und damit die Kapazität für den Transport roter Blutkörperchen zu den aktiven Muskeln vergrößert. Zehn Tage Training in der Hitze genügen erwiesenermaßen, um den VO_2max-Wert um fünf Prozent zu steigern.

Wind

Wie viel Kraft nötig ist, um den Windwiderstand zu überwinden, hängt vom Tempo ab. Daher wird bei Sprint-Wettkämpfen die Windgeschwindigkeit gemessen, und darum fahren Radfahrer im Wettkampf im gegenseitigen Windschatten, um Energie zu sparen. Bei Ausdauerläufen ist dieser Effekt weniger ausgeprägt, doch deuten Studien darauf hin, dass sich besonders bei Gegenwind die Laufökonomie im Windschatten verbessert.

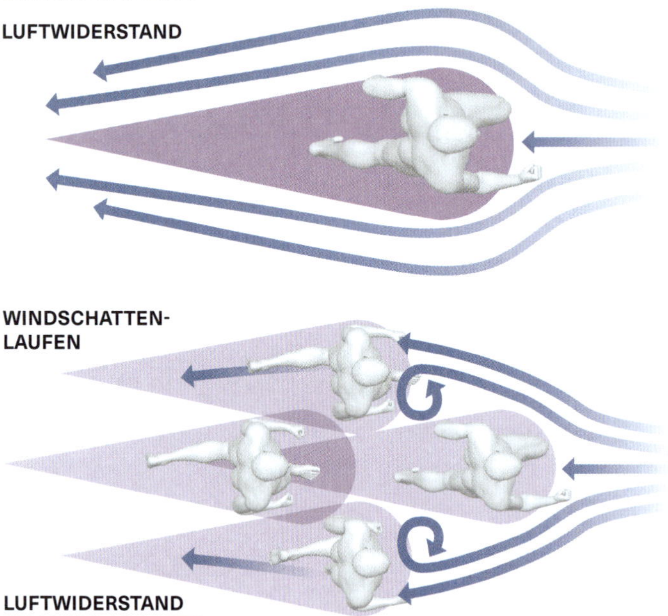

LUFTWIDERSTAND UND WINDSCHATTEN

Die vordersten Läufer in diesem Feld durchstoßen den Luftstrom und leiten ihn so um sich herum. Dadurch erzeugen sie hinter sich Turbulenzen und einen Unterdruckbereich. Läufer, die in diesem Bereich, dem Windschatten, hinter dem Frontläufer laufen, sind einem geringeren Luftwiderstand ausgesetzt und benötigen weniger Kraft, um das gleiche Tempo zu laufen.

Luftfeuchtigkeit

Luftfeuchtigkeit beeinträchtigt die Fähigkeit des Körpers, Wärme durch Schwitzen abzuleiten, was die Hitzetoleranz entschieden beeinflussen kann. Nützlich ist hier das Klimasummenmaß (*Wet Bulb Globe Temperature* oder WBGT), ein Index, der die summierte Belastungswirkung von Luftfeuchtigkeit, Wärmestrahlung, Luftgeschwindigkeit und Lufttemperatur auf den menschlichen Körper misst. Viele Wettkampfveranstalter nutzen ihn, um festzustellen, wie belastend es ist, an einem gegebenen Termin zu laufen. Wenn Sie regelmäßig in heißem, feuchtem Klima trainieren, sollten Sie im Hinblick auf die Trainingssicherheit die WBGT-Werte berücksichtigen.

Regen

Obwohl es einem bei nasser Witterung oft schwerfällt, vor die Tür zu gehen, sind Läufe im Regen oft erfrischend und wohltuend. Regen kann auch helfen, den Körper angenehm temperiert zu halten, wenn er bereits aufgewärmt ist. Gefährlich wird es, wenn Sie bei kalten Temperaturen laufen, denn ist der Körper erst einmal nass, fällt es ihm schwerer, Wärme zu speichern. Unterkühlung und andere kältebedingte Probleme können die Folge sein. Eine gute Laufjacke, Handschuhe und eine Kopfbedeckung halten Sie beim Laufen bei kaltem und nassem Wetter gesund.

Kälte

Wie zu erwarten, erzeugt Laufen bei Kälte die entgegengesetzte physiologische Reaktion zum Laufen bei Hitze. Das Blut wird von der Körperperipherie weggeleitet, um Wärme zu speichern. Wenn Sie bei Kälte trainieren, sollten Sie sich angemessen kleiden – Funktionskleidung leitet den Schweiß ab, Handschuhe und eine warme Kopfbedeckung reduzieren den Wärmeverlust an den Extremitäten.

Luftverschmutzung

Luftverschmutzung ist für viele Läufer im städtischen Umfeld ein Problem. Verschiedene Überlegungen kommen hier ins Spiel, etwa die Frage, wie lange Sie bereits vor dem Lauf der Luftverschmutzung ausgesetzt sind. Eine Stunde durch die Stadt zu fahren, um in der Halle zu laufen, lohnt sich vielleicht nicht. Kürzere, intensivere Trainingseinheiten können helfen, die Gesamtbelastung zu minimieren. Es empfiehlt sich, frühmorgens oder spätabends zu laufen, wenn die Belastung am geringsten ist. Halten Sie Abstand von den Emissionsquellen – schon kleine Distanzen und Barrieren wie Bäume machen einen großen Unterschied. Die Schadstoffbelastung nimmt exponentiell ab, je weiter Sie sich von einer Straße entfernen. Hallentraining ist nicht immer besser – Chemikalien in Reinigungsmitteln und neue Bodenbeläge oder Einrichtungsgegenstände können die Luftqualität erheblich beeinträchtigen. Wer in einer Gegend mit schlechter Luftqualität lebt, sollte abwägen: Selbst eine starke verkehrsbedingte Belastung überwiegt nicht die positiven Effekte körperlicher Aktivität auf die Sterblichkeit.

GELÄNDE

Jede Art von Gelände fordert den Körper beim Laufen anders. Um Bergläufe gut zu meistern, braucht es Übung. Außerdem aktiviert das Laufen auf unebenem Untergrund andere Muskelgruppen und birgt spezifische Verletzungsrisiken. Zudem kann sich in Höhenlagen schon leichtes Joggen wie eine Maximalanstrengung anfühlen.

Wechselnder Untergrund

Auf festen, ebenen Untergründen wie auf Asphalt oder auf dem Laufband lassen sich schnell konstant gute Ergebnisse erzielen, aber das Risiko von Überlastungsverletzungen steigt. Auf wechselnden Untergründen wie Trails variieren die Schritte (Schrittfrequenz, Fußaufsatz usw.), was zwar Tempo und Laufökonomie beeinträchtigt, aber weniger Schäden verursacht. Auch Schnee, Eis, Kies etc. beeinflussen die Leistung und verändern die muskulären Anforderungen.

Hügel und Berge

Bergauf muss der Körper größere Widerstände überwinden als in der Ebene. Es sind mehr Muskelfasern nötig, um den KSP vom Boden weg zu bewegen, und die Unterstützung durch den elastischen Rückstoß der Sehnen (s. S. 17) verringert sich, sodass die Muskeln stärker konzentrisch arbeiten (s. S. 19) müssen. Bergab sorgt die Schwerkraft zwar für Schwung, doch sind die Aufprallkräfte größer, sodass mehr exzentrische Muskelarbeit erforderlich wird (s. S. 18).

Bergauflaufen erfordert mehr konzentrische Muskelarbeit.

Bergablaufen erfordert mehr exzentrische Muskelarbeit.

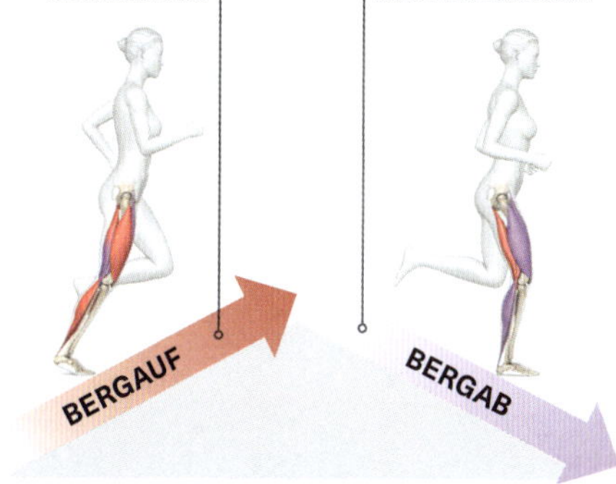

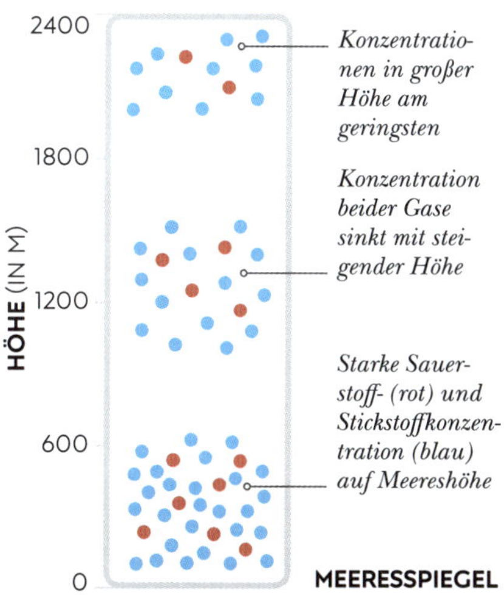

Konzentrationen in großer Höhe am geringsten

Konzentration beider Gase sinkt mit steigender Höhe

Starke Sauerstoff- (rot) und Stickstoffkonzentration (blau) auf Meereshöhe

ATMOSPHÄRISCHE KONZENTRATION VON GASEN

Höhe

Wegen des niedrigeren Luftdrucks steht in Höhenlagen weniger Sauerstoff in der Luft zur Verfügung, der in das Blut diffundieren kann. Dies reduziert die VO_2max (s. S. 37). Die Auswirkungen der Höhe können sich bereits ab 600 m über dem Meeresspiegel bemerkbar machen, obwohl die meisten Läufer sie erst ab etwa 900 m spüren. Höhentraining bewirkt eine Anpassung – der Körper produziert mehr rote Blutkörperchen, die die Muskeln mit Sauerstoff versorgen. Daher trainieren viele Leistungssportler vor Wettkämpfen auf Meeresniveau in Höhenlagen.

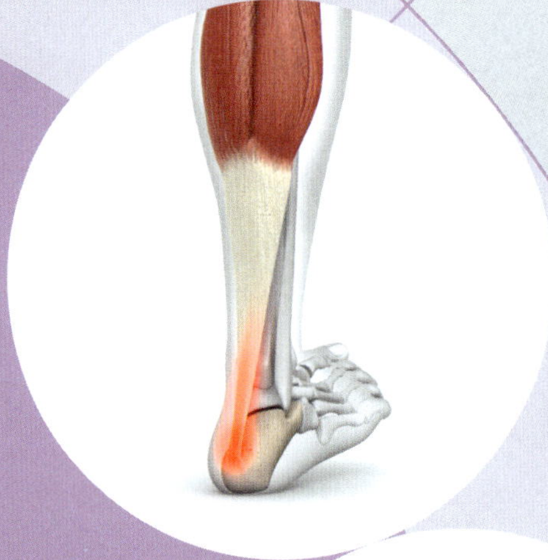

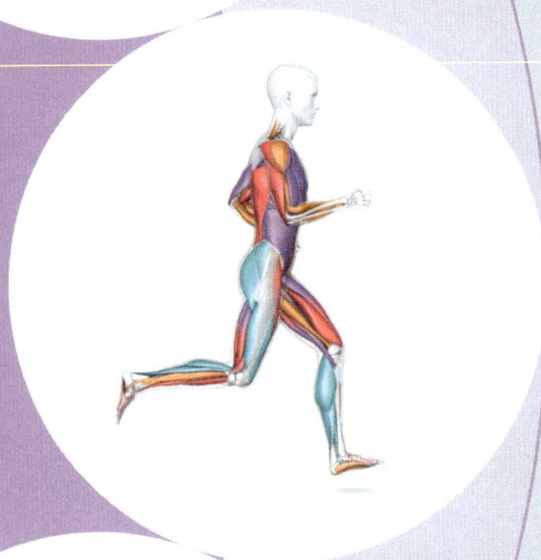

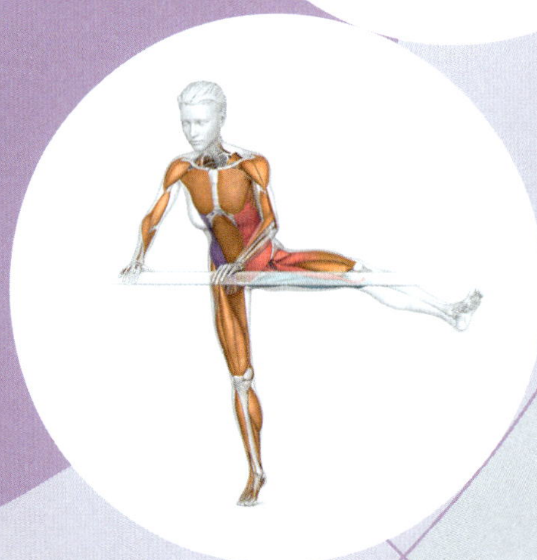

VERLETZUNGS PRÄVENTION

Jeder Läufer weiß, dass Verletzungen zum Sport gehören. Auf der anderen Seite kennt jeder das Gefühl der Frustration, das eintritt, wenn man nicht laufen kann. Mit ein wenig Aufklärung lassen sich viele Verletzungen von vornherein vermeiden und die Regenerationsprozesse beschleunigen, wenn doch einmal etwas passiert ist. Dieses Kapitel erläutert, wie es zu Verletzungen kommt und wie Sie Ihr individuelles Verletzungsrisiko minimieren können.

VERLETZUNGSRISIKEN

Laufen hat viele gesundheitliche Vorteile, birgt aber auch Verletzungsrisiken. Die meisten Schädigungen sind jedoch auf Überbeanspruchung zurückzuführen, weniger auf Traumata. Grob gesagt, gibt es drei Hauptrisikokategorien für Laufverletzungen: Biomechanische und anatomische Faktoren sowie Trainingsfehler.

BIS ZU **50 %** ALLER LÄUFER VERLETZEN SICH JEDES JAHR

BIOMECHANISCHE FAKTOREN

Die Biomechanik von Läufern – die Art, wie sie sich beim Laufen bewegen und Körperteile positionieren –, bezeichnen wir als ihren »Laufstil«. Je nach Ausprägung wirkt sich Ihr individueller Laufstil auf Ihr Verletzungsrisiko aus. Es besteht ein Zusammenhang zwischen spezifischen biomechanischen Faktoren und häufig auftretenden Verletzungen wie Patellofemoralschmerzen, dem Iliotibialband-Syndrom und Stressfrakturen des Schienbeins. Neuere Forschungsergebnisse legen nahe, dass Verbesserungen des Laufstils vor Verletzungen schützen. Auf S. 66–75 erhalten Sie detaillierte Informationen zur Laufbiomechanik und deren Beurteilung und Tipps zur Verbesserung Ihres Laufstils.

ANATOMISCHE FAKTOREN

Einige anatomische »Anomalien«, wie Plattfüße oder X-Beine, gelten als Risikofaktoren für Laufverletzungen, aber die wissenschaftliche Bestätigung dieser Annahmen steht bislang noch aus. Ihr Körper ist an seine Anatomie gewöhnt und wird sich an Ihr Training anpassen, solange Sie die Trainingsbelastung mit Bedacht steigern.

TRAININGSFEHLER

Schwankungen in der Trainingsbelastung sind ein häufiger Fehler. Beim Laufen wird der Körper immer wieder Stoßkräften ausgesetzt (s. S. 46–47), die Gewebeschäden verursachen. Diese Schäden brauchen Zeit zur Heilung. Wenn Sie übertrainieren, kann der Reparaturprozess nicht mit der Belastungshäufigkeit Schritt halten, was zu ernsthaften Verletzungen führt.

GEFÄHRDETE
STRUKTUREN

Die meisten Laufverletzungen betreffen den Unterkörper, und hier am häufigsten das Knie, gefolgt von Sprunggelenk und Fuß. Jeder Mensch ist abhängig von seiner Lauf-Biomechanik für manche Verletzungen anfälliger (s. li.). Auch das Geschlecht hat einen Einfluss: Frauen erleiden beim Laufen häufiger Knieverletzungen als Männer.

RISIKEN LOKALISIEREN
Fast ein Drittel aller Laufverletzungen treten am Knie auf, dicht gefolgt von Sprunggelenk, Fuß und Schienbein. Bei Läuferinnen ist das Risiko für Knie- und Hüftverletzungen höher, während männliche Läufer anfälliger für Beschwerden an Schienbein, Sprunggelenk und Fuß sind.

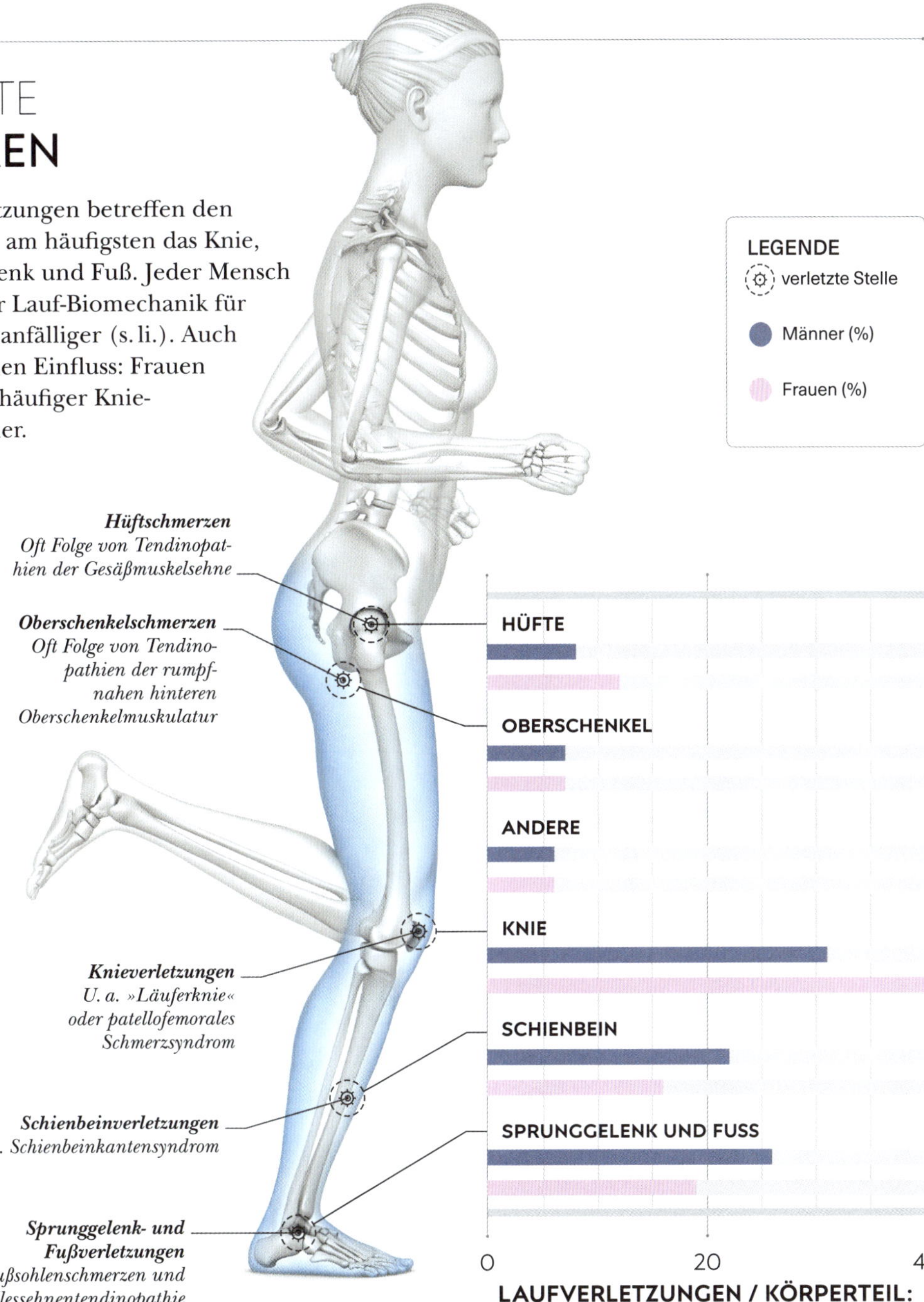

LAUFVERLETZUNGEN / KÖRPERTEIL:
VERGLEICH MÄNNER UND FRAUEN (%)

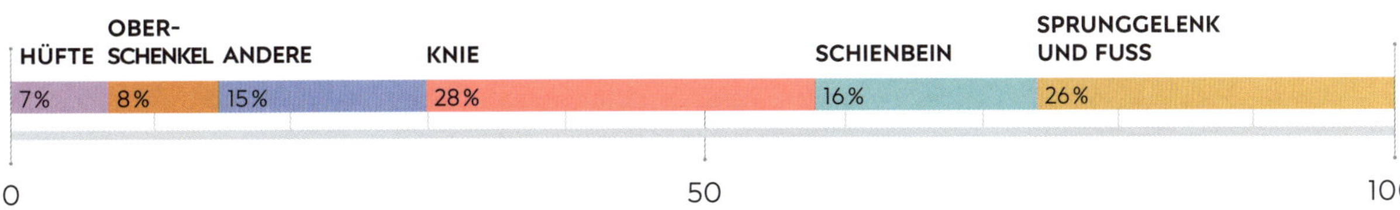

PROZENTANTEIL LAUFBEDINGTER VERLETZUNGEN NACH BETROFFENER STELLE (%)

HÄUFIGE VERLETZUNGEN

Ein gewisses Verletzungsrisiko gehört zum Laufsport und leider erleben viele Läufer die hier beschriebenen Probleme. Mit ein wenig Hintergrundwissen können Sie jedoch einiges tun, um das Risiko zu beschränken und Ihre Genesungschancen im Falle einer Verletzung zu maximieren.

ZEIT FÜR EINE TRAININGSPAUSE

Läufer tendieren dazu, Schmerzen zu ignorieren. Wichtig ist, dass Sie in der Lage sind, normale, mit der Belastung einhergehende Schmerzen von Verletzungsschmerzen zu unterscheiden. Wenn Sie beim oder nach dem Laufen Schmerzen haben, die Sie auf einer 10er-Skala (s. r.) mit mehr als 3 bewerten würden, sollten Sie das Training einstellen und zum Arzt gehen. Ebenso, wenn sich Ihr Laufmuster durch Schmerzen verändert. Tragbare Sensoren erkennen Asymmetrien frühzeitig.

Schmerzbewertung

Steifheit und leichte Schmerzen sind nach dem Training zu erwarten. Als mittel oder höher bewertete Schmerzen können auf Verletzungen hinweisen.

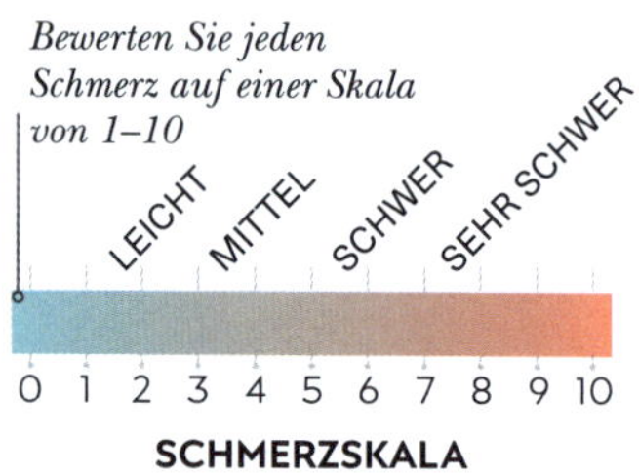

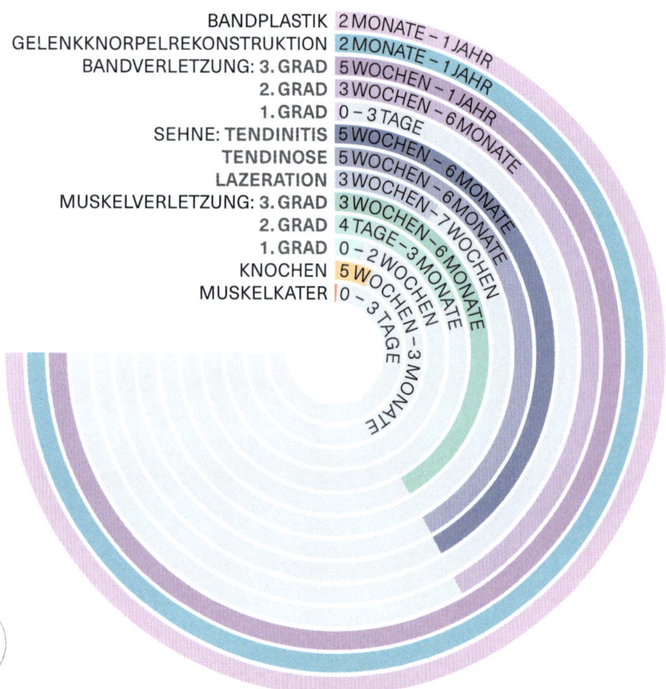

HEILUNGSDAUER
Unterschiede in Durchblutung und Zellumsatz lassen manche Gewebe nach Verletzungen langsamer heilen als andere. Wenn Sie wieder anfangen zu trainieren, sollten Sie das berücksichtigen: Möglicherweise fühlen Sie sich bereits wieder fit, aber manche Gewebe sind noch nicht bereit für eine stärkere Trainingsbelastung.

SELBSTHILFE

Die PECH-Regel hilft, sich die Selbsthilfemaßnahmen bei Verletzungen zu merken:

- **Pause:** Stellen Sie den verletzten Bereich ruhig und sorgen Sie durch Taping, Gelenkstützen oder Orthesen für eine Druckentlastung. Beanspruchen Sie nach der Akutphase den Körperteil nicht zu stark, aber schonen Sie ihn auch nicht völlig, um Kraft und Beweglichkeit zu erhalten. Schonhaltungen können zur Gewohnheit werden, das Laufmuster stören und Folgeverletzungen verursachen.
- **Eis:** Schmerzlinderung durch (eis)kalte Auflagen
- **Kompression** und
- **Hochlagern:** Kompressionsverbände oder -strümpfe und Hochlagern reduzieren Schwellungen und begrenzen Gewebeschäden.

PATELLOFEMORALES SCHMERZSYNDROM

Dieses Krankheitsbild ist gekennzeichnet durch Schmerzen um die, hinter und unter der Patella (Kniescheibe). Sie können leicht bis schwer sein und sich beim Laufen oder bei Alltagsaktivitäten wie Gehen, Sitzen, In-die-Knie-Gehen oder Treppensteigen bemerkbar machen.

HÄUFIGE URSACHEN

Patellofemorale Schmerzen haben viele Ursachen. Nicht alle davon sind laufbedingt, doch tragen exzessives Training oder schnelle Belastungssteigerungen oft dazu bei. Die individuelle Biomechanik, wie eine zu starke Hüftadduktion (s. S. 10), kann ein Risikofaktor sein, ebenso härtere Untergründe oder Bergabläufe.

BEHANDLUNG

Optimale Heilungschancen bringt eine frühzeitige Behandlung durch:

- Taping, Gelenkstützen und handelsübliche Orthesen zur kurzfristigen Schmerzlinderung
- Vorübergehende Reduzierung der Trainingsbelastung
- Bei biomechanischen Ursachen eine professionelle Gangkorrektur
- Statische Dehnübungen und Kraftübungen zur Stärkung der Hüft- und Oberschenkelmuskulatur (s. S. 92–93, 118–129 und 136–139).

TRAININGSRÜCKKEHR

Die Regenerationszeiten variieren. Ein guter Indikator ist das Schmerzgefühl. Leichtes Crosstraining auf dem Standrad oder im Schwimmbad hält fit und baut Kraft auf. Steigern Sie die Belastung langsam und laufen Sie erst auf weicherem, ebenem Untergrund, um das Knie wieder an Stöße zu gewöhnen. Wer normalerweise auf dem Laufband oder auf Straßen läuft, sollte auf Trails mit wechselnden Untergründen starten.

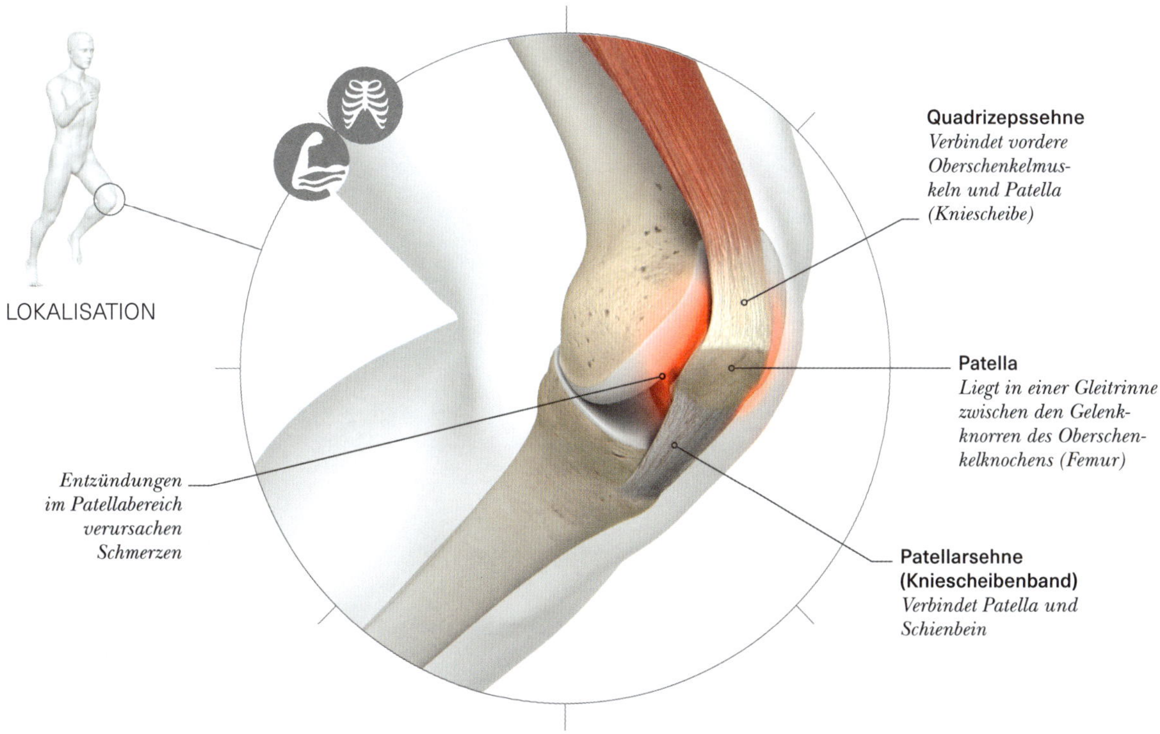

ANTERIOR-MEDIALE ANSICHT

ACHILLESSEHNEN-TENDINOPATHIE

Ursache dieser degenerativen Erkrankung sind strukturelle Veränderungen der Sehne. Die Folge sind Schmerzen entlang der Sehne oder an ihrem Ansatz am Fersenbein. Die Ferse kann morgens oder zu Beginn eines Laufs schmerzen, was aber nach dem Aufwärmen oft nachlässt. Bei falscher und zu später Behandlung kann Tendinopathie chronisch werden und dauerhafte Einschränkungen verursachen.

HÄUFIGE URSACHEN

Die Beschwerden entstehen meist durch eine zu schnelle Steigerung der Trainingsbelastung (Distanz, Häufigkeit und Intensität), nach Laufschuhwechsel oder Laufen auf härterem Untergrund.

BEHANDLUNG

Die besten Heilungschancen bietet eine frühe Behandlung durch:

- Entzündungshemmende Schmerzmedikation, wenn nötig
- Vorübergehende Reduktion der Trainingsbelastung
- Schuhe mit erhöhter Ferse (Sprengung) oder Fersenkeil zur Entlastung
- Dynamisches Wadendehnen und Kräftigungsübungen für die Achillessehnen (S. 82–83, 108–111 u. 154–155).

TRAININGSRÜCKKEHR

Wird die Erkrankung frühzeitig erkannt, kann sich die Sehne durch eine Reduzierung der Trainingsbelastung in 5–10 Tagen erholen. Danach steigern Sie das Training schrittweise wieder auf das frühere Niveau. Schmerzen sind bei Sehnenleiden meist kein guter Indikator, da man bei einer Überbelastung erst bis zu 24 Stunden später Symptome spürt. Leichtes Cross-Training (Schwimmen, Radfahren etc.) hält fit und baut Kraft auf. Tempo- und Bergläufe können die Sehne belasten und sollten erst nach dem Ausheilen wieder aufgenommen werden.

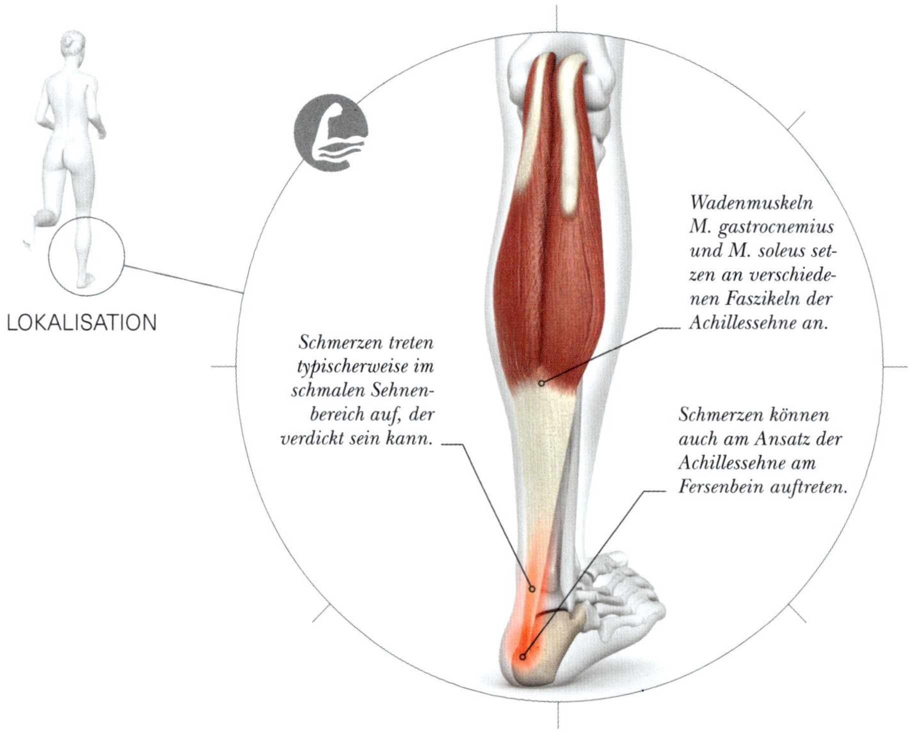

POSTERIOR–LATERALE ANSICHT

MEDIALES TIBIALES STRESSSYNDROM (MTSS)

Beim »Schienbeinkantensyndrom« löst sportliche Belastung leichte bis schwere Schmerzen entlang des Schienbeins aus. Der betroffene Bereich ist berührungsempfindlich und umfasst mindestens fünf Zentimeter.

HÄUFIGE URSACHEN

MTSS trifft häufig Laufanfänger, wird aber auch durch die Stoßbelastungen beim Laufen auf harten Böden oder in profiliertem Gelände ausgelöst sowie durch eine zu intensive Steigerung der Trainingslast. Zu den biomechanischen Risikofaktoren gehören Überpronation, starke Fußabduktion (s. S. 73), enge Schrittbreite (s. S. 71) oder eine niedrige Schrittfrequenz (< 170 Schritte/min.; s. S. 70).

BEHANDLUNG

Es gibt keine effektiven Einzelmaßnahmen. Folgendes sollte helfen:

- Vorübergehende Reduktion der Trainingsbelastung
- Training mit gradueller Belastungssteigerung unter Berücksichtigung von Trainingshistorie, Laufuntergrund und Schuhwerk, um den Tribut zu bewältigen, den die Aufprallkräfte fordern
- Laufmusteroptimierung bei Vorliegen biomechanischer Risikofaktoren
- Training des M. soleus und M. tibialis posterior (Schollenmuskel und hinterer Schienbeinmuskel, s. S. 108–111 u. 112–117).

TRAININGSRÜCKKEHR

Eine frühzeitige Behandlung beschleunigt die Regeneration. Leichtes Crosstraining (Schwimmen, Radfahren) hält fit und erhöht die Stoßtoleranz. Steigern Sie die Belastung allmählich und in Abhängigkeit vom Schmerzgefühl, idealerweise auf weicheren Böden wie Trails. Meiden Sie Bergabläufe und profiliertes Gelände, damit das Schienbein sich langsam wieder an den Aufprall gewöhnt.

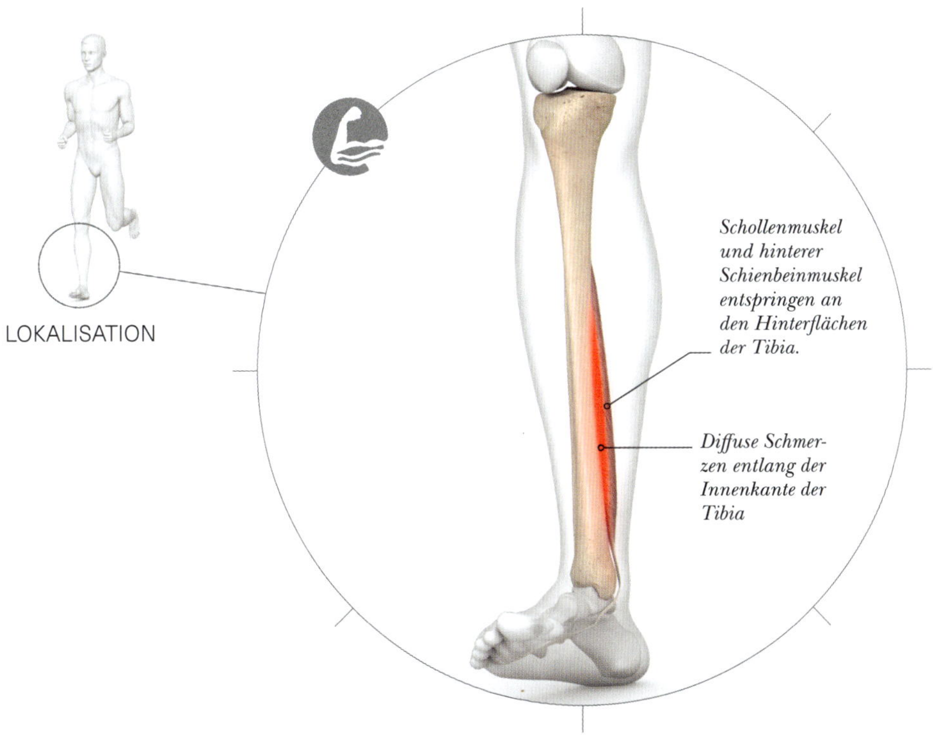

ANTERIOR-MEDIALE ANSICHT

PLANTARER FERSENSCHMERZ

Dieser Begriff bezeichnet eine Reihe von Erkrankungen der Fersenunterseite, wobei die Plantarfasziitis am häufigsten auftritt. Typisch sind Schmerzen bei Belastung, besonders morgens und nach Phasen der Inaktivität, die aber beim Laufen abklingen können. Der Bereich kann sehr berührungsempfindlich sein.

HÄUFIGE URSACHEN

Plantare Fersenschmerzen entwickeln sich meist durch eine zu schnell gesteigerte Trainingsbelastung (Distanz, Häufigkeit und Intensität), Laufen auf hartem Boden, neue oder schlecht sitzende Schuhe (Sport- und Freizeitschuhe) oder aufgrund biomechanischer Risikofaktoren.

BEHANDLUNG

Je früher die Behandlung durch folgende Maßnahmen beginnt, desto höher sind die Heilungschancen:

- Einlagen oder Standard-Orthesen, um für die Druckentlastung der Ferse und Schmerzlinderung zu sorgen. Laufen Sie neue Schuhe langsam und im Wechsel mit den alten ein.
- Vorübergehende Reduktion der Trainingsbelastung.
- Eine Kombination aus Wadendehnen und Kräftigungsübungen für Plantarfaszie und intrinsische Fußmuskeln (s. S. 82–83, 100–107 und 110–111).

TRAININGSRÜCKKEHR

Stärke und Dauer der Beschwerden beeinflussen die Genesung. Schmerz ist bei Überlastung der Plantarfaszie oft kein guter Indikator, da Symptome erst bis zu 24 Stunden später auftreten. Leichtes Crosstraining (Schwimmen, Radfahren) hält fit und baut Kraft auf. Tempo sollte erst wieder nach völliger Heilung trainiert werden.

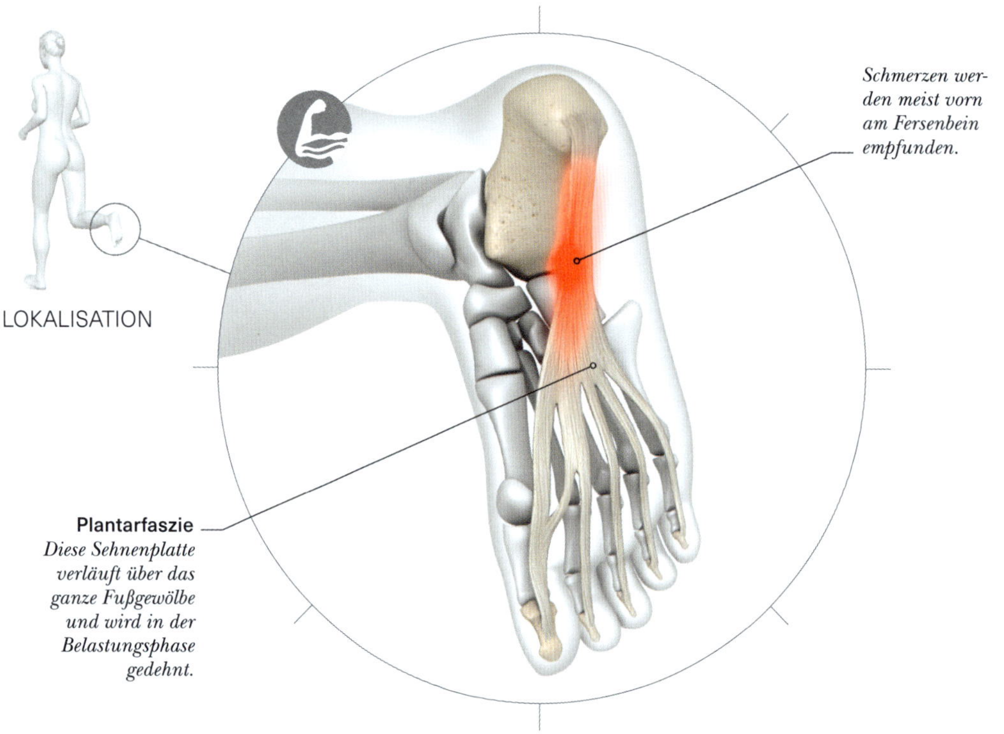

INVERIOR-MEDIALE ANSICHT

ILIOTIBIALES BANDSYNDROM (ITBS)

Der Tractus iliotibialis ist ein breites Sehnenband zwischen Hüfte und Knie auf der Beinaußenseite. Bei dem auch als »Läuferknie« oder Tractus-Syndrom bekannten Leiden tritt der Schmerz bei der Beugung in der mittleren Stützphase (s. S. 67) an der Knieaußenseite auf. Er wird als stechend bis lähmend beschrieben und verstärkt sich durch langes Bergablaufen.

HÄUFIGE URSACHEN

Ursächlich ist oft eine schnelle Trainingssteigerung, insbesondere mit Bergabläufen. Biomechanische Risikofaktoren wie eine kontralaterale Beckensenkung (s. S. 73), übermäßige Hüftadduktion (s. S. 10) und schmale Schrittbreite (s. S. 71) können den Tractus ebenfalls belasten. Man nimmt an, dass die Schmerzen durch Kompressionen von Strukturen unter dem Faserzug entstehen.

BEHANDLUNG

Empfohlen werden:

- Krafttraining für die Hüftabduktoren (s. S. 118–131 u. 136–139)
- Dynamische und regenerative Dehnübungen, auch zur Entspannung des Schenkelbindenspanners (s. S 78–79 u. 90–95). Das IT-Band selbst lässt sich nicht dehnen oder entspannen.
- Reduktion der Trainingsbelastung durch geringeres Volumen; Vermeiden von Bergabläufen.
- Laufmusteroptimierung bei biomechanischen Risikofaktoren.

TRAININGSRÜCKKEHR

Die Wiederherstellungszeit hängt von der Dauer der Beschwerden ab. Laufen Sie nur Distanzen, die Sie schmerzfrei bewältigen. Eine zu frühe Rückkehr ins hochvolumige Training führt meist zu einer Verschlimmerung.

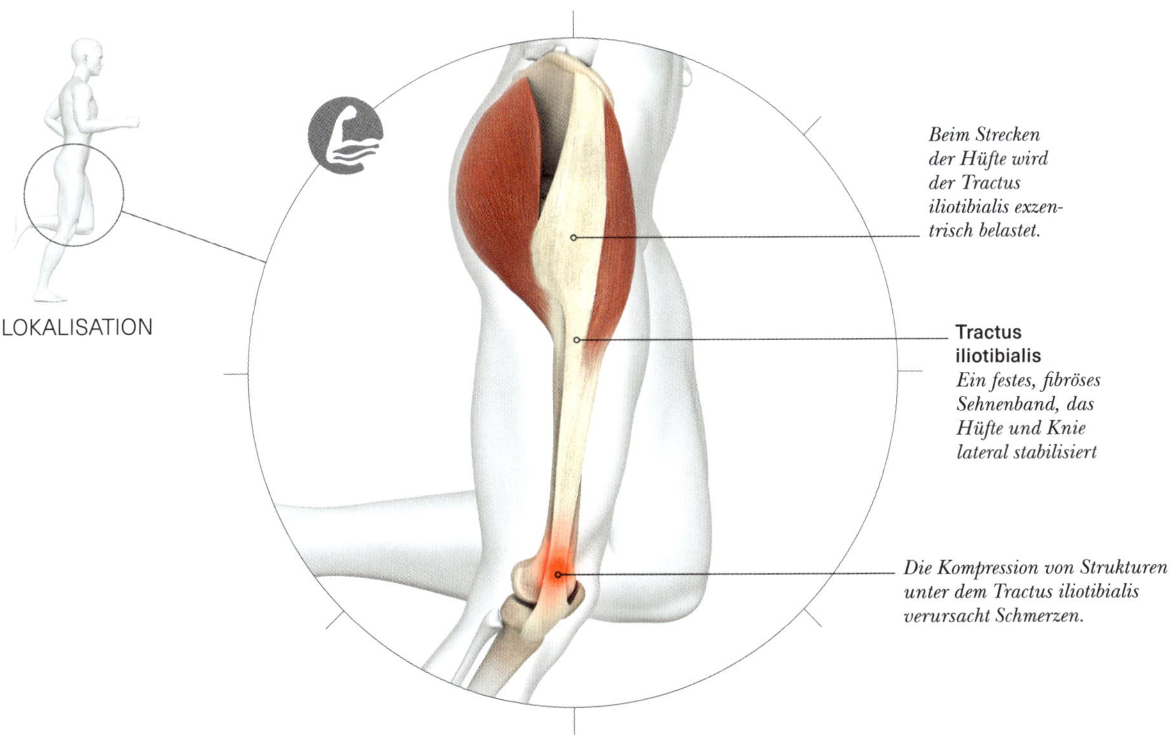

LATERALE ANSICHT

TIEFES GLUTEAL-SYNDROM

Charakteristisch für das auch als Piriformis-Syndrom bekannte Leiden sind tief sitzende Gesäßschmerzen, die von einer Einklemmung oder Kompression des Ischiasnervs in der Hüfte herrühren. Sie können mit Ischiasschmerzen oder Krämpfen auf der Oberschenkelrückseite einhergehen.

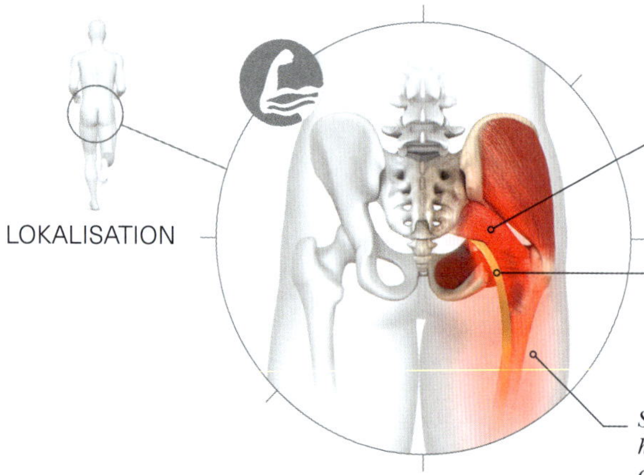

POSTERIORE ANSICHT

HÄUFIGE URSACHEN

Die Beschwerden entstehen meist nach einer deutlichen Steigerung der Laufdauer oder -intensität. Vielfach gehen Schmerzen im unteren Rücken oder Traumata durch Stürze oder eine Geburt voraus.

BEHANDLUNG

Diese Maßnahmen unterstützen die Regeneration:

- Verkürzung der Sitzzeiten
- Kombination von sog. »Flossing« (Abbinden und Mobilisieren) mit Massagen durch einen Physiotherapeuten
- Ein progressiv angelegtes Training zur Stärkung von Hüft- und Oberschenkelabduktoren, -extensoren und -außenrotato-

GLUTEALE TENDINOPATHIE

Gluteale Tendinopathien (auch: Trochanter-major-Schmerzsyndrom) äußern sich durch Schmerzen und Druckempfindlichkeit in der seitlichen Hüfte, wo die Sehne der Gesäßmuskeln am Femur ansetzt. Die Symptome schränken oft sehr ein: Laufen, Gehen und Liegen auf der betroffenen Seite sind unangenehm.

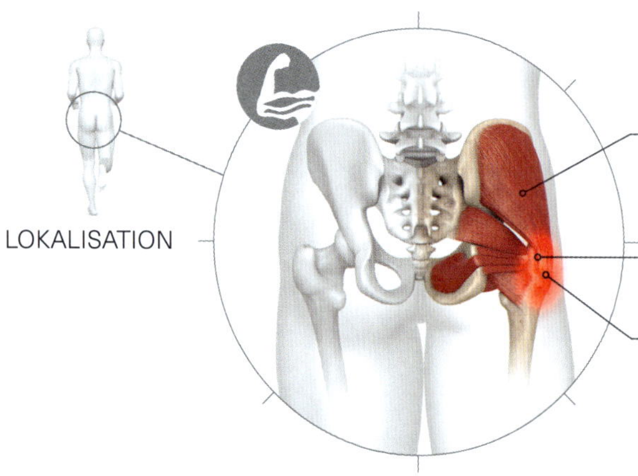

POSTERIORE ANSICHT

HÄUFIGE URSACHEN

Gluteale Tendinopathien werden durch eine wiederholte Belastung der glutealen Ansatzsehne verursacht. Die Stoßkräfte, die beim Landen auf das Bein wirken (s. S. 66–67) schädigen sie, wenn sie zu schwach für den Grad der Belastung ist. Bergabläufe und biomechanische Faktoren wie eine erhöhte Hüftadduktion (s. S. 10) oder eine Knie-Fehlstellung (s. S. 73) können diese Verletzung ebenfalls begünstigen.

BEHANDLUNG

Die folgenden Maßnahmen unterstützen die Regeneration:

- Laufmusteroptimierung bei biomechanischen Risikofaktoren

ren, damit sie den beim Laufen auftretenden Belastungen besser gewachsen sind (s. S. 118–119, 122–131 u. 136–139).

- Dynamisches und statisches Dehnen insbesondere für die hintere Hüfte, um den Nerv zu entlasten (s. S. 78–81 u. 90–95).

TRAININGSRÜCKKEHR

Reduzieren Sie die Trainingslast, aber hören Sie nicht vollständig mit dem Laufen auf. Vermeiden Sie anfangs lange Läufe, Tempo- und Bergaufläufe. Erweitern Sie Ihr dynamisches Aufwärmprogramm, vor allem mit Beinschwüngen nach vorn und zur Seite (s. S. 78–79 u. 80–81), um die Hüftbeweglichkeit zu steigern.

- Statisches Dehnen der rückwärtigen Hüftmuskeln (s. S. 90–95).
- Krafttraining für Hüft- und Oberschenkeladduktoren (s. S. 118–131, 136–139 u. 142–143).

TRAININGSRÜCKKEHR

Reduzieren Sie die Trainingslast, aber hören Sie nicht ganz auf zu laufen. Steigern Sie das Training langsam, soweit es die Symptome zulassen. Schmerzen sind bei Sehnenverletzungen kein guter Indikator, da die Symptome erst bis zu 24 Stunden später auftreten. Leichtes Cross-Training (Schwimmen, Radfahren etc.) hält fit und baut Kraft auf. Laufen Sie auf weichen Böden und vermeiden Sie Tempo- und Bergabläufe.

STRESSFRAKTUREN

Stressfrakturen sind ermüdungsbedingte Knochenbrüche durch Übertraining und zu kurze Regenerationszeiten. Läufer erleiden sie meist an Schienbein, Fuß, Hüfte und Kreuzbein.

HÄUFIGE URSACHEN

Kumulative Überlastung gilt als Hauptursache, oft bei plötzlicher Steigerung von Trainingsvolumen oder -intensität. Vorfußlaufen (s. S. 72) ist aufgrund der erhöhten Belastung in diesem Bereich häufig der Grund für Ermüdungsbrüche im Mittelfuß. Mangelhafte Ernährung und ein schlechter Hormonstatus erhöhen das Risiko für Stressfrakturen und eine insgesamt reduzierte Knochengesundheit. Langfristige Energiedefizite können zu »Relativen Energiemangel im Sport« (RED-S) führen.

BEHANDLUNG

Frühzeitige Behandlung, eine Laufpause und Gewichtsentlastung sind angeraten:

- Die wichtigste Maßnahme bei Stressfrakturen ist Ruhigstellung.
- Je nach Schweregrad des Bruchs und Lokalisation kann eine frühzeitige Wiederbelastung, evtl. in orthopädischem Schuhwerk, positiv für den Kraft- und Knochenmasse-Erhalt sein.

TRAININGSRÜCKKEHR

Nach Stressfrakturen ist eine allmähliche, progressive Steigerung des Trainings essenziell. Ein Geh-Lauf-Programm gewöhnt den Körper an die Stoßbelastung. Vor Wiederaufnahme des Lauftrainings sollten Sie in der Lage sein, eine Woche lang täglich 30 Sekunden schmerzfrei zu hüpfen.

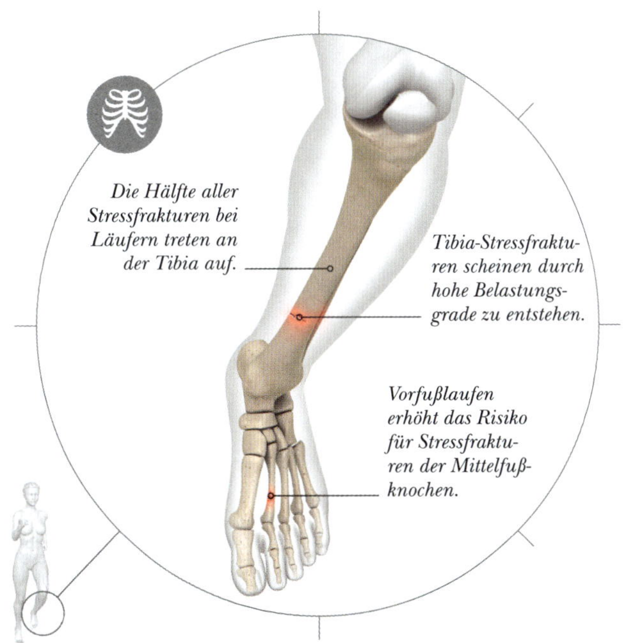

LOKALISATION **ANTERIOR-MEDIALE ANSICHT**

VERLETZUNG **VERMEIDEN**

Die meisten Läufer verletzen sich von Zeit zu Zeit, aber Sie können einiges tun, um Ihr Verletzungsrisiko zu senken. Beobachten Sie, wie Ihr Körper auf das Training reagiert, machen Sie sich Ihre Laufbiomechanik bewusst, integrieren Sie Kraftübungen in Ihr Training und holen Sie sich, wenn nötig, professionelle Hilfe.

PRINZIPIEN DER VERLETZUNGSPRÄVENTION

Einige Grundprinzipien helfen Ihnen schmerzfrei zu laufen und verbessern Ihre Leistung.

BIOMECHANIK BEACHTEN

Unser individueller Laufstil macht uns anfällig für bestimmte Verletzungen. Wenn Sie mit dem Vorfuß statt mit der Ferse aufsetzen, wirkt eine größere Aufprallkraft auf die Waden. Prüfen Sie Ihren Laufstil hinsichtlich der Verletzungsrisiken und nehmen Sie die erforderlichen Verbesserungen vor (s. S. 66–75).

KONTROLLIERTE TRAININGSBELASTUNG

Spitzen in der Trainingsbelastung sind die Hauptursache für Verletzungen. Daher ist es wichtig, das Training langsam zu steigern. Trainingsvolumen und -intensität fordern ihren Tribut vom Körper. Nutzen Sie digitale Tracking-Tools zur Belastungskontrolle (s. S. 169).

KRAFTTRAINING INTEGRIEREN

Die Kräftigung von Muskeln und Gelenken durch Widerstandstraining (s. S. 96–155) hilft dem Körper, mit höheren Trainingsbelastungen zurechtzukommen und steigert die Leistung. Krafttraining mit höheren Widerständen und weniger Wiederholungen ist ideal für Läufer.

PROFESSIONELLE HILFE

Konsultieren Sie bei Schmerzen über Stärke 3 auf der Schmerzskala (s. S. 56), bei Verschlimmerung und schmerzbedingter Gangbildveränderung einen Sportmediziner oder -therapeuten.

Schuhtyp und Verletzungsvorbeugung

Trotz der enormen Summen, die Schuhhersteller für Forschung und Entwicklung ausgeben, verhindern weder traditionelle Laufschuhe, noch die neueren Minimalschuhe oder maximal ausgebaute Modelle nachweislich Verletzungen.

Minimalschuhe zum Beispiel sollen helfen, die Schrittfrequenz zu erhöhen, Laufmuster zu verändern und die vertikale Belastung zu reduzieren. In der bisher umfassendsten Studie waren jedoch Parameter wie das Gangbild nach einer sechsmonatigen Eingewöhnungszeit nach wie vor unverändert. Auch bezüglich des Effekts der Minimalschuhe auf die Fußbelastung sind die Ergebnisse widersprüchlich.

Im Hinblick auf die Leistung ist leichteres Schuhwerk erwiesenermaßen besser. Pro 100 g mehr Gewicht verschlechtert sich die Laufökonomie um rund 1 Prozent. Carbonfaserplatten und hochelastischer Schaumstoff verbessern die Laufökonomie, allerdings zu einem hohen Preis.

LAUFSCHUHWECHSEL
Ein plötzlicher Wechsel der Dämpfung oder Sprengung kann zu Verletzungen führen. Kräftigen Sie Fuß- und Wadenmuskeln (s. S. 100–111), bevor Sie auf Minimallaufschuhe umsteigen.

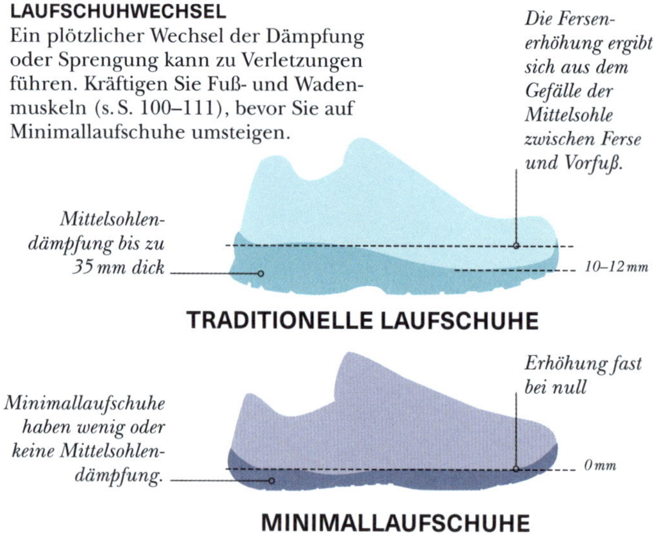

Besondere Umstände

Mit das Beste am Laufsport ist, dass fast jeder Mensch damit beginnen kann. Dennoch sollten einige Personengruppen ein paar Zusatzfaktoren berücksichtigen, um ihr Verletzungsrisiko zu reduzieren.

FAKTOREN	RISIKEN	VORBEUGUNG
ALTER	Noch im Wachstum befindliche Läufer haben ein höheres Verletzungsrisiko, insbesondere Knochen- und Sehnenverletzungen. Ältere sind aufgrund nachlassender Kraft und veränderter Biomechanik einem höheren Risiko für Achilles- und Wadenverletzungen ausgesetzt.	Jüngere Läufer sollten bei der Trainingsbelastung vorsichtig sein und sie im Zweifel niedrig halten. Für ältere Läufer empfiehlt es sich, Kraftübungen ins Training zu integrieren (s. S. 96–155) und auf ihren Laufstil zu achten (s. S. 66–75).
GESCHLECHT	Weibliche und männliche Körper haben im Hinblick auf Verletzungen unterschiedliche Risikoprofile. Studien zeigen, dass Frauen anfälliger für Knieverletzungen sind und Männer mehr Knöchel-, Fuß- und Schienbeinverletzungen erleiden. Welcher Körpertyp insgesamt häufiger verletzt wird, ist jedoch unklar.	Gezieltes Krafttraining (s. S. 96–155) und Verbesserungen des Laufstils (s. S. 66–75) reduzieren das Verletzungsrisiko aller Läufer, unabhängig von ihrer geschlechtsspezifischen Physis.
ÜBERGEWICHT	Übergewichtige Läufer sind bei jedem Schritt größeren Stoßkräften ausgesetzt. In der Summe können diese Belastungen das Verletzungsrisiko erhöhen.	Achten Sie darauf, die Trainingsbelastung nicht zu schnell zu steigern und lassen Sie Ihrem Bewegungsapparat Zeit, sich daran zu gewöhnen.
SCHWANGERSCHAFT	Den meisten Frauen tut körperliche Aktivität in der Schwangerschaft gut. Doch hormonelle Veränderungen, Beckenbodenbelastung und schnellere Ermüdung erhöhen manche Verletzungsrisiken bei schwangeren Läuferinnen.	Beachten Sie die neuesten Richtlinien für Sport in der Schwangerschaft und konsultieren Sie Ihren Arzt oder Ihre Hebamme, bevor Sie ein Trainingsprogramm beginnen oder fortsetzen.
NACH DER GEBURT	Nach Geburten haben Frauen ein höheres Risiko für Beckenbodendysfunktionen, Verletzungen des Bewegungsapparats und einen »Relativen Energiemangel im Sport« (RED-S), der gravierende gesundheitliche Probleme nach sich ziehen kann.	Nach der Geburt sollten Frauen eine dreimonatige Laufpause einlegen und ihren Beckenboden untersuchen lassen, bevor sie wieder laufen. Steigern Sie Ihr Lauftraining langsam, z. B. mit einem Lauf-Geh-Programm (s. S. 190–191).

*»Zusätzliche **Kraftübungen** im Training verbessern die Fähigkeit Ihres **Bewegungsapparats**, Laufbelastungen zu bewältigen.«*

LAUFZYKLUS

Das Laufen kann als Zyklus aus zwei Hauptbewegungsphasen – Stand- und Schwungphase – verstanden werden, die durch bestimmte Schlüsselereignisse gekennzeichnet sind (s. S. 14–15). Die meisten Verletzungen passieren in der Standphase. Sehen wir uns daher die Teilphasen genauer an, um die Belastungen, die auf Läufer wirken, besser einschätzen zu können.

STOSSDÄMPFUNGSPHASE

Beim Initialkontakt des vorderen Fußes mit dem Boden wird der Körper in vertikaler Richtung abgebremst. Jetzt ist erhebliche Muskelarbeit nötig, um die Bodenreaktionskraft (GRF) zu kontrollieren und abzufangen (Stoßdämpfungsphase, engl. *loading response* = LR). Der Fuß wird flach, Sehnen und Bindegewebe in den Muskeln speichern elastische Energie, um sie später als Antriebskraft zu nutzen.

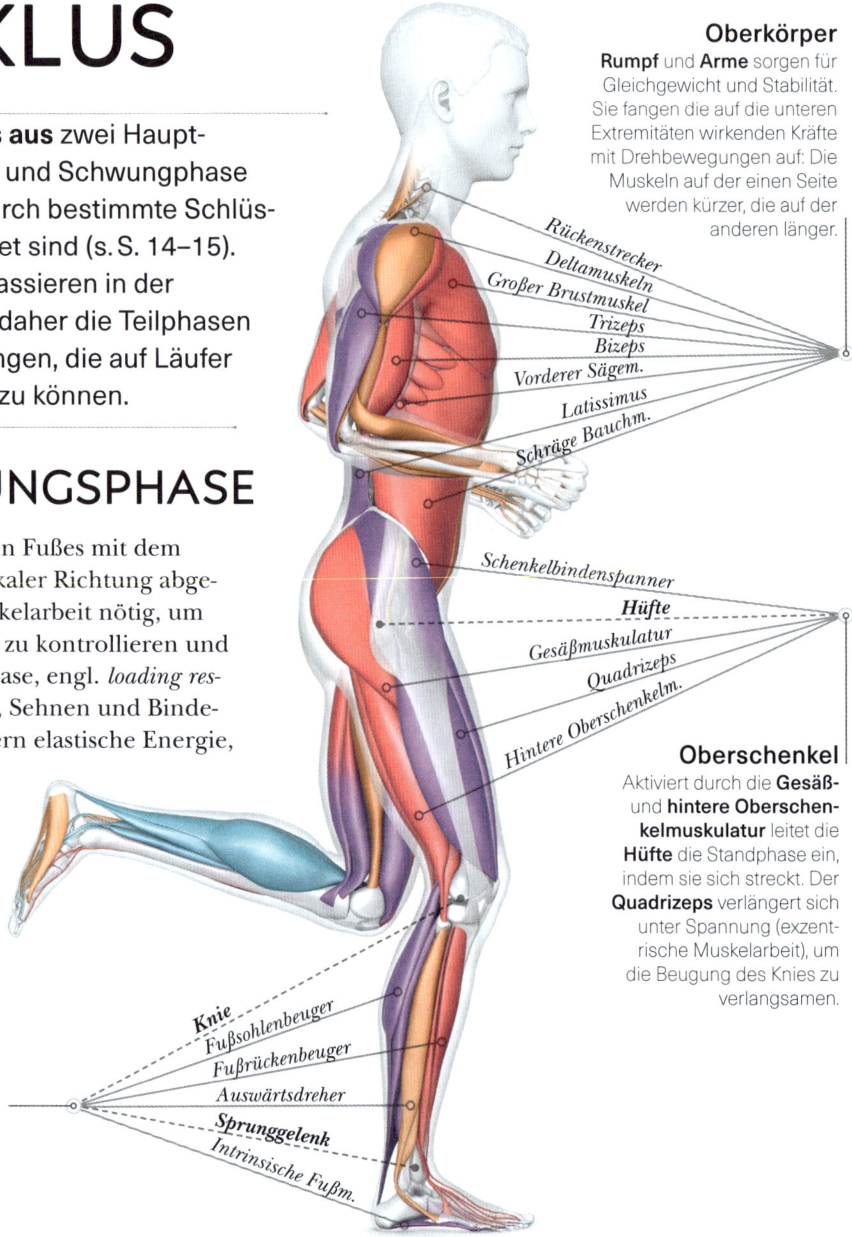

Oberkörper
Rumpf und **Arme** sorgen für Gleichgewicht und Stabilität. Sie fangen die auf die unteren Extremitäten wirkenden Kräfte mit Drehbewegungen auf: Die Muskeln auf der einen Seite werden kürzer, die auf der anderen länger.

Oberschenkel
Aktiviert durch die **Gesäß-** und **hintere Oberschenkelmuskulatur** leitet die **Hüfte** die Standphase ein, indem sie sich streckt. Der **Quadrizeps** verlängert sich unter Spannung (exzentrische Muskelarbeit), um die Beugung des Knies zu verlangsamen.

Unterschenkel
Sprung- und **Kniegelenk** beugen sich, um die Bodenreaktionskräfte aufzunehmen. Der **Fuß** dreht sich einwärts, das Gewölbe sinkt ein.

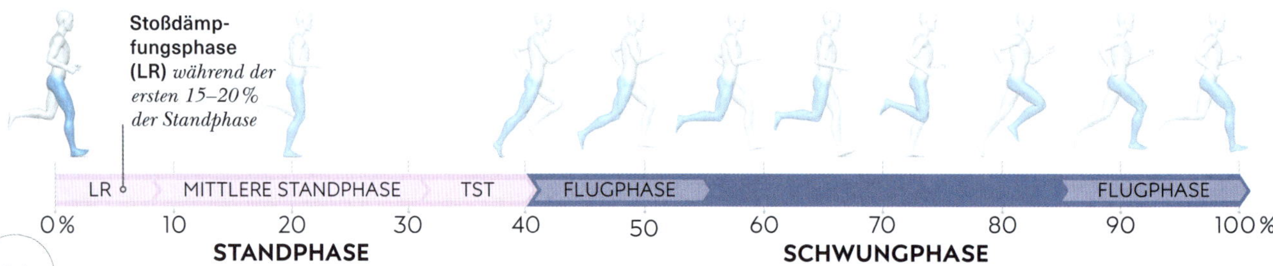

MITTLERE STANDPHASE

In dieser Phase beginnt der Körper, die aufgenomme GRF als GRF-Energie freizusetzen. Sobald er sich über das Stützbein hinaus verschiebt, muss er dynamisch stabilisiert werden, um die maximale Kraftaufnahme über dieses Bein zu ermöglichen.

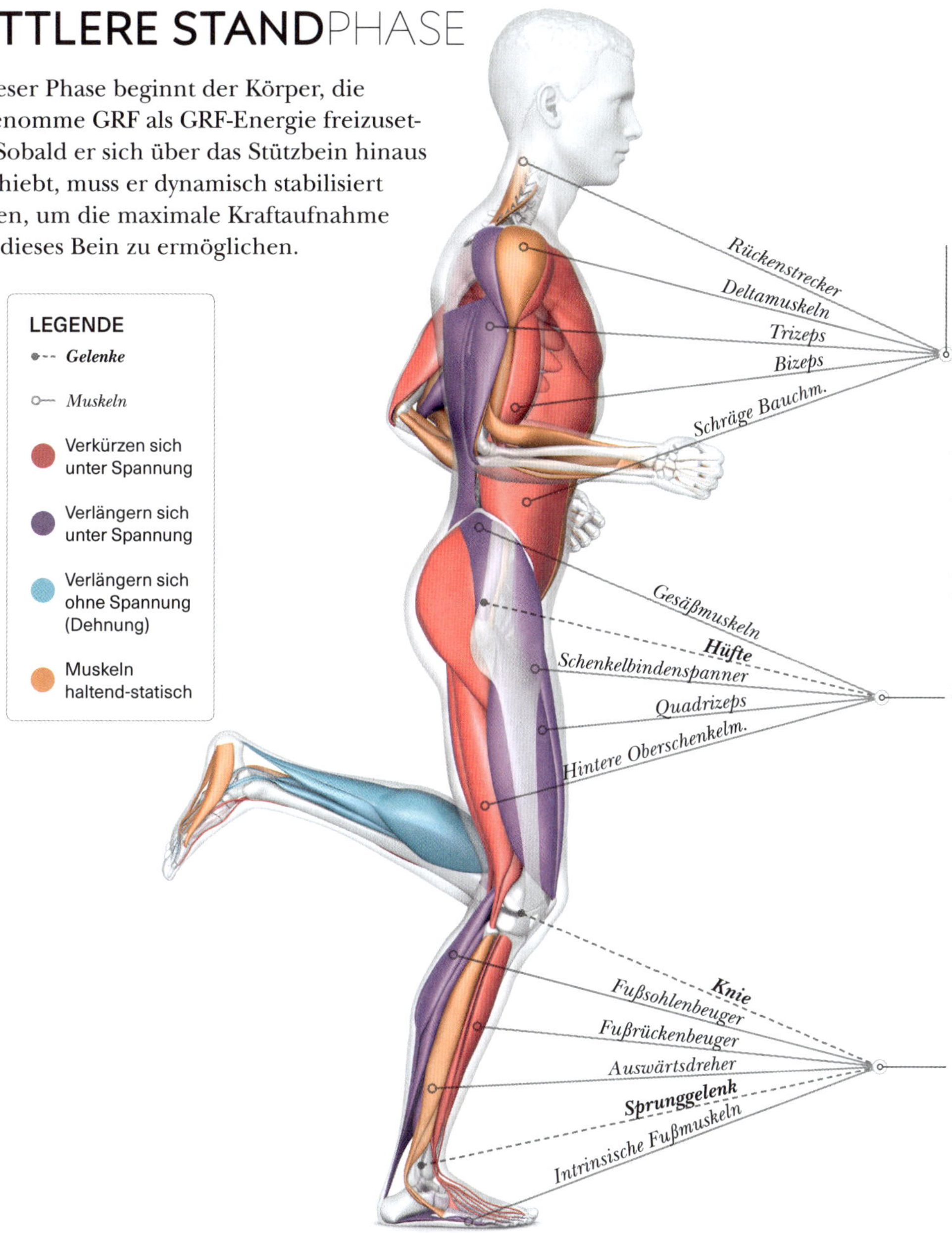

Oberkörper

Arme und **Rumpf** erzeugen weiter Drehbewegungen, um in der Aufrichtung die Balance zu halten. Gleichzeitig gehen sie in die Antriebsphase über, die Kraft für den Schub in den nächsten Schritt nach vorn liefert.

Oberschenkel

Die **Quadrizepsmuskeln** verlängern sich unter Spannung, um die Reaktionskräfte aufzunehmen. Gleich darauf verkürzen sie sich, um das Knie für das Abstoßen zu strecken. **Gesäßmuskeln** und **hintere Oberschenkelmuskeln** verkürzen sich, um den Körper nach vorne zu stoßen.

Unterschenkel

Knie und **Sprunggelenk** sind maximal gebeugt, das Fußgewölbe ist stark abgesenkt (**Fuß** proniert). Um die Vorwärtsbewegung einzuleiten, strecken sich **Knie** und **Sprunggelenk** nun, und der **Fuß** supiniert (Gewichtsverlagerung auf die Fußaußenkante).

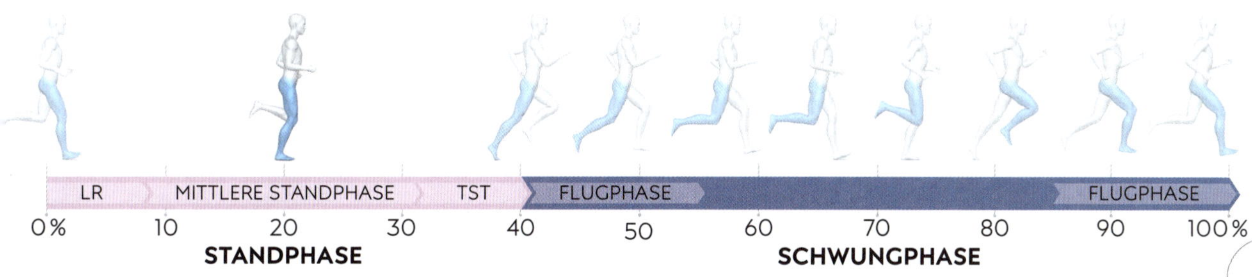

TERMINALE STANDPHASE

Diese finale Teilphase gipfelt im Abstoßen. Dann sind Hüfte, Knie und Sprunggelenk maximal gestreckt, um den Körper nach vorne zu katapultieren. Unmittelbar darauf beginnen Hüfte, Knie und Sprunggelenk (Dorsalflexion) in Vorbereitung der Schwungphase mit der Beugung.

Oberkörper

Die **Arme** schwingen wechselseitig aktiv vor und zurück, um die Vorwärtsbewegung des Körpers zu unterstützen. Dies hilft, die entgegengesetzt ablaufenden Bewegungsspitzen der **unteren Extremitäten** abzufangen.

Oberschenkel

Die **Hüfte** ist voll gestreckt, während **Gesäßmuskeln** und **hintere Oberschenkelmuskeln** verkürzen, um die Schubkraft zu erzeugen, die den Körper vom Boden abhebt. Die **Hüftbeuger** dehnen sich, was zur Bewegung der Schwungphase beiträgt.

Unterschenkel

Knie und **Sprunggelenk** sind voll gestreckt. Die **Fußsohlenbeuger** (Plantarflexoren) des Sprunggelenks helfen, den Fuß vom Boden abzuheben.

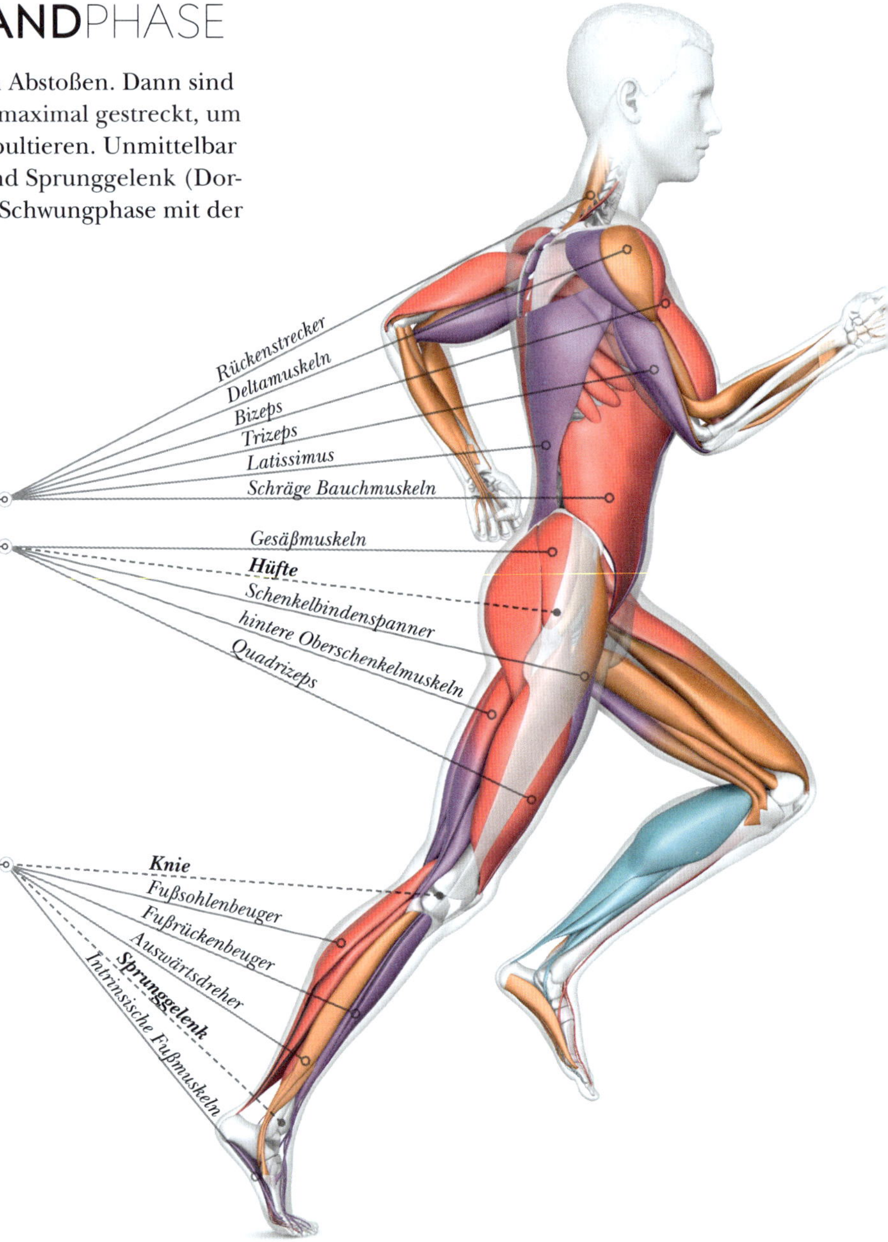

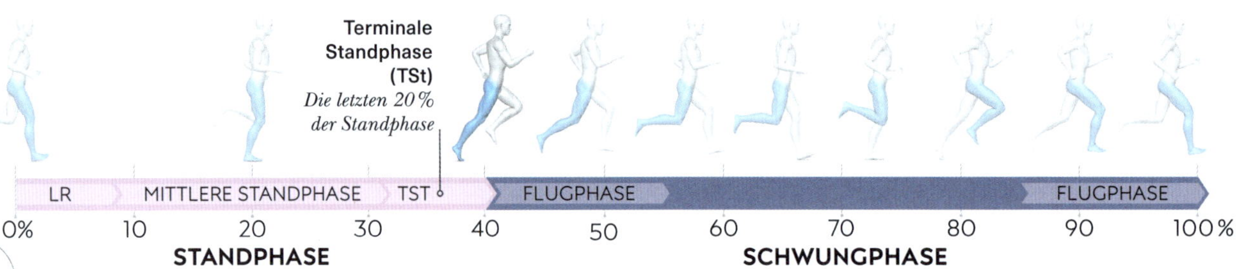

SCHWUNG PHASE

Die Schwungphase macht etwa 60 Prozent des Laufzyklus aus. In der Schwungphase beugt sich die Hüfte schnell, um das Bein durchzuschwingen, bis es seine Ausgangsposition wieder erreicht hat und bereit für den nächsten Schritt ist. In der späten Schwungphase beginnt das Knie sich zu strecken und sich wieder auf den Stand vorzubereiten.

Oberschenkel

Gesäßmuskeln und **hintere Oberschenkelmuskeln** entspannen, während die elastische Rückstellkraft der **Hüftflexoren** die Hüftbeugung unterstützt und so dazu beiträgt, das Bein nach vorne zu schwingen.

Unterschenkel

Knie und **Sprunggelenk** bleiben gebeugt, um die »Pendellänge« des Beins zu verkürzen. Damit verringert sich der Kraftaufwand für das Durchschwingen des **Beins.**

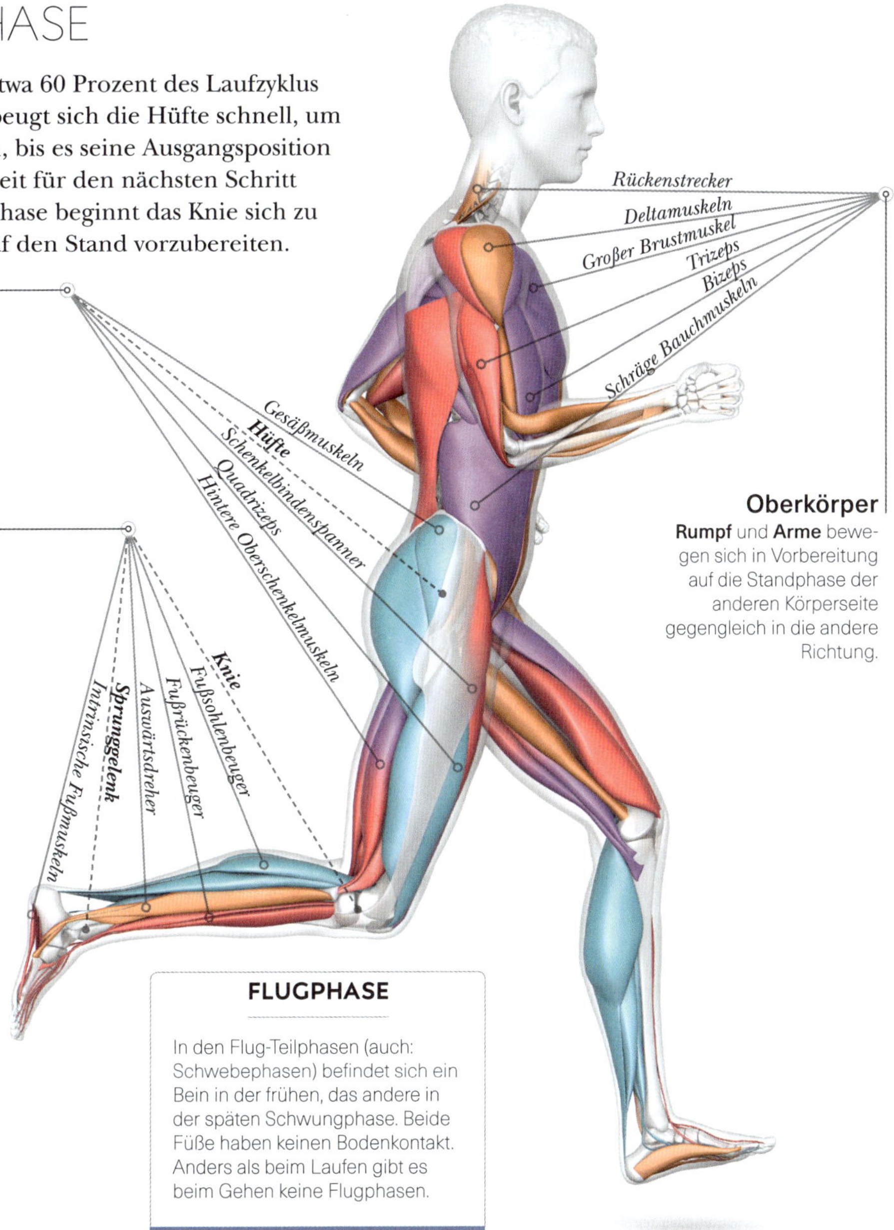

Oberkörper

Rumpf und **Arme** bewegen sich in Vorbereitung auf die Standphase der anderen Körperseite gegengleich in die andere Richtung.

LEGENDE

- ●- - *Gelenke*
- ○— *Muskeln*
- Verkürzen sich unter Spannung
- Verlängern sich unter Spannung
- Verlängern sich ohne Spannung (Dehnung)
- Muskeln haltend-statisch

FLUGPHASE

In den Flug-Teilphasen (auch: Schwebephasen) befindet sich ein Bein in der frühen, das andere in der späten Schwungphase. Beide Füße haben keinen Bodenkontakt. Anders als beim Laufen gibt es beim Gehen keine Flugphasen.

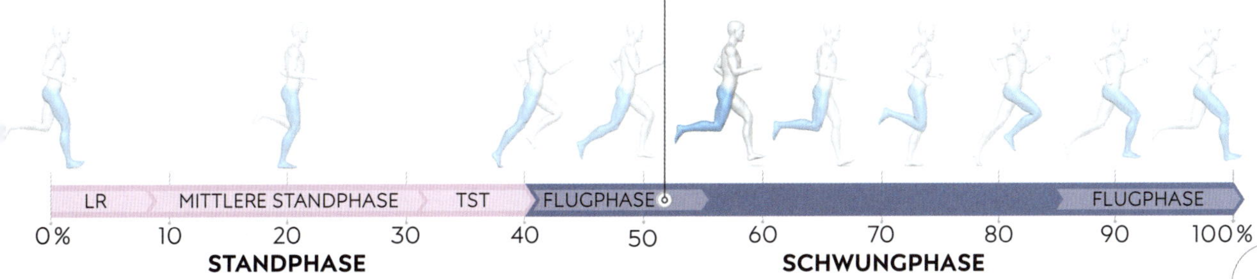

INDIVIDUELLER GANG

Beim Laufen gibt es kein »perfektes« Gangmuster. Für eine bessere Laufökonomie und zur Verletzungsprävention besonders bei wiederkehrenden Leiden lohnt es sich jedoch, den eigenen Gang zu optimieren. Bei Problemen kann Sie dabei ein Mediziner oder Coach mit sicheren Methoden unterstützen.

SCHRITTMUSTER

Wenn man Ihnen gesagt hat, dass Sie zu schwer aufsetzen, oder dass Ihr Laufstil ineffizient wirkt, müssen Sie möglicherweise Ihren Schritt anpassen. Ein idealer Schritt ermöglicht es Ihnen, sich mit möglichst wenig Bremsen oder Federn vorwärts zu bewegen.

Overstriding

Hierbei landen Ihre Füße beim Initialkontakt tendenziell zu weit vor dem Körper (s. S. 14 u. 66). Solche überlangen Schritte erhöhen die Bremskräfte, was die Laufökonomie verschlechtert und die Belastung für Schienbein, Knie, Hüfte und unteren Rücken erhöht.

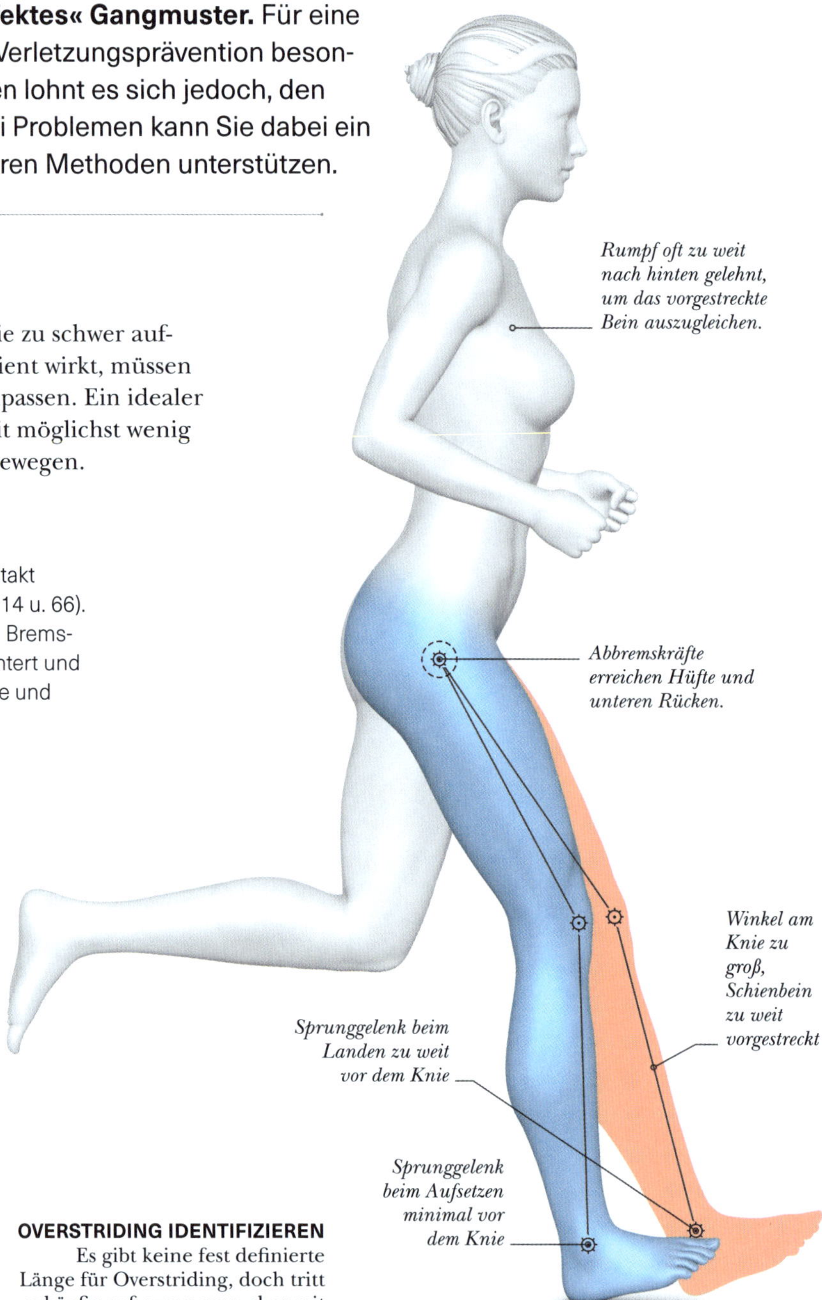

LATERALE ANSICHT

OVERSTRIDING IDENTIFIZIEREN
Es gibt keine fest definierte Länge für Overstriding, doch tritt es häufig auf, wenn man eher mit der Ferse aufsetzt und die Knie überstreckt.

Kadenz steigern

Eine sichere und effektive Methode gegen das Overstriding liegt darin, die Schrittfrequenz oder »Kadenz« zu steigern. Damit werden Ihre Schritte kürzer und der Fuß landet näher am Körperschwerpunkt. Eine höhere Kadenz verringert auch die (vertikale) Stoßbelastung und die Bremskräfte sowie die Belastung von Kniegelenk und Achillessehne. Die Gesäßmuskulatur muss weniger arbeiten und das vertikale Schwingen des Körpers verringert sich (s. r.) Meist reicht eine 5–10 %ige Steigerung. Bei der Umsetzung im Lauf hilft ein Metronom (Mobil-App oder Soundimpuls an der Laufuhr), das auf die Zielkadenz eingestellt ist.

Vertikales Schwingen

Ganz ohne vertikales Auf- und Abschwingen geht es beim Laufen nicht, doch zu viel davon ist nicht gut. Je stärker die Bewegung, desto mehr erhöht sich die vertikal zu bewegende Last und desto mehr sinkt die Laufökonomie. Es gibt keinen festgelegten Idealwert für das vertikale Schwingen, doch können Sie ein Gefühl für Ihre eigene Bewegung entwickeln, wenn Sie vor einem Spiegel laufen oder sich filmen lassen. Ein guter Trick, um das Schwingen zu begrenzen, ist es, sich vorzustellen, dass man »weich landet« oder unter einer niedrigen Decke läuft. Auch eine Kadenzsteigerung hilft (s. l.).

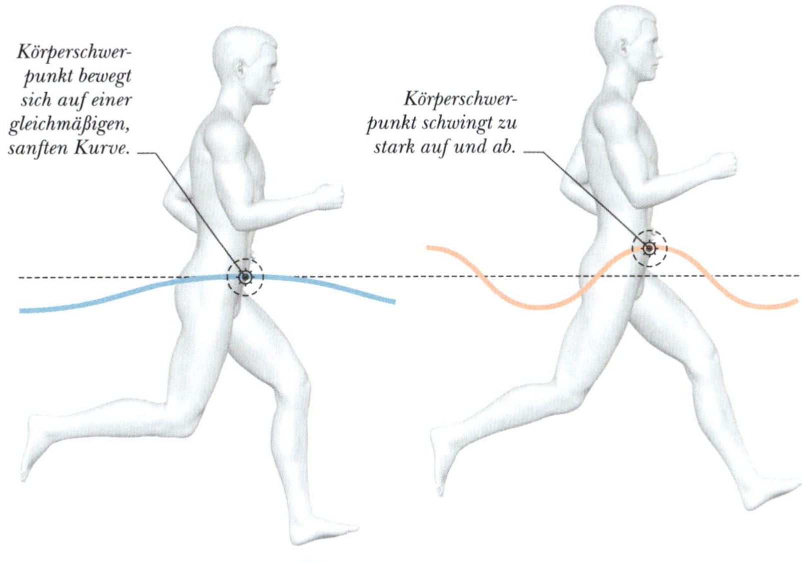

ÖKONOMISCHES SCHWINGEN
Der Masseschwerpunkt bewegt sich von einem Schritt zum nächsten nicht stark auf und ab. Dies ergibt sich meist aus kürzeren Schrittlängen und einer höheren Schrittfrequenz.

ÜBERMÄSSIGES SCHWINGEN
Der KSP hüpft ineffizient von einem Schritt zum nächsten auf und ab. Es wird Energie verschwendet, die den KSP gegen die Schwerkraft nach oben treibt und nicht in Laufrichtung nach vorne.

Schrittbreite

Die seitliche Ausrichtung der Füße beim Aufsetzen wird Schrittbreite genannt. Beim Laufen wird sie enger, da dies energieeffizienter ist. Dies fordert größere dynamische Stabilität und Kraft in den Hüftabduktoren, was ein Verletzungsrisiko sein kann.

Mit gespreizten Knien laufen

Die Vergrößerung der Schrittbreite kann helfen, wenn Sie z. B. an ITBS, Patellofemoralschmerzen oder einer Tibialis-posterior-Dysfunktion leiden. Es ist zwar nicht leicht zu erkennen, wo Ihre Füße beim Laufen aufsetzen, aber ein Trick, der offenbar funktioniert, ist, mit aktiv gespreizten Knien zu laufen. Vor einem Spiegel oder von hinten sollte während des gesamten Laufzyklus eine deutliche Lücke zwischen den Knien erkennbar sein.

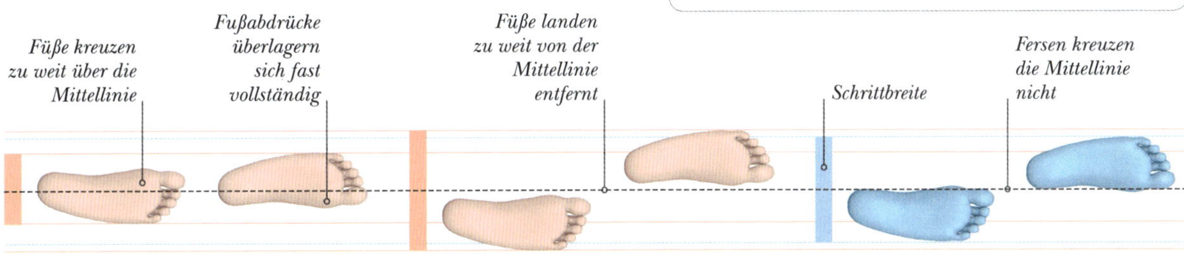

ZU ENG
Eine geringe Schrittbreite erhöht Ausmaß und Geschwindigkeit der Pronation (s. S. 73) und erhöht die Belastung der äußeren Hüfte. Dies birgt Verletzungsrisiken (s. Kasten o.).

ZU BREIT
Eine größere Schrittbreite macht den Laufzyklus energieaufwendiger. Es sollte ein Mittelweg zwischen Verletzungsreduktion und Gangökonomie angestrebt werden.

EFFIZIENTE BREITE
Sie sollten während des ganzen Laufzyklus Tageslicht durch die Knie scheinen sehen. Von hinten gesehen, sollten sich die Füße von Schritt zu Schritt nicht überdecken.

FUSSAUFSATZ

Fußaufsatz bezieht sich darauf, welche Stelle Ihres Fußes beim Initialkontakt (s. S. 14 u. 66) als Erstes den Boden berührt. Jüngste Forschungen widerlegen die Annahme, dass Fersenlaufen das Verletzungsrisiko erhöht und Vorfußlaufen ökonomischer ist. Tatsächlich verlagert sich durch den unterschiedlichen Aufsatz lediglich der Angriffspunkt der Kräfte auf den Körper in der Stoßdämpfungsphase. Im Hinblick auf die Verletzungsanfälligkeit kann dies ein wichtiger Gesichtspunkt sein.

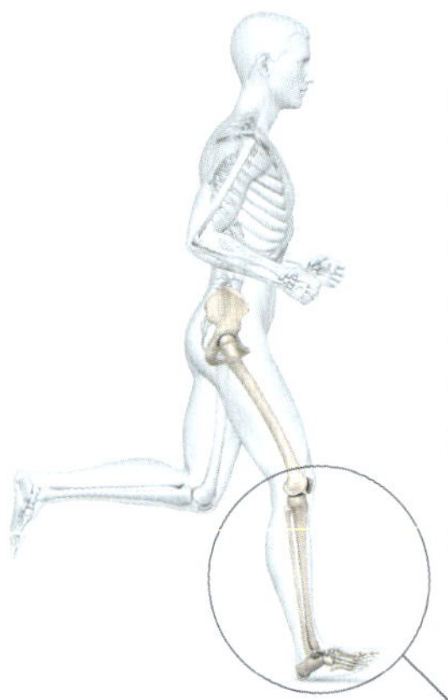

Rückfußaufsatz

80–95 % aller Langstreckenläufer setzen beim Initialkontakt mit dem Rückfuß, also der Ferse bzw. dem hinteren Fußdrittel, auf. Das geht mit einer größeren Dorsalflexion am Sprunggelenk einher, bei der die Zehen sich nach oben in Richtung Schienbein bewegen. Die vertikale Stoßbelastung ist beim Rückfußaufsatz höher.

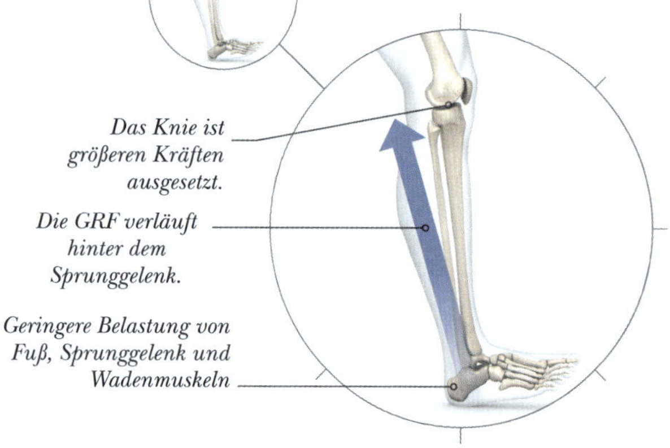

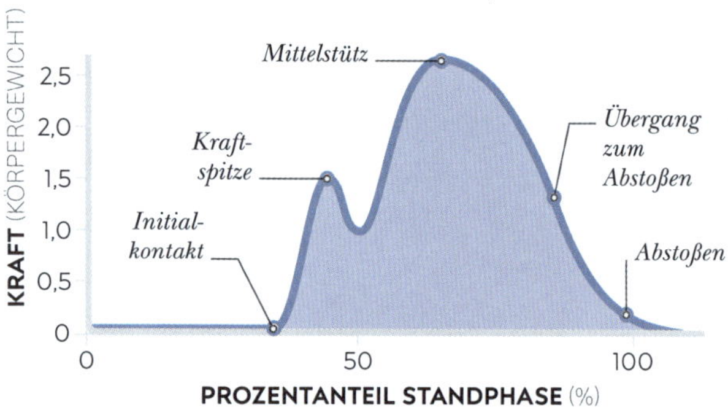

VERTIKALE GRF BEIM RÜCKFUSSAUFSATZ
Das GRF-Profil (s. S. 46–47) weist eine Kraftspitze durch die Aufprallkraft auf, die auf den aufsetzenden Fuß wirkt. Die Kraftrichtung verringert die Belastung für die Achillessehne, steigert sie aber für den vorderen Schienbeinmuskel.

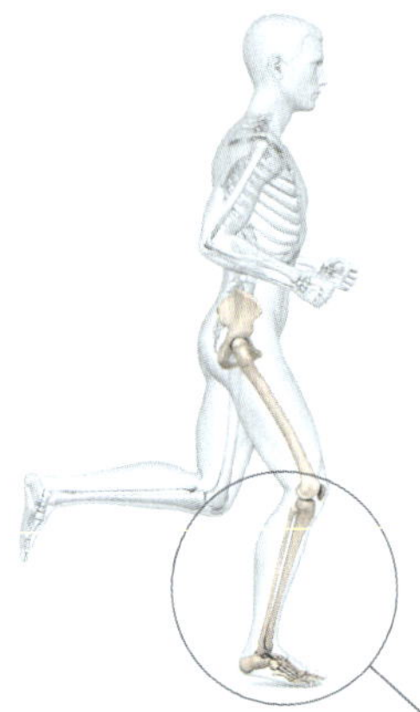

Vorfußaufsatz

Beim Vorfußlauf landen Läufer beim Initialkontakt mit dem vorderen Fußdrittel. Dadurch kommt es zu einer Plantarflexion des Sprunggelenks, bei der die Zehen Richtung Boden weisen. Man nimmt an, dass Vorfußlaufen größere Bremskräfte erzeugt.

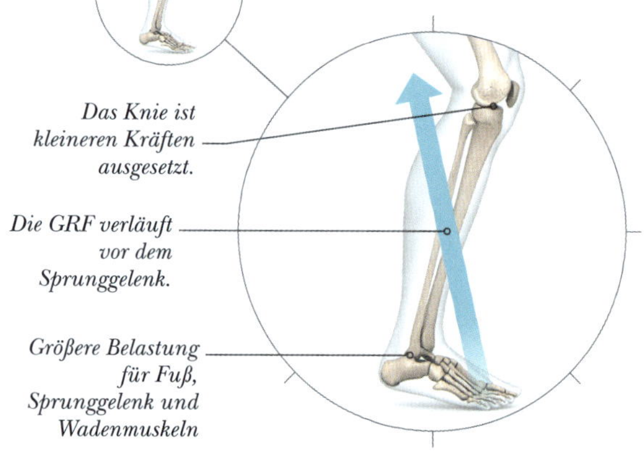

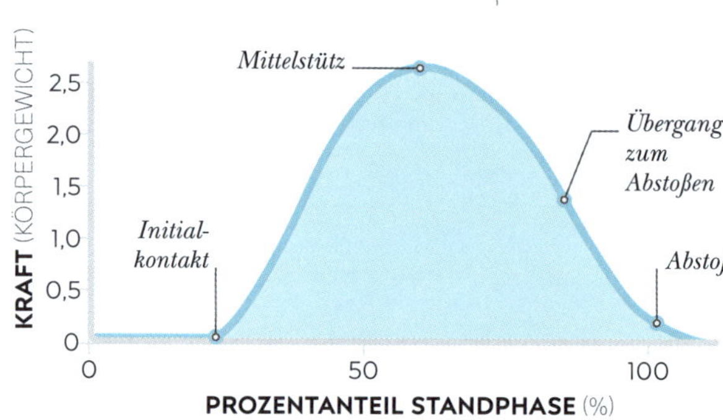

VERTIKALE GRF BEIM VORFUSSAUFSATZ
Die Kraftspitze fehlt oft, da die Aufprallkraft geringer und leicht verzögert sein kann. Die Kraftrichtung erhöht die Belastung auf Achillessehne und Wade und verringert sie am vorderen Schienbeinmuskel.

HÄUFIGE VARIANTEN

Es gibt mehrere Varianten des natürlichen Laufmusters. Einige sind anatomisch bedingt, während andere als Reaktion auf Verletzungen oder Ermüdung entstehen. Die meisten davon verursachen nicht notwendigerweise Verletzungen, weswegen es nicht unbedingt sinnvoll ist, sie zu ändern. Wenn eine Gangabweichung jedoch bereits Schäden verursacht hat, lohnt es sich, einen qualifizierten Coach oder Arzt zurate zu ziehen.

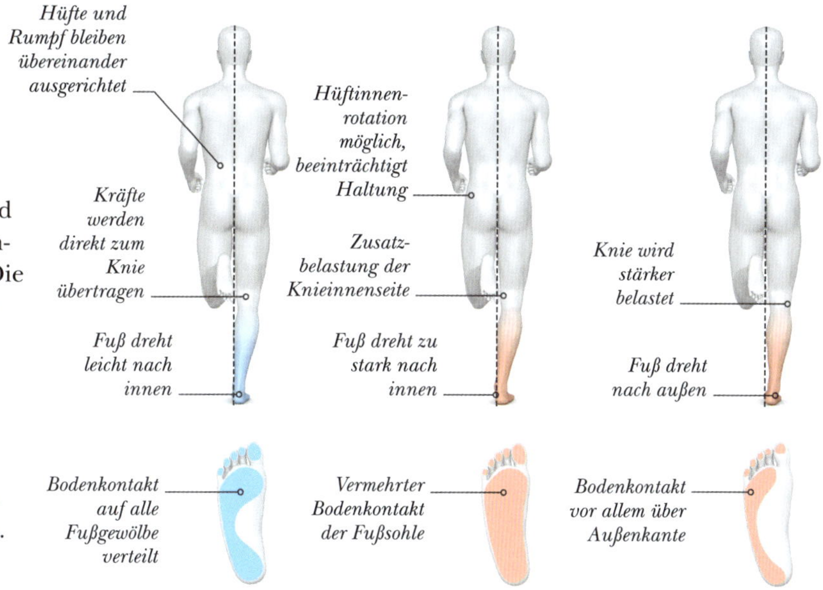

Pronation

Pronation wird das Einwärtsdrehen des Fußes in der ersten Hälfte der Standphase genannt (s. S. 67). Es ist eine kombinierte Bewegung von Sprunggelenk, Rückfuß- und Vorfußgelenken. Pronation wird oft als negativ dargestellt, ist aber ein nötiger, effizienter Stoßdämpfungsmechanismus.

NEUTRAL
Bei neutraler Pronation landet der Fuß mit der Fersenaußenkante und rollt nach innen ab. Die Kraft wird in der mittleren Standphase über den Mittelfuß übertragen. Das Abstoßen erfolgt über die Spitze der großen Zehe.

ÜBERPRONATION
Eine zu starke Pronation führt meist zur Fußspreizung und überträgt Kraft auf die Fußinnenseite. Auch das Sprunggelenk senkt sich oft nach innen, was sich negativ auf Knie- und Hüftgelenke auswirken kann.

SUPINATION
Darunter wird eine zu schwache Pronation bzw. deren Fehlen verstanden. Der Fuß ist steifer, das Längsgewölbe hat kaum oder keinen Bodenkontakt. Dadurch hat der Fuß weniger Stoßdämpfungskapazität.

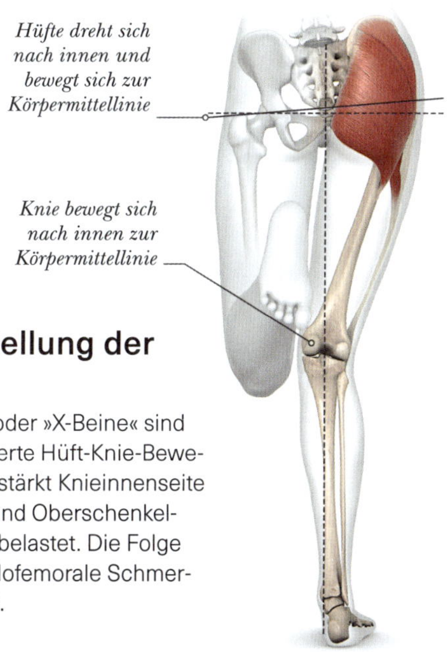

Valgusstellung der Knie

Valgus-Knie oder »X-Beine« sind eine kombinierte Hüft-Knie-Bewegung, die verstärkt Knieinnenseite sowie Hüft- und Oberschenkelaußenseiten belastet. Die Folge sind oft patellofemorale Schmerzen und ITBS.

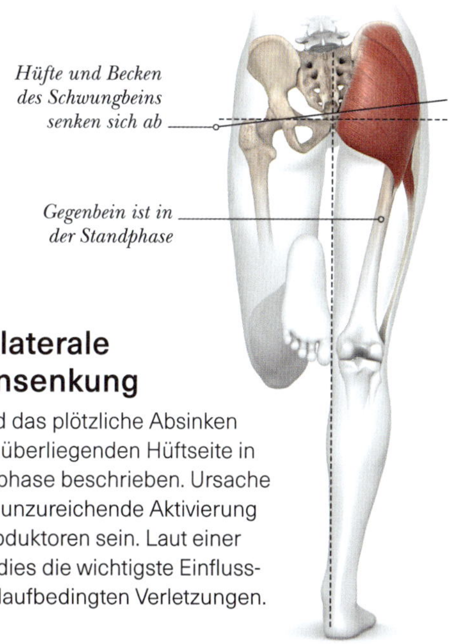

Kontralaterale Beckensenkung

Damit wird das plötzliche Absinken der gegenüberliegenden Hüftseite in der Standphase beschrieben. Ursache kann eine unzureichende Aktivierung der Hüftabduktoren sein. Laut einer Studie ist dies die wichtigste Einflussgröße bei laufbedingten Verletzungen.

LAUFSTIL

Es gibt zwar keinen »idealen« Laufstil, doch Trainer und Wissenschaft sind sich einig, dass einige Stile vorteilhafter sind als andere. Überprüfen Sie Ihre Technik unter Berücksichtigung Ihrer Biomechanik anhand der hier aufgeführten Aspekte, um effizienter und verletzungsfrei zu laufen.

HALTUNG

Die Körperhaltung hat einen ganz wesentlichen Einfluss auf die Laufleistung: Sie kann Atmung, Stoßdämpfung und Energieerzeugung beeinträchtigen. Vor allem ist es wichtig, keinen Rundrücken zu machen und den Blick nach vorn zu richten. Stellen Sie sich eine Schnur vor, die Ihren Kopf nach oben zieht und Ihre Wirbelsäule verlängert.

Arme

Arme und Schultern haben entscheidenden Anteil daran, den Oberkörper entspannt zu halten und die für den Lauf nötige Energie aufzubringen. Die Arme arbeiten mit den Beinen zusammen, um Sie nach vorne oder bergauf zu bewegen und minimieren den Energieverlust durch Seitbewegungen.

Core

Der Core ist die Übergangszone zwischen Ober- und Unterkörper. Hier haben viele Bewegungsmuskeln der oberen und unteren Gliedmaßen ihren Ansatz. Damit diese Muskeln Energie erzeugen können, muss der Core stabil sein. Um den Core zu aktivieren, stellen Sie sich vor, Ihr Bauchnabel ist an einer Schnur befestigt, die Sie nach vorne zieht, und Ihr Ober- und Unterkörper rotieren gegenläufig, ohne sich zu behindern. Trainieren Sie mit Lauf-ABC und Kraftübungen, beide Bereiche isoliert zu bewegen (s. S. 84–89 u. 144–155).

Füße

Die Füße sind die Verbindungsstelle zwischen Körper und Boden. Mit der richtigen Schrittarbeit können Sie Ihre Laufeffizienz erheblich steigern. Stellen Sie sich Ihre Füße als Sprungfedern vor, die beim Landen Energie aufnehmen und diese beim Abstoßen elastisch federnd wieder abgeben.

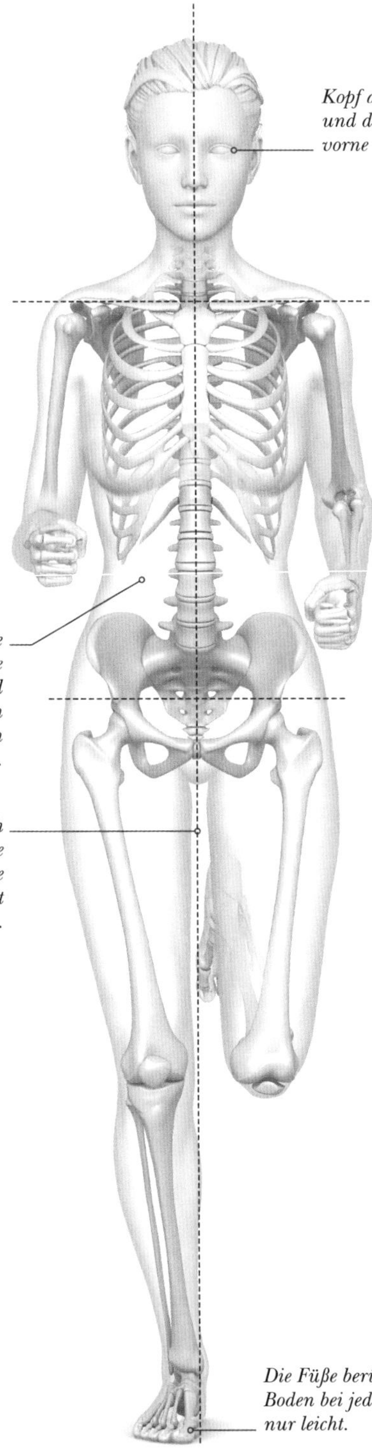

ANTERIORE ANSICHT

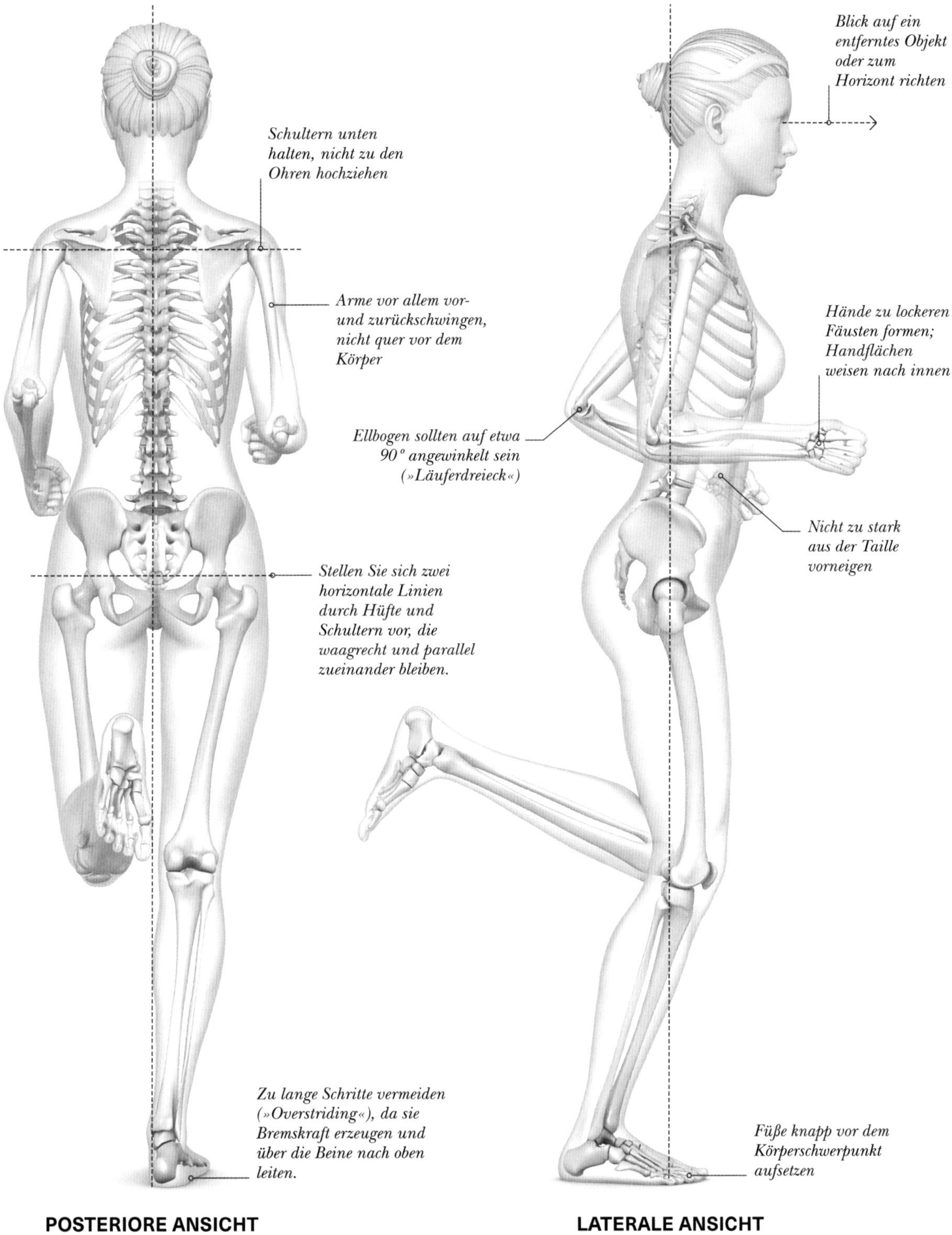
Schultern unten halten, nicht zu den Ohren hochziehen
Arme vor allem vor- und zurückschwingen, nicht quer vor dem Körper
Stellen Sie sich zwei horizontale Linien durch Hüfte und Schultern vor, die waagrecht und parallel zueinander bleiben.
Zu lange Schritte vermeiden (»Overstriding«), da sie Bremskraft erzeugen und über die Beine nach oben leiten.
POSTERIORE ANSICHT
Blick auf ein entferntes Objekt oder zum Horizont richten
Hände zu lockeren Fäusten formen; Handflächen weisen nach innen
Ellbogen sollten auf etwa 90 ° angewinkelt sein (»Läuferdreieck«)
Nicht zu stark aus der Taille vorneigen
Füße knapp vor dem Körperschwerpunkt aufsetzen
LATERALE ANSICHT

LAUFROUTINE

Es ist sinnvoll, Ihren Läufen mit Warm-up- und Cool-down-Einheiten einen festen Rahmen zu geben. Das Aufwärmen mit laufspezifischen dynamischen Dehnungen und Übungen hilft Ihnen, das Beste aus dem Training herauszuholen. Statisches Dehnen am Ende des Trainings leitet den Erholungsprozess ein.

50 %
REDUKTION DES RISIKOS VON **VERLETZUNG** DURCH **ÜBERLASTUNG**

WARM-UP-STRETCHES

Beim dynamischen Dehnen (s. S. 78–83) wird der Körper durch große Bewegungsumfänge geführt und auf die sportliche Aktivität vorbereitet.

VORTEILE

Ein strukturiertes, sportartspezifisches Aufwärmprogramm senkt das Risiko von Überlastungsverletzungen bei laufbasierten Sportarten um bis zu 50 %. Die hier vorgestellten dynamischen Dehnübungen zielen speziell auf die Bewegungen beim Laufen ab. Sie fördern die Durchblutung der Muskeln und die Beweglichkeit der Gelenksysteme.

AUSFÜHRUNG

Beginnen Sie jeden dynamischen Stretch langsam und mit kleinen Bewegungsumfang. Steigern Sie dann Tempo und Bewegungsradius entsprechend Ihrer körperlichen Voraussetzungen. Achten Sie auf Asymmetrien oder Bewegungseinschränkungen, um sie vor dem Training zu behandeln. Beim Dehnen sollten Sie eine konstante Zunahme des Bewegungsumfangs spüren.

AUFWÄRMEN UND ABWÄRMEN

Etablieren Sie eine regelmäßige Aufwärm- und Abwärmroutine, die Sie vor und nach jeder Trainingseinheit durchführen und planen Sie ausreichend Zeit dafür ein. Starten Sie mit einem dynamischen Warm-up mit Dehnungen und Übungen, die Ihren Körper auf die Anforderungen des Laufens vorbereiten, Verletzungen vorbeugen und Ihre Leistung steigern. Besonders am Renntag ist sachgemäßes Aufwärmen für eine optimale körperliche und mentale Vorbereitung unverzichtbar, damit Sie in der Lage sind, Ihr Bestes zu geben. Beenden Sie jeden Lauf mit einer angemessenen Abwärmeinheit, um den Regenerationsprozess einzuleiten.

Warm-up-Lauf

Kurzes, lockeres Joggen bietet sich als allgemeine Aufwärmroutine an, um die Körpertemperatur und die Muskeldurchblutung zu steigern und das neuromuskuläre System auf das Training einzustimmen.

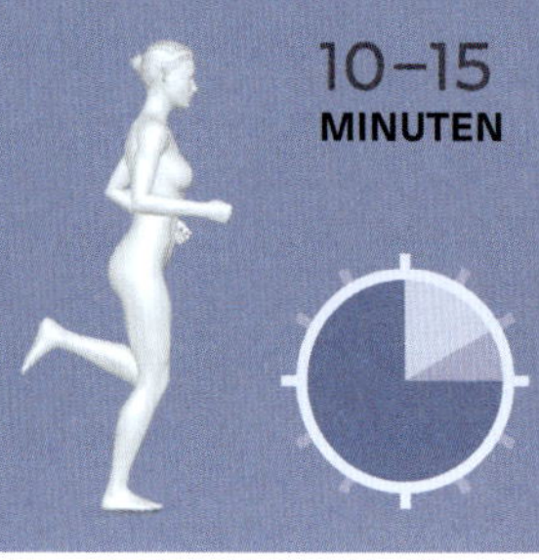

Stretches und Lauf-ABC

Dynamisches Dehnen und laufspezifische Übungen führen die Gelenke durch den beim Laufen nötigen Bewegungsradius und bereiten das neuromuskuläre System auf die intensivere Aktivität vor.

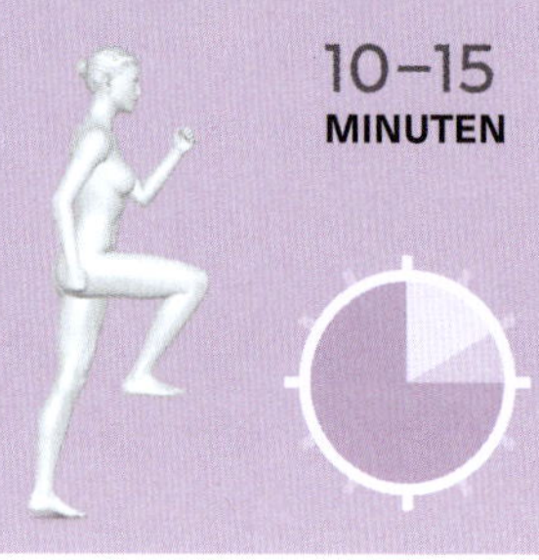

LAUF-ABC

Laufspezifische Übungen (s. S. 84–89), auch als »Lauf-ABC« bekannt, verbessern die Blutversorgung der Muskeln und die Beweglichkeit im Gelenkbereich. Dazu bieten sie die Möglichkeit, am Laufstil und an der Bewegungssymmetrie zu arbeiten.

VORTEILE

Laufspezifische Übungen fördern einen guten Laufstil, indem sie die Laufbewegung in kleine Einheiten aufbrechen und spezifische Gangphasen gezielt trainieren.

AUSFÜHRUNG

Bauen Sie Übungen aus dem Lauf-ABC 2–3-mal pro Woche vor oder nach dem Training ein. Geeignete Orte sind eine Laufbahn oder eine 40–50 m lange Strecke ohne Hindernisse. Optimal sind 15–20 Wiederholungen pro Bein.

> »***Das Lauf-ABC** bietet die Möglichkeit, an **Laufstil** und **Bewegungssymmetrie** zu arbeiten.*«

REGENERATIVES DEHNEN

Regelmäßiges statisches Dehnen (s. S. 90–95) kann helfen, die Muskel- und Gelenkgeschmeidigkeit aufrechtzuerhalten oder zu erhöhen.

VORTEILE

Statisches Dehnen vor dem Sport ist nicht zu empfehlen, da es die Leistung beeinträchtigen kann. Als Teil der Regeneration nach dem Training wirkt es zwar nicht unmittelbar leistungssteigernd, entspannt aber verhärtete, stark beanspruchte Muskeln.

AUSFÜHRUNG

Dehnen Sie nur nach dem Training statisch. Optimal sind 30 Sekunden Haltedauer. Längeres statisches Dehnen scheint keinen Mehrwert zu bringen.

Ihr Lauf

Achten Sie während Ihres Workouts auf Ihren Laufstil und auf Asymmetrien oder Abweichungen von Ihrem normalen Laufmuster. Mit fortschreitender Ermüdung zeigen sich manche davon deutlicher. Tragbare Sensoren können helfen, auf solche Veränderungen aufmerksam zu werden, bevor Schmerzen oder Verletzungen auftreten.

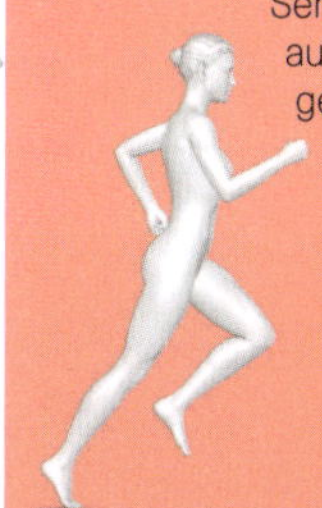

Erholungslauf

Langsames, regeneratives Joggen ist nach leichten Läufen nicht nötig, kann aber nach intensiveren Trainingseinheiten wohltuend sein. Es senkt die Herzfrequenz und bringt ein paar zusätzliche Kilometer.

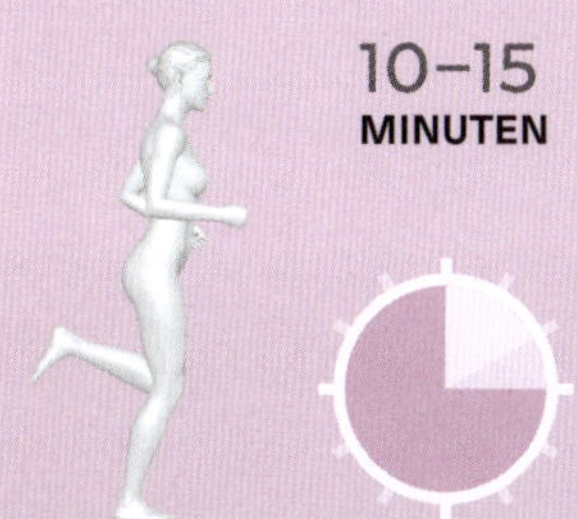

Regeneratives Dehnen

Statisches Dehnen kann nach anstrengenden Trainingseinheiten die Regeneration anregen. Es lindert Muskelkater und Steifheit nach dem Laufen und hilft bei der Erhaltung der Muskel- und Gelenkgeschmeidigkeit.

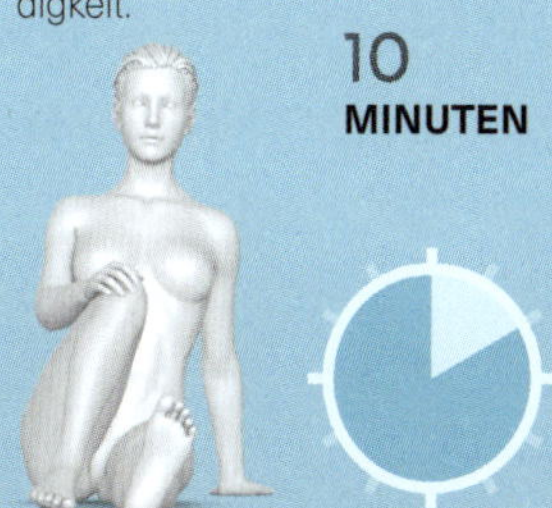

Oberkörper

Sie müssen in der Bewegung **Core** und **Becken** nicht fixiert halten. Damit die Schwungbewegung leicht und flüssig wird, lassen Sie eine leichte Beugung und Streckung in der **Lendenwirbelsäule** sowie eine leichte Rumpfdrehung zu. Aktivieren Sie die **schrägen Bauch-** und die **Brustmuskeln,** wenn Sie den freien Arm nach vorne schwingen.

DYNAMISCHES DEHNEN: BEINSCHWINGEN NACH VORNE

Damit bereiten Sie den Körper auf das Laufen vor. Sie verbessern die Flexibilität der Hüfte und der hinteren Beinmuskeln, was verletzungsvorbeugend und leistungssteigernd wirken kann. Stützen Sie sich an einem Geländer oder einer Stuhllehne ab. Dehnen Sie nacheinander beide Beine, mit jeweils 15–20 oder mehr Wiederholungen. Vergrößern Sie die Schwungbewegung beim Aufwärmen allmählich.

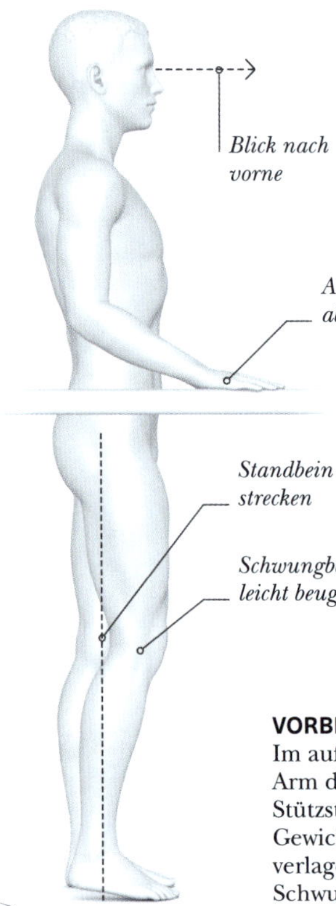

VORBEREITUNG
Im aufrechten Stand mit dem Arm der aktiven Seite die Stützstange umfassen. Das Gewicht auf das Standbein verlagern und das Knie des Schwungbeins leicht beugen.

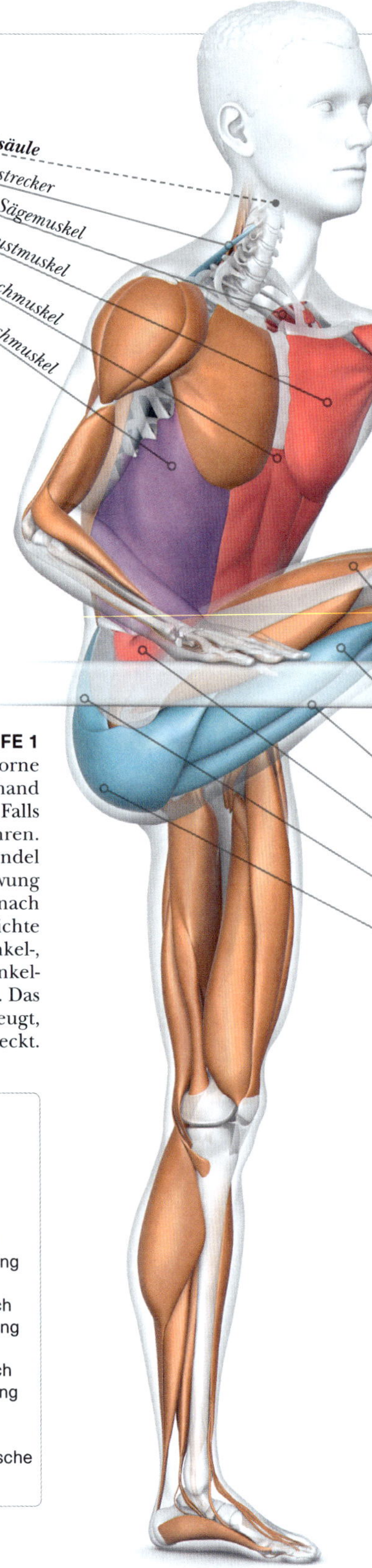

STUFE 1
Das aktive Bein nach vorne schwingen und die Gegenhand Richtung Zehen führen. Falls möglich, die Zehen berühren. Das Bein wie ein Pendel schwingen, sodass der Schwung das Bein vor dem Körper nach oben bringt, bis eine leichte Dehnung auf Oberschenkel-, Knie- und/oder Unterschenkelrückseite spürbar wird. Das aktive Bein bleibt leicht gebeugt, das Standbein gestreckt.

LEGENDE
- *Gelenke*
- *Muskeln*
- Verkürzt sich unter Spannung
- Verlängert sich unter Spannung
- Verlängert sich ohne Spannung (Dehnung)
- Haltend-statische Muskeln

Schwungarm

Der Oberkörper dreht sich leicht, damit der Arm sich diagonal zu den Zehen strecken und sie berühren kann. Der **Bizeps** ist aktiv, um den Arm zu heben und dehnt dabei leicht den **Trizeps.**

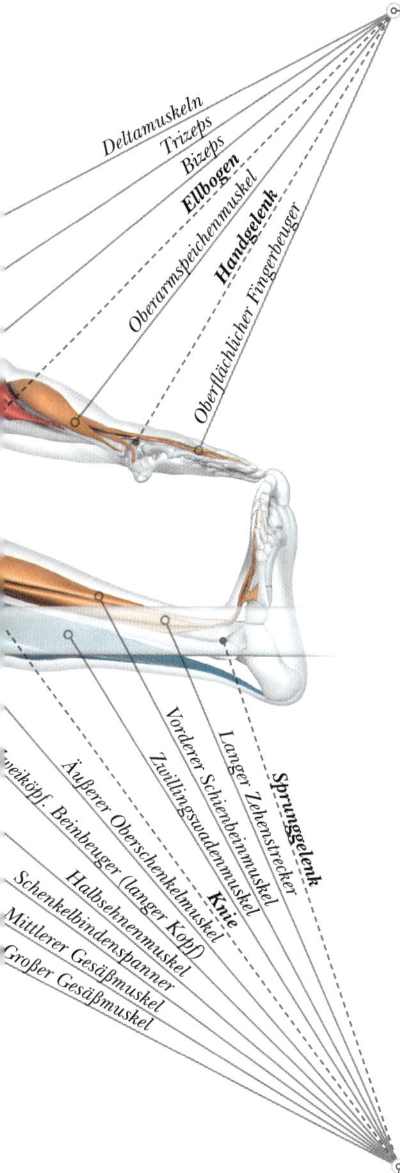

Schwung**bein**

Beim Schwingen nach vorne und oben sollte eine Dehnung der **Gesäßmuskeln, hinteren Oberschenkelmuskeln** und **Wadenmuskeln** zu spüren sein. Die Hüftbeuger ermöglichen aktiv die Bewegung, der Schwung des Beins unterstützt das Beinheben.

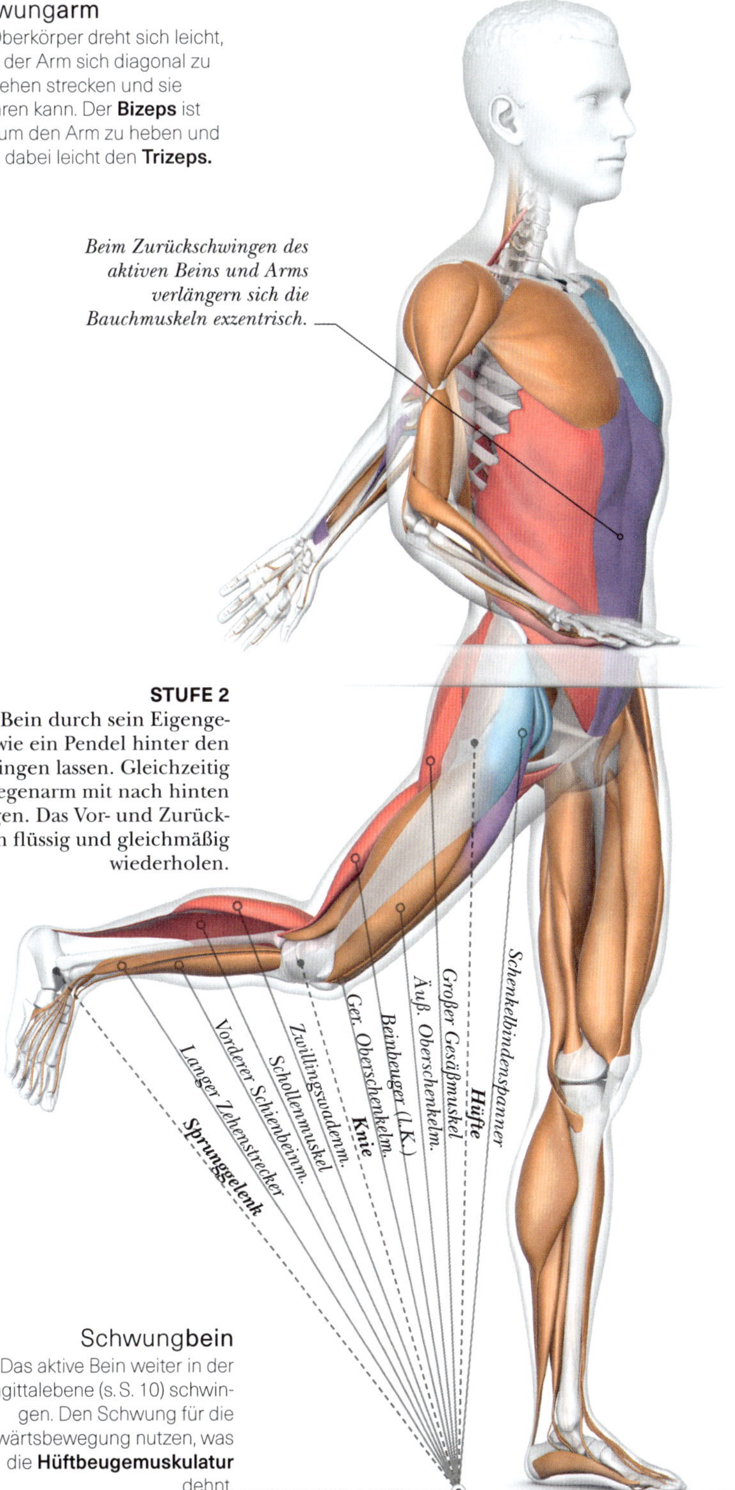

STUFE 2

Das aktive Bein durch sein Eigengewicht wie ein Pendel hinter den Körper schwingen lassen. Gleichzeitig den Gegenarm mit nach hinten schwingen. Das Vor- und Zurückschwingen flüssig und gleichmäßig wiederholen.

Schwung**bein**

Das aktive Bein weiter in der Sagittalebene (s. S. 10) schwingen. Den Schwung für die Rückwärtsbewegung nutzen, was die **Hüftbeugemuskulatur** dehnt.

DYNAMISCHES DEHNEN: BEINSCHWINGEN ZUR SEITE

Die Übung verbessert die Flexibilität der hinteren Oberschenkelmuskeln, der Hüftabduktoren, -adduktoren und -außenrotatoren. Sie dient der Verletzungsprävention und Leistungssteigerung. Stützen Sie sich an einer Stange oder Parkbank ab. Dehnen Sie beide Beine, mit jeweils 15–20 Wiederholungen oder mehr. Vergrößern Sie die Schwungbewegung allmählich.

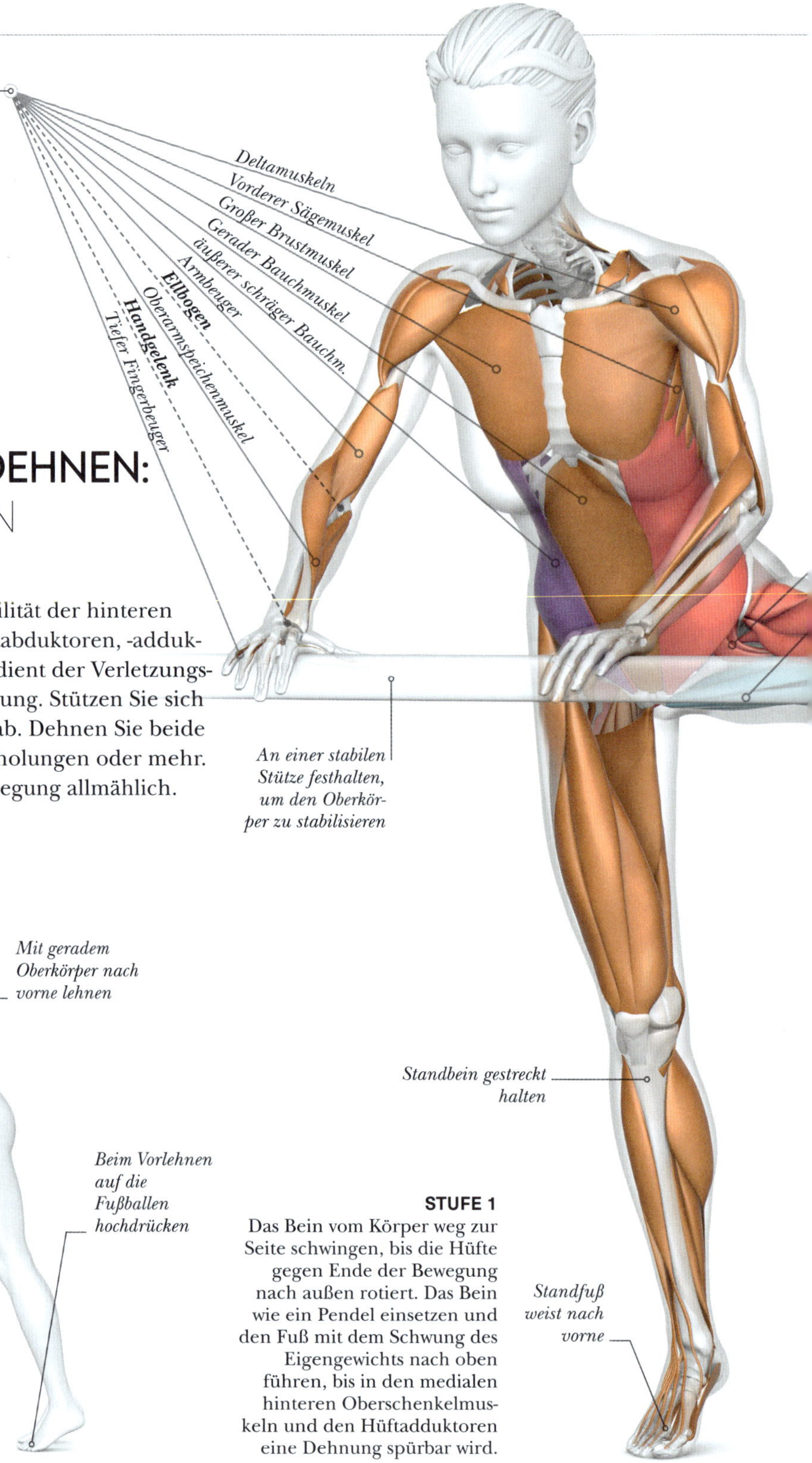

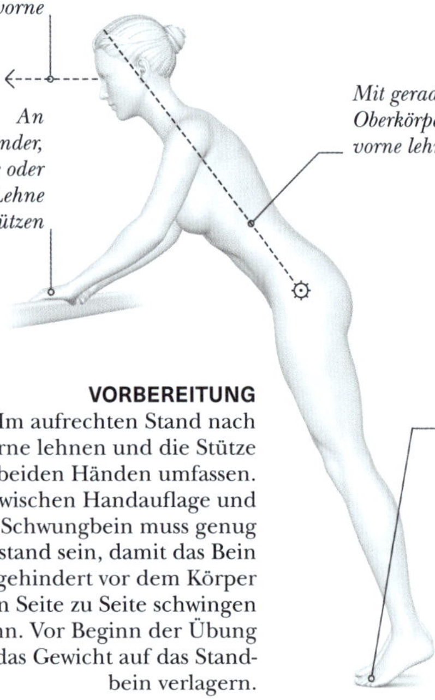

VORBEREITUNG
Im aufrechten Stand nach vorne lehnen und die Stütze mit beiden Händen umfassen. Zwischen Handauflage und Schwungbein muss genug Abstand sein, damit das Bein ungehindert vor dem Körper von Seite zu Seite schwingen kann. Vor Beginn der Übung das Gewicht auf das Standbein verlagern.

STUFE 1
Das Bein vom Körper weg zur Seite schwingen, bis die Hüfte gegen Ende der Bewegung nach außen rotiert. Das Bein wie ein Pendel einsetzen und den Fuß mit dem Schwung des Eigengewichts nach oben führen, bis in den medialen hinteren Oberschenkelmuskeln und den Hüftadduktoren eine Dehnung spürbar wird.

Schwung**bein**

Die **Hüftbeuger** und **-abduktoren** heben das Bein aktiv zur Seite. In der oberen Seitstellung dreht es etwas nach außen, was die **Hüftadduktoren** und **medialen hinteren Oberschenkelmuskeln** dehnt.

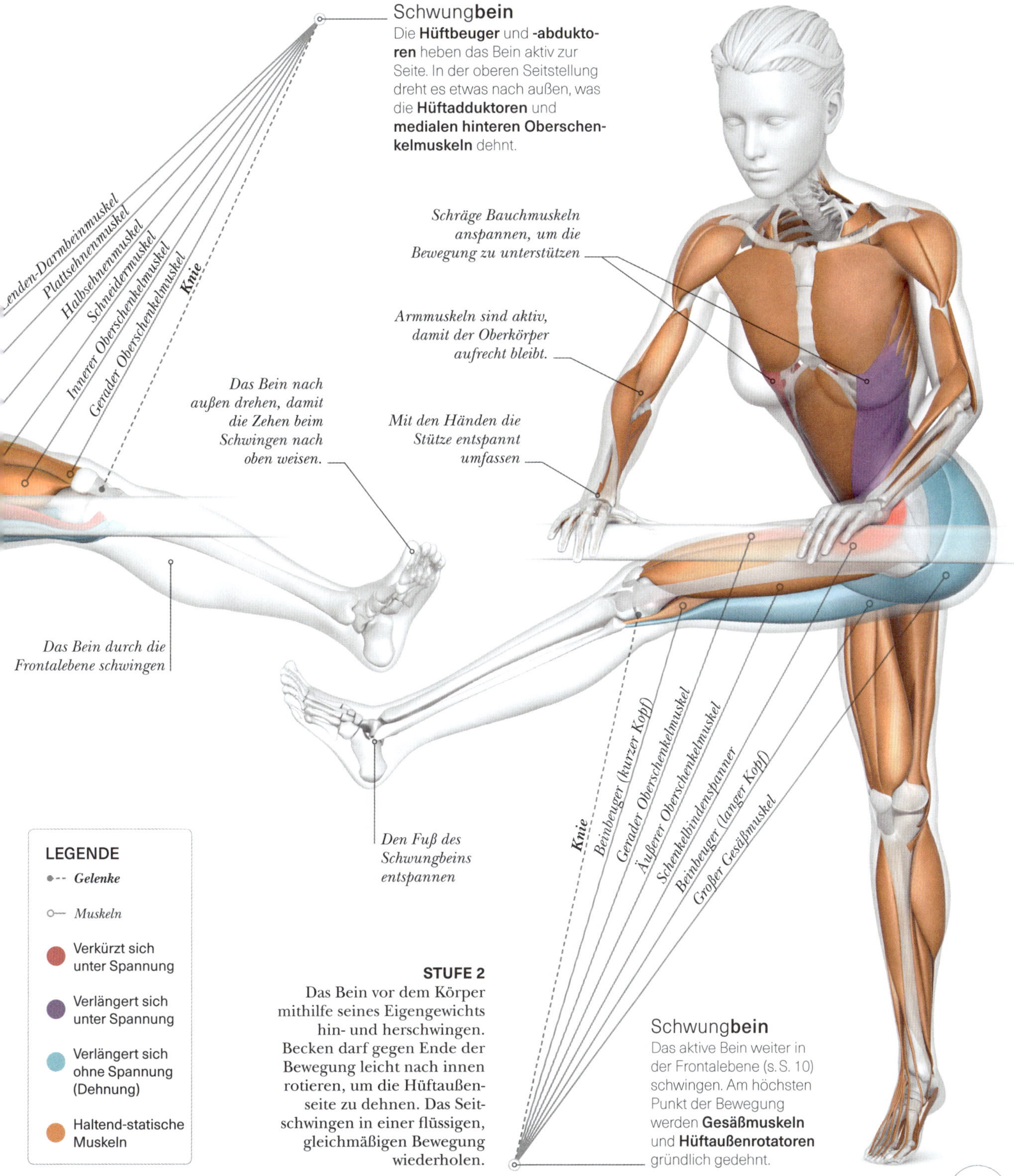

LEGENDE

- *Gelenke*
- *Muskeln*
- Verkürzt sich unter Spannung
- Verlängert sich unter Spannung
- Verlängert sich ohne Spannung (Dehnung)
- Haltend-statische Muskeln

STUFE 2

Das Bein vor dem Körper mithilfe seines Eigengewichts hin- und herschwingen. Becken darf gegen Ende der Bewegung leicht nach innen rotieren, um die Hüftaußenseite zu dehnen. Das Seitschwingen in einer flüssigen, gleichmäßigen Bewegung wiederholen.

Schwung**bein**

Das aktive Bein weiter in der Frontalebene (s. S. 10) schwingen. Am höchsten Punkt der Bewegung werden **Gesäßmuskeln** und **Hüftaußenrotatoren** gründlich gedehnt.

DYNAMISCHES DEHNEN: WADEN-STRETCH

Verbessert die Flexibilität von Waden und Achillessehne, beugt Verletzungen vor und steigert die Leistung. Stützen Sie sich gegen eine Wand oder ein Geländer. Die Fersen beim Aufwärmen immer weiter zum Boden drücken. Die Dehnung nicht halten, sondern fließend zwischen den Übungsschritten wechseln. 15–20 oder mehr Wiederholungen. Die Übungsvariante (s. re.) dehnt den Schollenmuskel mehr als den Wadenmuskel.

LEGENDE

- *Gelenke* (gestrichelte Linie)
- *Muskeln* (durchgezogene Linie)
- Verkürzt sich unter Spannung
- Verlängert sich unter Spannung
- Verlängert sich ohne Spannung (Dehnung)
- Haltend-statische Muskeln

VORBEREITUNG
Die Hände an die Stütze legen, dann mit den Füßen nach hinten laufen, bis der Körper etwa im 45 °-Winkel an der Stütze lehnt. Der Körper bildet von Kopf bis Fuß eine gerade Linie. Die Fersen sind leicht angehoben, die Knie etwas gebeugt.

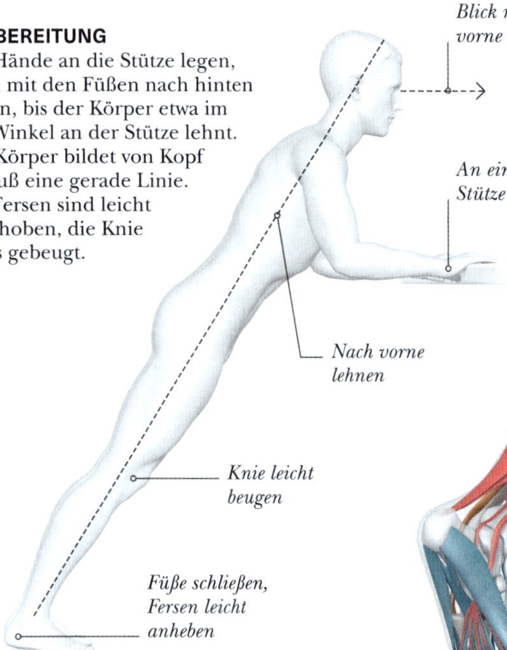

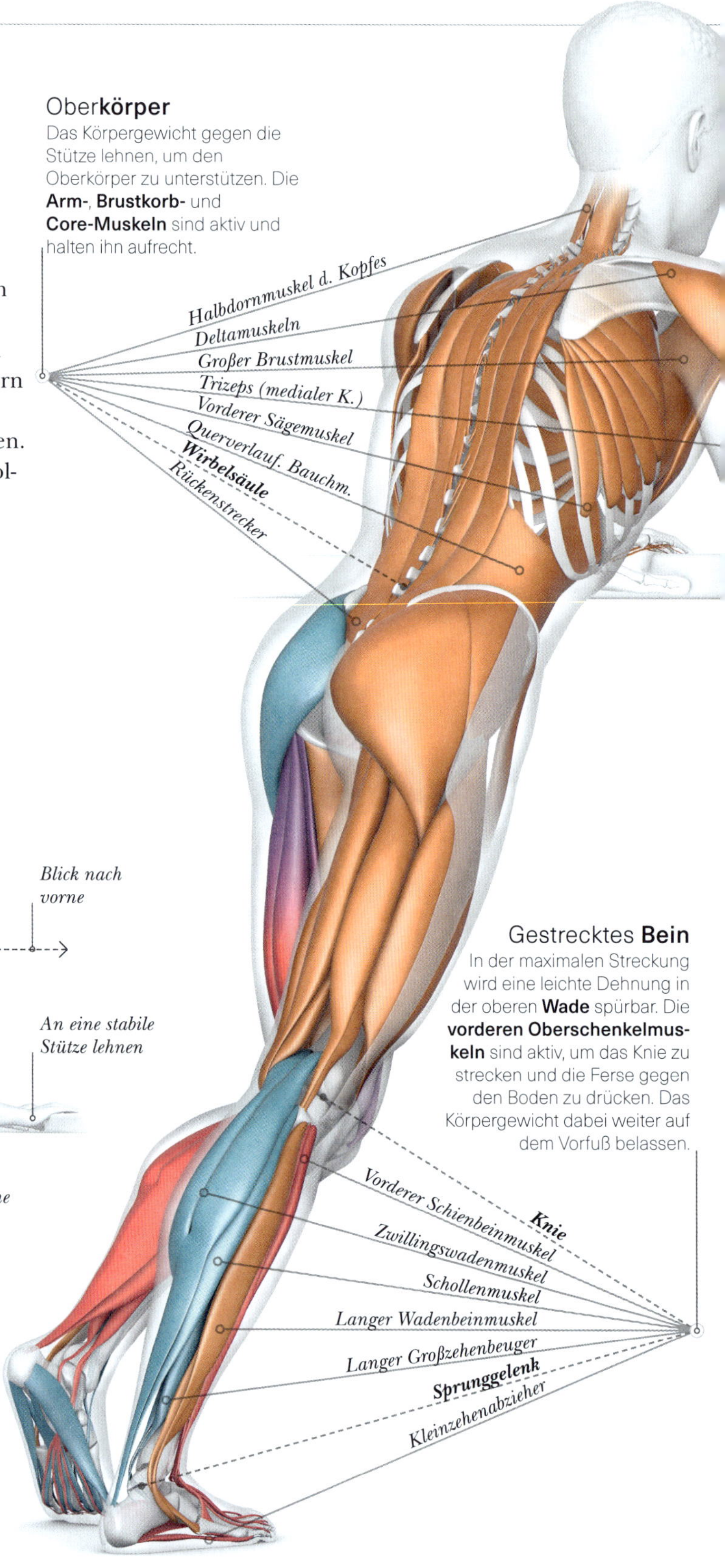

Ober**körper**
Das Körpergewicht gegen die Stütze lehnen, um den Oberkörper zu unterstützen. Die **Arm-**, **Brustkorb-** und **Core-Muskeln** sind aktiv und halten ihn aufrecht.

Gestrecktes **Bein**
In der maximalen Streckung wird eine leichte Dehnung in der oberen **Wade** spürbar. Die **vorderen Oberschenkelmuskeln** sind aktiv, um das Knie zu strecken und die Ferse gegen den Boden zu drücken. Das Körpergewicht dabei weiter auf dem Vorfuß belassen.

STUFE 1
Das linke Knie beugen und die linke Ferse anheben, um das Gewicht auf den Vorfuß zu verlagern. Gleichzeitig die rechte Ferse gegen den Boden drücken und das rechte Knie durchstrecken, bis eine leichte Dehnung in der rechten oberen Wade spürbar wird. Jetzt fließend zu Stufe 2 wechseln.

STUFE 2
Die Bewegung umkehren. Das rechte Knie lösen und die rechte Ferse anheben. Gleichzeitig die linke Ferse gegen den Boden drücken und das linke Knie durchstrecken. Fließend zwischen Stufen 1 und 2 wechseln.

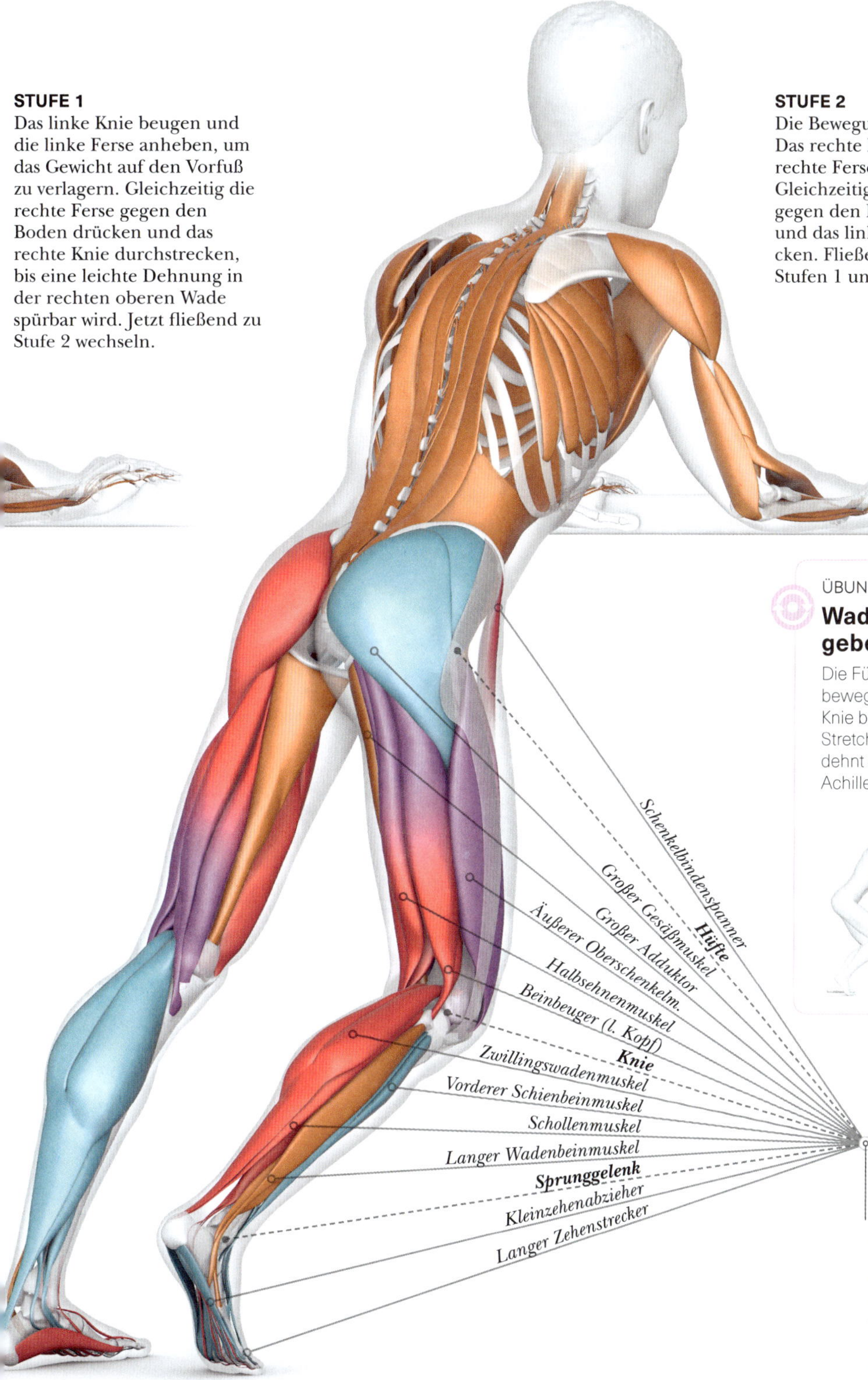

ÜBUNGSVARIANTE

Waden-Stretch mit gebeugten Knien

Die Füße weiter vor zur Stütze bewegen. Die Fersen anheben, die Knie beugen und den Waden-Stretch durchführen. Die Variante dehnt die untere Wade und die Achillessehne. 15–20 Wh.

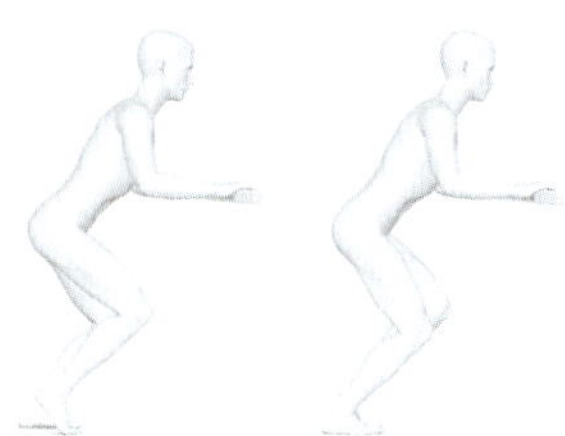

Gebeugtes **Bein**
Die hinteren **Oberschenkelmuskeln** aktivieren, um das Knie zu beugen und das Gewicht auf den Vorfuß zu verlagern. Das Knie nach vorne in Richtung der Stütze schieben.

LAUF-ABC:
MARSCHIEREN

Diese langsame Skipping-Variante fokussiert den Kniehub, die Koordination der Arm- und Beinbewegungen und die aufrechte Haltung in leichter Vorlage. Die Muskeln müssen bei der Kniebewegung hart arbeiten – das wärmt den Körper auf und stimmt ihn auf einen guten Laufstil ein. Der Fußaufsatz bleibt dennoch leicht. Die Schritte werden zwar übertrieben ausgeführt, sind aber kurz, sodass Sie sich eher langsam vorwärts bewegen.

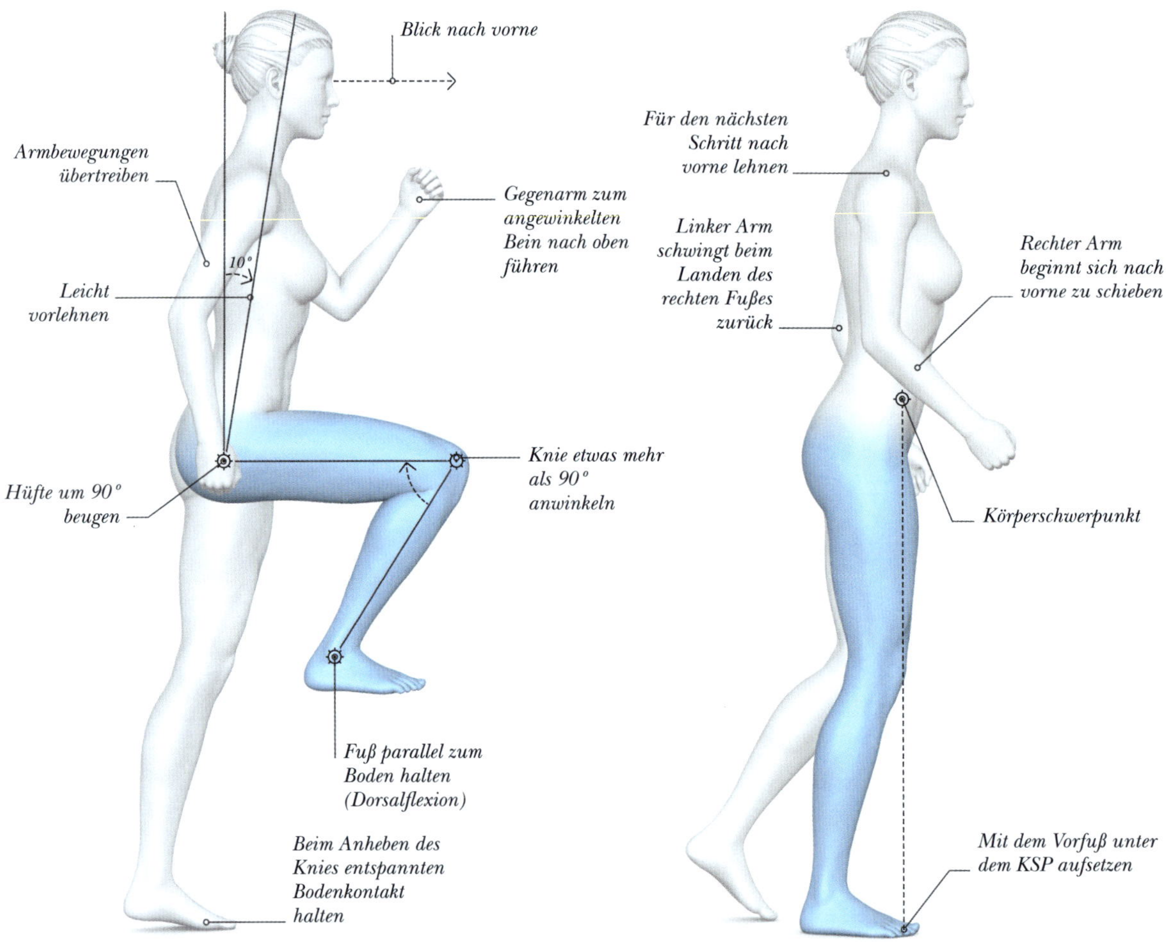

KNIE NACH OBEN SCHIEBEN
Im aufrechten Stand leicht nach vorne lehnen. Das rechte Knie nach vorn heben und die Arme in Laufhaltung vor- und zurückschwingen. Bei der Vorwärtsbewegung linke Ferse anheben und Körpergewicht auf den Vorfuß verlagern.

KLEINE SCHRITTE MACHEN
Das rechte Bein zügig zurück nach unten bewegen. Kurz vor dem linken Fuß mit dem Vorfuß aufsetzen. Den Gegenarm wie beim Laufen nach hinten schieben. 15–20 Wiederholungen pro Bein ausführen.

LAUF-ABC: MARSCHIEREN MIT AUSGREIFEN

Eine schnelle Kniestreckung nach dem Kniehub fordert zusätzlich die Quadrizepsmuskeln. Durch ihre Geschwindigkeit ähnelt die Sequenz dem klassischen Skipping. Versuchen Sie, einen möglichst gleichmäßigen Bewegungsfluss zu erzielen. Regelmäßig ausgeführt, verbessert diese Übung die Stabilität der unteren Gliedmaßen und den Bewegungsumfang von Hüfte, Knien und Sprunggelenken.

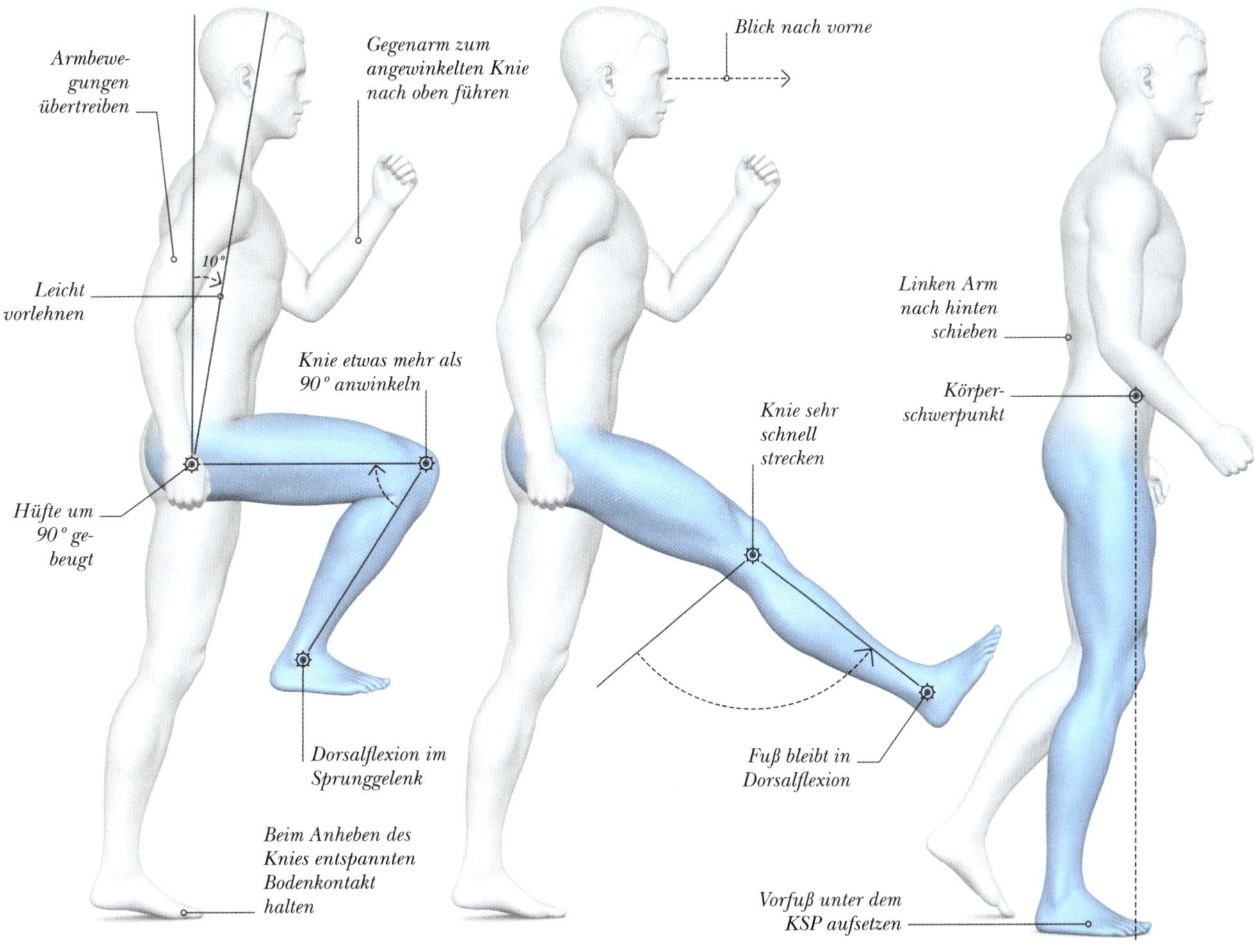

KNIE NACH OBEN SCHIEBEN
Im aufrechten Stand leicht nach vorne lehnen. Das rechte Knie nach vorn heben und die Arme in Laufhaltung vor- und zurückschwingen. Bei der Vorwärtsbewegung linke Ferse anheben.

BEIN NACH VORN STRECKEN
Angehobenes Bein zu Beginn der Abwärtsbewegung kraftvoll nach vorn ausstrecken.

UNTER DEM KSP AUFSETZEN
Das vorgestreckte Bein schnell zurück unter den Körper ziehen. Kurz vor dem linken Fuß aufsetzen. Der Vorfuß landet unter dem Körperschwerpunkt. Den linken Arm wie beim Laufen nach hinten führen.

LAUF-ABC:
ANFERSEN

Beim Anfersen ziehen Sie die Ferse bei jedem Schritt kräftig zum Gesäß, während Sie sich mit kleinen Laufschritten nach vorne bewegen. Regelmäßig absolviert, verbessert diese Übung die Flexibilität von Hüftbeugern und Quadrizeps und unterstützt eine effiziente Fußarbeit und Schrittfrequenz. Heben Sie den Gegenarm zum anfersenden Bein wie beim Laufen nach vorn. Wenn Sie das zu sehr ablenkt, legen Sie die Arme am Körper an und konzentrieren sich auf die Beinarbeit.

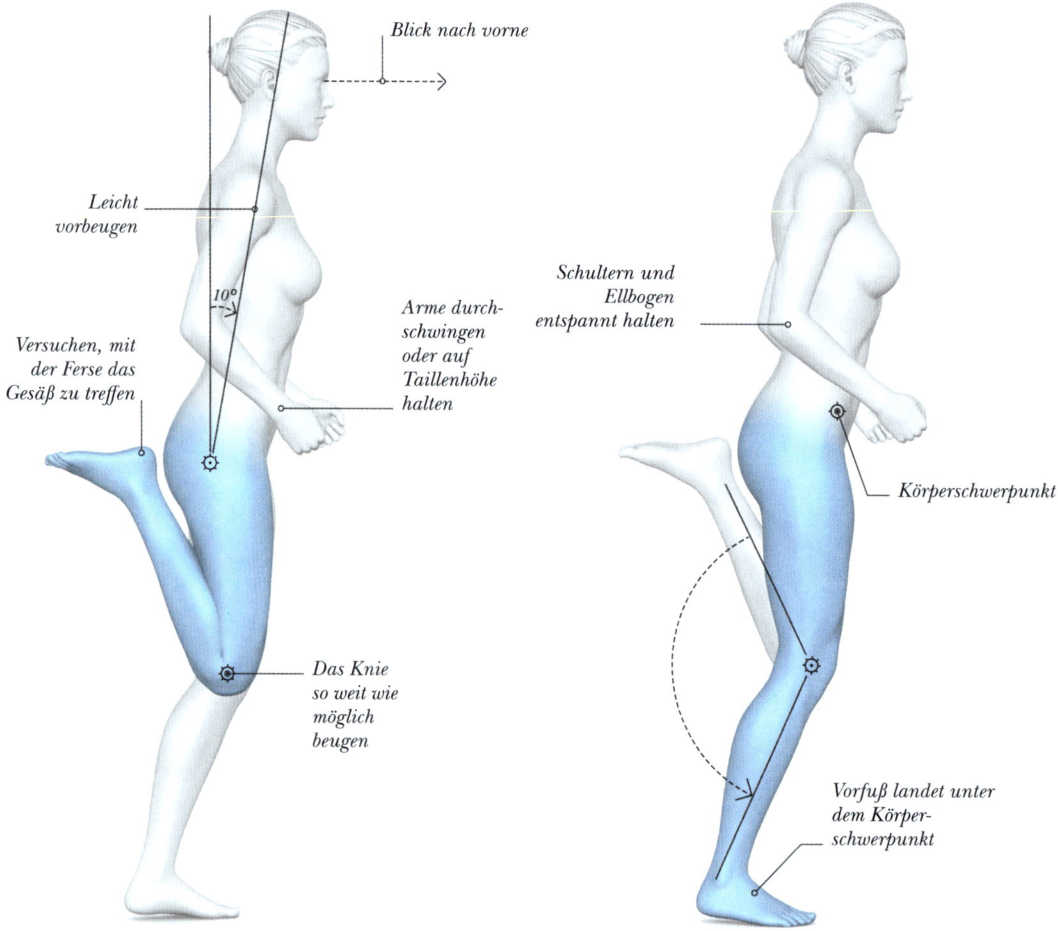

EINE SEITE ANFERSEN
Im aufrechten Stand leicht nach vorne lehnen. Die rechte Ferse schnell ans Gesäß ziehen. Das linke Bein gestreckt halten und beim Übergang in den nächsten Schritt mit der Ferse abheben, sodass das Gewicht auf dem Vorfuß liegt.

DIE GEGENSEITE ANFERSEN
Nach einer kurzen Flugphase (beide Füße sind in der Luft) das rechte Bein sofort wieder absenken. Kurz vor dem Gegenfuß landen, mit dem Vorfuß unter dem KSP. Mit dem linken Bein anfersen.

LAUF-ABC: STRIDE

Strides ermöglichen es, den Laufstil bei hohen Geschwindigkeiten zu perfektionieren. Beginnen Sie in lockerem Tempo, mit Fokus auf Haltung und Fußarbeit. Vergrößern Sie die Schrittlänge, als würden Sie eine leicht übertriebene Version Ihres normalen Laufmusters anstreben. Beschleunigen Sie dann über die finalen 5–10 Sekunden jedes Satzes bis auf 80 % Ihres Maximaltempos, ohne in den Sprint zu verfallen.

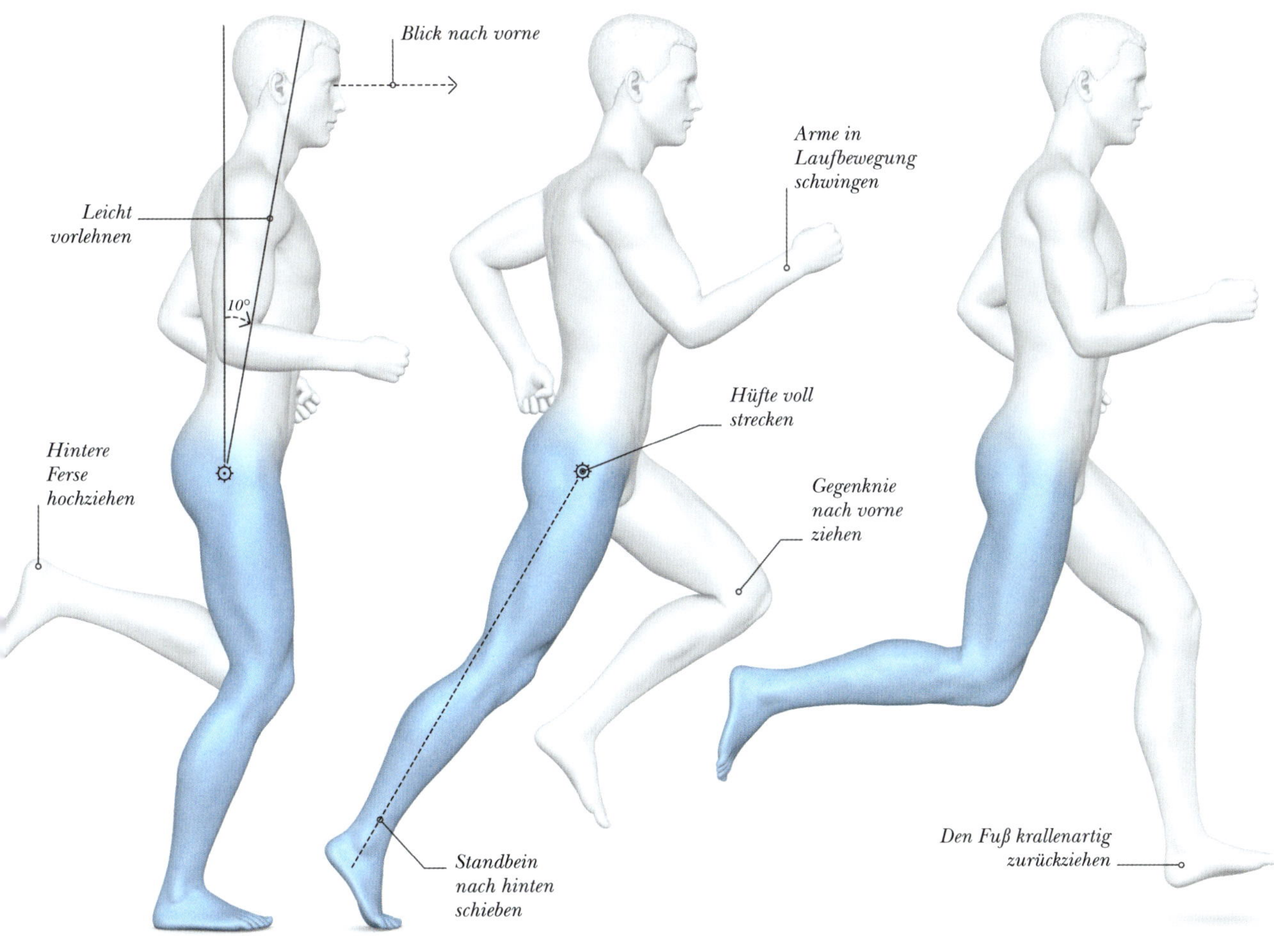

AUF DIE FORM KONZENTRIEREN
In aufrechter Haltung und leichter Vorlage anlaufen. Auf eine saubere Technik konzentrieren und darauf achten, dass Ballen oder Ferse (je nach Ihrem Laufmuster) unter der Hüfte aufsetzen. Die Schultern entspannen.

TEMPO STEIGERN
Achten Sie beim Beschleunigen darauf, bei jedem Schritt das Standbein aktiv nach hinten zu schieben und das Gegenknie nach oben-vorne zu ziehen. Ein kraftvoller Kniehub bewirkt im Standbein eine kraftvolle Hüftstreckung beim Abstoßen.

FINALER SPRINT
Behalten Sie Ihren Laufstil bei, wenn Sie den Satz mit einem Sprint mit 80 % Ihrer maximalen Sprintleistung beenden. Schwingen Sie die Arme in typischer Laufhaltung unterstützend vor und zurück.

LAUF-ABC: SPRUNGLAUF

Diese Übung (Bounding) erhöht die Sprungkraft der Beine. Achten Sie auf ein explosives, kräftiges Abdrücken vom Lande-/Abstoßbein unmittelbar nach dem Aufsetzen, gefolgt von einem deutlichem, kraftvollem Kniehub des Gegenbeins. Versuchen Sie, so hoch und weit nach vorne zu springen wie möglich. Verharren Sie am höchsten Punkt kurz in der Flugphase, bevor Sie landen, um sich ohne Pause sofort wieder abzudrücken.

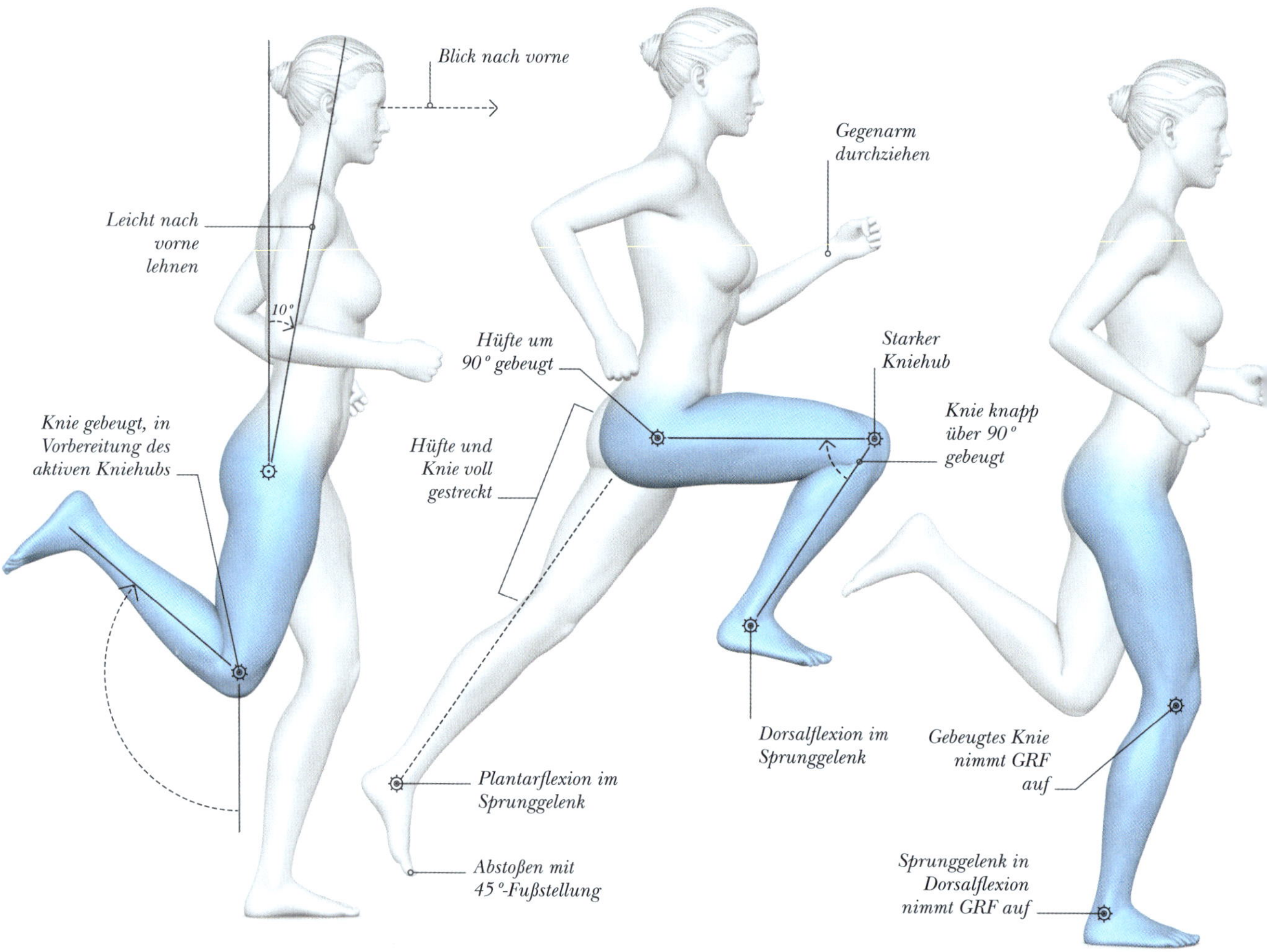

KNIEHUB VORBEREITEN
Lehnen Sie sich beim Landen vom Sprunggelenk aus vor. Das Gewicht liegt auf dem Vorfuß, Knie und Hüfte sind leicht gebeugt. Winkeln Sie das Gegenknie an, um es im nächsten Schritt nach oben zu schieben.

EXPLOSIV ABDRÜCKEN
Drücken Sie sich in einer übertriebenen Laufbewegung kraftvoll ab, um nach oben und vorne abzuheben. Schieben Sie das Gegenknie aktiv nach vorne und unterstützen Sie das Abstoßen mit dem Schwung der Arme.

WEICH LANDEN
Sobald Sie landen und das Bein die Bodenreaktionskraft (GRF) aufnimmt, stoßen Sie sich bewusst in den nächsten Schritt ab. Visualisieren Sie Ihr Bein als Feder, die GRF-Energie speichert, um Sie explosiv nach oben-vorn zu katapultieren.

LAUF-ABC: SEITWÄRTS **ÜBERKREUZEN**

Seitwärtslaufen mit Überkreuzen im Wechselschritt verbessert Reaktionsfähigkeit, Koordination und Beweglichkeit. Versuchen Sie, die Bewegungen schnell und flüssig auszuführen. Wenn Sie sich daran gewöhnt haben, erhöhen Sie das Tempo, um die Herausforderung aufrechtzuerhalten. In Laufrichtung setzt immer das hintere Bein über. Wechseln Sie die Seiten, um einen Satz zu vollenden.

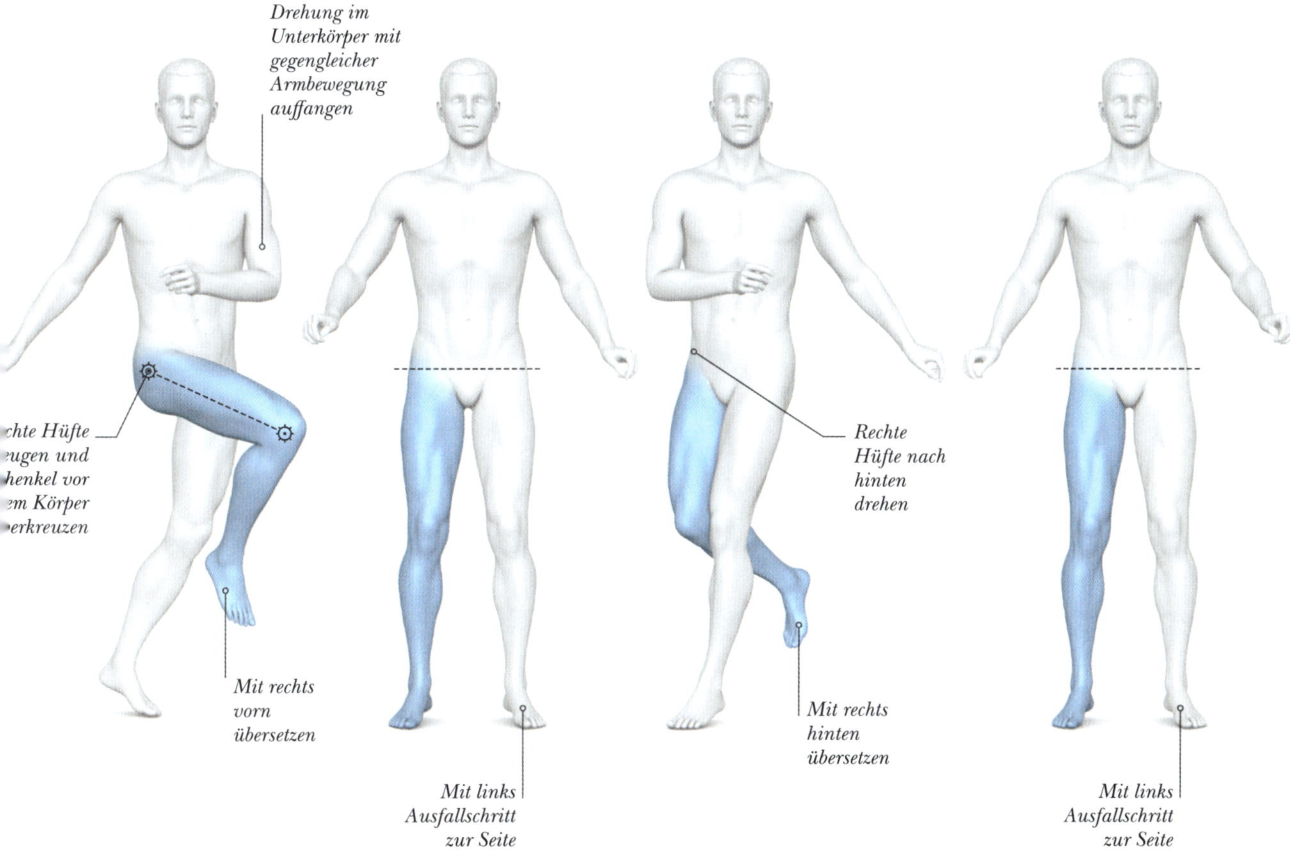

VORNE ÜBERKREUZEN
Im Ballenstand starten. Für die Bewegung nach links mit dem rechten Bein arbeiten. Das rechte Knie heben und Fuß nach links übersetzen.

SCHRITT ZUR SEITE
Mit dem linken Fuß einen Ausfallschritt nach links machen. Weiter leichtfüßig und elastisch im Ballenstand bewegen.

HINTEN ÜBERKREUZEN
Die rechte Hüfte nach hinten ziehen und mit dem rechten Fuß hinter dem linken übersetzen.

SCHRITT ZUR SEITE
Mit dem linken Fuß einen Ausfallschritt nach links machen. Bei der Bewegung in die Gegenrichtung setzt das linke Bein über.

VORBEREITUNG
Im Vierfüßlerstand beginnen. Die Ellbogen sind gestreckt. Die Hände sind unter der Schulter platziert, die Knie unter der Hüfte.

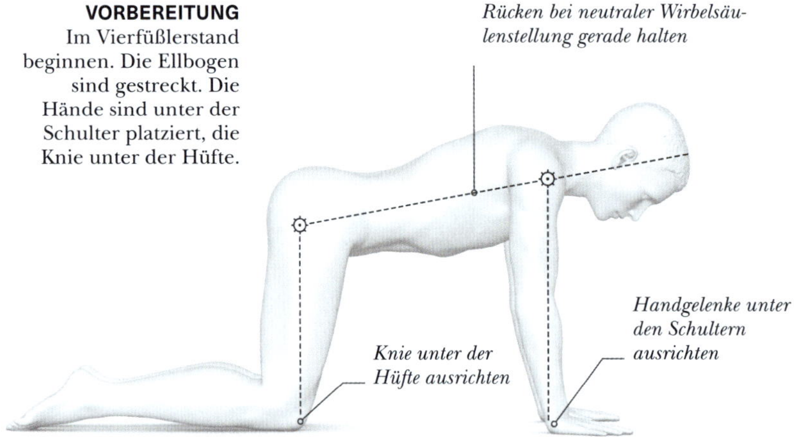

REGENERATIVES DEHNEN: TAUBE (VARIANTE)

Diese abgewandelte Yoga-Haltung bewirkt eine intensive Dehnung des stark beanspruchten Piriformis-Muskels. Sie entspannt die sechs tiefliegenden Hüftaußenrotatoren (s. S. 128), eine Muskelgruppe, die bei Langstreckenläufern häufig verhärtet ist. Führen Sie den Stretch beim Abwärmen abwechselnd 2–3-mal pro Bein durch. Beim Halten der Position den Körper langsam tiefer hineinsinken lassen. Die Dehnung sollte in der aktiven Hüfte und Gesäßhälfte spürbar sein. Passen Sie die Hüftstellung sanft an und verlagern Sie das Gewicht, bis Sie die Dehnung spüren.

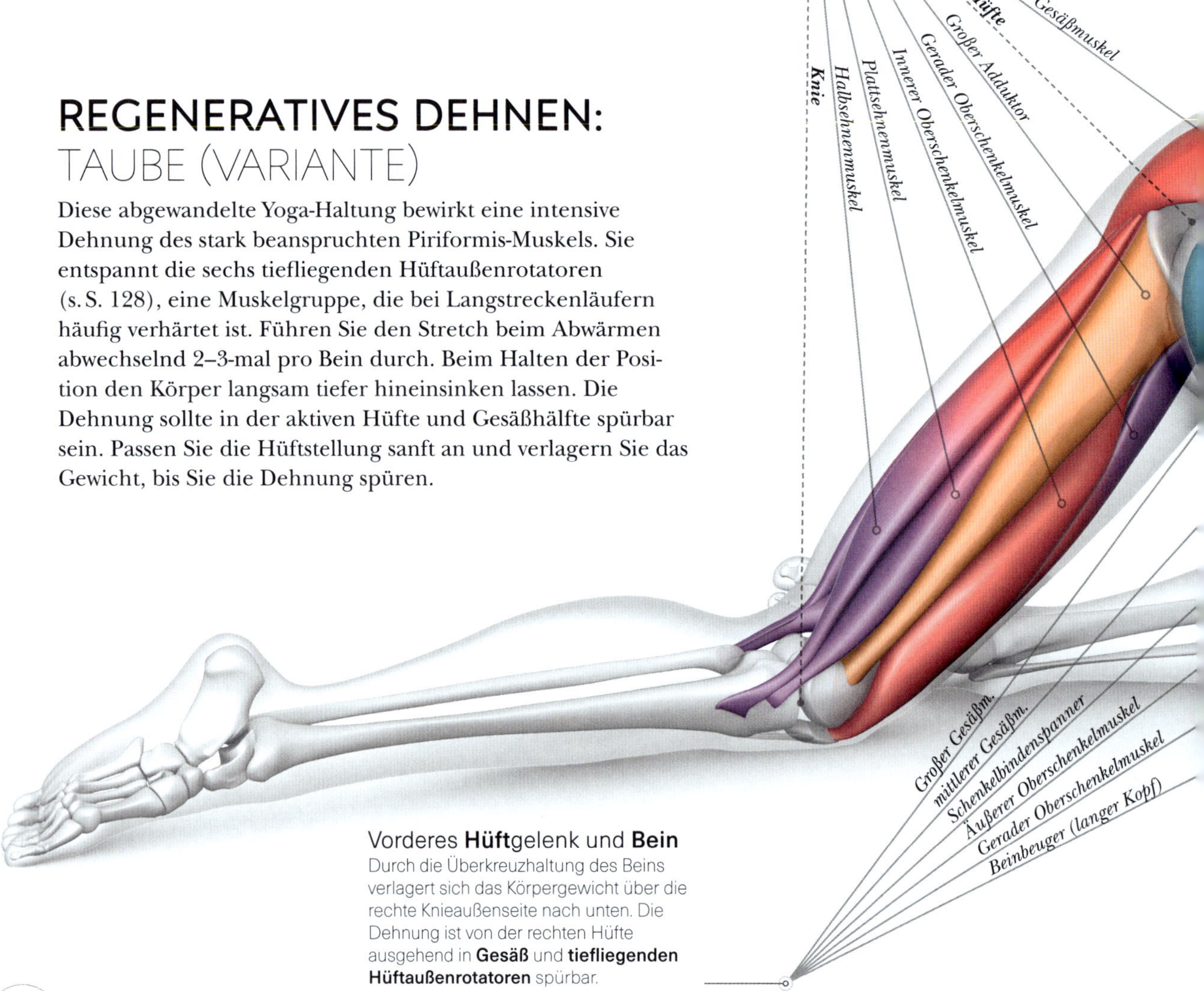

STUFE 1
Den rechten Fuß vor dem linken Knie durchschieben. Das rechte Knie liegt jetzt in einer Linie mit der linken Schulter. Die rechte Hüfte darf leicht nach innen drehen, um die Position zu ermöglichen.

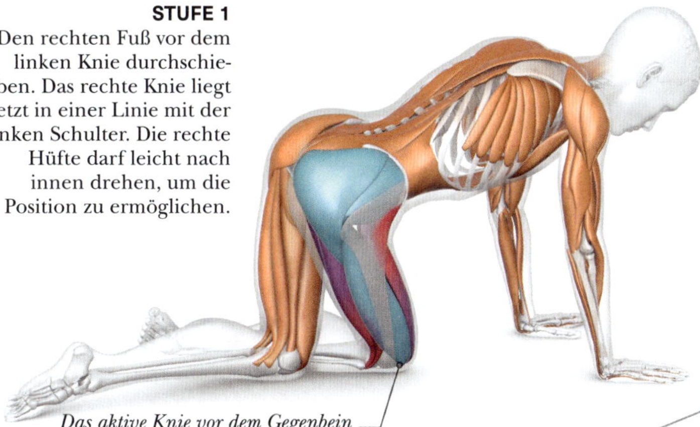

Das aktive Knie vor dem Gegenbein überkreuzen und in einer Linie hinter der Gegenschulter platzieren.

Ober**körper**

Den **Rumpf** parallel zum Boden halten. Die **Armmuskeln** stützen den Oberkörper. Den Kopf nicht hängen lassen, sondern in Verlängerung des Rückens halten.

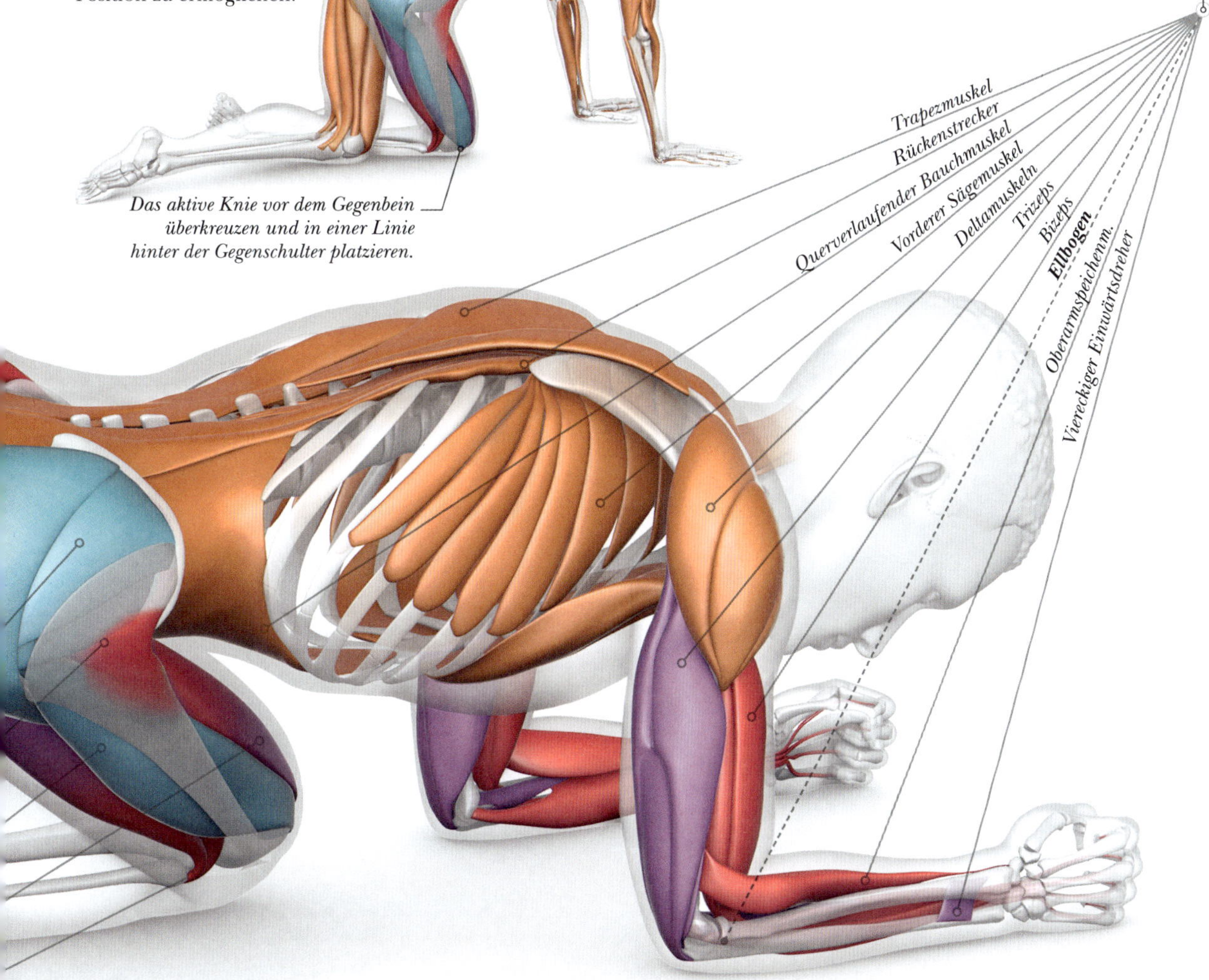

LEGENDE

- •-- *Gelenke*
- ○— *Muskeln*
- Verkürzt sich unter Spannung
- Verlängert sich unter Spannung
- Verlängert sich ohne Spannung (Dehnung)
- Haltend-statische Muskeln

STUFE 2
Die Ellbogen auf 90° angewinkelt unter den Schultern platzieren. Auf die Unterarme stützen. Langsam das linke Bein nach hinten schieben, um die Hüfte nach hinten-unten zu ziehen. Auf die Unterarme lehnen und die Dehnung 30–60 Sek. halten. Das Bein wieder vorschieben, zu Schritt 1 wechseln und wiederholen. Am Schluss den Stretch lösen und den linken Fuß vor dem Körper zurückkreuzen.

REGENERATIVES DEHNEN: TFL-SELBSTMASSAGE

Durch ein vor Kurzem erhöhtes Trainingspensum oder Tätigkeiten, die langes Sitzen erfordern, verhärten oft die Schenkelbindenspanner (*Tensor fasciae latae,* kurz: TFL). Diese Therapieball-Übung löst die Verhärtung und entspannt den seitlichen Hüftmuskel. Wählen Sie dafür einen härteren Therapieball in der Größe eines Lacrosseballs. Beginnen Sie mit sehr leichtem Druck auf den Ball und erhöhen Sie ihn dann je nach Schmerztoleranz. 10–12-mal pro Seite wiederholen bzw. so lange, bis eine Entspannung des TFL spürbar wird.

LEGENDE

- ●-- ***Gelenke***
- ○— *Muskeln*
- Verkürzt sich unter Spannung
- Verlängert sich unter Spannung
- Verlängert sich ohne Spannung (Dehnung)
- Haltend-statische Muskeln

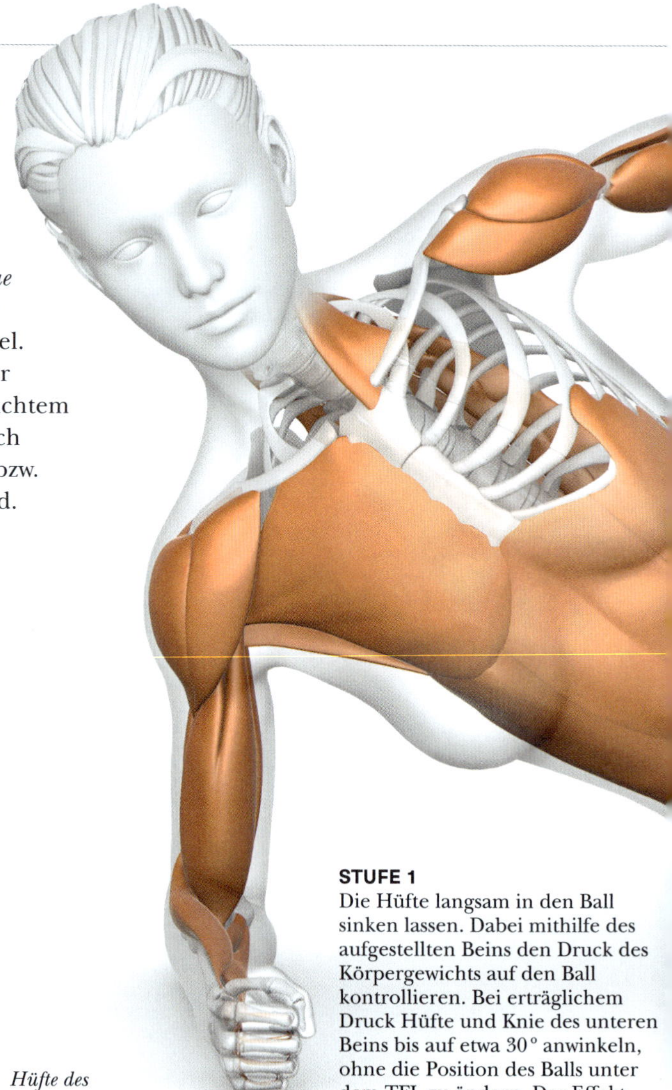

STUFE 1
Die Hüfte langsam in den Ball sinken lassen. Dabei mithilfe des aufgestellten Beins den Druck des Körpergewichts auf den Ball kontrollieren. Bei erträglichem Druck Hüfte und Knie des unteren Beins bis auf etwa 30° anwinkeln, ohne die Position des Balls unter dem TFL zu ändern. Der Effekt sollte im ganzen Schenkelbindenspanner deutlich spürbar sein und evtl. auch im Gesäß, der Hüftaußenseite und in der Leistengegend.

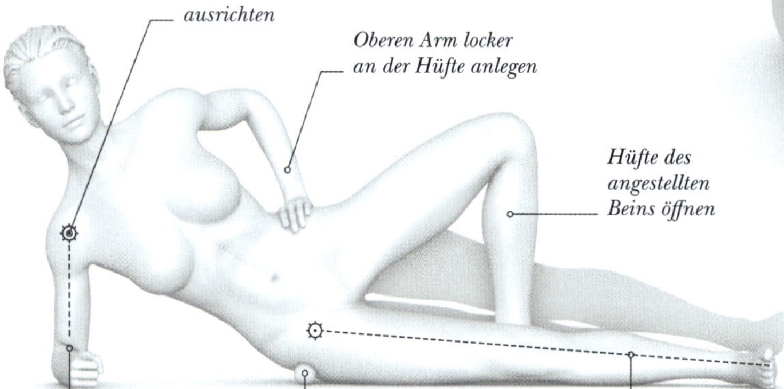

VORBEREITUNG
Mit gestreckten Beinen auf die Seite legen und auf den Unterarm stützen. Das obere Knie anwinkeln, das Bein heben und die Ferse hinter dem gestreckten Bein aufsetzen. Gegen den Boden abdrücken, um die Hüfte anzuheben und den Ball zwischen Boden und der Mitte des TFL zu platzieren. Falls nötig, den Rumpf vorsichtig nach vorne bewegen, um den Ball zu fixieren.

Untere **Hüfte**
Die **Hüftbeuger** sind aktiv, um die Hüfte zu beugen, während der **TFL** intensiv gedehnt wird. Die **hinteren Oberschenkelmuskeln** beugen das Knie, wenn es in Richtung Brust nach oben geführt wird.

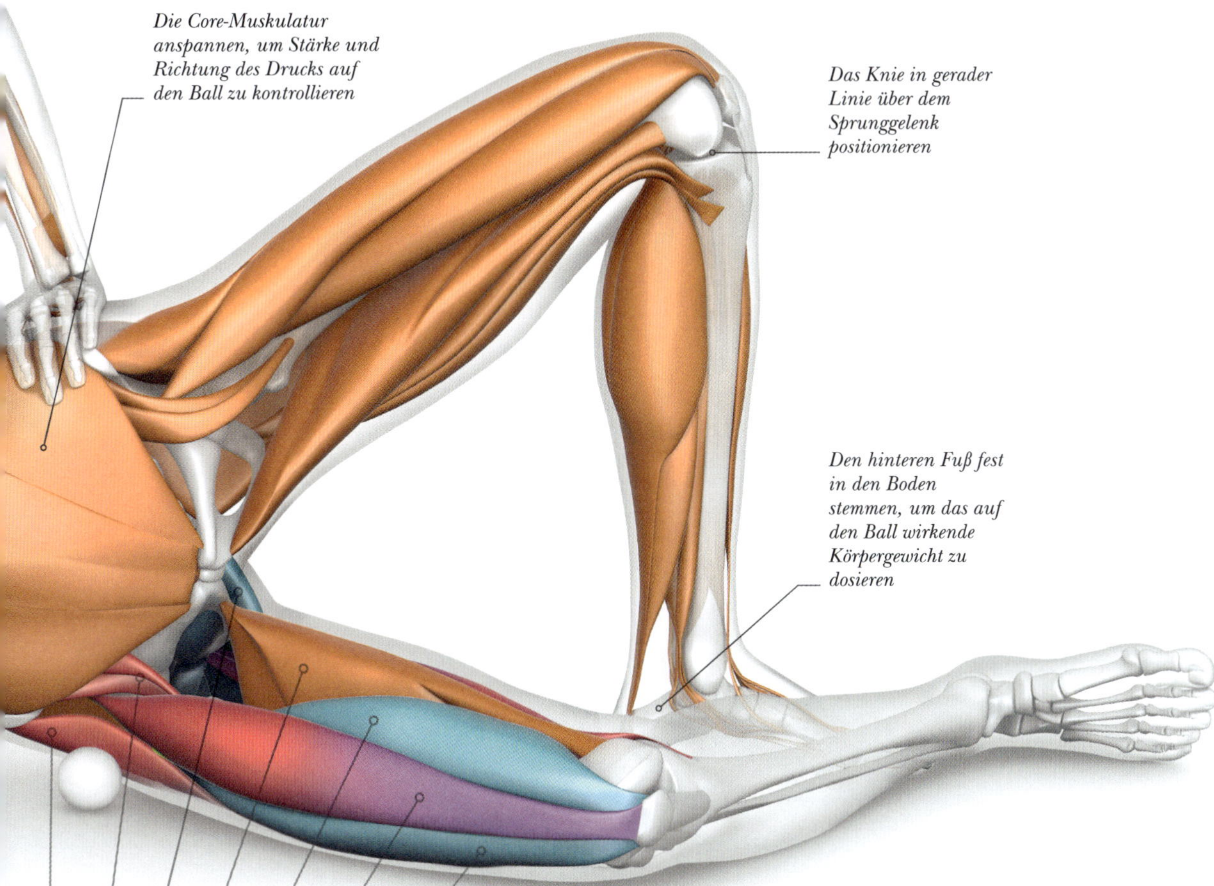

STUFE 2
Untere Hüfte und Knie langsam strecken und in die Ausgangsposition zurückführen. Stufe 1 und 2 beliebig oft wiederholen. Dabei flüssig zwischen den Positionen wechseln. Vor Lösen der Haltung den Ball entfernen.

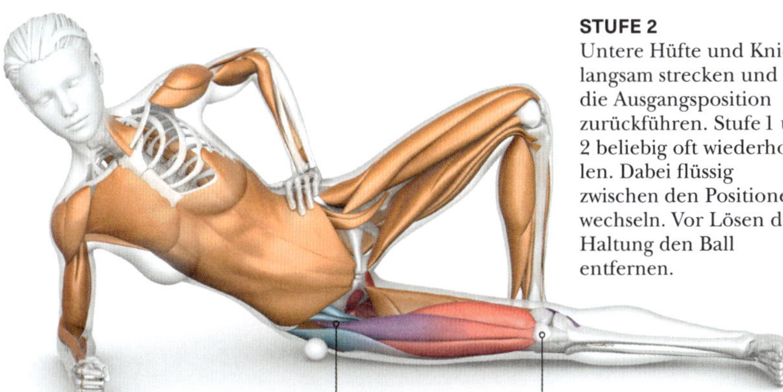

REGENERATIVES DEHNEN: PIRIFORMIS-SELBSTMASSAGE

Diese Therapieball-Übung entspannt den Piriformis-Muskel, der verhärten kann, wenn Sie Ihr Trainingsvolumen steigern und viel sitzen. Belasten Sie den Ball zunächst nur mit wenig Körpergewicht, während Sie das Knie fließend nach links und rechts bewegen. 10–12-mal pro Bein wiederholen bzw. so lange, bis sich die Verhärtungen lösen und eine Entspannung des Muskels spürbar wird.

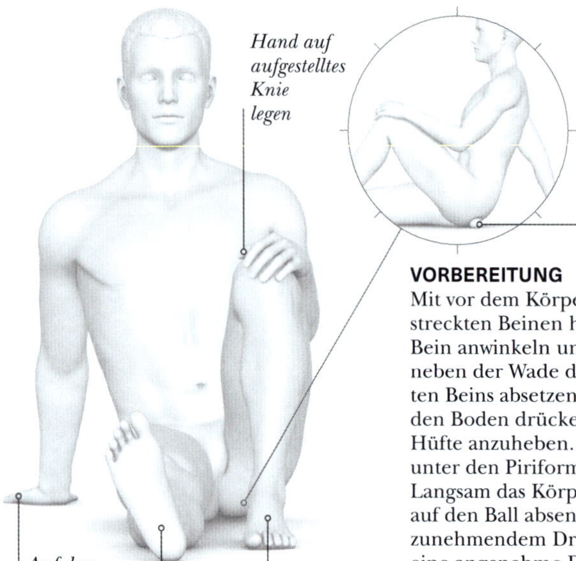

VORBEREITUNG
Mit vor dem Körper ausgestreckten Beinen hinsetzen. Ein Bein anwinkeln und die Ferse neben der Wade des gestreckten Beins absetzen. Den Fuß in den Boden drücken, um die Hüfte anzuheben. Den Ball unter den Piriformis legen. Langsam das Körpergewicht auf den Ball absenken. Mit zunehmendem Druck sollte eine angenehme Dehnung in der Gesäßhälfte spürbar werden.

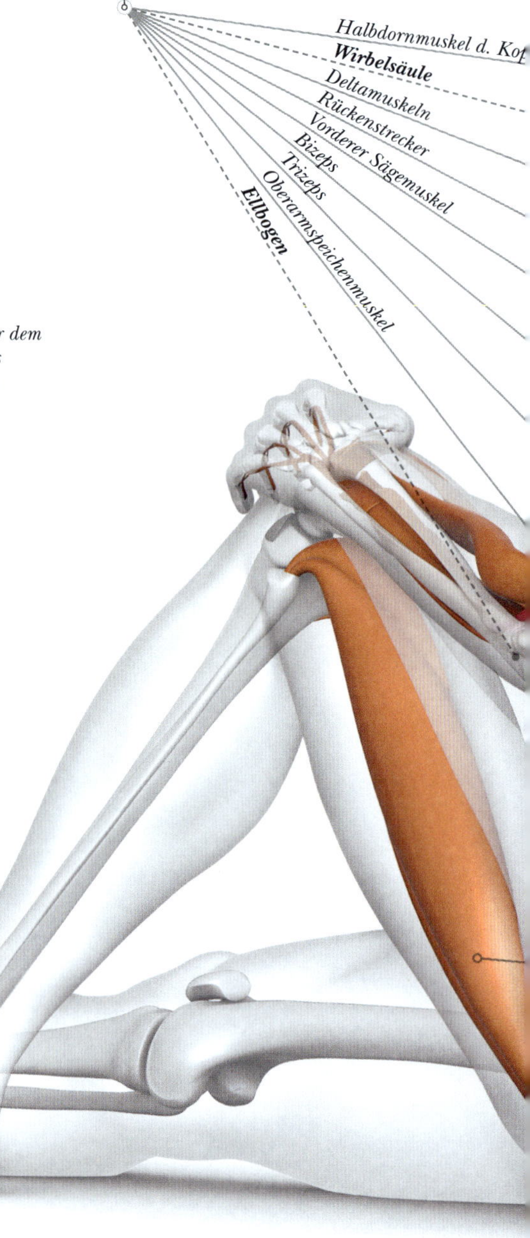

STUFE 1
Langsam die aktive Hüfte zur Körpermitte drehen. Dabei mit der Hand auf dem Knie die Bewegung führen. Der Effekt ist im ganzen Piriformis deutlich spürbar, möglicherweise auch in Oberschenkel, Leiste oder Gesäß.

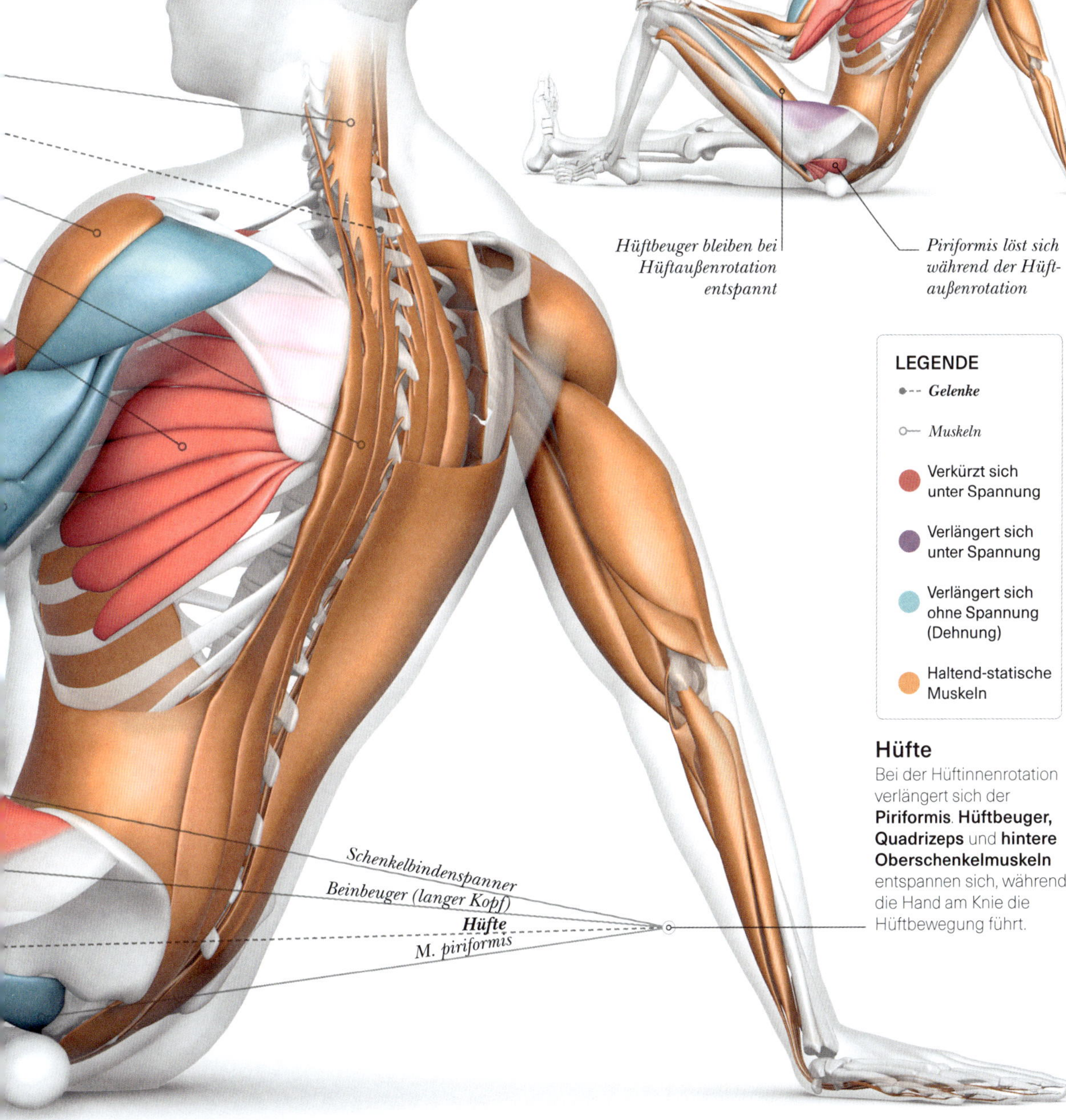

STUFE 2
Langsam die Hüfte nach außen drehen und dabei mit der Hand am Knie führen. Übungsschritte 1 und 2 in flüssiger, gleichmäßiger Bewegung wiederholen.

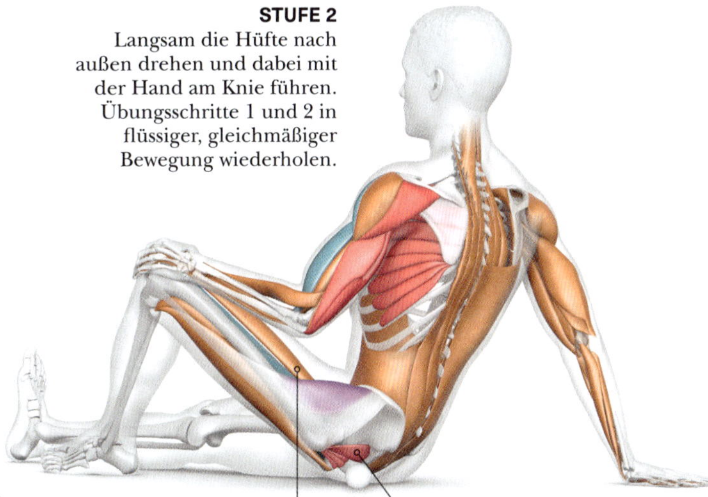

LEGENDE
- *Gelenke*
- *Muskeln*
- Verkürzt sich unter Spannung
- Verlängert sich unter Spannung
- Verlängert sich ohne Spannung (Dehnung)
- Haltend-statische Muskeln

Hüfte
Bei der Hüftinnenrotation verlängert sich der **Piriformis**. **Hüftbeuger, Quadrizeps** und **hintere Oberschenkelmuskeln** entspannen sich, während die Hand am Knie die Hüftbewegung führt.

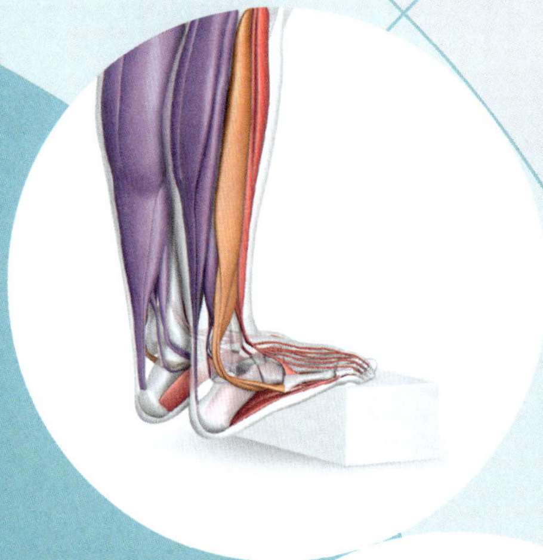

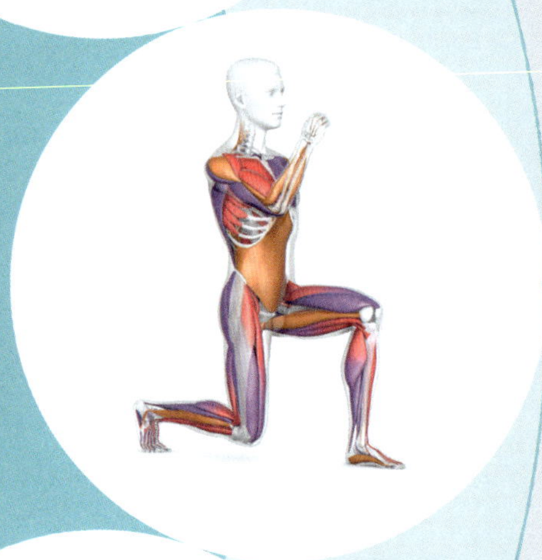

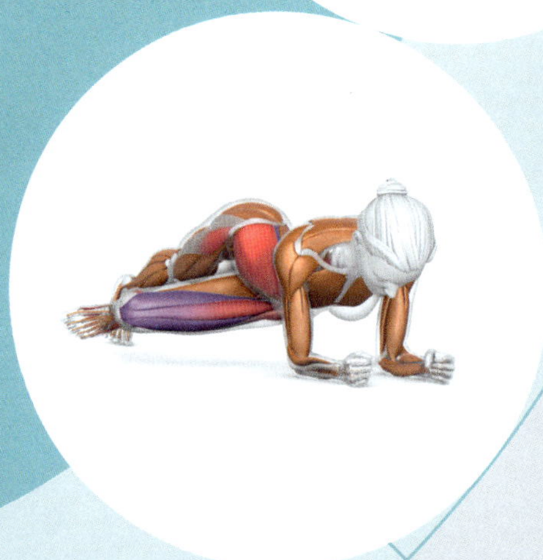

KRAFT-ÜBUNGEN

Die Krafttrainingsübungen in diesem Kapitel wurden ausgewählt, weil ihr Fokus auf den beim Laufen am meisten beanspruchten Muskeln liegt. Sie helfen Ihnen dabei, die Kraft und Robustheit zu entwickeln, die Sie beim Laufen brauchen, um den repetitiven Stoßbelastungen und den kontinuierlich gesteigerten Anstrengungen Ihres Trainingsprogramms standzuhalten. Eine zunehmende Zahl wissenschaftlicher Belege zeigt, dass Krafttraining nicht nur das Verletzungsrisiko senkt, sondern auch die Leistung positiv beeinflusst.

ÜBUNGSAUSWAHL

Regelmäßiges Krafttraining mit den Übungen aus diesem Kapitel kann Ihr Lauftraining sinnvoll ergänzen und ein wertvoller Bestandteil Ihres Crosstrainings werden (s. S. 187). Wenn Sie verstehen, welche Muskeln und Gelenke jeweils arbeiten und wie jede Übung Ihrem Lauftraining zugute kommt, können Sie sichergehen, dass Sie optimal trainieren und den maximalen Nutzen daraus ziehen.

WARUM KRAFTTRAINING?

Womöglich stellen Sie sich die Frage, warum Sie etwas anderes als Laufen trainieren sollten, wenn Ihr Ziel schnelles, schmerzfreies Laufen ist. Tatsächlich kann Krafttraining die Laufleistung und -ökonomie verbessern und das Verletzungsrisiko reduzieren.

ZIELGERICHTETES TRAINING

Mit dem Speichern und Freisetzen von Energie übernehmen die Sehnen (s. S. 18–19) bis zur Hälfte der Gesamtarbeit, die jeder Schritt erfordert. Die Effizienz dieses Prozesses gezielt zu verbessern, kann die Laufleistung erheblich steigern. Dafür müssen wir die sogenannte »Steifigkeit« unserer Sehnen erhöhen. Biomechanisch gesehen ist dies das Ausmaß, in dem eine Struktur einer Verformung als Reaktion auf eine von außen wirkende Kraft widersteht. Steifere Sehnen speichern mehr Energie bei ihrer Dehnung in der Belastungsphase des Laufens und geben in der Vortriebsphase mehr Energie ab.

STEIFIGKEIT VERBESSERN

Laufen erzeugt Belastungen bis zum 2,5- bis 3-Fachen des Körpergewichts und setzt die Sehnen beim Aufsetzen kurzzeitig unter Spannung. Um die Sehnensteifigkeit zu erhöhen, braucht es höhere Belastungen und eine längere Zeit unter Anspannung. Widerstandstraining bietet beides und hat daher das Potenzial, die Laufleistung zu verbessern.

! Warnhinweis

Achten Sie auf die Warnhinweise neben den Übungsanleitungen. Wenn Sie bei einer Übung Schmerzen haben, wenden Sie sich an einen Physiotherapeuten, um die Ursache festzustellen und zu verhindern, dass sich bestehende Beschwerden verschlimmern. Bei Schmerzstärke 3 oder mehr (s. S. 56) lassen Sie die Übung weg, bis Sie vom Arzt wieder grünes Licht bekommen.

Aufpralldämpfung und Vortrieb verbessern

Einige der folgenden Übungen erhöhen die Fähigkeit der unteren Gliedmaßen, die Bodenreaktionskraft aufzunehmen (GRF, s. S. 18). Andere stärken die Fähigkeit des Körpers, Vortriebskraft zu erzeugen (s. S. 19). Eine Reihe von Übungen vereint beides. Nehmen Sie eine sinnvolle Kombination dieser Übungen in Ihr regelmäßiges Trainingsprogramm auf.

Übungen zur Verbesserung des Vortriebs

- Hüftstrecken
- Step-up
- Hüftheben mit Ball

Beides

- Ausfallschritte
- Box Jump
- Einbeinsprung
- Fersensenken
- Kreuzheben klassisch
- Kreuzheben rumänisch
- Einbeinbeuge am Ball

Übungen zur Verbesserung der GRF-Aufnahme

- Hüftheben
- Step-down

ÜBUNGSAUSFÜHRUNG

Bei den meisten der folgenden 18 Übungen gibt es zwei Positionen, zwischen denen Sie mit mehreren Wiederholungen wechseln oder die Sie über eine bestimmte Zeitspanne halten. Achten Sie auf ein genaues Timing und darauf, Ihren maximalen Bewegungsumfang auszuschöpfen. Befolgen Sie die Hinweise zur Körperausrichtung und zur Ausführung.

Bei jeder Übung zeigt eine Abbildung die Bewegung, die im Mittelpunkt steht. Oft gibt es ein aktives oder Fokus-Bein und ein nichtaktives Bein, sodass Sie jede Körperseite isoliert trainieren. Dies ist wichtig, da Sie auch beim Laufen die Beine abwechselnd beanspruchen. Es werden Möglichkeiten zur Progression aufgezeigt und Varianten vorgestellt, für den Fall, dass eine Übung Sie nicht mehr fordert. Progressionen nutzen häufig Zusatzgewichte (s. r.), manchmal gilt es aber auch zu einer anderen Übung zu wechseln.

DAS TRAINING PLANEN

Wenn Sie neu beim Krafttraining sind und keine Verletzungen haben, starten Sie mit 3–5 Übungen für Hüft-, Oberschenkel- und Wadenmuskulatur. Für den ersten Kraftzuwachs planen Sie über mindestens 6 Wochen 2 Trainingseinheiten pro Woche ein. Trainieren Sie jede Körperseite im Wechsel, mit 2–3 Minuten Pause zwischen den Sätzen. Wählen Sie die Widerstände so hoch, dass die Muskeln am Ende eines Satzes ermüdet sind. Bei der Rehabilitation nach Verletzungen folgen Sie den Anweisungen Ihres Physiotherapeuten.

Das brauchen Sie

Für die meisten Übungen brauchen Sie kein Equipment, doch folgende Dinge sollten Sie sich zulegen, wenn Sie nicht ins Studio gehen:

- Widerstandsbänder: Verwenden Sie mit zunehmender Kraft festere Bänder
- Steppbrett/Plyobox, hoch (30 cm) und niedrig (15 cm)
- Ggf. Matte für Bodenübungen
- Langhantel zum Kreuzheben
- Kurzhantel in mehreren Gewichten zum Wechsel, wenn Sie bereits Fortschritte erzielt haben.
- Gewichterucksack (s. u.)
- Gymnastikball mit 55 cm oder 65 cm Durchmesser.

Bei vielen Übungen finden Sie den Hinweis, mit Zusatzlasten zu arbeiten, wenn sie zu leicht werden. Sie können eine Übung mit Hanteln durchführen, wenn es die Körperhaltung erlaubt. Alternativ befüllen Sie einen Gewichterucksack nach Bedarf.

Verletzungsvorbeugung und -rehabilitation

Viele der Übungen in diesem Buch unterstützen die Rehabilitation häufiger laufbedingter Verletzungen. Gleichzeitig dienen sie der Vorbeugung. Wenn Sie anfällig für eines der unten aufgeführten Probleme sind oder sich gerade davon erholen, sollten Sie die jeweils aufgeführten Übungen absolvieren.

Iliotibiales Bandsyndrom (s. S. 61)
- Hüftheben
- Hüftdrehen im Stand
- Einbeinbeuge am Ball
- Step-down
- Step-up
- Hüftstrecken
- Ausfallschritt
- Box Jumps (fortgeschritten)

Patellofemorale Schmerzen (s. S. 57)
- Hüftheben
- Hüftdrehen im Stand
- Step-down
- Step-up
- Einbeinbeuge am Ball
- Kreuzheben klassisch
- Ausfallschritt
- Box Jump (fortgeschritten)
- Einbeinsprung

Sprunggelenkszerrungen und chronische -instabilität
- Fuß ausdrehen
- Fuß eindrehen
- Zehentraining
- Fußbrücke
- Einbeinsprung

Achillodynie (s. S. 58)
- Fersensenken, auch im Sitzen
- Dynamischer Waden-Stretch
- Einbeinsprung (fortgeschritten)

Tendinopathie der hinteren Oberschenkelmuskeln
- Hüftheben mit Ball
- Hüftstrecken
- Kreuzheben klassisch
- Kreuzheben rumänisch

Plantarer Fersenschmerz (s. S. 60)
- Zehentraining
- Fußbrücke
- Fuß eindrehen
- Einbeinsprung (fortgeschritten)

FUSSBRÜCKE

Diese Übung kräftigt die intrinsischen Fußmuskeln (s. S. 102) und verbessert die Federungseigenschaften des Fußes sowie die Funktion und Stabilität von Fuß und Sprunggelenk. Hiervon profitieren vor allem Läufer mit chronischer Sprunggelenksinstabilität durch Zerrungen.

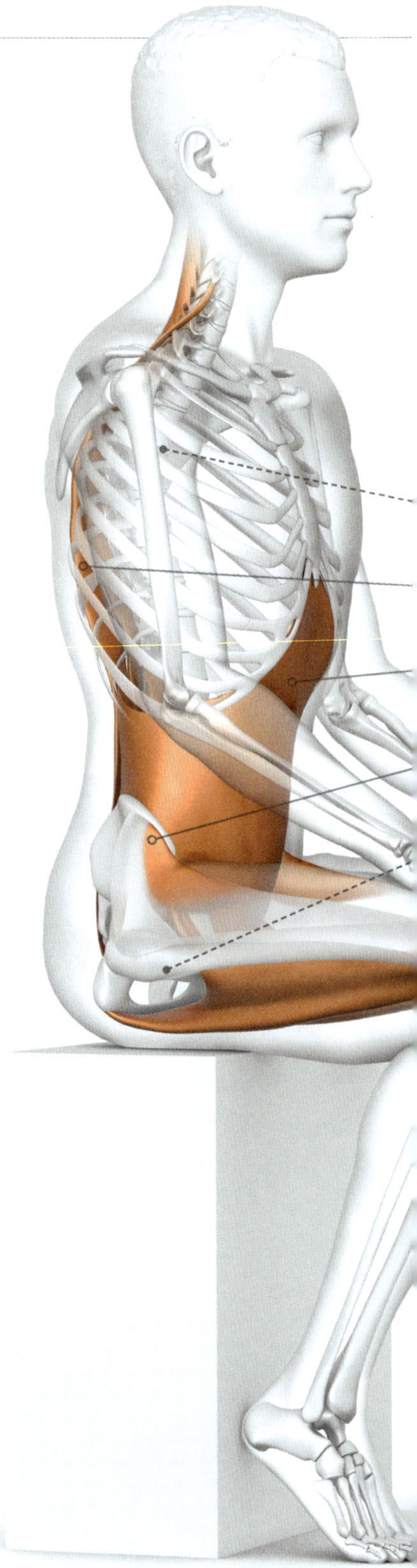

IM ZUSAMMENHANG

Diese Übung zielt auf die innere Fußmuskulatur (s. S. 22) ab. In Schritt 1 wölben Sie den Fuß zur Brücke und verringern damit den Abstand zwischen Ferse und Großzehengrundgelenk.

Starten Sie die Übung mit 3–4 Sätzen à 10–12 Wiederholungen. Zur Steigerung arbeiten Sie sich nach und nach durch folgende Progressionen: Ausführung im Stand; Auf einem Bein im Stand; In der Kniebeuge; In der Einbeinbeuge; Halten von Stufe 1 und Schritt nach vorne; Halten von Stufe 1 und Step-up/Step-down; Halten von Stufe 1 beim Hüpfen.

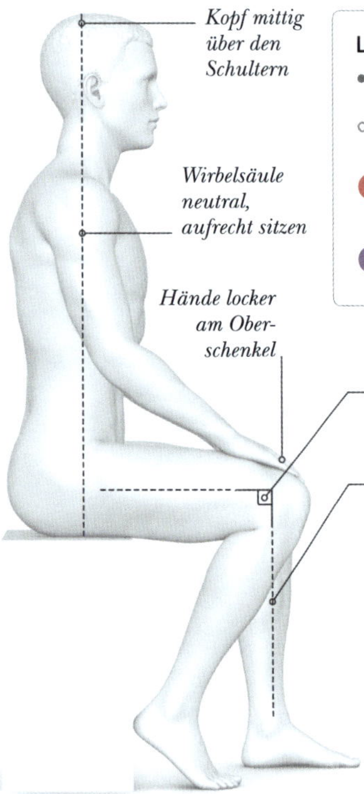

LEGENDE

- *Gelenke*
- *Muskeln*
- Verkürzt sich unter Spannung
- Verlängert sich unter Spannung
- Verlängert sich ohne Spannung (Dehnung)
- Haltend-statische Muskeln

VORBEREITUNG
Im aufrechten Sitz die Knie auf 90° anwinkeln. Die Füße sind schulterbreit, die Sprunggelenke stehen direkt unter den Knien. Nun Ferse und Vorfuß gleichmäßig belasten. Die Füße in neutraler Nullstellung (s. S. 103) entspannen. Der nichtaktive Fuß kann auch zurückgestellt im Zehenstand pausieren, falls dies angenehmer ist.

STUFE 1
Den Ballen zur Ferse ziehen, sodass das Fußgewölbe sich wie eine Brücke spannt und der Fuß kürzer wird. Die Fußaußenkante hält weiter Bodenkontakt. Die Zehen bleiben entspannt und krümmen sich nicht. Das Beingewicht gleichmäßig auf Ferse und Ballen verteilen. 5 Sekunden halten.

STUFE 2
Den Fuß entspannen und in die Ausgangsstellung zurückkehren. Wiederholen.

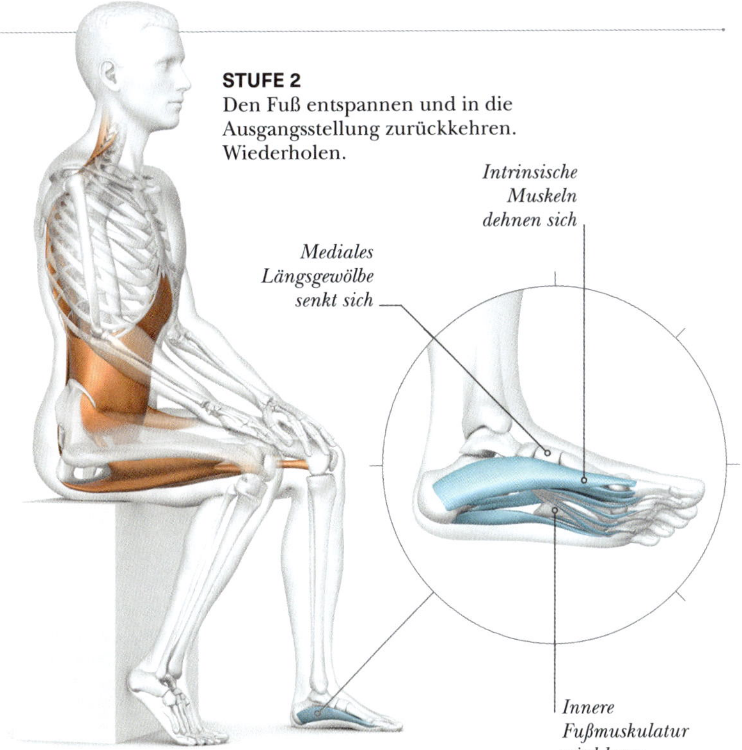

Core und Ober**schenkel**

Die **Rückenstrecker** und **der querverlaufende Bauchmuskel** kontrahieren isometrisch (keine Verkürzung oder Verlängerung). Sie halten den Rumpf aufrecht und unterstützen die Bewegung. In den Oberschenkeln sind **Hüftbeuger** und **großer Adduktor** aktiv, um den Körper mit zu stützen.

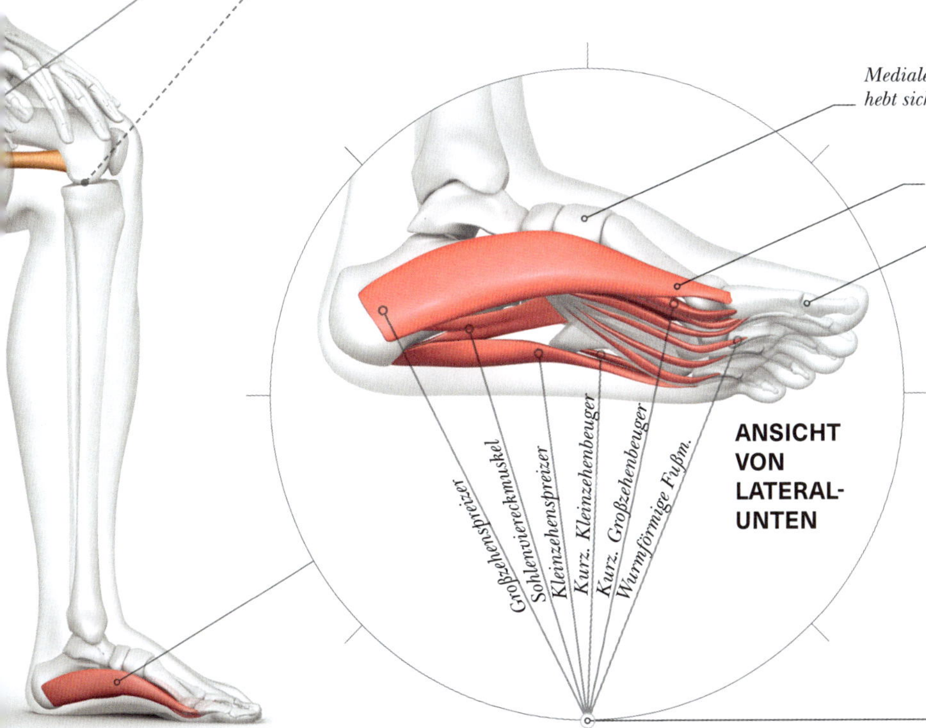

Fuß

Beim Zurückziehen des Großzehenballens zur Ferse verkürzen die **intrinsischen Fußmuskeln** unter Spannung. Diese konzentrische Aktivität kräftigt und stabilisiert das Fußgewölbe.

» IM **DETAIL**

Der Fuß ist eine unglaublich komplexe Struktur, die beim Laufen sowohl als Feder wie auch als Stoßdämpfer agiert (s. S. 18–19). Läufer profitieren davon, wenn sie seine Anatomie verstehen (s. S. 22–23) und ihn mit gezielten Übungen wie der Fußbrücke kräftigen.

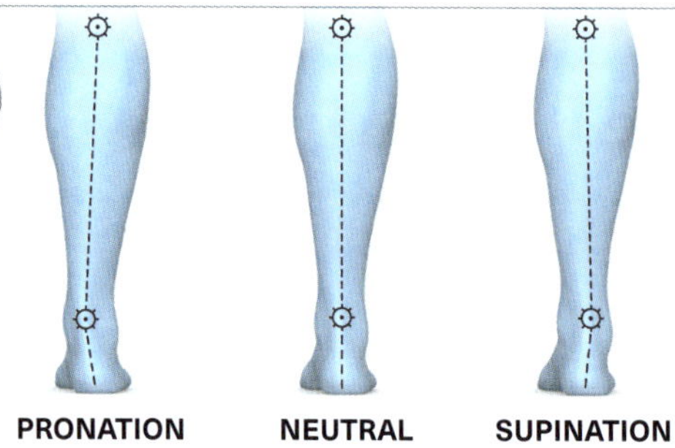

Neutralstellung

Die ausgeglichene Stellung des Fußes zwischen Pronation und Supination nennt man Neutral-Null-Stellung, da das untere Sprunggelenk sich in Neutralstellung befindet. Das Sprungbein sitzt senkrecht über dem Fersenbein, sodass Schien- und Wadenbein gerade darüber aufgerichtet sind, ohne Rotation des Sprunggelenks in der Frontalebene. Im Sitzen sollte das Knie in einer geraden Linie über dem Sprunggelenk ausgerichtet sein. Nehmen Sie diese Haltung zu Beginn der Übungen ein, damit die Muskeln in einer Mittelposition aktiviert werden.

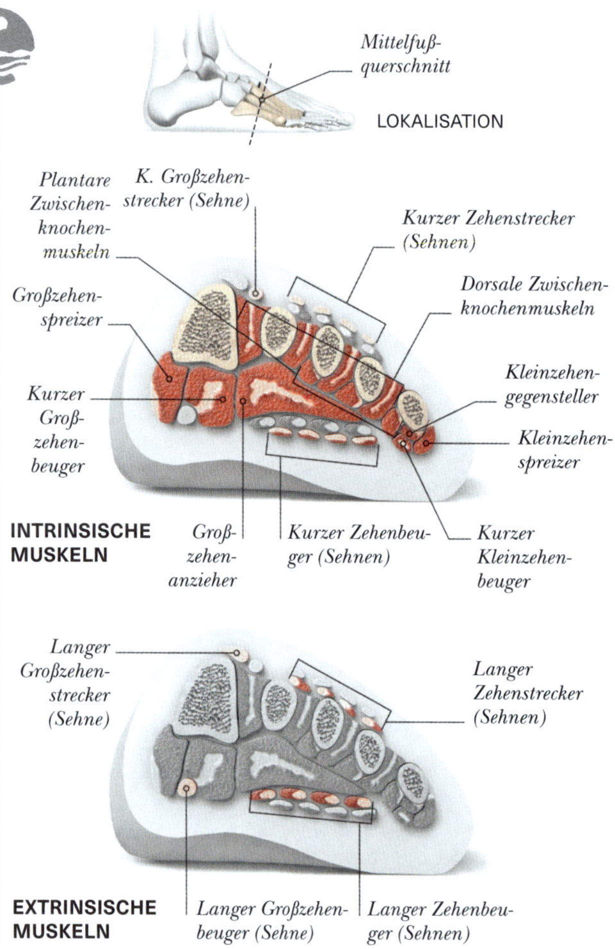

Intrinsische und extrinsische Fußmuskeln

Die Fußbrücke kräftigt sowohl die intrinsischen wie die extrinsischen Fußmuskeln. Die extrinsischen Muskeln haben ihren Ursprung außerhalb des Fußes, insbesondere am vorderen, hinteren und lateralen Unterschenkel. Sie ermöglichen die Inversion, Eversion, Plantarflexion und Dorsalflexion des Sprunggelenks. Die intrinsischen Muskeln sind im Fuß selbst lokalisiert und sorgen vor allem für die Stabilisierung von Fuß und Fußgewölbe.

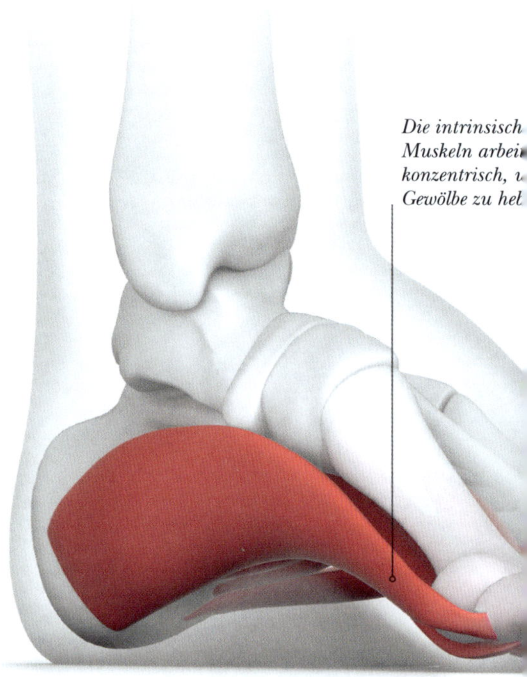

STUFE 1 | ANTERIOR-MEDIALE ANSICHT

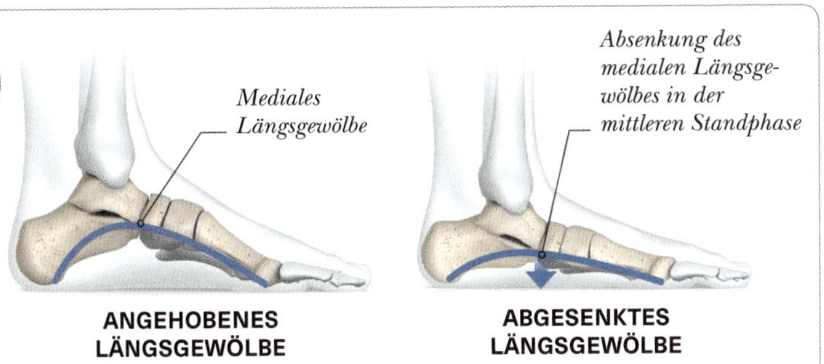

Längsgewölbe: Der Stoßdämpfer

Beim Absenken des Fußgewölbes in der mittleren Standphase des Laufens (s. S. 67) wird der mediale Anteil des Längsgewölbes flach und streckt sich in die Länge. Er wirkt auf diese Weise wie ein Stoßdämpfer, da die Plantarfaszie und die intrinsischen Fußmuskeln Spannung aufbauen, um das Absenken zu verlangsamen und die Energie des auf sie wirkenden Körpergewichts aufzunehmen. Diese Energie wird für den Vortrieb bei der folgenden Resupination (Auswärtsdrehung) des Fußes und seinen Abstoß vom Boden miteingesetzt. Der Fuß liefert bis zu 17 % der für einen Schritt benötigten Energie.

ÜBUNGSPROGRESSION

Dynamische Fußbrücke

Zur Steigerung der Übung (s. S. 100) können Sie die Last erhöhen, die das Fußgewölbe tragen muss, Bewegungselemente hinzufügen oder mit einbeinigen Varianten die Laufbewegung imitieren. Das Gewicht des Rumpfes können Sie mit Kurzhanteln erhöhen, deren Gewicht Sie im Laufe der Zeit steigern.

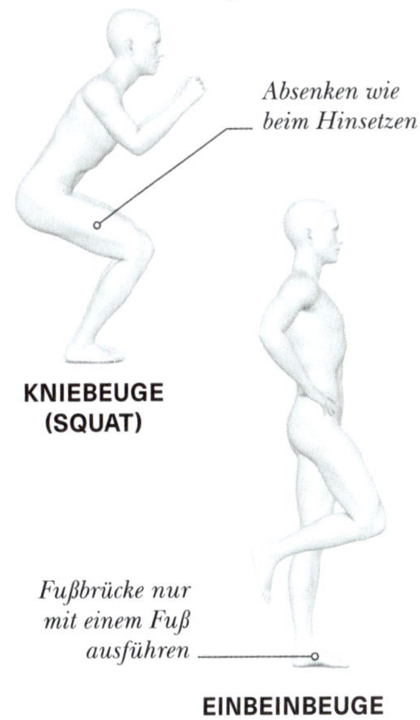

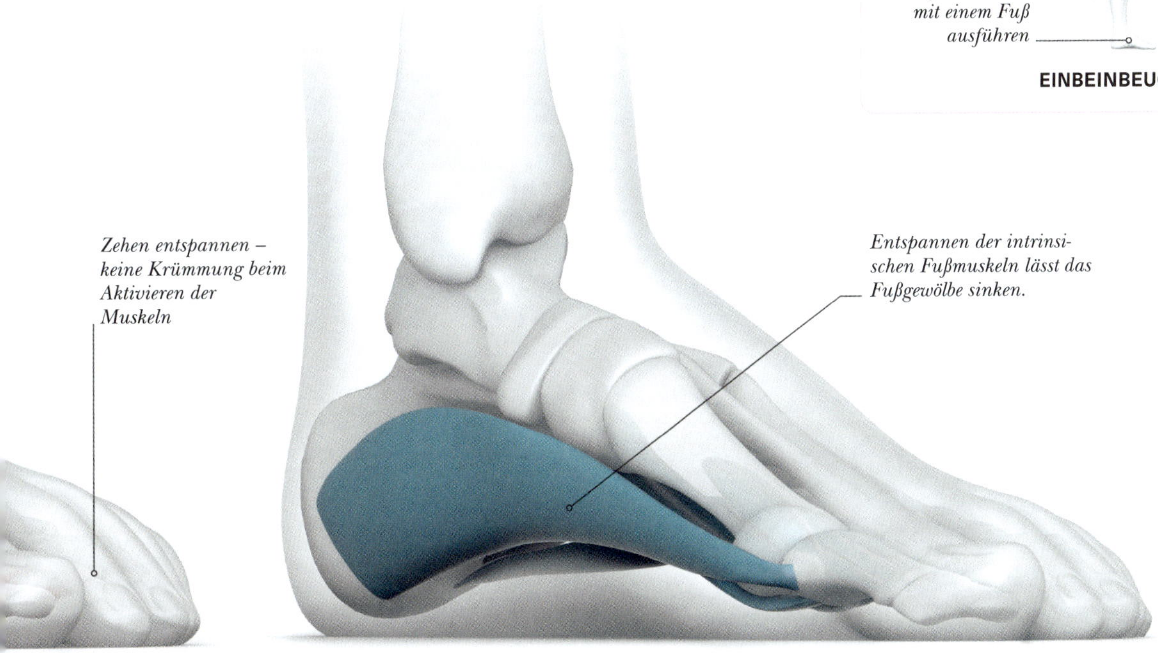

STUFE 2 | ANTERIOR-MEDIALE ANSICHT

ZEHENTRAINING

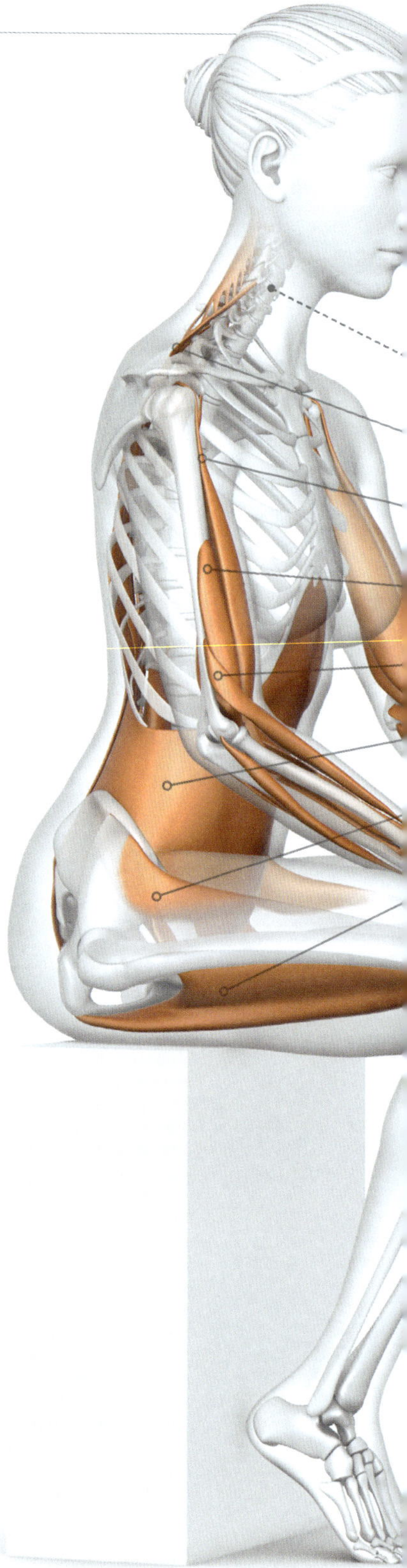

Starke intrinsische Fußmuskeln (s. S. 102) ermöglichen es dem Fuß, zwischen Steifigkeit und Flexibilität zu wechseln, was ihn zum stabilen Fundament des gesamten Laufzyklus (s. S. 66–69) macht. Das Zehentraining stärkt die intrinsischen und extrinsischen Muskeln und Sehnen, die das Fußlängsgewölbe stützen (s. S. 106).

IM ZUSAMMENHANG

Für diese Übung brauchen Sie ein Widerstandsband. Lassen Sie während der ganzen Übung die Füße am Boden, oder stellen Sie den nichtaktiven Fuß im Zehenstand nach hinten, wenn es für Sie angenehmer ist.

Starten Sie die Übung mit 3–4 Sätzen à 10–12 Wiederholungen. Steigern Sie dann durch Erhöhen des Widerstands (s. S. 99) und die folgenden Progressionen: Im Stand; Im Einbeinstand.

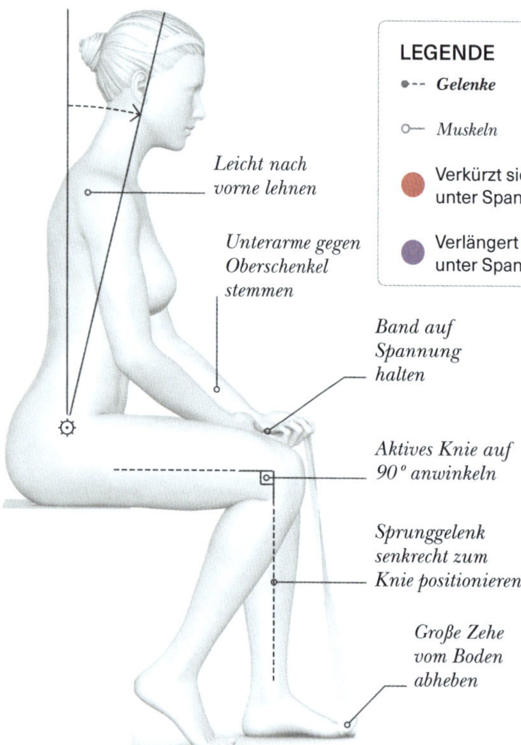

LEGENDE

- ●-- *Gelenke*
- ○— *Muskeln*
- Verkürzt sich unter Spannung
- Verlängert sich unter Spannung
- Verlängert sich ohne Spannung (Dehnung)
- Haltend-statische Muskeln

VORBEREITUNG

Im aufrechten Sitzen die Knie auf 90° beugen. Die Füße stehen schulterbreit, die Sprunggelenke sind unter den Knien ausgerichtet. Das Band um die Großzehe wickeln. Nun die Unterarme gegen die Oberschenkel stemmen, um das Band auf Spannung zu halten, und die Großzehe vom Boden abheben. Auf eine stabile Fußbasis konzentrieren: Ferse und Ballen halten beidseitig weiter Bodenkontakt.

STUFE 1
Gegen den Widerstand des Bandes die Großzehe in einer flüssigen, kontrollierten Bewegung langsam wieder zum Boden absenken. 3 Sekunden halten.

STUFE 2
Die Großzehe in einer langsamen, kontrollierten Bewegung zurück in die Startposition ziehen.
Stufen 1 und 2 wiederholen.

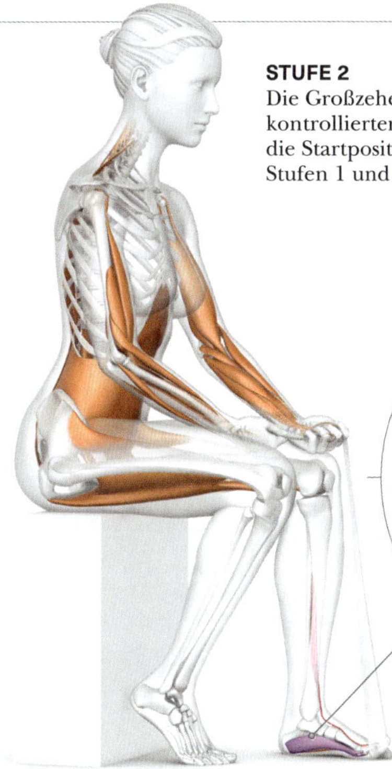

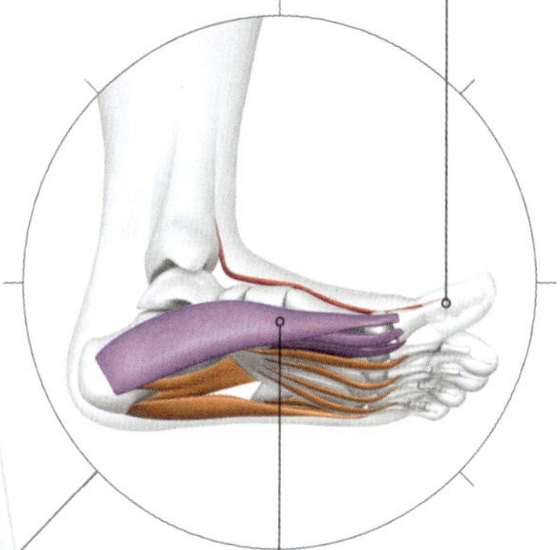

Ober**körper**

Die **Rumpfmuskulatur** hält Sie durch eine stabile isometrische Kontraktion aufrecht, ebenso wie die **Armmuskulatur,** die Sie gegen den Bandwiderstand abstützt.

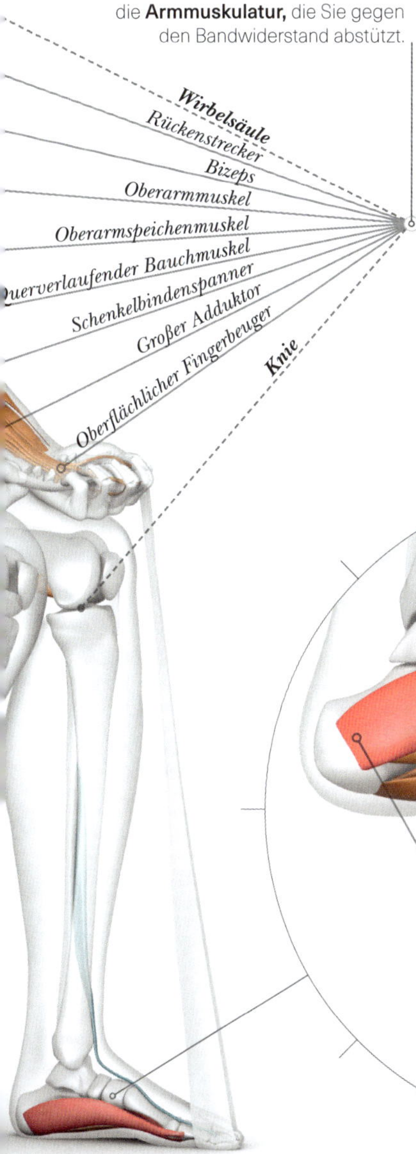

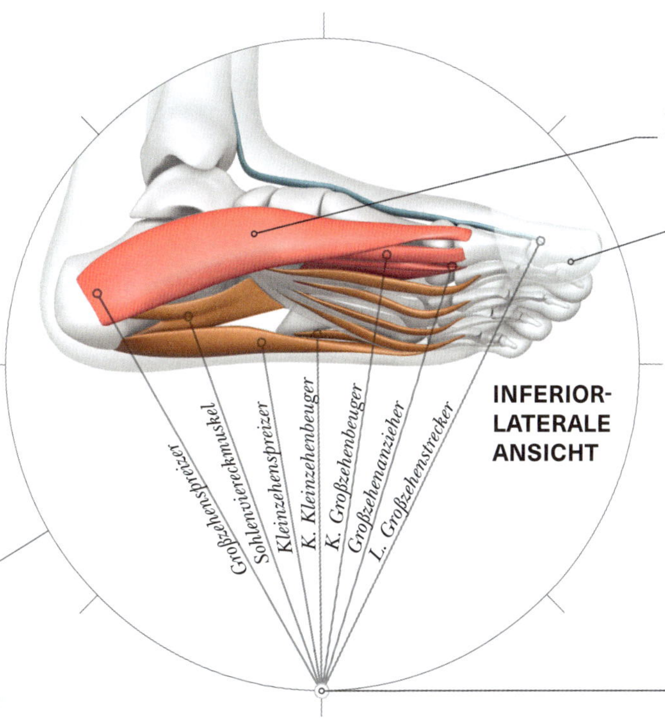

Fuß

Versuchen Sie, den **kurzen Großzehenbeuger,** den **-spreizer** und den **-anzieher** isoliert zu bewegen. Diese Muskeln verkürzen sich, wenn Sie das Band zum Boden ziehen. Ein effektiv arbeitendes Großzehengelenk aktiviert den Windenmechanismus (s. S. 111) zum Heben des Längsgewölbes. Dies stabilisiert den Fuß in der Standphase (s. S. 66–68) und unterstützt den Vortrieb beim Abstoßen.

» IM DETAIL

Beim Laufen ist jede einzelne Zehe wichtig. Die Zehenmuskeln tragen zur Energieerzeugung und Stoßdämpfungsfunktion des Fußes bei. Krafttraining für die Zehen, wie durch das Zehenheben mit Band und seine Varianten, verhilft Ihnen zu einer stabileren und kraftvolleren Laufbasis.

Energieverlust über die Großzehe

In der Abstoßphase beugt sich das Großzehengrundgelenk, was einen Energieverlust bedeutet. Der Windenmechanismus (s. S. 111) begrenzt die Beugung, indem er der Bewegung entgegenwirkt. Manche Laufschuhdesigns versuchen die Großzehenbeugung durch Carbonfaserplatten zu reduzieren und die Aufprallenergie in das Sprunggelenk abzuleiten. Dies hat zwar leistungssteigernde Aspekte, erhöht aber die Belastung andernorts und damit möglicherweise auch das Verletzungsrisiko.

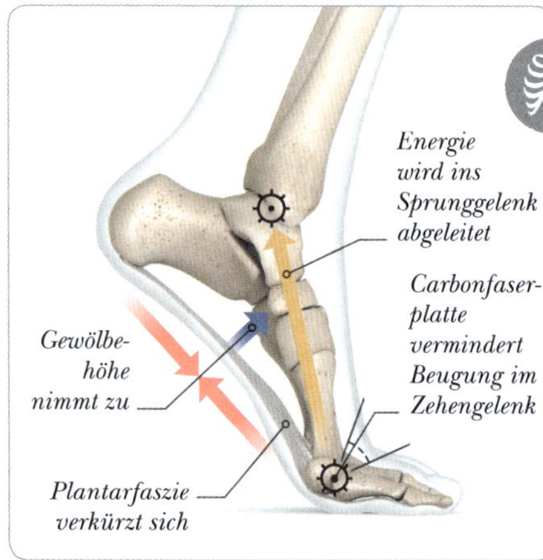

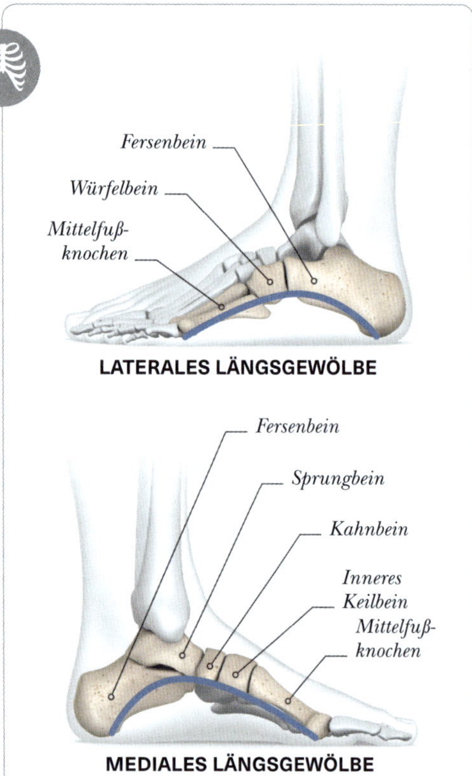

Das Längsgewölbe kräftigen

Die beiden Anteile des Längsgewölbes setzen sich aus verschiedenen Knochenstrukturen zusammen und werden von unterschiedlichen Muskeln gestützt (s. S. 22). Je nach Übungsvariante (s. r.) kräftigen Sie entweder den medialen Anteil (durch Trainieren der Großzehe), den lateralen Anteil des Gewölbes (durch Trainieren der Kleinzehe) oder beide Anteile (durch Trainieren der restlichen Zehen).

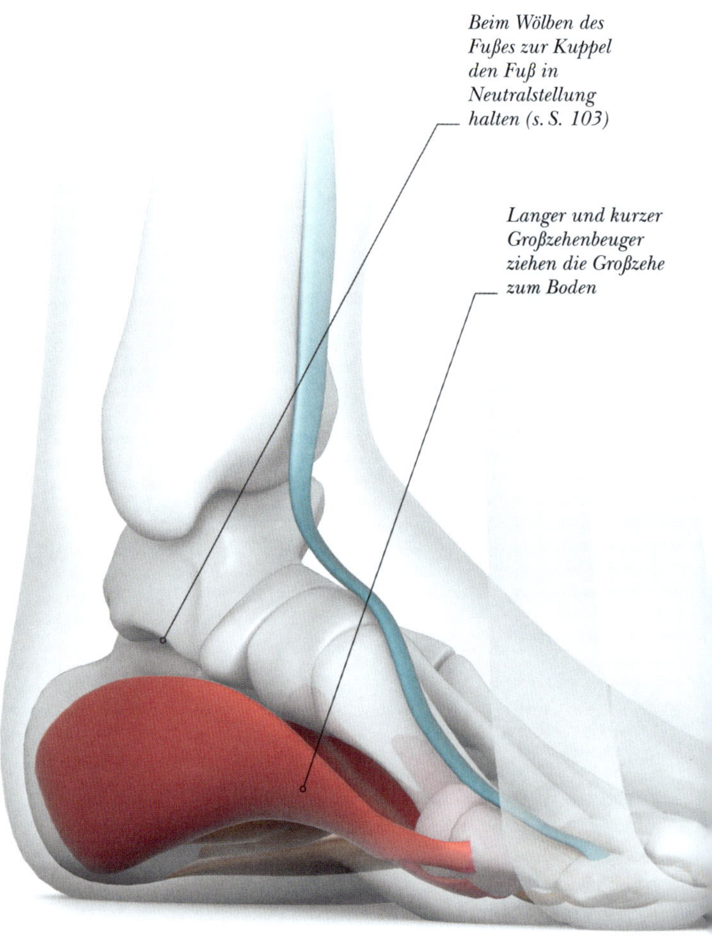

STUFE 1 | ANTERIOR-MEDIALE ANSICHT

Hallux valgus (Ballenzeh)

Ein Ballenzeh ist eine schmerzhafte, knöcherne Vorwölbung, die sich am Großzehengelenk auf der Fußinnenkante entwickelt, wenn sich die Großzehe durch Druck auf das Gelenk nach lateral schief stellt. Die Fehlstellung verstärkt sich allmählich und führt in bestimmten Schuhen und beim Laufen zu Schmerzen. Ursächlich sind oft enge Schuhe oder individuelle biomechanische Faktoren (Spreizfuß)). Eine Kräftigung durch gezielte Fußgymnastik kann einen Hallux valgus verhindern helfen und die Behandlung unterstützen.

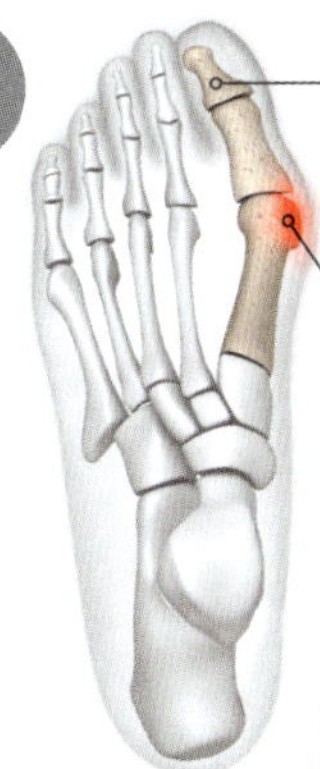

BALLENZEH (HALLUX VALGUS)

ÜBUNGSVARIANTEN

Einzelzehen trainieren

Die Übung mit der 2.–5. Zehe wiederholen, um unterschiedliche intrinsische Fußmuskeln zu kräftigen. Z. B. werden durch Trainieren der 2. Zehe (s. u.) der kurze Kleinzehenbeuger, die wurmförmigen Fußmuskeln und der Sohlenviereckmuskel aktiviert. Trainieren der Kleinzehe (5. Zehe) aktiviert den Kleinzehenspreizer und stärkt den lateralen Anteil des Längsgewölbes.

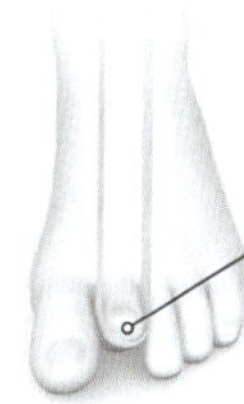

Großzehenschiefstellung

Wenn Ihre Großzehe nicht gerade ist, sondern nach innen weist, wie bei einem Hallux valgus (s. o. l.), schieben Sie einen Abstandhalter zwischen Großzehe und 2. Zehe. Dies bringt die Großzehenmuskeln auf optimale Trainingslänge. Eine Kräftigung verbessert ggf. auch die Ausrichtung.

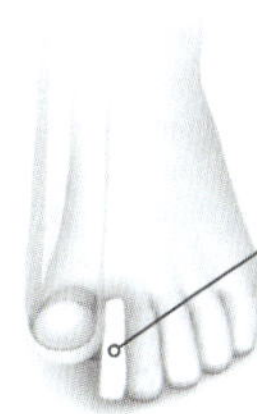

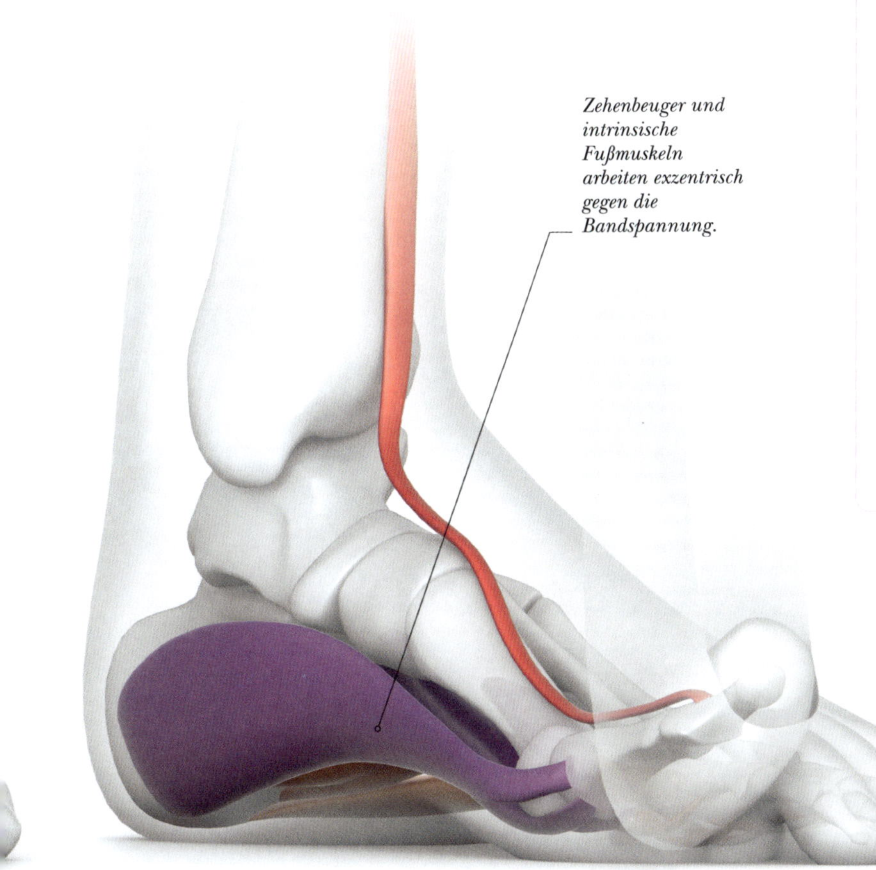

STUFE 2 | ANTERIOR-MEDIALE ANSICHT

FERSENSENKEN

Fußsohlenbeugemuskeln und Achillessehne nehmen in der Belastungsphase des Laufzyklus enorme Aufprallkräfte auf. Zudem generieren sie einen kraftvollen Vortrieb für den Abstoß (s. S. 18–19). Fersensenken stärkt diese Muskelgruppe.

IM ZUSAMMENHANG

Trainieren Sie diese auch als Stufen-Stretch bekannte Übung an einem niedrigen Steppbrett (s. S. 99) oder an der untersten Stufe einer Treppe. Der Vorfuß sollte nur von Ballen bis Zehenspitze Bodenkontakt haben. Stützen Sie sich ab und konzentrieren Sie sich beim Heben und Senken der Ferse auf Waden und Achillessehne.

Starten Sie mit 3 Sätzen à 10–12 Wiederholungen und steigern Sie wie folgt: Mit Zusatzlast (s. S. 99) 3–4 Sätze à 6–8 Wiederholungen; Einbeinige Ausführung; Übungstempo erhöhen.

Warnhinweis

Wenn Sie in der Vergangenheit bereits Schmerzen am Achillessehnenansatz oder Schleimbeutelentzündungen hatten, vermeiden Sie die Dorsalflexion, indem Sie die Übung am Boden ausführen.

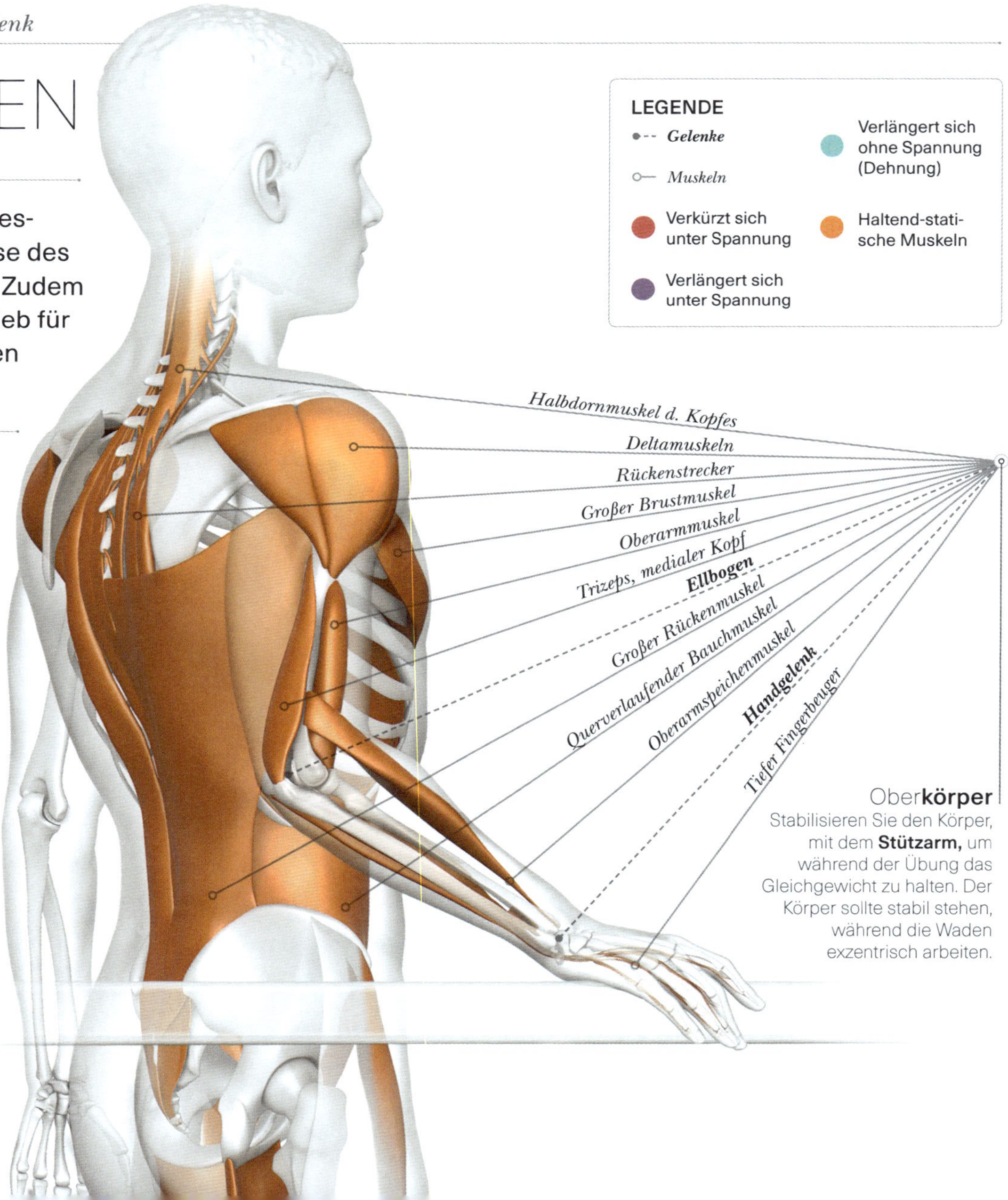

Oberkörper

Stabilisieren Sie den Körper, mit dem **Stützarm,** um während der Übung das Gleichgewicht zu halten. Der Körper sollte stabil stehen, während die Waden exzentrisch arbeiten.

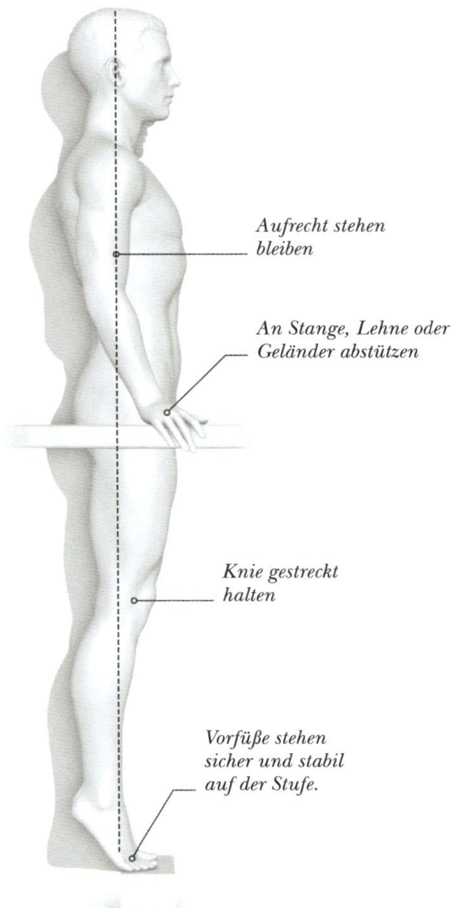

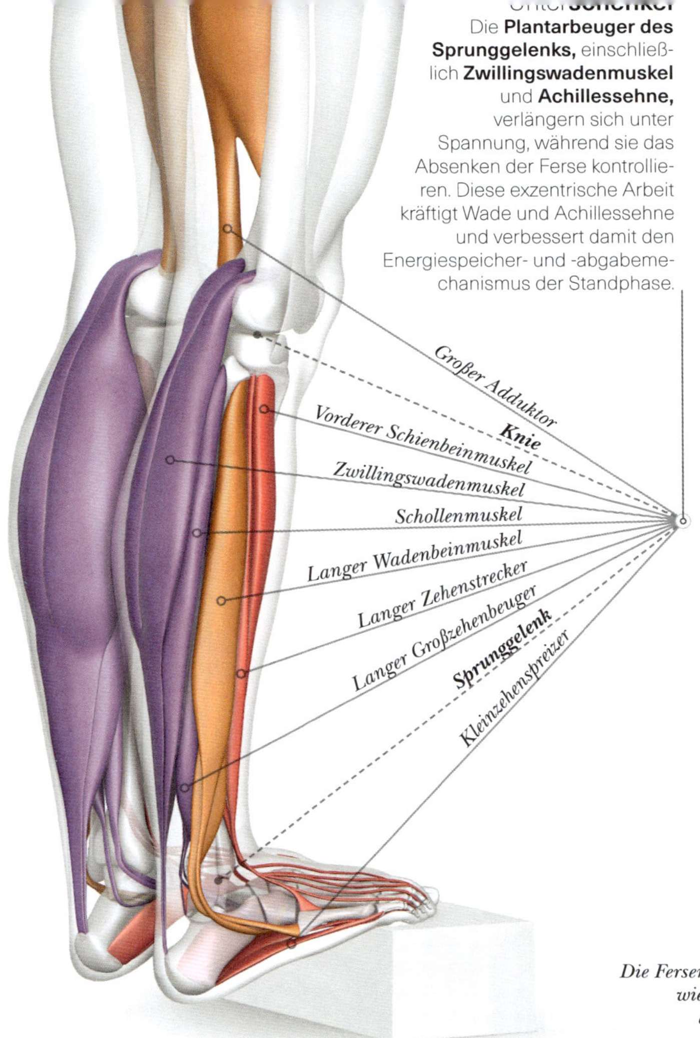

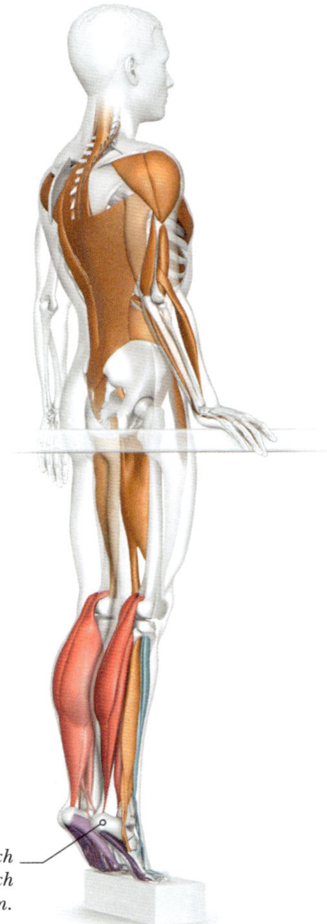

VORBEREITUNG
Ballen in etwas mehr als hüftbreitem Stand auf die Stufe setzen. Vorfüße gleichmäßig belasten. Sprunggelenke in Neutralstellung, Füße parallel zum Boden halten. Nun Fersen so hoch wie möglich anheben.

STUFE 1
In einer flüssigen, kontrollierten Bewegung die Fersen langsam (über 3 Sek.)so tief wie möglich absenken.

STUFE 2
Sobald die Fersen den niedrigsten Punkt erreicht haben, wieder mit dem Fersenheben beginnen. In einer langsamen, kontrollierten Bewegung (über 3 Sek.) in die höchste Position zurückführen und 2 Sek. halten. Stufen 1 und 2 wiederholen.

» IM DETAIL

Das Fersensenken und seine Varianten aktivieren Waden, Achillessehne und Plantarfaszie. Wenn Sie nur in eine Muskelgruppe Zeit investieren wollen, sollten Sie diese Region kräftigen, da sie beim Laufen fast die Hälfte der Arbeit leistet. Diese Seite zeigt die Varianten für Schollenmuskel und Plantarfaszie.

ÜBUNGSVARIANTE

Fersensenken im Sitzen

Diese Variante trainiert gezielt den Schollenmuskel, der beim Laufen mit bis zum Achtfachen des Körpergewichts belastet wird. Die Ballen auf dem Stepper positionieren und die Knie auf 90° anwinkeln. Ein Kissen in den Schoß legen und eine Langhantel darauf platzieren. Nun die Fersen heben und senken. Umkehrpunkt ist Bodenkontakt oder tiefster Punkt der Fersen. 3 Sätze à 10–12 Wh. mit Zusatzlast (s. S. 99) auf 3–4 Sätze à 6–8 Wh. steigern.

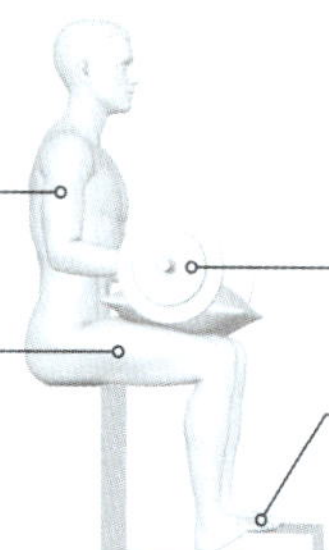

Form des **Fußgewölbes**

Versuchen Sie bei der Übung das Sprunggelenk in Neutralstellung zu halten (s. S. 103) und das mediale Längsgewölbe (s. S. 106) beim Heben und Senken der Fersen anzuspannen. Damit aktivieren Sie die intrinsischen und extrinsischen Fußmuskeln (s. S. 102). Lassen Sie das Sprunggelenk nicht nach innen kippen – das Längsgewölbe soll sich nicht senken.

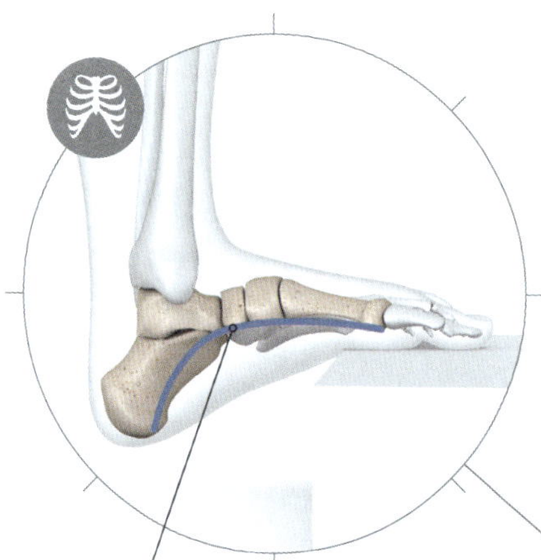

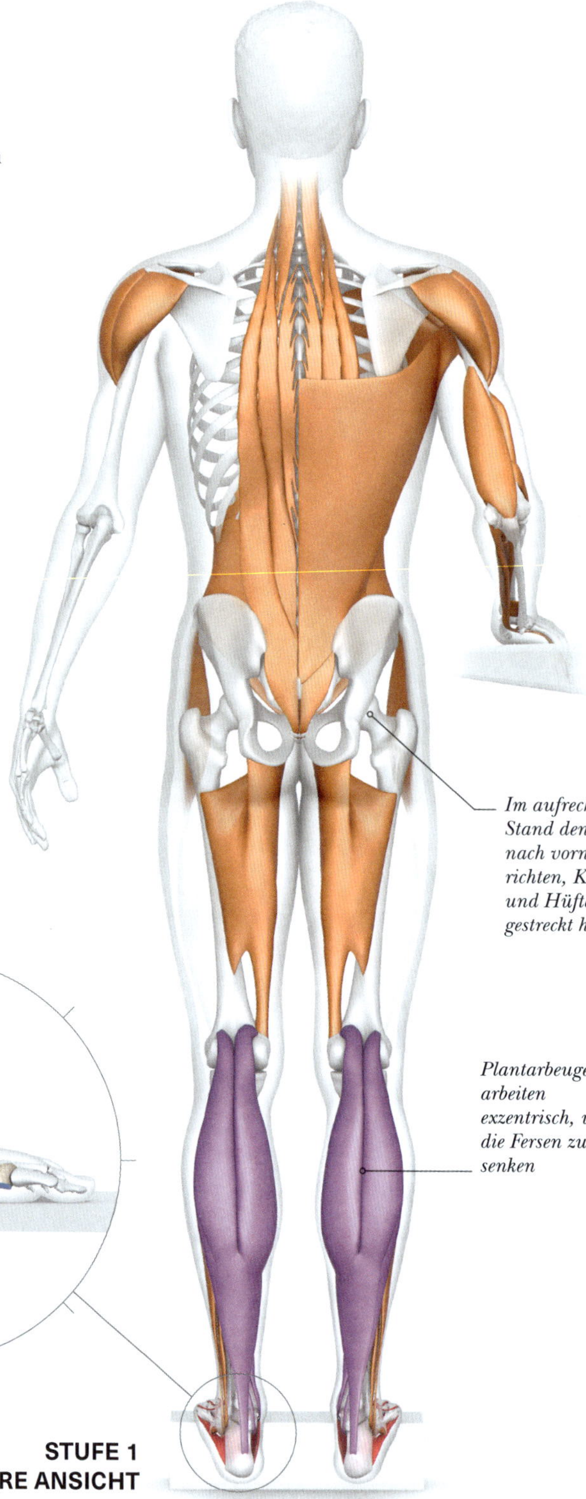

STUFE 1
POSTERIORE ANSICHT

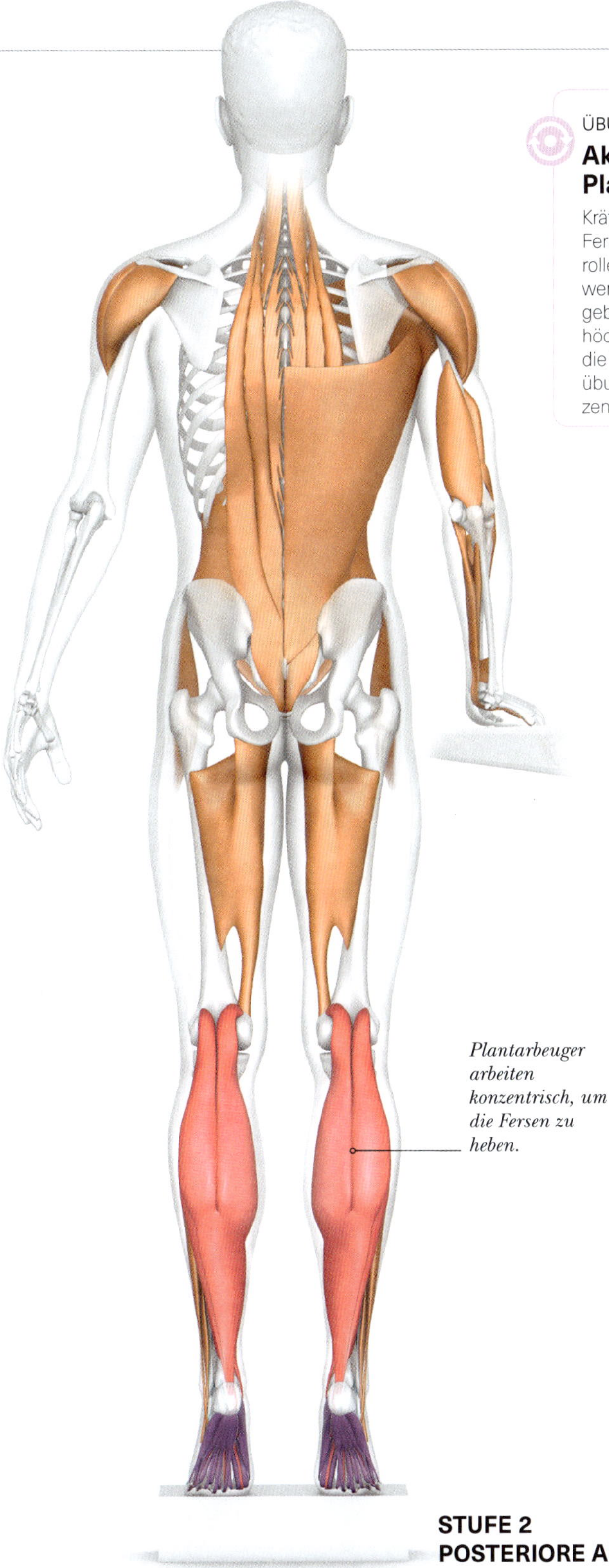

STUFE 2
POSTERIORE ANSICHT

ÜBUNGSVARIANTE

Aktivierung der Plantarfaszie

Kräftigen Sie die Plantarfaszie beim Fersensenken mit einer Handtuchrolle unter den Zehen. Dadurch werden diese maximal dorsal gebeugt, wenn die Fersen am höchsten Punkt sind. Trainieren Sie die Variante zusätzlich zur Hauptübung, um plantare Fersenschmerzen zu vermeiden oder zu lindern.

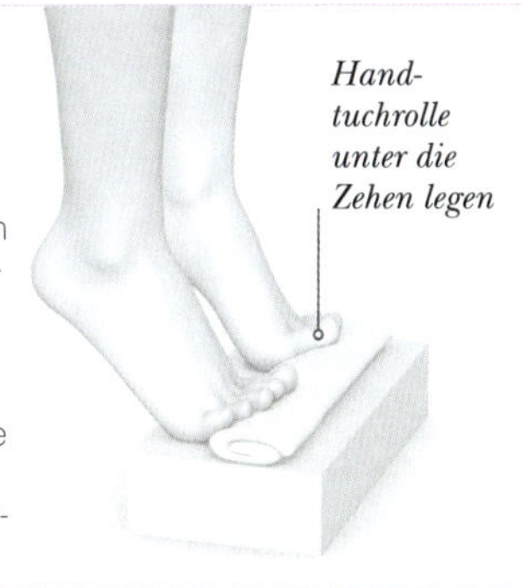

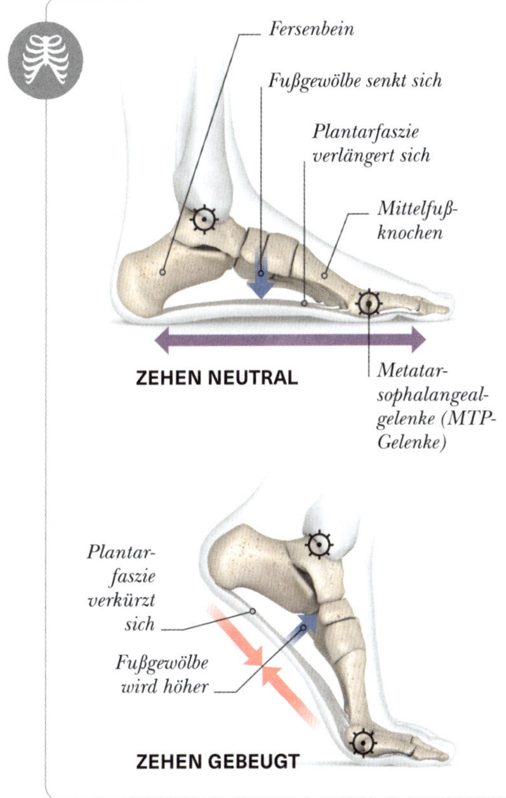

Windenmechanismus

Der Windenmechanismus beschreibt die Verkürzung des Längsgewölbes, die sich aus der Dorsalflexion der Großzehe ergibt. Die Plantarfaszie wirkt wie ein Kabel, das an einem Ende am Fersenbein, am anderen Ende an den Großzehengrundgelenken befestigt ist. Die Dorsalflexion der Zehe während der Vortriebsphase des Laufzyklus (s. S. 68) spannt die Plantarfaszie wie bei einer Winde um den Kopf des Mittelfußknochens. Der Abstand zwischen Fersenbein und Mittelfußknochen wird kleiner, das Längsgewölbe hebt sich.

FUSS AUSDREHEN

Eine Übung für die äußeren Stabilisatoren des Unterschenkels – die Sprunggelenksauswärtsdreher. Sie sind in Stufe 1 aktiv, wenn sie gegen die Bandspannung anarbeiten, damit die Sprunggelenke in einer flüssigen, kontrollierten Bewegung nach außen gedreht werden können.

IM ZUSAMMENHANG

Befestigen Sie für diese Übung ein Widerstandsband auf Knöchelhöhe und platzieren Sie Ihren Stuhl so, dass die Innenseite des aktiven Fußes dem Band gegenüber positioniert ist. Das Band sollte so straff sein, dass in Stufe 1 die Sprunggelenkauswärtsdreher gefordert sind. Bewegen Sie das Sprunggelenk isoliert, ohne das Bein nach innen oder außen zu drehen.

Starten Sie mit 3 Sätzen à 15–20 Wiederholungen pro Seite bei leichtem Widerstand. Steigern Sie mit festeren Bändern (s. S. 99) auf 3–4 Sätze à 6–8 Wiederholungen.

Core
Aktivieren Sie die **querverlaufenden Bauchmuskeln,** um die Wirbelsäule in neutraler Stellung stabil zu halten. Der **Lenden-Darmbeinmuskel** und die **Adduktorengruppe** stabilisieren die Hüfte als festen Ankerpunkt für die Unterschenkelmuskeln.

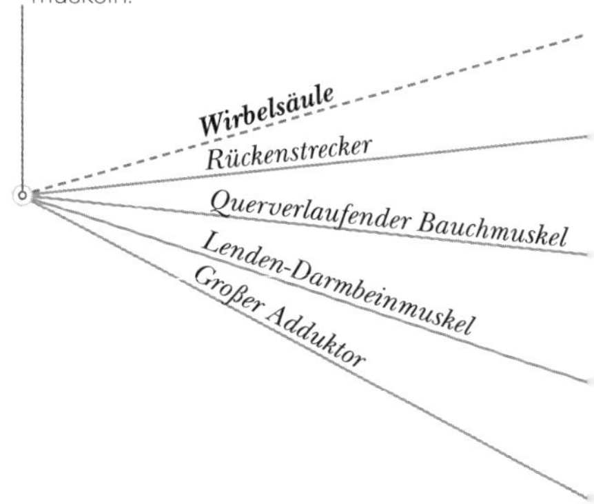

VORBEREITUNG
Im Sitzen die Knie um 90° beugen. Das aktive Bein etwas vorstrecken, sodass die Ferse am Boden aufliegt. Die Bandschlaufe um den aktiven Fuß legen. Das Sprunggelenk entspannen, damit der Vorfuß etwas zum Boden sinkt. Jetzt das Sprunggelenk langsam drehen, um den Fuß komplett nach außen zu wenden. Leichte Plantarflexion und Kniestellung beibehalten.

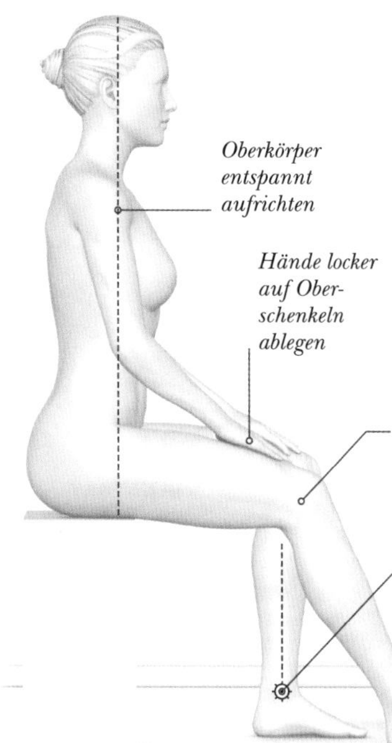

Unterschenkel
Langer und **kurzer Wadenbeinmuskel** arbeiten exzentrisch und verlängern sich, wenn sie die Einwärtsdrehung des Fußes bremsen. Starke **Auswärtsdreher** stabilisieren die Sprunggelenkaußenseite, was hilft, Inversionszerrungen – der häufigste Zerrungstyp – zu vermeiden bzw. deren Rehabilitation unterstützt.

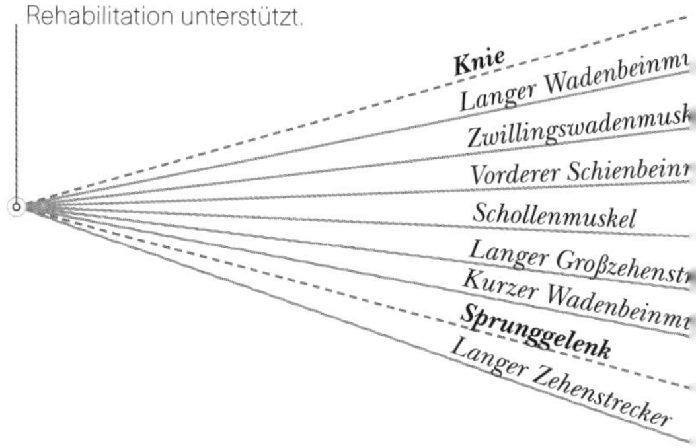

STUFE 1
Das Sprunggelenk langsam drehen (über 3 Sek.), um den Fuß maximal nach innen zu kippen (Inversion). Eine kontrollierte Schaufelbewegung hält den Fuß nahe am Boden.

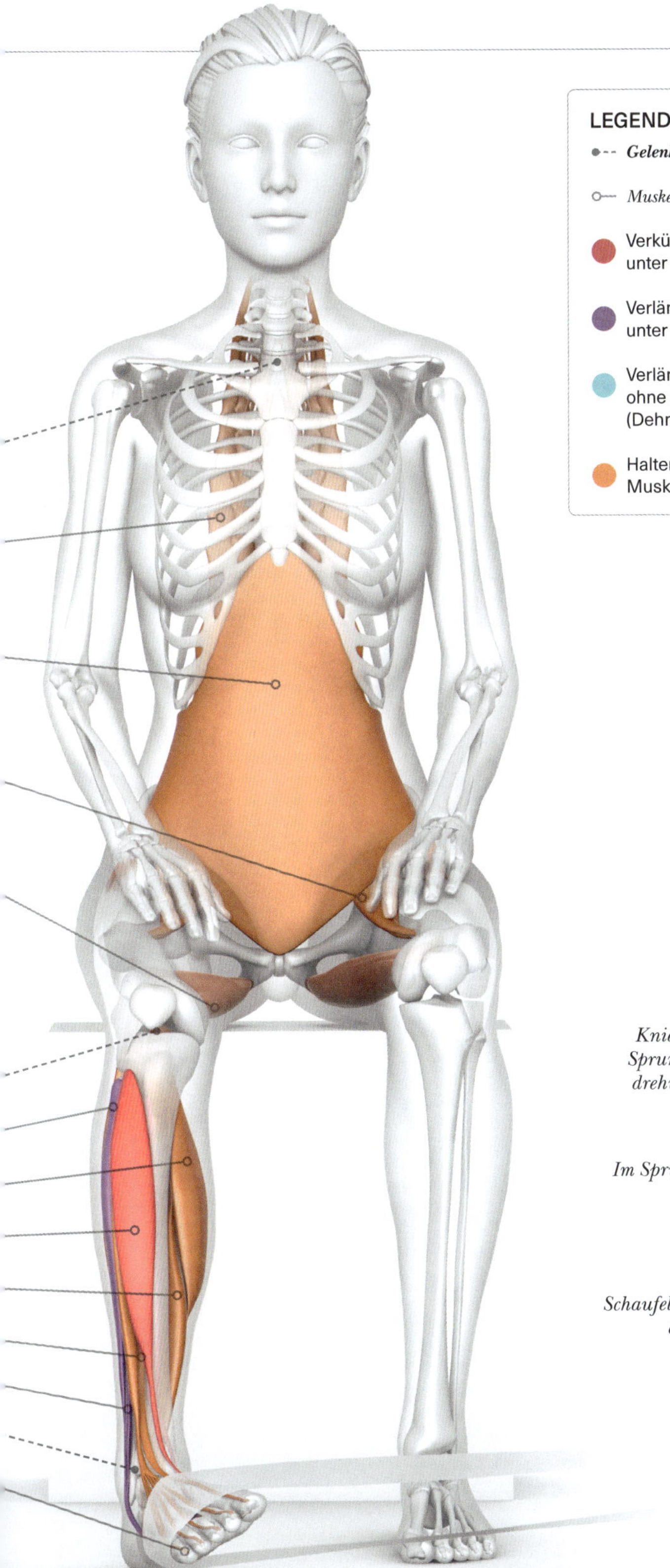

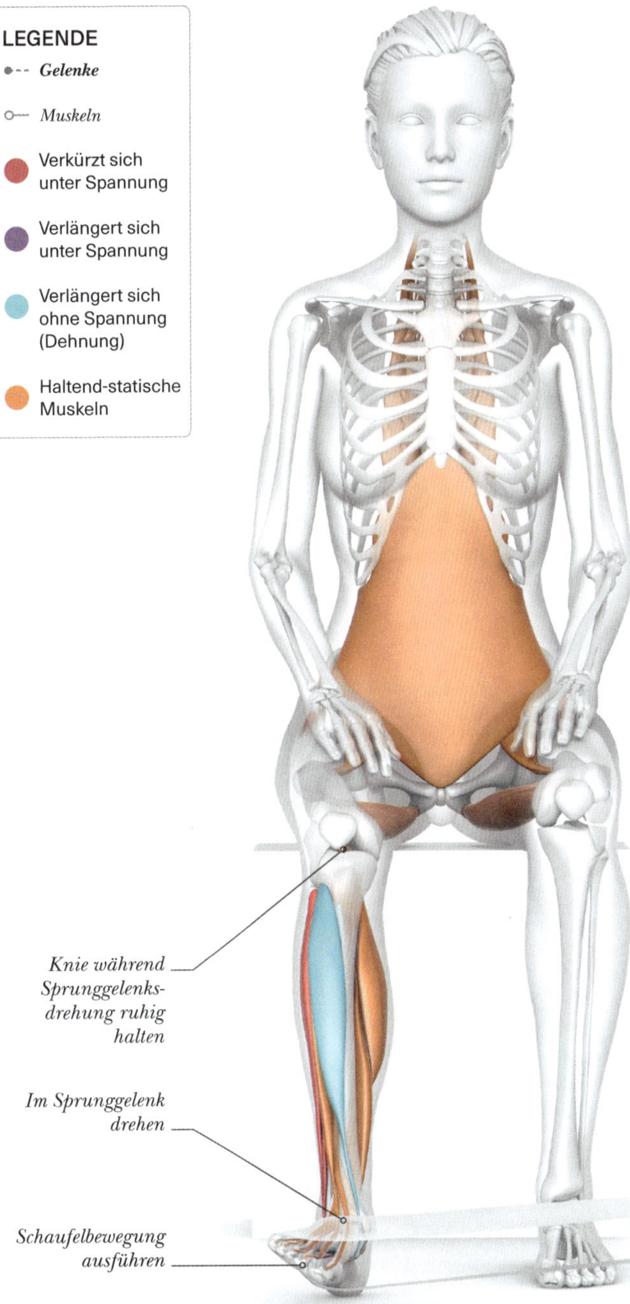

STUFE 2
Den Fuß über 2 Sek. in einer flüssigen Schaufelbewegung zurück in die Auswärtsstellung (Eversion) führen. Stufen 1 und 2 wiederholen.

FUSS EINDREHEN

Diese Übung kräftigt die medialen Stabilisatoren des Unterschenkels – die Sprunggelenkeinwärtsdreher. Sie arbeiten in Stufe 1 gegen die Bandspannung an, damit die Sprunggelenke in einer flüssigen und kontrollierten Bewegung nach außen gedreht werden können.

IM **ZUSAMMENHANG**

Befestigen Sie für diese Übung ein Widerstandsband auf Knöchelhöhe und platzieren Sie Ihren Stuhl so, dass die Außenseite des aktiven Fußes dem Band gegenüber positioniert ist. Wie beim Fußausdrehen (s. S. 112–113) bewegen Sie das Sprunggelenk isoliert – das Knie des aktiven Beins bleibt unverändert in seiner Position.

Starten Sie mit 3 Sätzen à 15–20 Wiederholungen pro Seite bei leichtem Widerstand. Steigern Sie mit festeren Bändern (s. S. 99) auf 3–4 Sätze à 6–8 Wh. Danach gehen Sie zu den Progressionen auf S. 116 über.

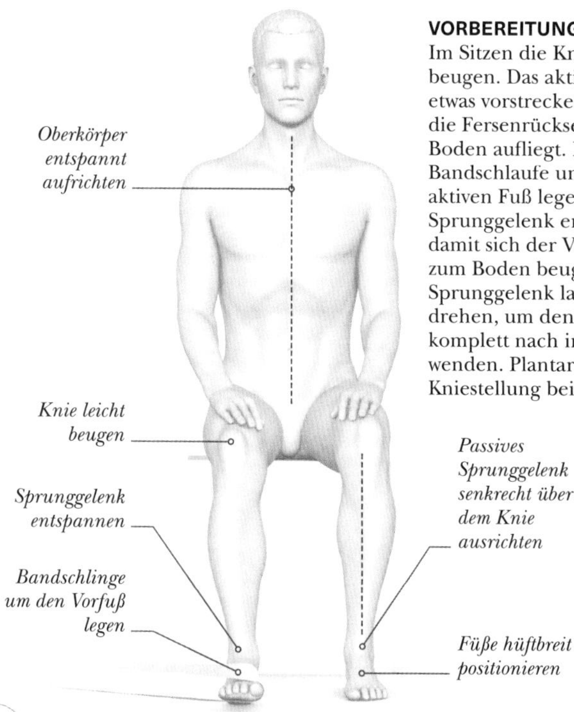

VORBEREITUNG
Im Sitzen die Knie um 90° beugen. Das aktive Bein etwas vorstrecken, sodass die Fersenrückseite am Boden aufliegt. Die Bandschlaufe um den aktiven Fuß legen. Das Sprunggelenk entspannen, damit sich der Vorfuß etwas zum Boden beugt. Jetzt das Sprunggelenk langsam drehen, um den Fuß komplett nach innen zu wenden. Plantarflexion und Kniestellung beibehalten.

Core
Aktivieren Sie die **querverlaufenden Bauchmuskeln,** um die Wirbelsäule in neutraler Stellung stabil zu halten. Der **Lenden-Darmbeinmuskel** und die **Adduktorengruppe** stabilisieren die Hüfte als festen Ankerpunkt für die Unterschenkelmuskeln.

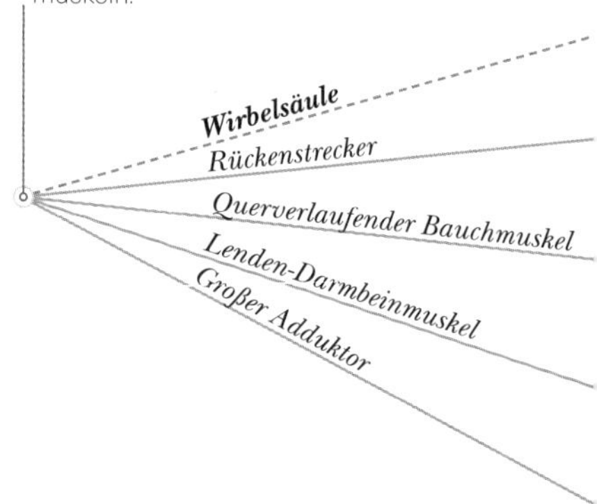

Unter**schenkel**
Der **vordere Schienbeinmuskel** arbeitet exzentrisch und verlängert sich, wenn er die Auswärtsdrehung des Fußes steuert. Dieser Muskel ist wichtig für die Pronationskontrolle. Er hilft, das Fußgewölbe beim Laufen während der Standphase (s. S. 66–68) zu stabilisieren.

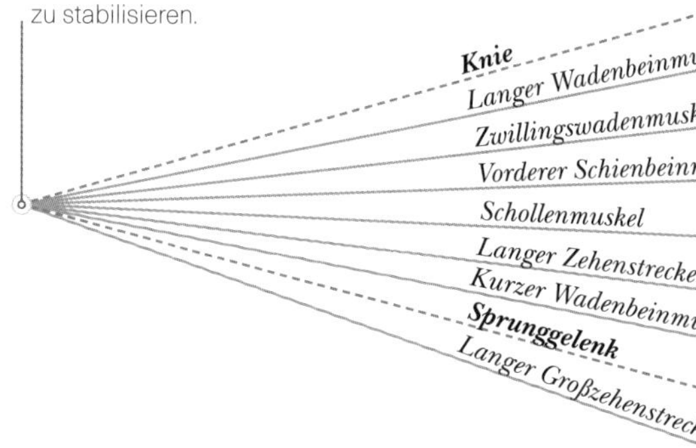

STUFE 1
Das Sprunggelenk langsam drehen (über 3 Sek.), um den Fuß maximal nach außen zu kippen (Eversion). Eine kontrollierte Schaufelbewegung hält den Fuß nahe am Boden.

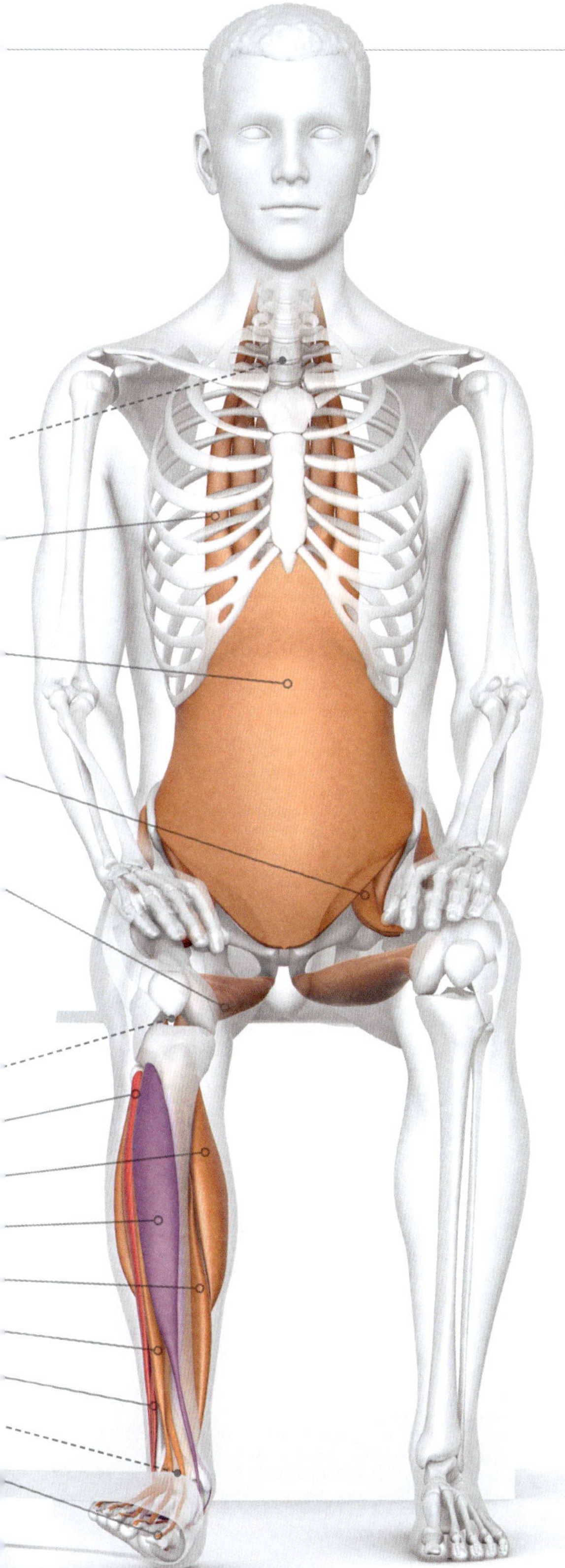

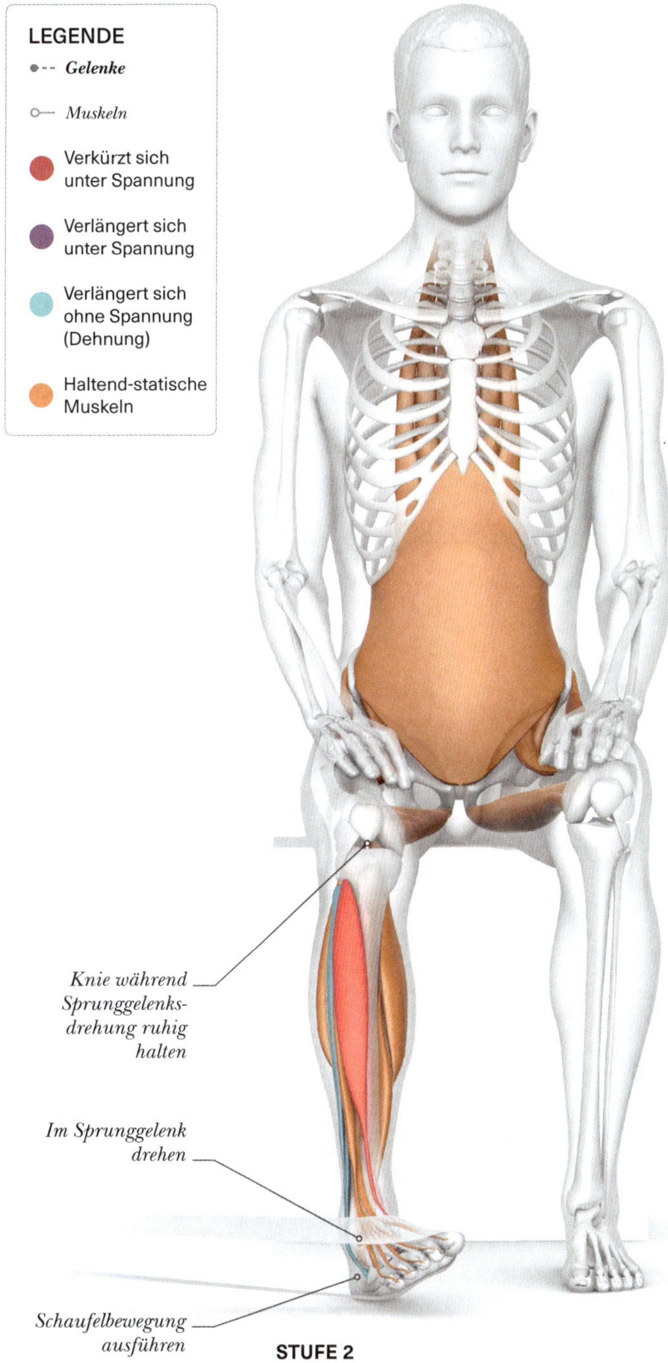

STUFE 2

Den Fuß über 2 Sek. in einer flüssigen Schaufelbewegung zurück in die Einwärtsstellung (Inversion) führen. Stufen 1 und 2 wiederholen.

» IM DETAIL

Beim Laufen im Gelände stabilisieren die Muskeln des medialen und lateralen Unterschenkels das Sprunggelenk. Zudem unterstützen sie von oben das Fußgewölbe, insbesondere in der Stoßdämpfungsphase (s. S. 66–68). Trainieren Sie Fußausdrehen in Verbindung mit Fußeindrehen, um ganzheitlich Kraft und Stabilität in den unteren Gliedmaßen zu entwickeln.

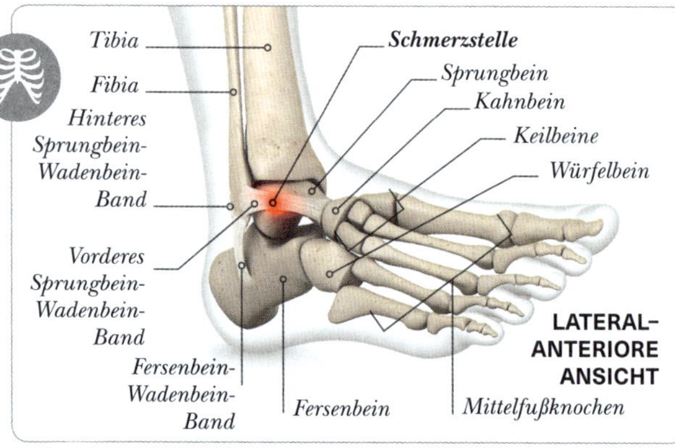

Chronische Sprunggelenkinstabilität

Etwa jeder fünfte Mensch mit akuter Sprunggelenkzerrung entwickelt eine chronische Instabilität. Nach einer akuten Zerrung oder Stauchung treten oft Defizite in Balance, Kraft und Reaktionsvermögen auf. Ohne entsprechende Rehabilitation kann dies zu erneuten Zerrungen oder Impingement-Schmerzen im vorderen Sprunggelenk führen. Krafttraining für die Evertoren und Invertoren kann diesem wiederkehrenden Leiden vorbeugen oder die Heilung unterstützen.

Evertoren des Sprunggelenks

Die auswärtsdrehenden Muskeln des Sprunggelenks stabilisieren es von außen und schützen vor Zerrungen, die typischerweise durch übermäßige Inversion passieren. Dies ist besonders in unebenem Gelände wie Trails oder Terrain mit Gefälle wichtig (s. S. 51).

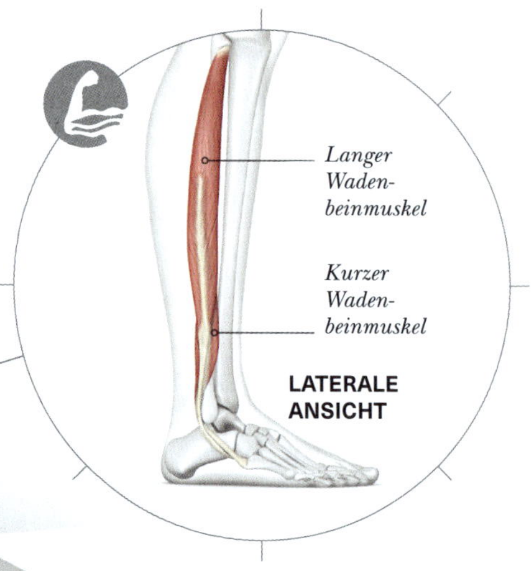

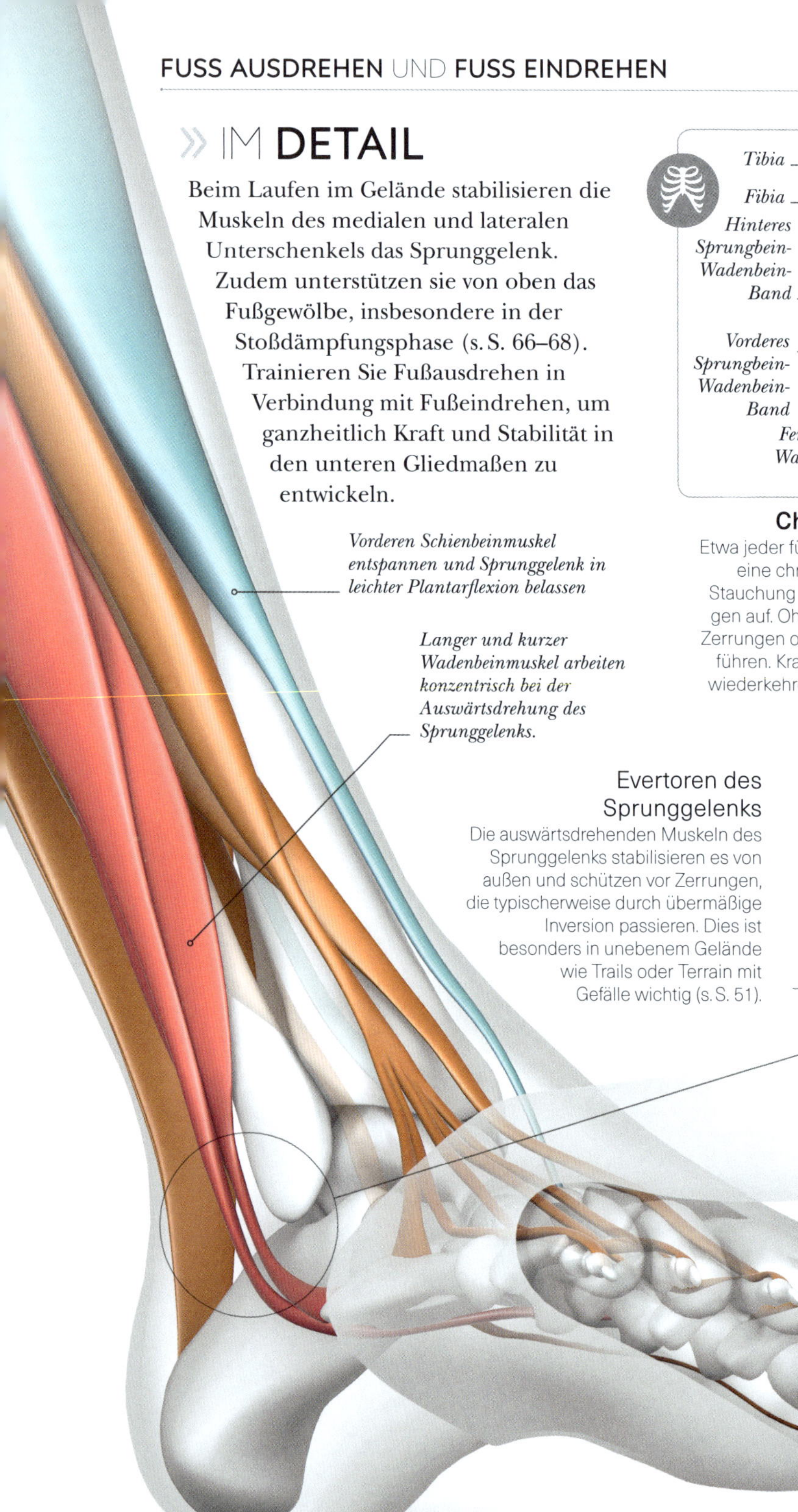

FUSS AUSDREHEN | STUFE 1 | ANTERIOR-LATERALE ANSICHT

ÜBUNGSVARIANTE FUSS AUSDREHEN

Exzentrisches Ausdrehen am Stepper

Mit der Fußaußenkante auf den seitlichen Rand eines Steppbretts stellen. Den anderen Fuß heben. Wenn nötig, mit der nichtaktiven Hand abstützen. Langsam (über 3 Sek.) auf die Fußaußenkante rollen und die Innenkante anheben. 2 Sek. halten, dann langsam (über 3 Sek.) das Sprunggelenk ausdrehen und die Innenkante absenken. Nochmals eindrehen. 3 Sätze à 10–15 Wh. pro Bein ausführen. Mit einer Hantel in der freien Hand auf 3–4 Sätze à 6–8 Wh. steigern.

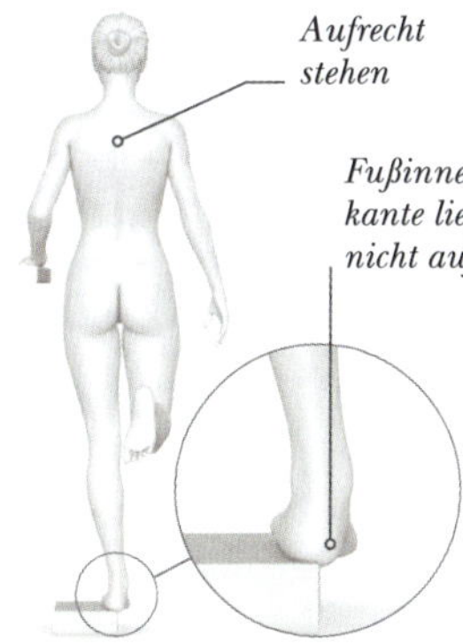

Invertoren des Sprunggelenks

Die einwärtsdrehenden Muskeln des Sprunggelenks sind extrinsische Fußmuskeln (s. S. 102), die das Absenken des Fußgewölbes steuern. Der hintere Schienbeinmuskel setzt am medialen Längsgewölbe an und verlangsamt beim Laufen dessen Absenken in der Standphase (s. S. 66–69). Durch die starken Belastungen ist seine Sehne häufig von Dysfunktionen betroffen (Tibialis-posterior-Dysfunktion, TPD). Krafttraining kann dieser Erkrankung vorbeugen.

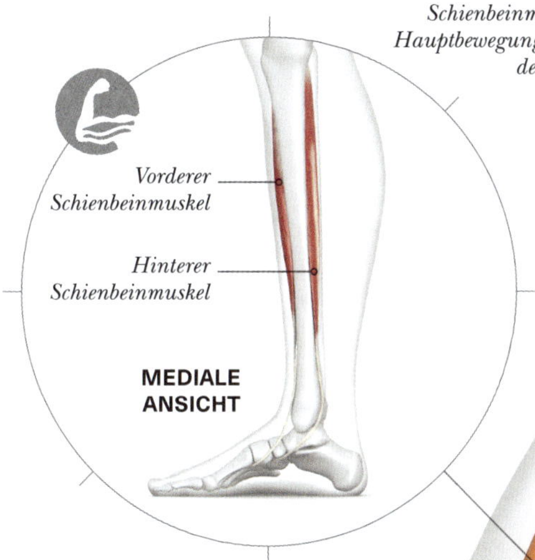

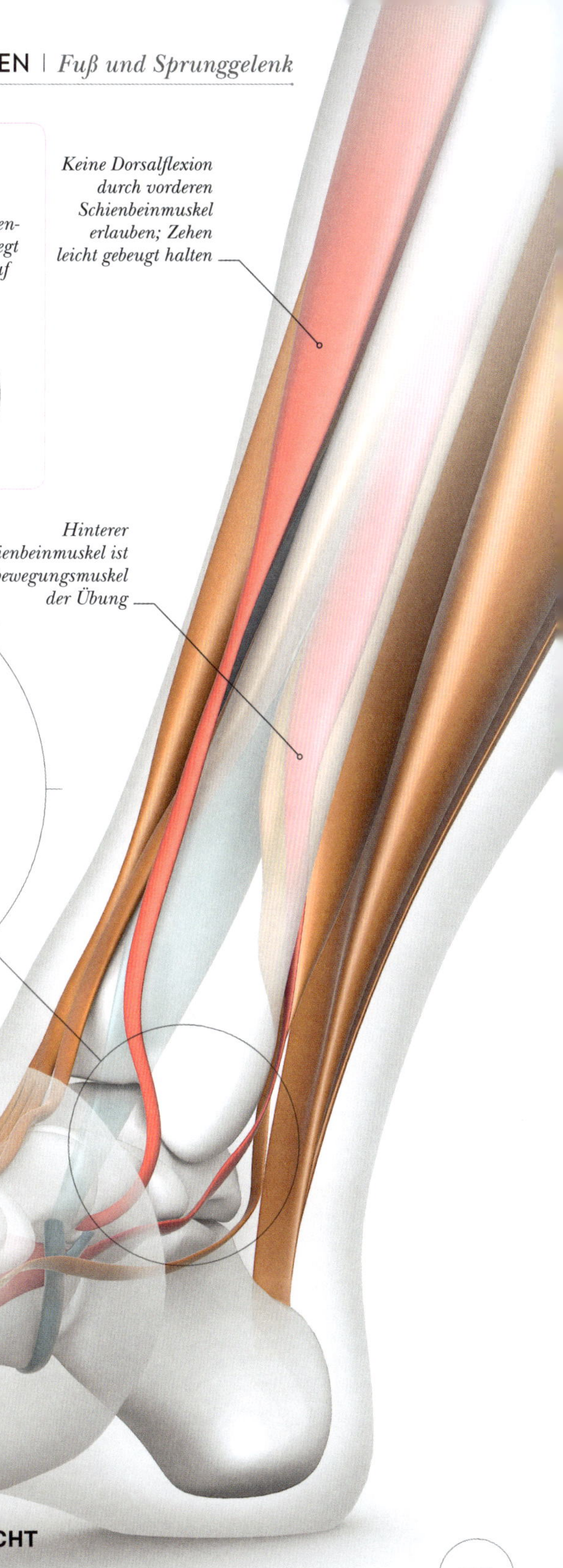

FUSS EINDREHEN | STUFE 1 | ANTERIOR-MEDIALE ANSICHT

HÜFTHEBEN

Diese einseitige Hüftbewegung kräftigt die Hüftabduktoren, die beim Laufen das Becken stabilisieren. Schwache oder unzureichend aktivierte Hüftabduktoren stehen in Verbindung mit Verletzungen wie dem Iliotibialen Bandsyndrom (s. S. 61) und patellofemoralen Schmerzen (s. S. 57).

IM ZUSAMMENHANG

Zielmuskulatur dieser Übung sind die Gesäßmuskeln. Aktivieren Sie die Gesäßmuskeln der Standbeinseite, um das Hüftgelenk der Gegenseite in der Übung zu heben und abzusenken. Vermeiden Sie es, das Becken zu senken, indem Sie die Bauchmuskeln der Gegenseite aktivieren.

Starten Sie die Übung mit 3 Sätzen à 10–12 Wiederholungen pro Seite. Wenn Sie darin sicher sind, steigern Sie mit Zusatzlasten (z. B. mit einer Kurzhantel in der Hand der aktiven Seite) auf 3–4 Sätze à 6–8 Wh.

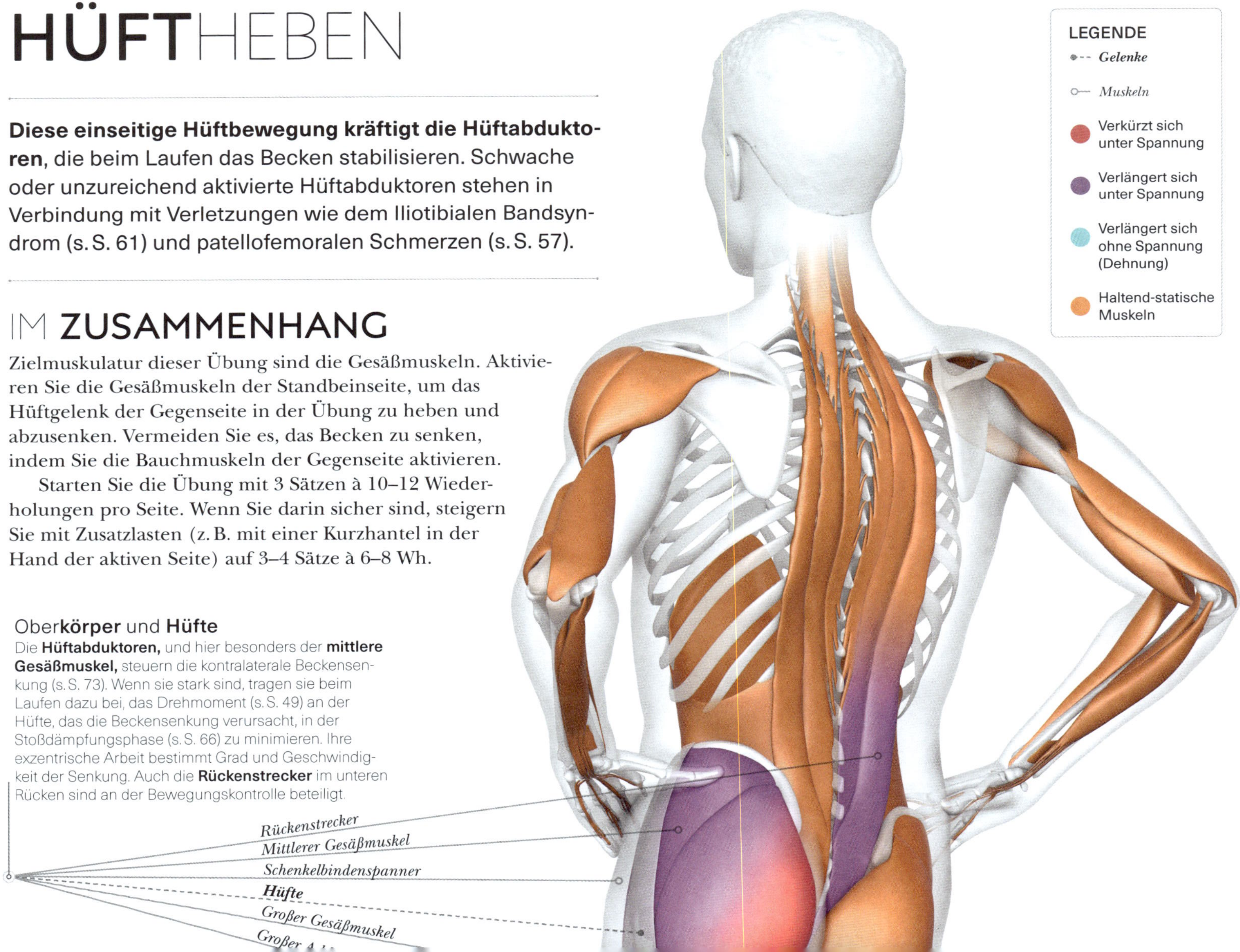

Ober**körper** und **Hüfte**

Die **Hüftabduktoren,** und hier besonders der **mittlere Gesäßmuskel,** steuern die kontralaterale Beckensenkung (s. S. 73). Wenn sie stark sind, tragen sie beim Laufen dazu bei, das Drehmoment (s. S. 49) an der Hüfte, das die Beckensenkung verursacht, in der Stoßdämpfungsphase (s. S. 66) zu minimieren. Ihre exzentrische Arbeit bestimmt Grad und Geschwindigkeit der Senkung. Auch die **Rückenstrecker** im unteren Rücken sind an der Bewegungskontrolle beteiligt.

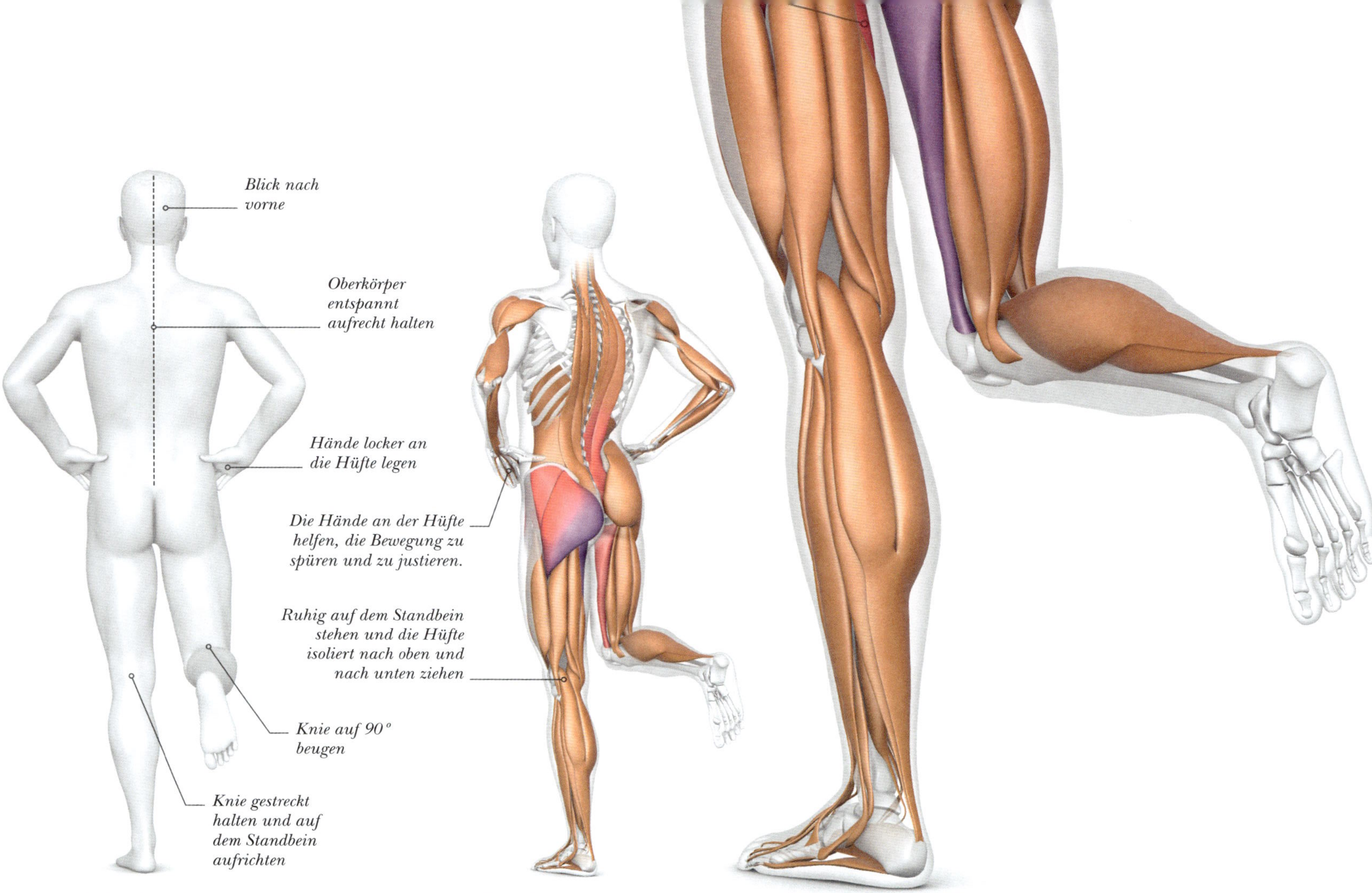

VORBEREITUNG
Aufrechter Stand, Hände in den Hüfen. Die Knie auf einer Höhe nebeneinander ausrichten. Ein Bein um 90° anwinkeln. Das Schienbein ist parallel zum Boden, der Fuß entspannt, die Hüfte waagrecht, der Standfuß gleichmäßig belastet.

STUFE 1
Das Hüftgelenk des freien Beins langsam (über 3 Sek.) anheben, sodass das Becken auf der Standseite niedriger als auf der freien Seite ist. 2 Sek. halten.

STUFE 2
Die hochgezogene Hüftseite langsam (über 3 Sek.) so tief wie möglich senken, sodass jetzt das Becken der Standbeinseite höher ist. Stufen 1 und 2 wiederholen.

STEP-DOWN

Quadrizepsmuskeln und Hüftabduktoren gehören beim Laufen zu den wichtigsten Muskelgruppen. Eine ihrer Hauptaufgaben ist es, die korrekte Knieausrichtung zu unterstützen. Step-downs kräftigen diese Muskeln, verbessern ihre Steuerungsfunktion und senken das Verletzungsrisiko.

IM ZUSAMMENHANG

Bei dieser Übung arbeiten Sie mit einem 10–15 cm hohen Steppbrett. Aktiv ist das Standbein, nicht das bewegte Bein. Achten Sie darauf, dass der Fuß vollständig auf dem Steppbrett steht, ohne dass die Zehen darüber hinausragen. Konzentrieren Sie sich beim Beugen und Strecken des Knies auf die hinteren Oberschenkel- und die Gesäßmuskeln des Standbeins. Achten Sie auch auf die Ausrichtung des Standbeins: Das Knie sollte sich nicht zur Seite bewegen, sondern während der ganzen Übung seine Position in der Frontalebene (s. S. 10) beibehalten. Verlagern Sie das Körpergewicht nicht auf das bewegte Bein, wenn es den Boden berührt. Setzen Sie nur kurz mit der Ferse auf, bevor Sie es wieder anheben.

Starten Sie mit 3 Sätzen à 10–12 Wiederholungen pro Seite. Steigern Sie mit Zusatzlasten (s. S. 99) auf 3–4 Sätze à 6–8 Wh. Danach wechseln Sie zu Einbeinsprüngen (s. S. 154–155) und Box Jumps (s. S. 150–151).

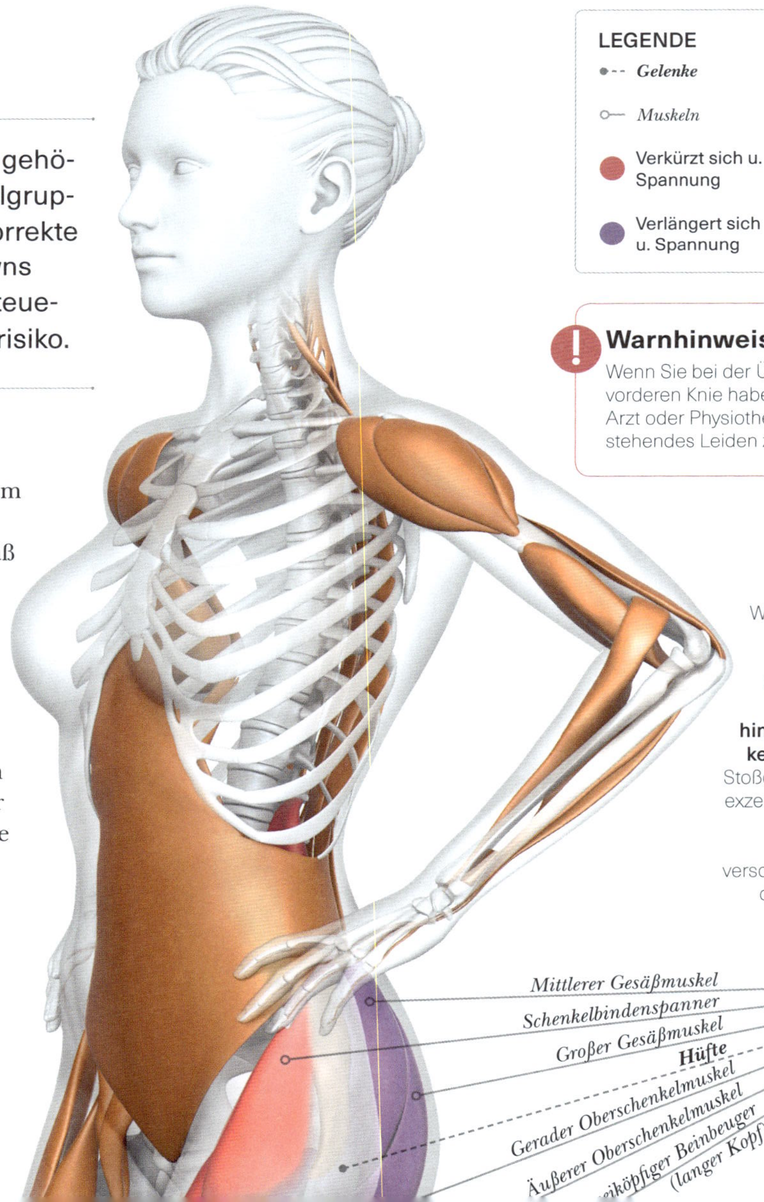

LEGENDE

- *Gelenke*
- *Muskeln*
- Verkürzt sich u. Spannung
- Verlängert sich u. Spannung
- Verlängert sich ohne Spannung (Dehnung)
- Haltend-statische Muskeln

Warnhinweis

Wenn Sie bei der Übung Schmerzen im vorderen Knie haben, konsultieren Sie einen Arzt oder Physiotherapeuten, um kein bestehendes Leiden zu verschlimmern (S. 98).

Hüfte und Ober**schenkel**

Während Sie das Absenken Ihres Schwerpunkts kontrollieren, arbeiten **Quadrizeps, Gesäßmuskeln** und **proximale hintere Oberschenkelmuskeln** wie beim Laufen in der Stoßdämpfungsphase (s. S. 66) exzentrisch. Achten Sie darauf, dass sich das Knie in der Beugung nicht medial verschiebt, sondern sich nur in der Sagittalebene bewegt.

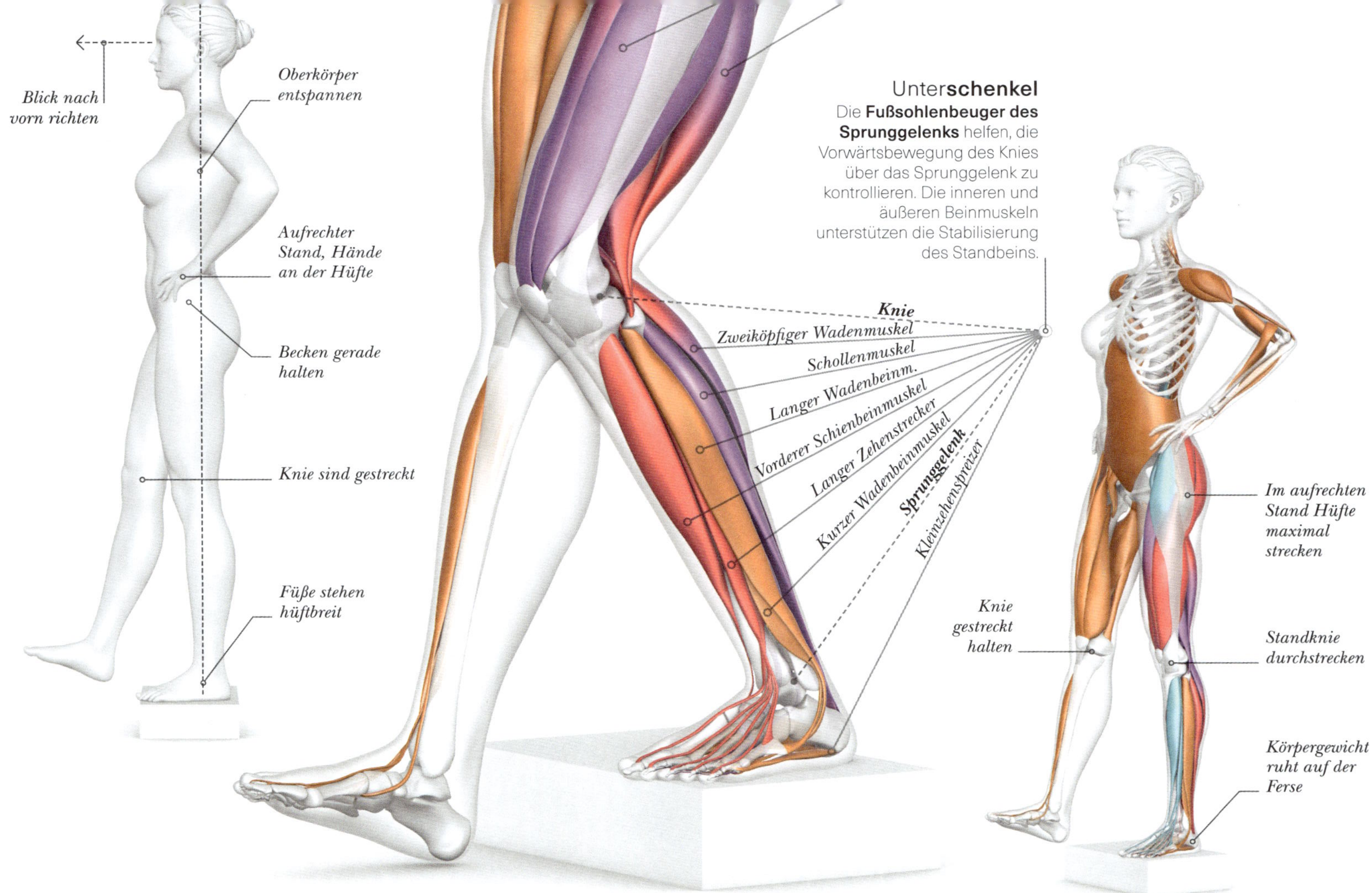

VORBEREITUNG
Aufrecht auf das Steppbrett stellen, die Hände an die Hüfte legen. Das Körpergewicht auf das Standbein verlagern. Das freie Bein wie beim Heruntersteigen vor einer Stufe vor den Körper führen. Das Becken bleibt gerade.

STUFE 1
Das Standknie langsam (über 3 Sek.) beugen und den Fuß des anderen Beins auf den Boden absenken, wo er leicht mit der Ferse aufsetzt. Während der Bewegung ausschließlich das Standbein belasten und das Becken gerade halten.

STUFE 2
Das Standbein langsam (über 3 Sek.) strecken und in die Ausgangshaltung zurückkehren. Die Position 2 Sekunden halten. Stufen 1 und 2 wiederholen.

STEP-UP

Step-ups sind hervorragend geeignet, um die Quadrizeps- und Gesäßmuskeln zu kräftigen. Diese Muskeln spielen während der Vortriebsphase des Laufens eine wichtige Rolle.

IM ZUSAMMENHANG

Für diese Übung benötigen Sie ein Steppbrett mit mindestens 30 cm Höhe. Fokusbein ist das Standbein. Der Fuß muss vollständig auf dem Steppbrett stehen, ohne dass die Zehen darüber hinausragen. Beim Step-up gilt es, Arme und Beine koordiniert zu bewegen. Sie winkeln die Arme in Laufhaltung an und führen beim Belasten des Fokusbeins den Gegenarm nach oben.

Starten Sie mit 3 Sätzen à 10–12 Wiederholungen pro Seite. Steigern Sie mit Zusatzlast (s. S. 99) auf 3–4 Sätze à 6–8 Wh.

Hüfte und Bein

Konzentrieren Sie sich beim Hochsteigen auf die **Gesäß- und Quadrizepsmuskeln,** die wie in der Vortriebsphase des Laufzyklus (s. S. 68) konzentrisch arbeiten. Durch die maximale Streckung von Hüfte und Knie verbessern Sie die konzentrische Muskelfunktion der **Gesäßmuskeln, proximalen hinteren Oberschenkel-** und **Quadrizepsmuskeln** und damit deren Fähigkeit, einen explosiven Vortrieb für das Abstoßen zu erzeugen.

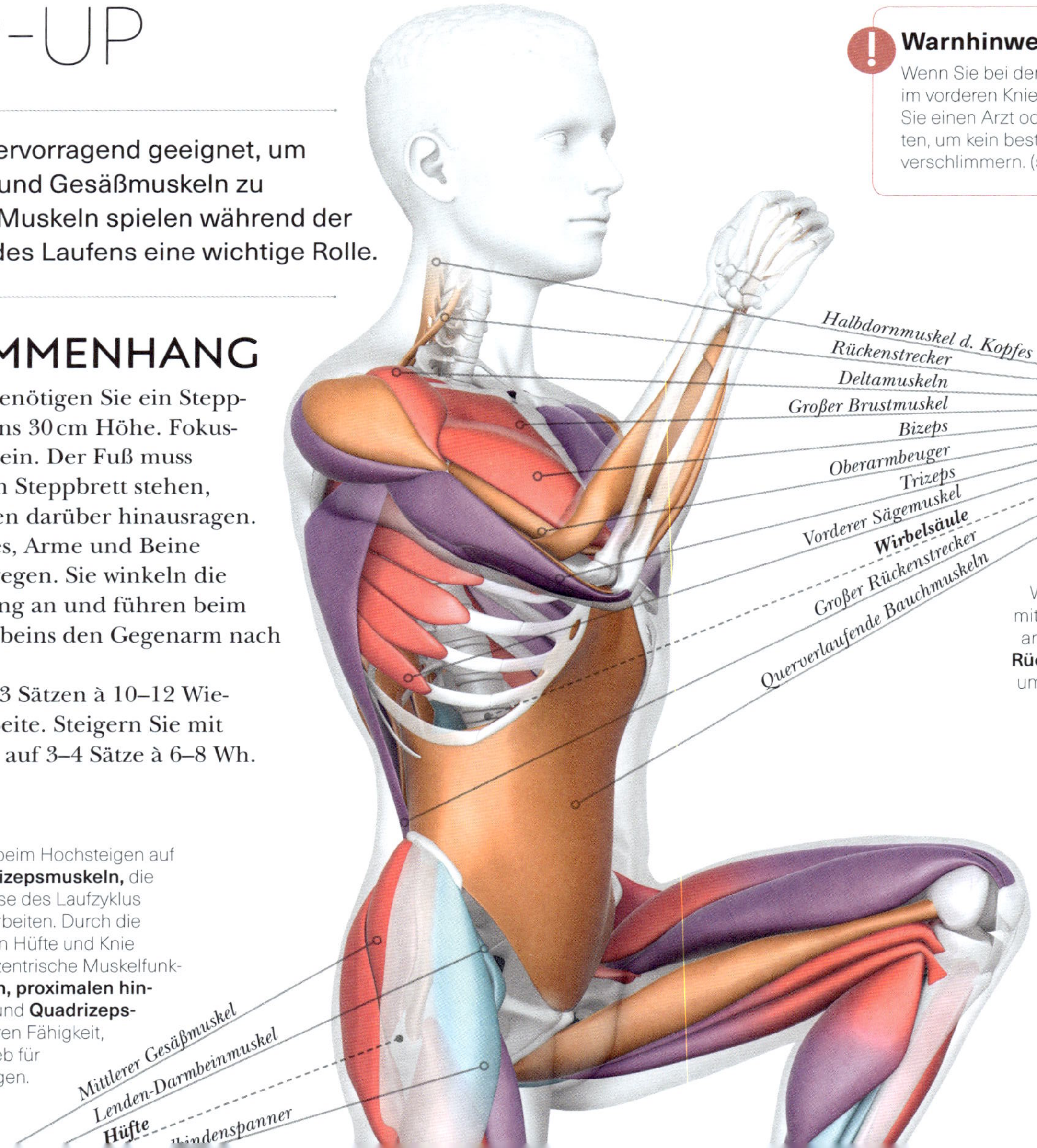

Warnhinweis

Wenn Sie bei der Übung Schmerzen im vorderen Knie haben, konsultieren Sie einen Arzt oder Physiotherapeuten, um kein bestehendes Leiden zu verschlimmern. (s. S. 98).

Oberkörper

Wie beim Laufen den Körper mit dem Schwung des Gegenarms unterstützen. **Core-** und **Rückenmuskeln** sind aktiviert, um die Bewegung nach vorne und oben mitzutragen.

LEGENDE

- *Gelenke*
- *Muskeln*
- Verkürzt sich unter Spannung
- Verlängert sich unter Spannung
- Verlängert sich ohne Spannung (Dehnung)
- Haltend-statische Muskeln

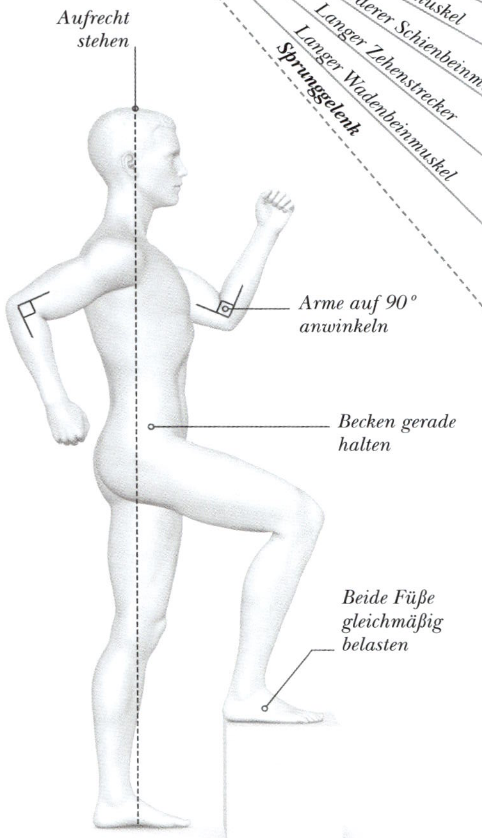

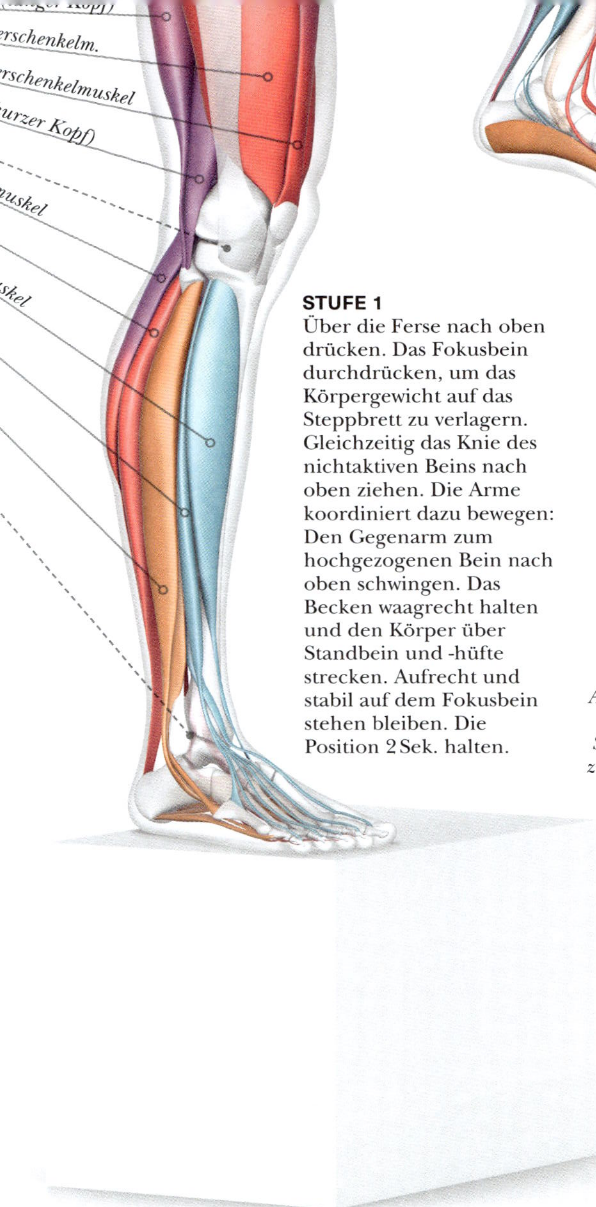

STUFE 1
Über die Ferse nach oben drücken. Das Fokusbein durchdrücken, um das Körpergewicht auf das Steppbrett zu verlagern. Gleichzeitig das Knie des nichtaktiven Beins nach oben ziehen. Die Arme koordiniert dazu bewegen: Den Gegenarm zum hochgezogenen Bein nach oben schwingen. Das Becken waagrecht halten und den Körper über Standbein und -hüfte strecken. Aufrecht und stabil auf dem Fokusbein stehen bleiben. Die Position 2 Sek. halten.

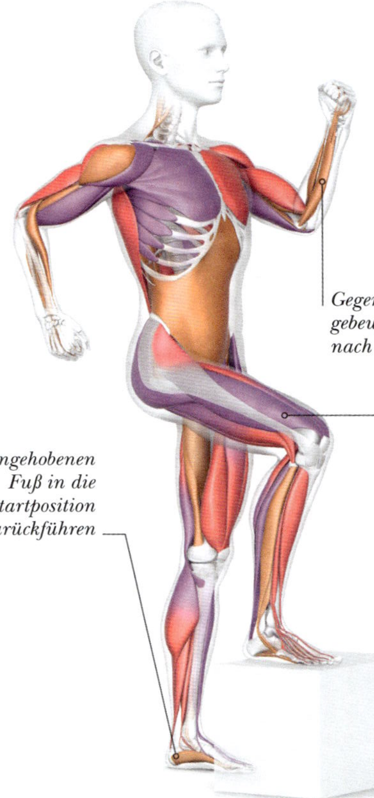

VORBEREITUNG
Aufrecht vor das Steppbrett stellen. Das Fokusbein anheben und auf der Stufe platzieren. Beide Ellbogen auf 90° anwinkeln und in Laufhaltung den Gegenarm zum Fokusbein anheben.

STUFE 2
Mit dem nichtaktiven Bein auf den Boden zurückkehren. Die Arme koordiniert wie beim Laufen bewegen, um in die Startposition zurückzukehren. Stufen 1 und 2 wiederholen.

» IM DETAIL

Die Bewegungen dieser Übungen bilden die Stoßdämpfungsphase (Step-down) und die terminale Standphase (Step-up) des Laufens nach. Indem Sie lernen, diese Bewegungen zu kontrollieren und Kraft dafür aufbauen, werden Sie ein effizienterer Läufer.

ÜBUNGSVARIANTE STEP-DOWN

Einbeinbeuge

Diese Übung kräftigt Gesäßmuskeln, Hüftabduktoren und Quadrizeps: Im aufrechten Stand die Hände an die Hüfte legen. Ein Knie auf 90° anwinkeln, ohne seine Position neben dem Standknie zu verändern. Das Standknie langsam (über 3 Sek.) beugen. Langsam (über 2 Sek.) wieder strecken. Mit 3 Sätzen à 10–12 Wh. pro Seite starten. Mit Zusatzlasten (s. S. 99) auf 3–4 Sätze à 6–8 Wh. steigern. Bei Schmerzen im vorderen Knie einen Arzt oder Physiotherapeuten aufsuchen (s. S. 98).

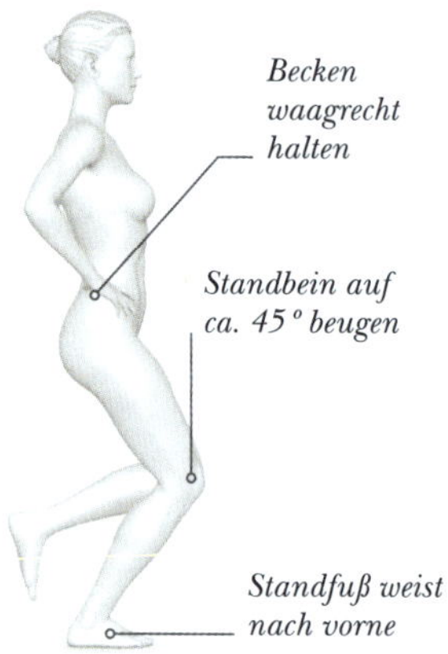

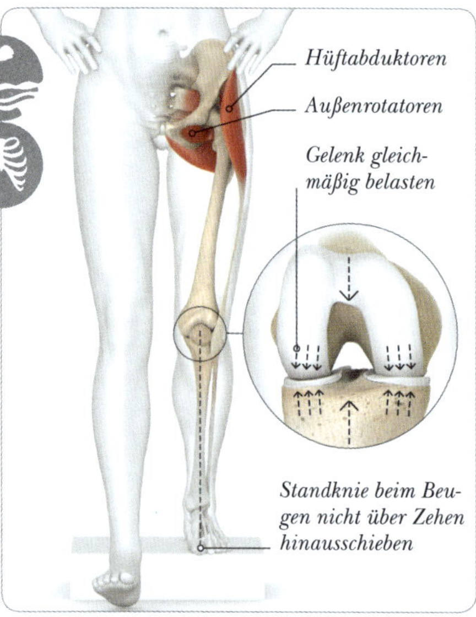

Knieausrichtung

Achten Sie beim Step-down auf eine korrekte Ausrichtung des Standknies: Es sollte sich beim Beugen und Strecken vor allem in der Sagittalebene bewegen (s. S. 10). Aktivieren Sie die Hüftabduktoren und Außenrotatoren, um ein Einknicken des Kniegelenks zur Körpermittellinie zu vermeiden.

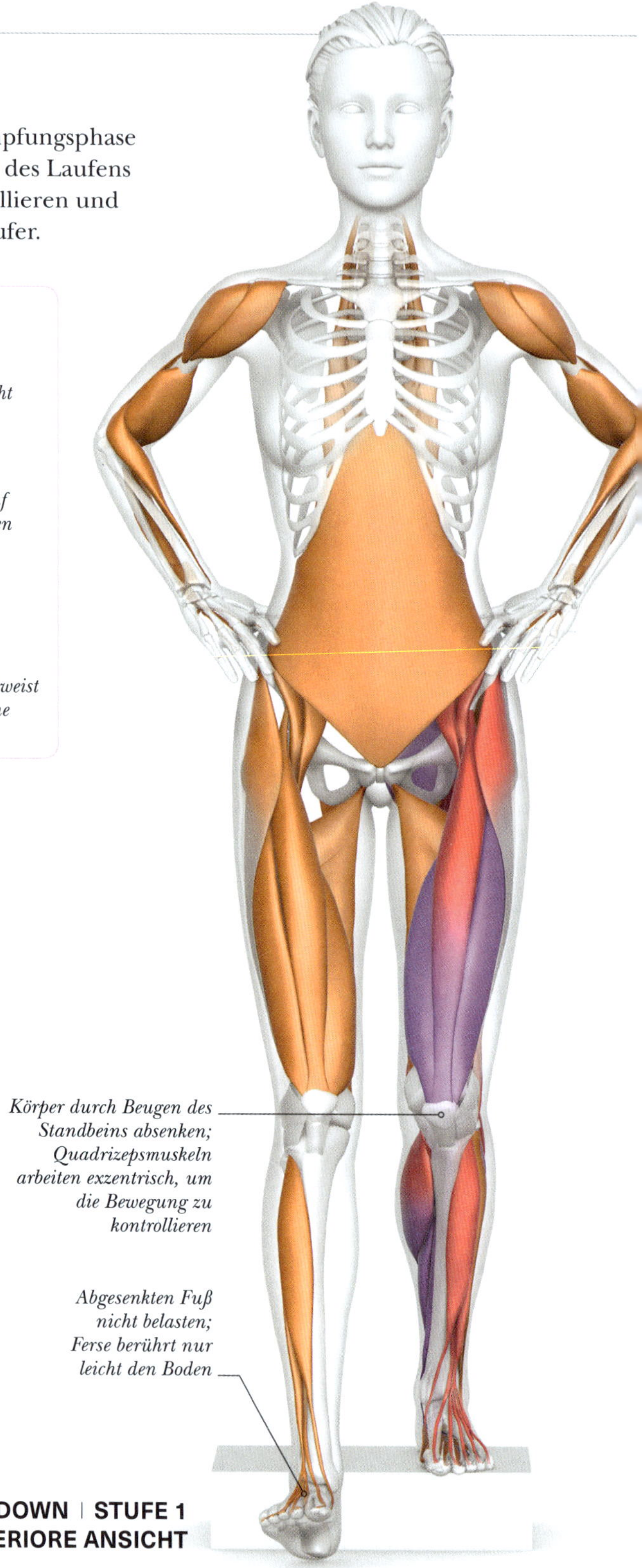

STEP-DOWN | STUFE 1
ANTERIORE ANSICHT

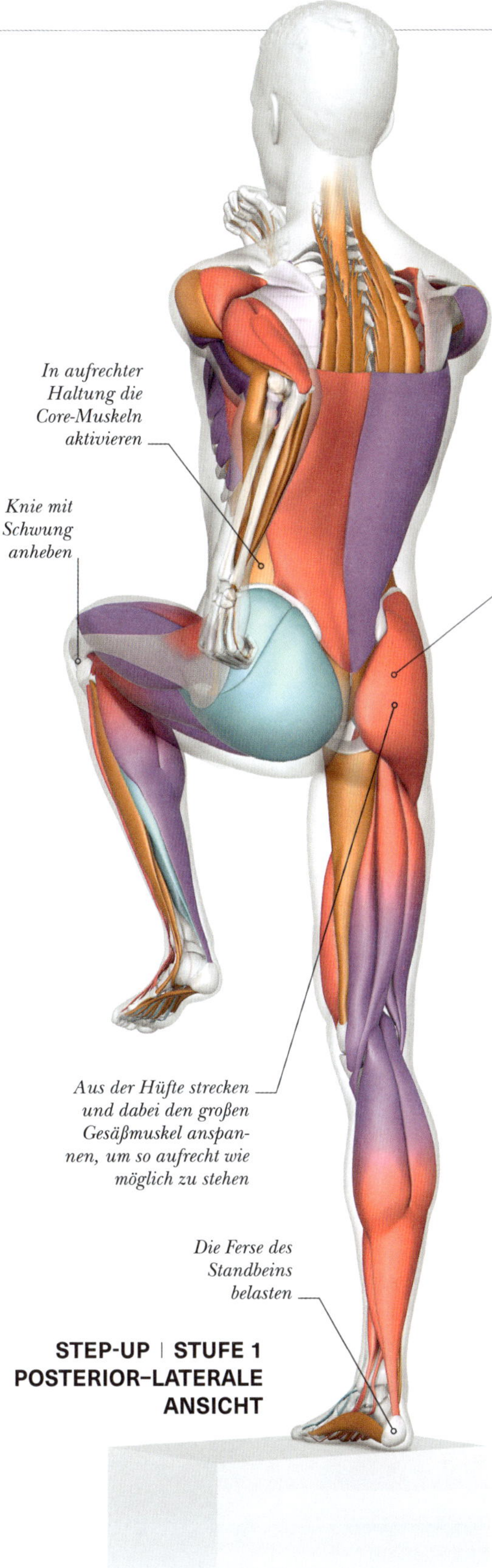

STEP-UP | STUFE 1 POSTERIOR-LATERALE ANSICHT

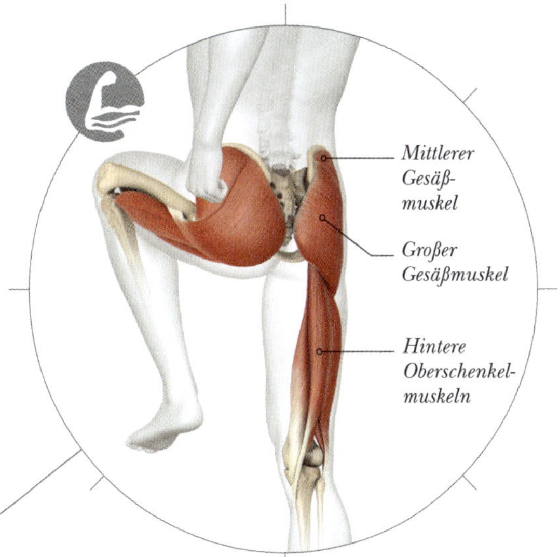

Hauptbewegungsmuskeln der **Hüfte**

Beim Laufen erzeugen die Hüftstrecker einen Großteil der für den Vortrieb des Körpers benötigten Kraft. Aufgrund ihrer Nähe zur Drehachse der Hüfte sollten dabei die Gesäßmuskeln die Hauptbewegungsmuskeln sein. Die hinteren Oberschenkelmuskeln arbeiten als Hilfsmuskeln. Regelmäßiges langes Sitzen verlängert die Gesäßmuskeln und hemmt ihre Aktivierung, was die hinteren Oberschenkelmuskeln übermäßig belastet. Step-ups kräftigen die Gesäßmuskulatur, wodurch sich die Rekrutierungsfähigkeit dieser Muskeln verbessert.

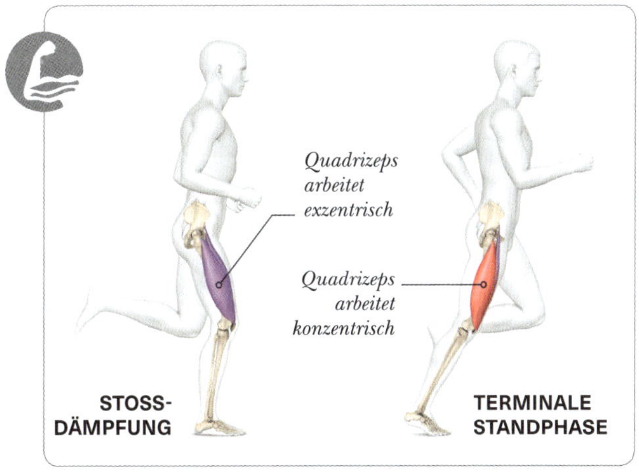

Rolle der **Quadrizepsmuskeln**

Während der Stoßdämpfungsphase des Laufens (s. S. 66) beugt sich das Knie, um Bodenreaktionskraft aufzunehmen. Die Quadrizepsmuskeln arbeiten dabei exzentrisch, um den Beugungsgrad zu kontrollieren. Während der Vortriebsphase (s. S. 68) arbeiten sie konzentrisch, um das Knie zu strecken und den Körper nach vorne zu beschleunigen. Step-ups (exzentrisch) und Step-downs (konzentrisch) imitieren diese Aktionen, verbessern damit die Laufleistung und helfen Verletzungen vorzubeugen.

HÜFTDREHEN IM STAND

Regelmäßig ausgeführt, kräftigt Hüftdrehen die Hüftabduktoren und Hüftaußenrotatoren. Diese Muskeln stabilisieren beim Laufen die Hüfte, was Verletzungen vorbeugt und den Laufstil verbessert.

IM ZUSAMMENHANG

Die Rumpfrotation wird hier durch Einsatz der Hüftmuskeln im Standbein erzielt, nicht durch eine Drehung der Gegenhüfte. Aktivieren Sie beim Hüftdrehen gezielt die Gesäßmuskeln auf der Außenseite des Standbeins. Das Standknie ist gestreckt und nach vorne ausgerichtet. Die bewegte Hüfte ist auf 90° angewinkelt. Das Becken bleibt parallel zum Brustkorb und dreht sich mit ihm als eine Einheit.

Starten Sie mit 3 Sätzen à 15–20 Wiederholungen pro Seite. Dann zur Einbeinbeuge am Ball mit Hüftrotation übergehen (s. S. 136–139).

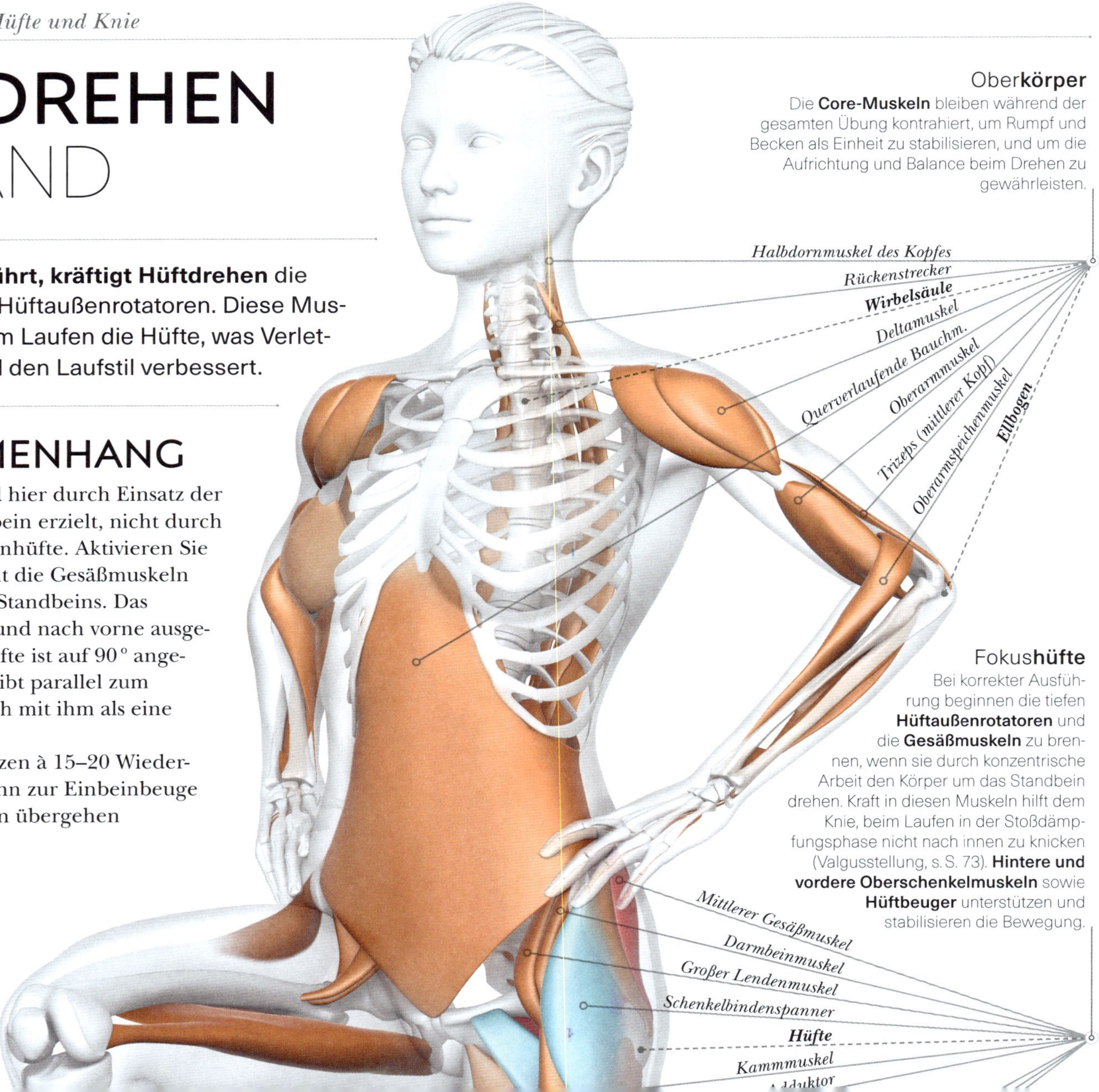

Oberkörper

Die **Core-Muskeln** bleiben während der gesamten Übung kontrahiert, um Rumpf und Becken als Einheit zu stabilisieren, und um die Aufrichtung und Balance beim Drehen zu gewährleisten.

Fokushüfte

Bei korrekter Ausführung beginnen die tiefen **Hüftaußenrotatoren** und die **Gesäßmuskeln** zu brennen, wenn sie durch konzentrische Arbeit den Körper um das Standbein drehen. Kraft in diesen Muskeln hilft dem Knie, beim Laufen in der Stoßdämpfungsphase nicht nach innen zu knicken (Valgusstellung, s. S. 73). **Hintere und vordere Oberschenkelmuskeln** sowie **Hüftbeuger** unterstützen und stabilisieren die Bewegung.

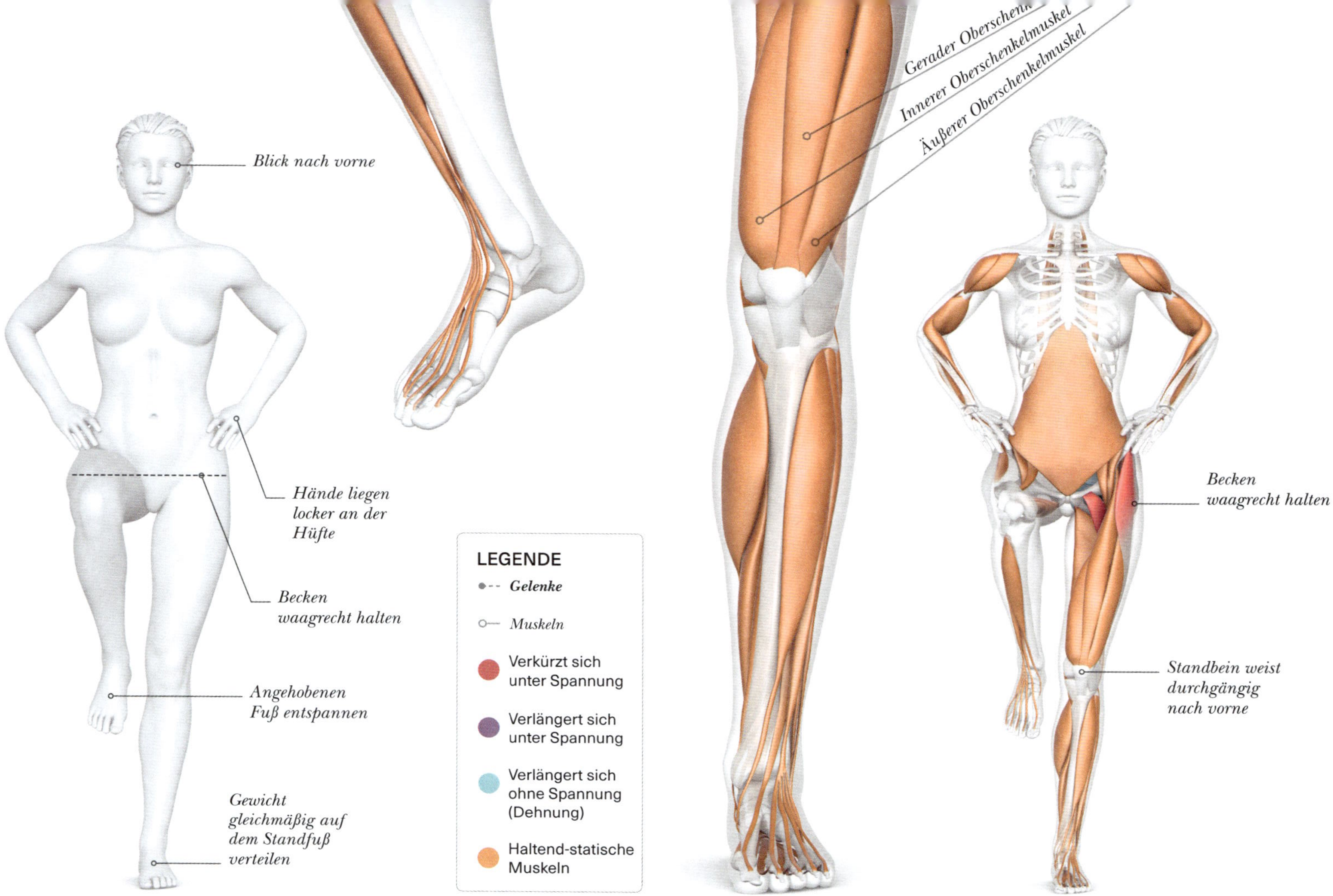

VORBEREITUNG
Im aufrechten Stand die Hände an die Hüfte legen. Ein Knie vor dem Körper heben, bis der Oberschenkel parallel zum Boden ist. Das Becken bleibt waagrecht.

STUFE 1
Die Gesäßmuskeln der Standseite aktivieren und langsam Becken und Rumpf als eine Einheit zum angehobenen Bein drehen. Das Standbein darf nicht zur Körpermitte rotieren. Die Hüfte im maximalen Bewegungsumfang drehen. Eventuell spüren Sie eine Dehnung auf der Hüftvorderseite.

STUFE 2
Rumpf und Becken zurück in die Startposition drehen (s. Vorbereitung). Stufen 1 und 2 wiederholen.

» IM **DETAIL**

Als Kugelgelenk (s. S. 26) dreht sich die Hüfte in alle drei Ebenen, was ihr einen großen Bewegungsumfang verleiht. Die Hüftmuskeln spielen eine Schlüsselrolle bei der Kontrolle dieser Bewegungen sowie bei der Aufnahme der Bodenreaktionskraft GRF (s. S. 47) und der Erzeugung der Energie für den Abstoß.

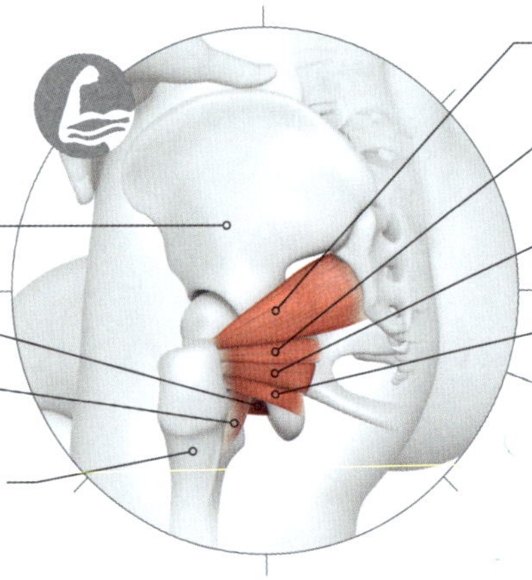

Die sechs tiefen Außenrotatoren

Die Muskeln dieser Gruppe entspringen am Becken und setzen am Oberschenkelknochen (Femur) an. Sie drehen Hüfte und Oberschenkel nach außen (bzw. kontrollieren deren Innenrotation) und stabilisieren das Iliosakralgelenk in der Stoßdämpfungs- und mittleren Standphase (s. S. 66–67) des Laufens. Indem sie den Femurkopf in der Bewegung mittig auf der Hüftgelenkpfanne halten, sorgen sie für eine korrekte Ausrichtung des Hüftgelenks. Dadurch können die großen Muskeln effektiv arbeiten.

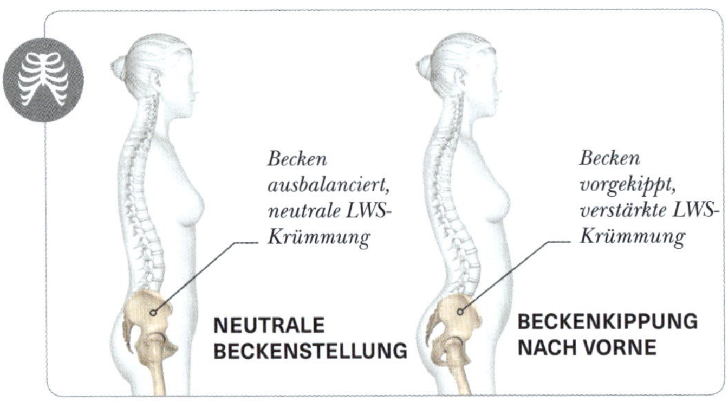

Beckenausrichtung

Der Grad der Beckenkippung beim Laufen bestimmt mit, wie stark die Hüfte sich beim Abstoßen strecken kann. Ein leichtes Vorkippen ist nötig, doch ist es zu stark, kann sich das Risiko für ein Hüftgelenks-Impingement erhöhen (s. S. 27). Die Hüftstrecker erfahren dann einen mechanischen Nachteil bei der Krafterzeugung. Trainieren Sie zur Optimierung der Beckenstellung die Hüftstrecker und versuchen Sie, Ihre Sitzzeit zu reduzieren, damit die Hüftbeuger nicht verkürzen.

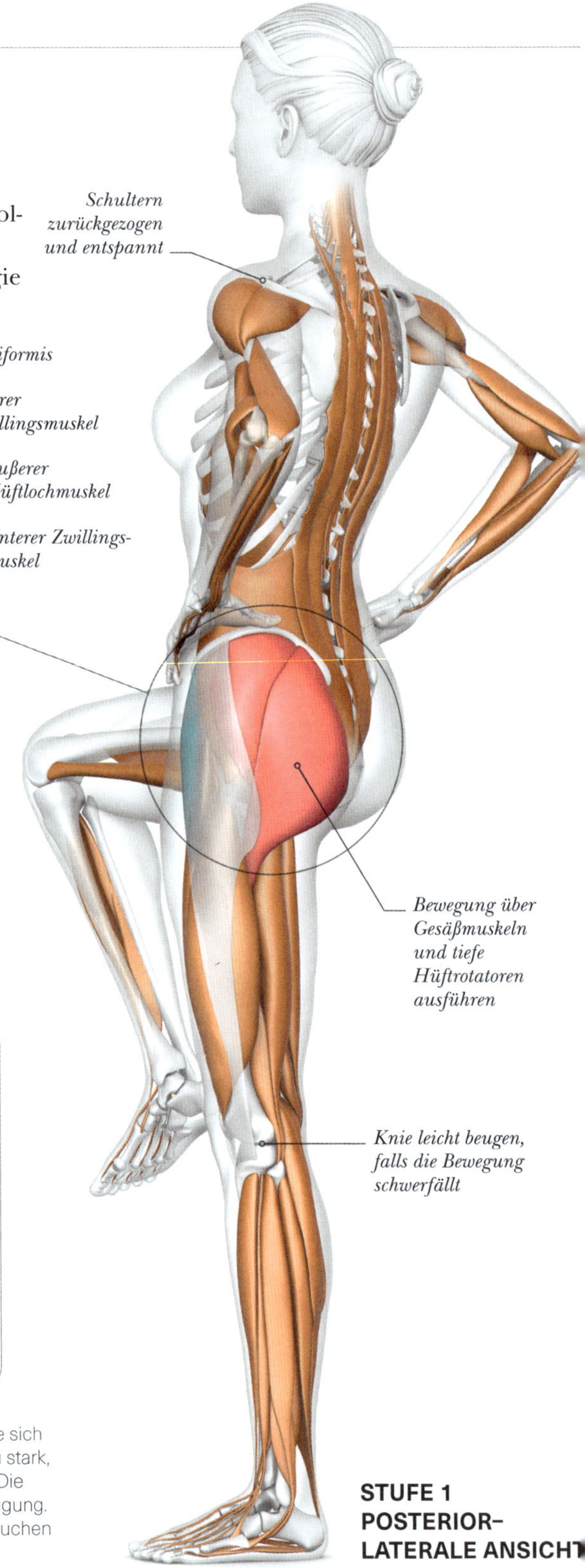

STUFE 1 POSTERIOR-LATERALE ANSICHT

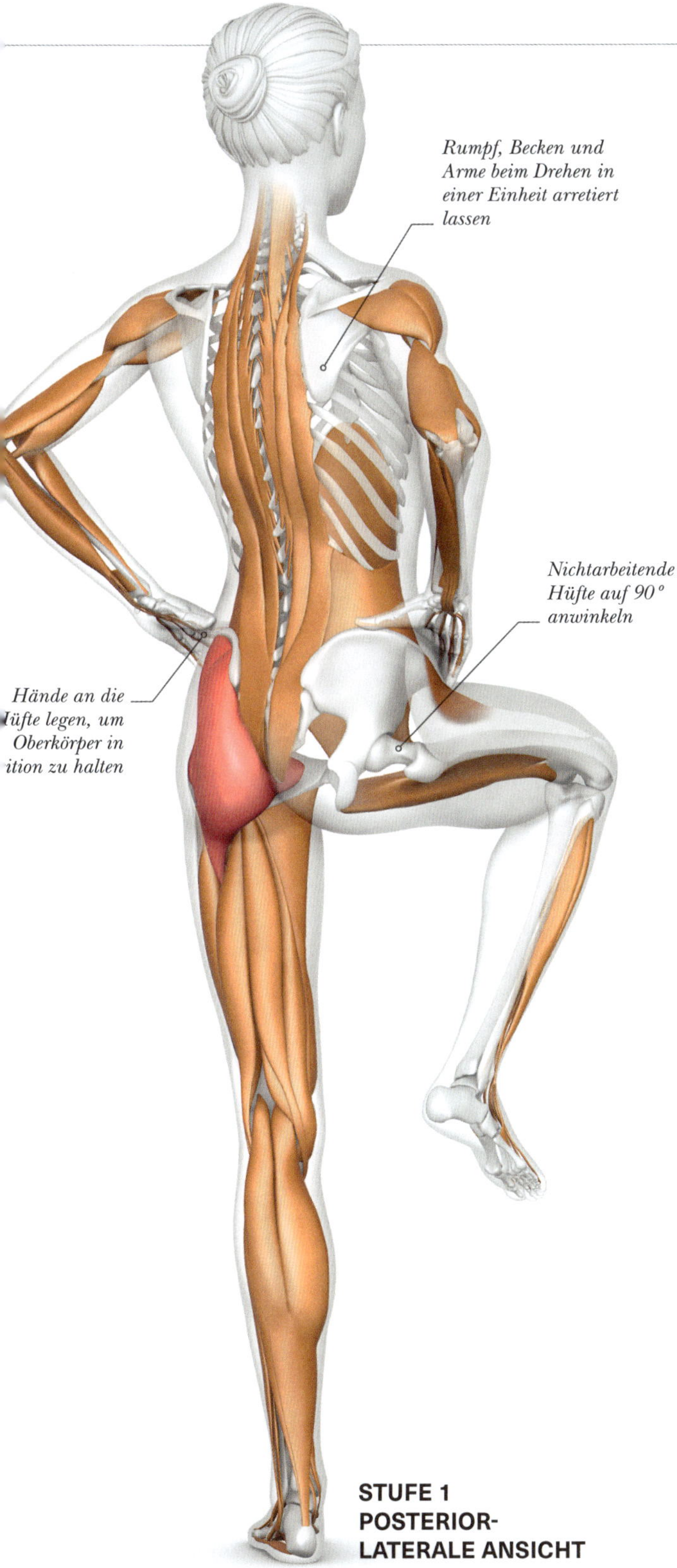

STUFE 1
POSTERIOR-LATERALE ANSICHT

ÜBUNGSVARIANTE HÜFTDREHEN

Unterstütztes Hüftdrehen

Wenn es Ihnen schwerfällt, für das Hüftdrehen die Gesäßmuskeln zu aktivieren, unterstützen Sie Ihr Standbein durch ein Widerstandsband am Knie, gegen das Sie das Bein während der Übung drücken.

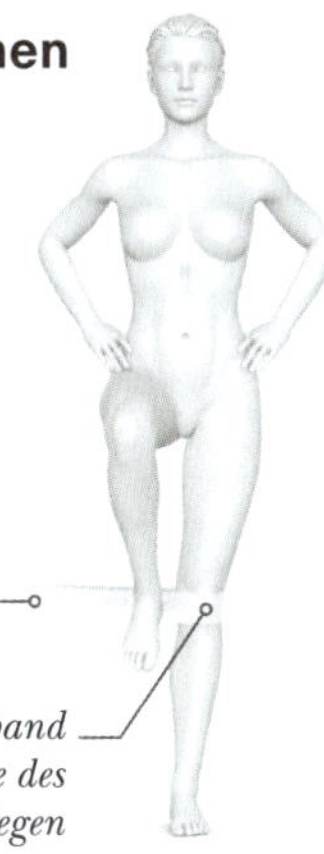

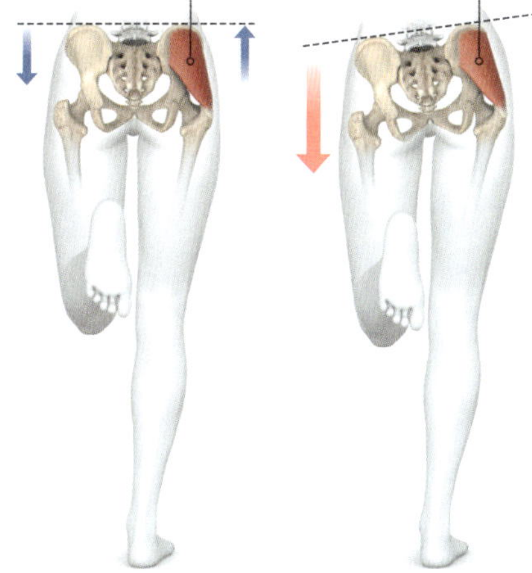

NEUTRALE BECKENSTELLUNG | **KONTRALATERALE BECKENSENKUNG**

Mittlerer Gesäßmuskel

Der M. gluteus medius wird oft als Hüftabduktor bezeichnet, doch führt er diese Funktion nur selten aus, da wir die Hüfte nicht oft zur Seite anheben (Dies ist eine Funktion in »offener kinetischer Kette« – der Fuß hat keinen Bodenkontakt). Die Hauptfunktion dieses Muskels ist die entgegengesetzte Aktion. Der Fuß steht dabei am Boden und hält das Becken waagrecht (durch den Bodenkontakt des Fußes ergibt dies eine »geschlossene kinetische Kette«). Beim Laufen verhindert diese Muskelaktivität eine zu starke kontralaterale Beckensenkung (s. S. 73) und eine zu starke Hüftabduktion in der Stoßdämpfungsphase.

HÜFT-STRECKEN

Der große Gesäßmuskel ist der Hauptstrecker der Hüfte und leistet damit einen bedeutenden Beitrag zur Vortriebskraft in der terminalen Standphase (s. S. 68), insbesondere bei höheren Laufgeschwindigkeiten. Hüftstrecken kräftigt diesen Muskel und unterstützt ihn in seiner Rolle als primärer Hüftstreckmuskel.

IM ZUSAMMENHANG

Beim Hüftstrecken arbeiten Sie mit einem Widerstandsband, das Sie auf Sprunggelenkhöhe vor dem Körper befestigen. Es sollte so straff sein, dass Gesäß- und hintere Oberschenkelmuskeln gefordert sind, wenn Sie das aktive Bein nach hinten ziehen und die Hüfte strecken.

Starten Sie mit 3 Sätzen à 15–20 Wh. Steigern Sie den Widerstand durch Straffen des Bands oder Wechsel zu einem festeren Band.

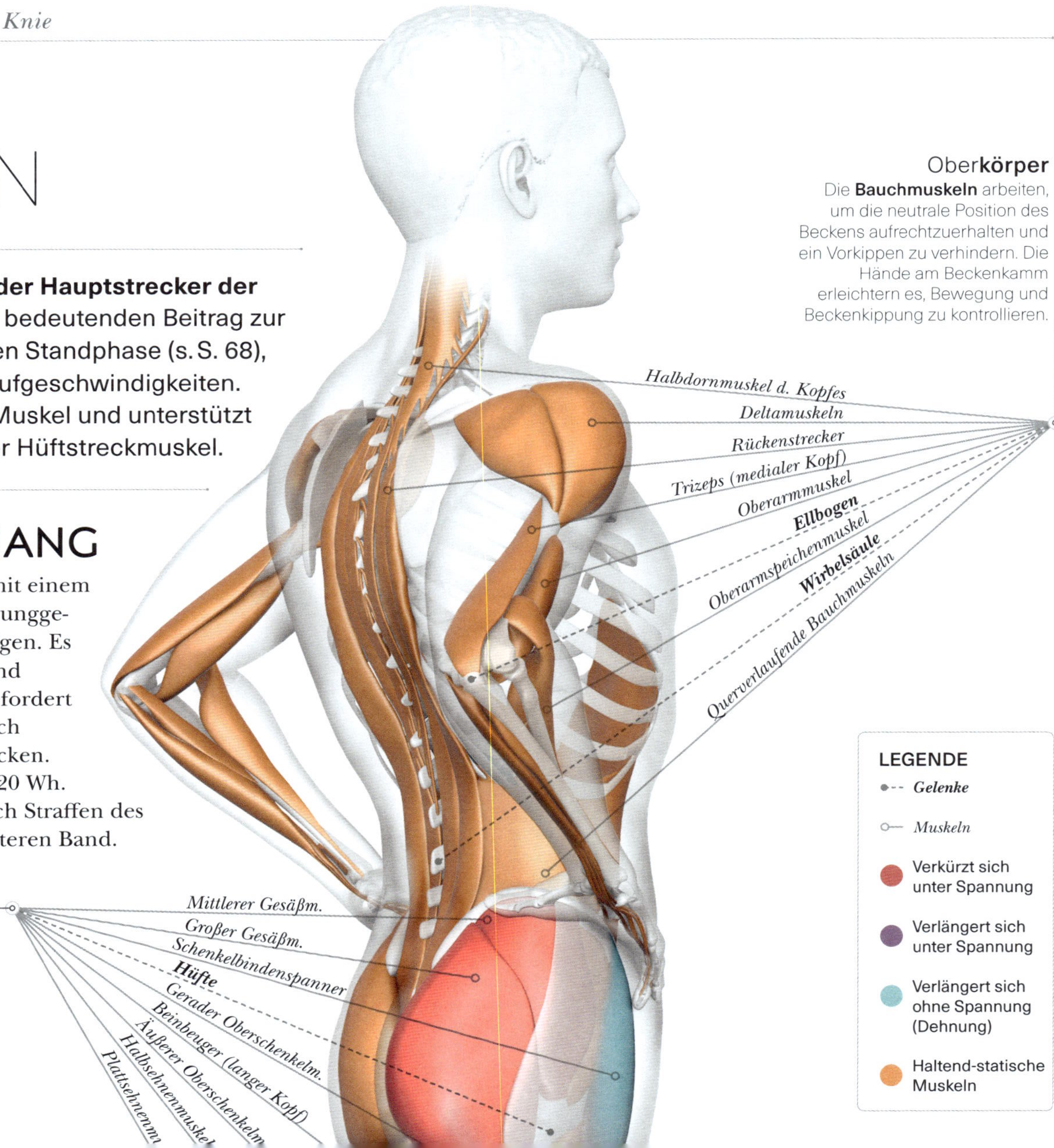

Oberkörper
Die **Bauchmuskeln** arbeiten, um die neutrale Position des Beckens aufrechtzuerhalten und ein Vorkippen zu verhindern. Die Hände am Beckenkamm erleichtern es, Bewegung und Beckenkippung zu kontrollieren.

Hüfte und Oberschenkel
Solange Sie in Stufe 1 nur die Hüfte bewegen, arbeiten **Hüftstrecker (inkl. Gesäßmuskeln)** und **rumpfnahe hintere Oberschenkelmuskeln** konzentrisch, um das Bein zurückzuziehen. Führen Sie die Bewegung nicht mit dem unteren Rücken aus und krümmen Sie die LWS nicht zu stark. Die Bewegung fällt oft klein aus, da die Hüftstreckung bei vielen Menschen limitiert ist.

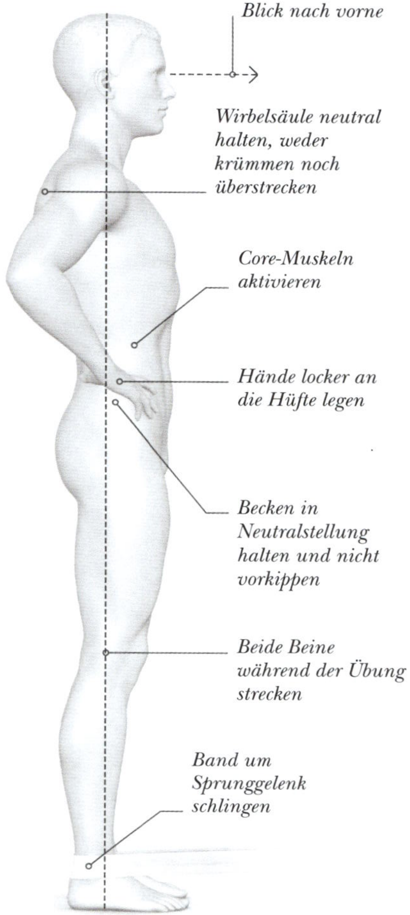

VORBEREITUNG
Das Widerstandsband um das Sprunggelenk des aktiven Beins legen. Aufrecht hinstellen, die Hände an die Hüften legen und die Füße hüftbreit positionieren.

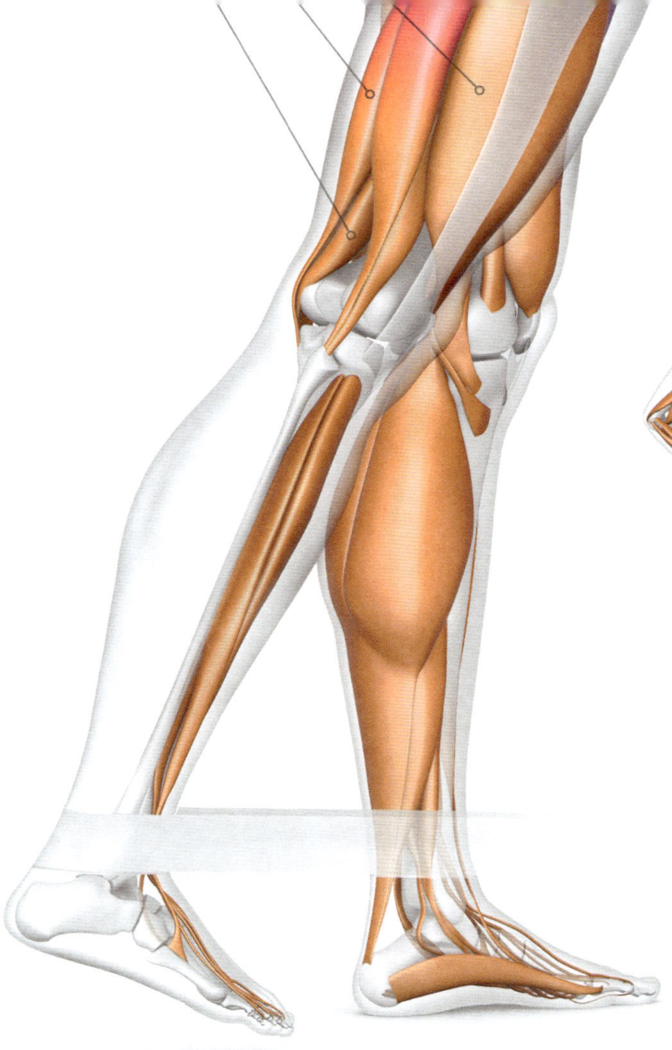

STUFE 1
Bei neutraler Beckenhaltung durch Aktivierung der Gesäßmuskeln die Hüfte langsam nach hinten strecken und die Ferse des Fokusbeins nach hinten ziehen – so weit, wie es der Bewegungsumfang des Hüftgelenks erlaubt. Den unteren Rücken nicht durchdrücken und das Becken nicht nach vorn kippen.

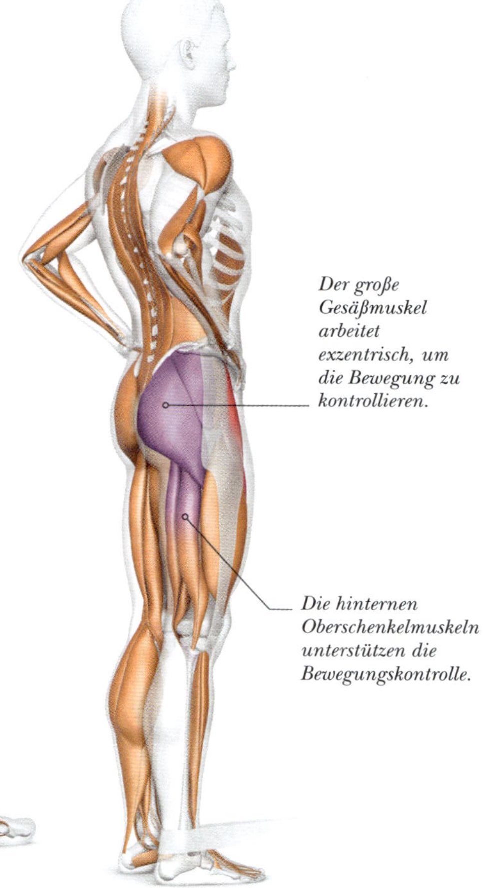

STUFE 2
Sobald die Hüfte maximal nach hinten gestreckt ist, das Bein langsam und kontrolliert in die Startposition zurückführen. Stufen 1 und 2 wiederholen.

KREUZHEBEN KLASSISCH

Durch Kraftaufbau in den Beinen verbessern Sie sowohl deren Aufnahmekapazität für beim Laufen wirkende Aufprallkräfte (s. S. 66) wie auch die Kraftentwicklung in der Vortriebsphase (s. S. 19). Die Übung stärkt Quadrizeps, hintere Oberschenkel- und Gesäßmuskeln und kann dazu beitragen, laufbedingte Verletzungen zu vermeiden.

IM ZUSAMMENHANG

Für diese Übung benötigen Sie eine Langhantel. Die Bewegung erfolgt durch gleichzeitiges Strecken von Hüft- und Kniegelenken. Rekrutieren Sie für die Aufwärtsbewegung aktiv Quadrizeps, hintere Oberschenkelmuskulatur sowie Gesäßmuskeln.

Starten Sie mit 3 Sätzen à 10–12 Wiederholungen und niedrigem Gewicht. Steigern Sie durch Gewichtserhöhung mit 3 Sätzen à 6–8 Wh.

Warnhinweis

Führen Sie die Übung unter Anleitung eines Physiotherapeuten oder zertifizierten Krafttrainers durch, wenn Sie noch keine Erfahrung mit dem Kreuzheben haben.

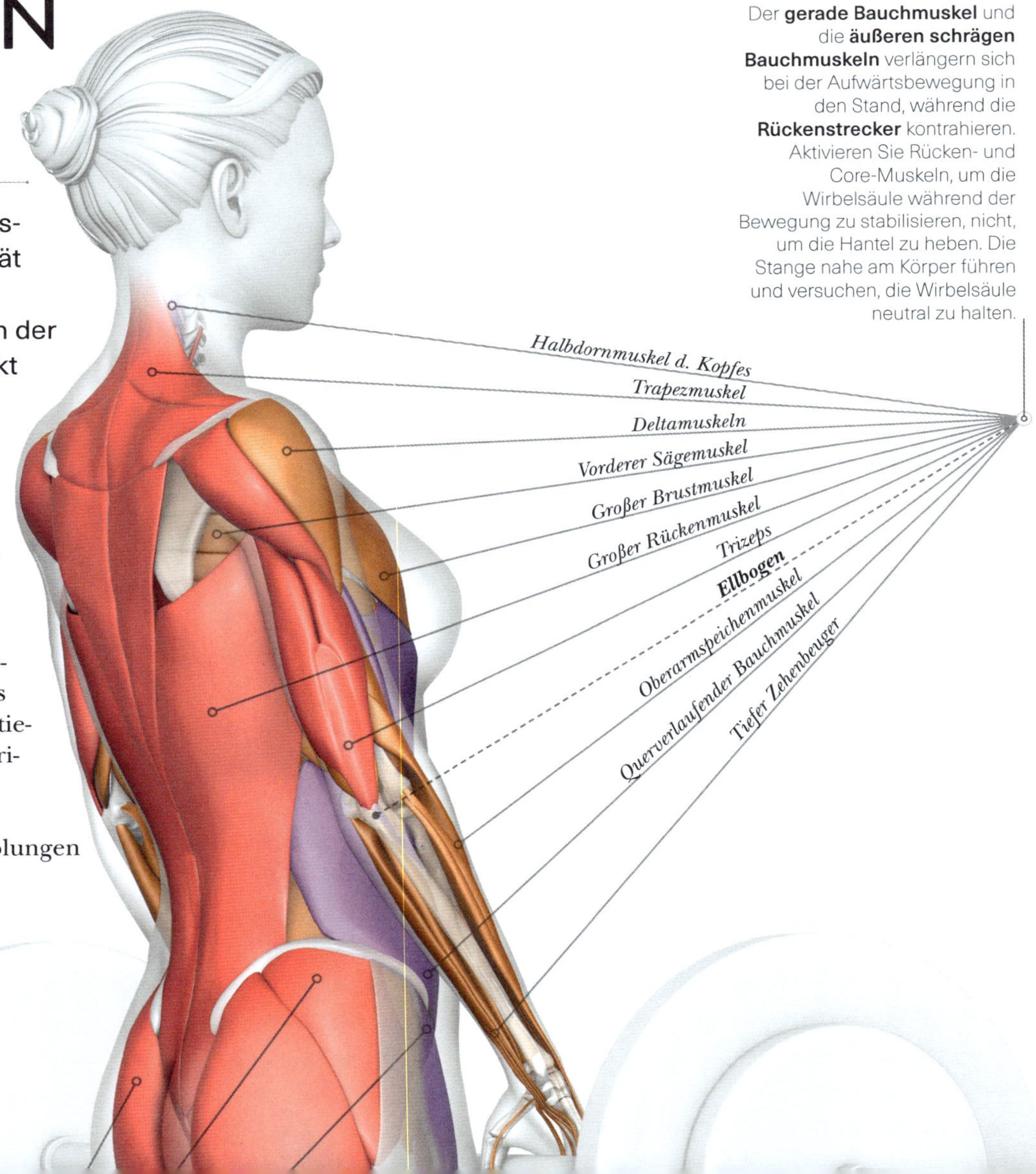

Oberkörper

Der **gerade Bauchmuskel** und die **äußeren schrägen Bauchmuskeln** verlängern sich bei der Aufwärtsbewegung in den Stand, während die **Rückenstrecker** kontrahieren. Aktivieren Sie Rücken- und Core-Muskeln, um die Wirbelsäule während der Bewegung zu stabilisieren, nicht, um die Hantel zu heben. Die Stange nahe am Körper führen und versuchen, die Wirbelsäule neutral zu halten.

keln und **rumpfnahe hintere Oberschenkelmuskeln** arbeiten konzentrisch, um die Hüfte zu strecken, während die rumpfferne hintere Oberschenkelmuskulatur sich für die Kniestreckung verlängert. Hüft- und Kniestrecker liefern die Kraft, um das Gewicht zu heben. Dabei hilft die Vorstellung, den Boden vom Körper wegzudrücken – die Beine sollen arbeiten, nicht der Oberkörper.

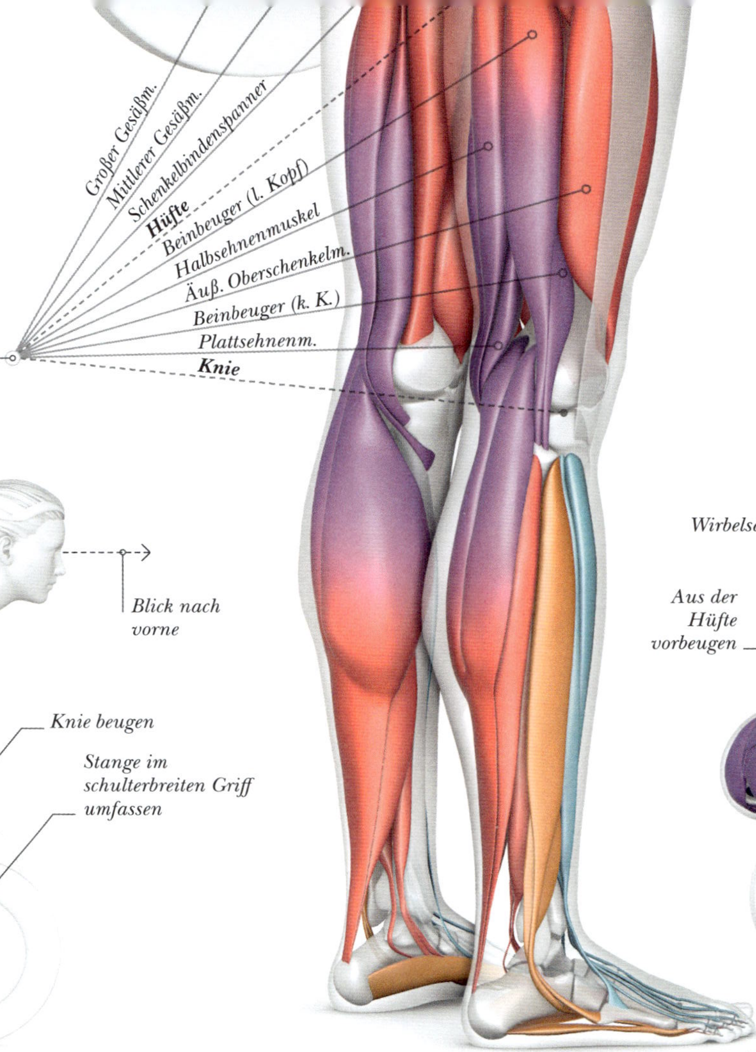

LEGENDE
- Gelenke
- Muskeln
- Verkürzt sich u. Spannung.
- Verlängert sich u. Spannung
- Verlängert sich ohne Spannung (Dehnung)
- Haltend-statische Muskeln

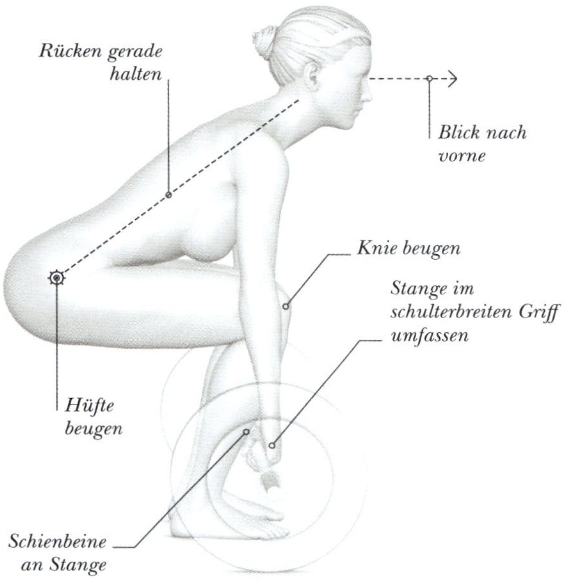

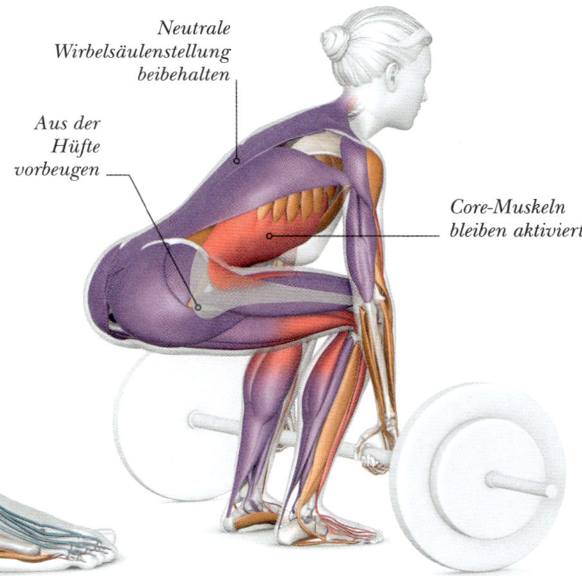

VORBEREITUNG
Im aufrechten Stand die Füße hüftbreit positionieren. Die Stange über dem Mittelfuß platzieren. Hüfte und Knie beugen, um die Stange mit den Händen zu umfassen. Beim Absenken des Körpers bewegen sich die Schienbeine zur Stange, bis sie sie leicht berühren. Die Brust nach vorn drücken, um den Rücken gerade zu halten. Die Wirbelsäule bleibt neutral.

STUFE 1
Tief einatmen. Die Brust gestreckt halten, Rücken- und Core-Muskulatur aktivieren. Über die Fersen nach oben drücken, dabei die Hüfte vorschieben und die Hantel auf geradem Weg heben. Oben angekommen 2 Sek. halten.

STUFE 2
Hüfte und Knie beugen und die Hantel langsam (über 3 Sek.) auf geradem Weg wieder zum Boden bringen. Stufen 1 und 2 wiederholen.

» IM DETAIL

Klassisches Kreuzheben ist eine einfache Übung, die Kraftzuwächse in den Hauptmuskelgruppen der unteren Gliedmaßen bringt. Es ist jedoch wichtig, dabei die Lendenwirbelsäule so wenig wie möglich zu belasten (s. S. 30); das gilt besonders für Personen mit wiederkehrenden Schmerzen im unteren Rücken.

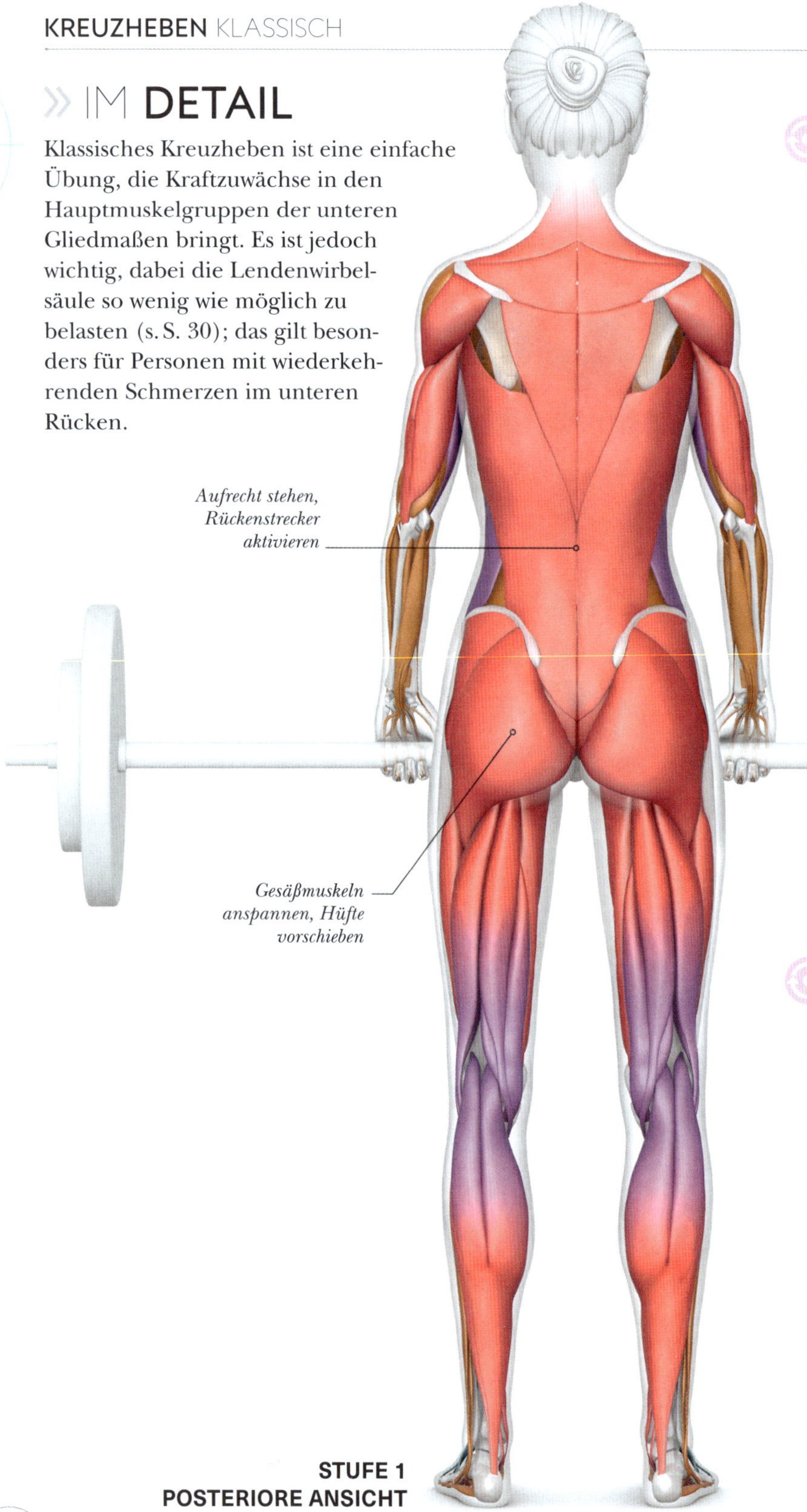

STUFE 1
POSTERIORE ANSICHT

ÜBUNGSVARIANTE KREUZHEBEN

Einbeiniges Kreuzheben

Mit 2 Kurzhanteln aufrecht hinstellen. Ein Bein nach hinten schieben, Rumpf nach vorne absenken. Sobald eine Dehnung im hinteren Oberschenkel des Standbeins spürbar wird, diese und Gesäßmuskeln aktivieren und in Startposition zurückkehren. 3 Sätze à 10–12 Wh. pro Bein.

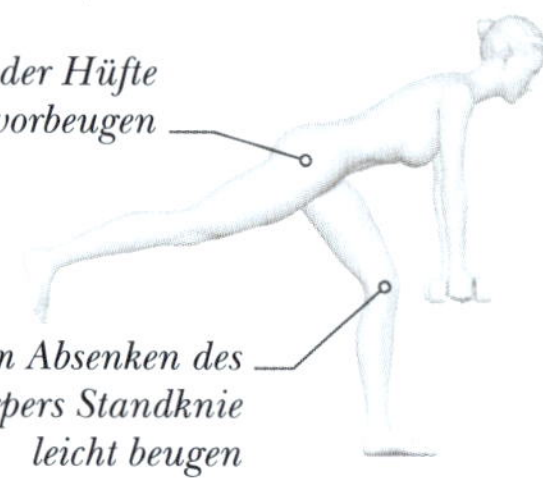

ÜBUNGSVARIANTE KREUZHEBEN

Kreuzheben rumänisch

Langhantel im Obergriff (Handflächen zum Körper) auf Hüfthöhe halten. Hüfte nach hinten schieben und Stange dicht am Körper bis vor das untere Kniegelenk absenken. Hintere Oberschenkelmuskeln sind jetzt vollständig gestreckt. Hüfte wieder in Ausgangsposition nach vorne schieben. 3 Sätze à 10–12 Wh.

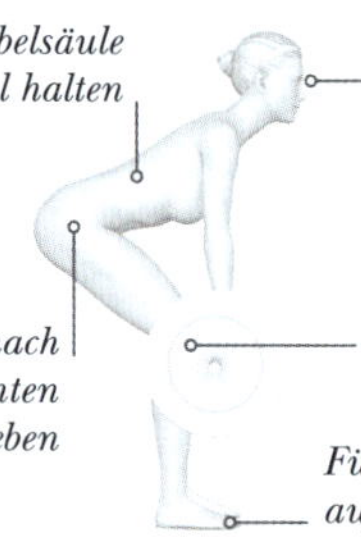

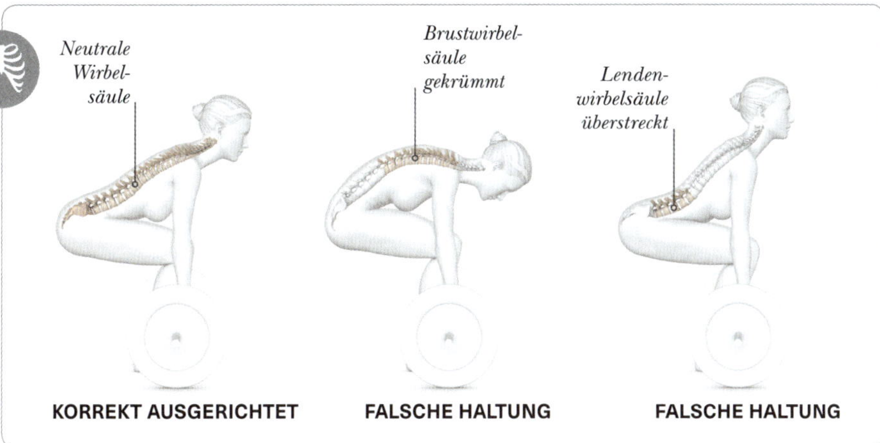

Wirbelsäulen**ausrichtung**

Halten Sie beim Kreuzheben die Wirbelsäule in ihrer neutralen Position, ohne sie zu krümmen oder zu überstrecken. Die Hüftmuskeln sollten das Gewicht tragen. Eine zu starke Beugung oder Überstreckung verringert nicht nur die Trainingsbelastung der Hüftmuskulatur, sondern erhöht auch das Verletzungsrisiko für den Rücken.

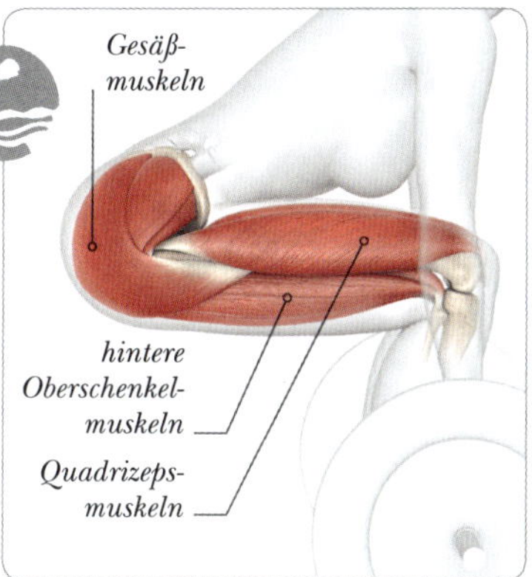

Tempo steigern

Je schneller man läuft, desto mehr verlagert sich die Energieerzeugung von rumpffernen Muskeln wie den Wadenmuskeln zu rumpfnäheren Muskelgruppen, wie Gesäß- sowie hinteren und vorderen Oberschenkelmuskeln. Gezielte Kraftübungen wie Kreuzheben verbessern die Kapazität der rumpfnahen Muskulatur und helfen das Lauftempo zu steigern.

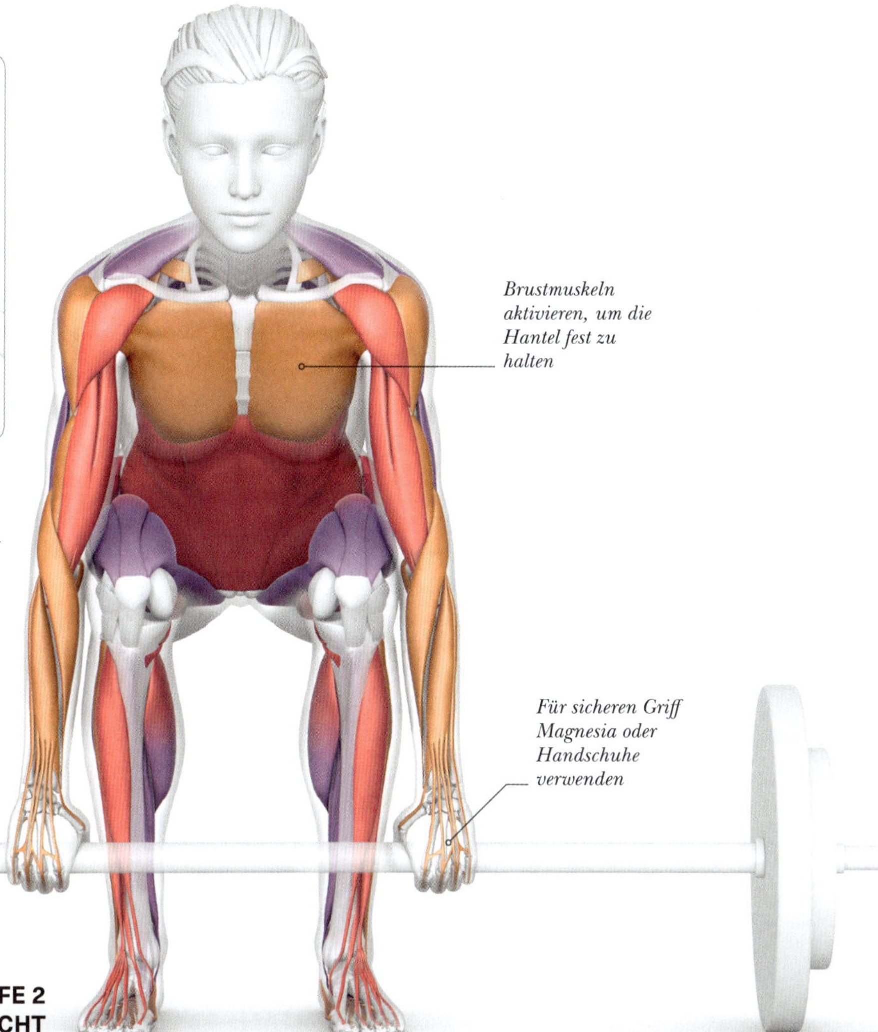

STUFE 2
ANTERIORE ANSICHT

EINBEIN-BEUGE AM BALL

! Warnhinweis
Wenn Sie bei der Übung Schmerzen im vorderen Knie haben, konsultieren Sie einen Arzt oder Physiotherapeuten, um kein bestehendes Leiden zu verschlimmern. (s. S. 98).

Die gesamte kinetische Kette (s. S. 49) profitiert von dieser Übung. Sie kräftigt Core, Hüfte, Oberschenkel und Waden und trainiert das stabile Stehen auf einem Bein.

IM ÜBERBLICK

Für diese Kniebeugen-Variante brauchen Sie einen großen Gymnastikball. Das Standbein bleibt während der ganzen Übung leicht vom Körper abgespreizt, damit der mittlere Gesäßmuskel stärker arbeitet. Führen Sie das Standknie in der Bewegung bewusst in der Sagittalebene (s. S. 10), damit es nicht nach innen kippt. Halten Sie den Oberkörper bei der Kniebeuge aufrecht und das Becken waagrecht. Lassen Sie den Rumpf nicht nach vorne sinken. Starten Sie mit 3 Sätzen à 5–10 Wiederholungen pro Seite. Sobald Sie in der Knieausrichtung sicher sind, steigern Sie mit Zusatzlast(s. S. 99) auf 3–4 Sätze à 6–8 Wh.

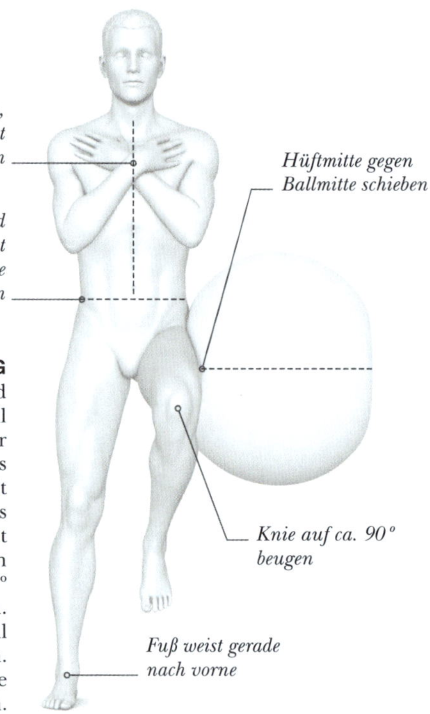

VORBEREITUNG
Neben einer Wand positionieren und den Ball zwischen Wand und Körper schieben. Die Füße etwas weiter als hüftbreit platzieren, wobei das Standbein leicht ausgestellt wird. Das nichtaktive Bein in Hüfte und Knie auf 90° anwinkeln und anheben. Die Hüfte gegen den Ball drücken, um ihn zu halten. Aufrichten und die Hände vor der Brust überkreuzen.

Halbdornmuskel d. Kopfes
Rückenstrecker
Deltamuskeln
Großer Brustmuskel
Bizeps
Wirbelsäule
Lenden-Darmbeinmusk
Querverlaufender Bauch

Oberkörper
Die **Bauchmuskeln** halten den Körper aktiv aufrecht. Wie im Stand das Becken waagrecht und die Wirbelsäule in Neutralstellung halten. Nicht im Rumpf drehen oder zur Seite neigen.

Mittlerer Gesäßmuskel
Schenkelbindenspanner
Hüfte
Großer Gesäßmuskel
Gerader Oberschenkeln
Zweiköpf. Beinbeuger
Äußerer Oberschenkelm.
Knie

Oberschenkel
Beim Absenken des Körpers arbeiten **Gesäß-** und **vordere Oberschenkelmuskeln** wie in der Belastungsphase des Laufens exzentrisch. Die Hüftabduktoren, vor allem der **mittlere Gesäßmuskel,** sind stark gefordert, um das Becken waagrecht zu halten. Die Quadrizeps- und Gesäßmuskeln verrichten die Hauptarbeit.

Zwillingswadenmuskel
Schollenmuskel
Vorderer Schienbeinmus
Langer Zehenstrecker
Langer Wadenbeinmuskel
Sprunggelenk
Kleinzehenabspreizer

Unterschenkel
Beim Beugen des Sprunggelenks die Ferse belasten, um die Aktivierung der Gesäßmuskeln zu unterstützen. Die intrinsischen Fußmuskeln (s. S. 102) aktivieren, um das Fußgewölbe als stabile Basis aufgerichtet zu halten.

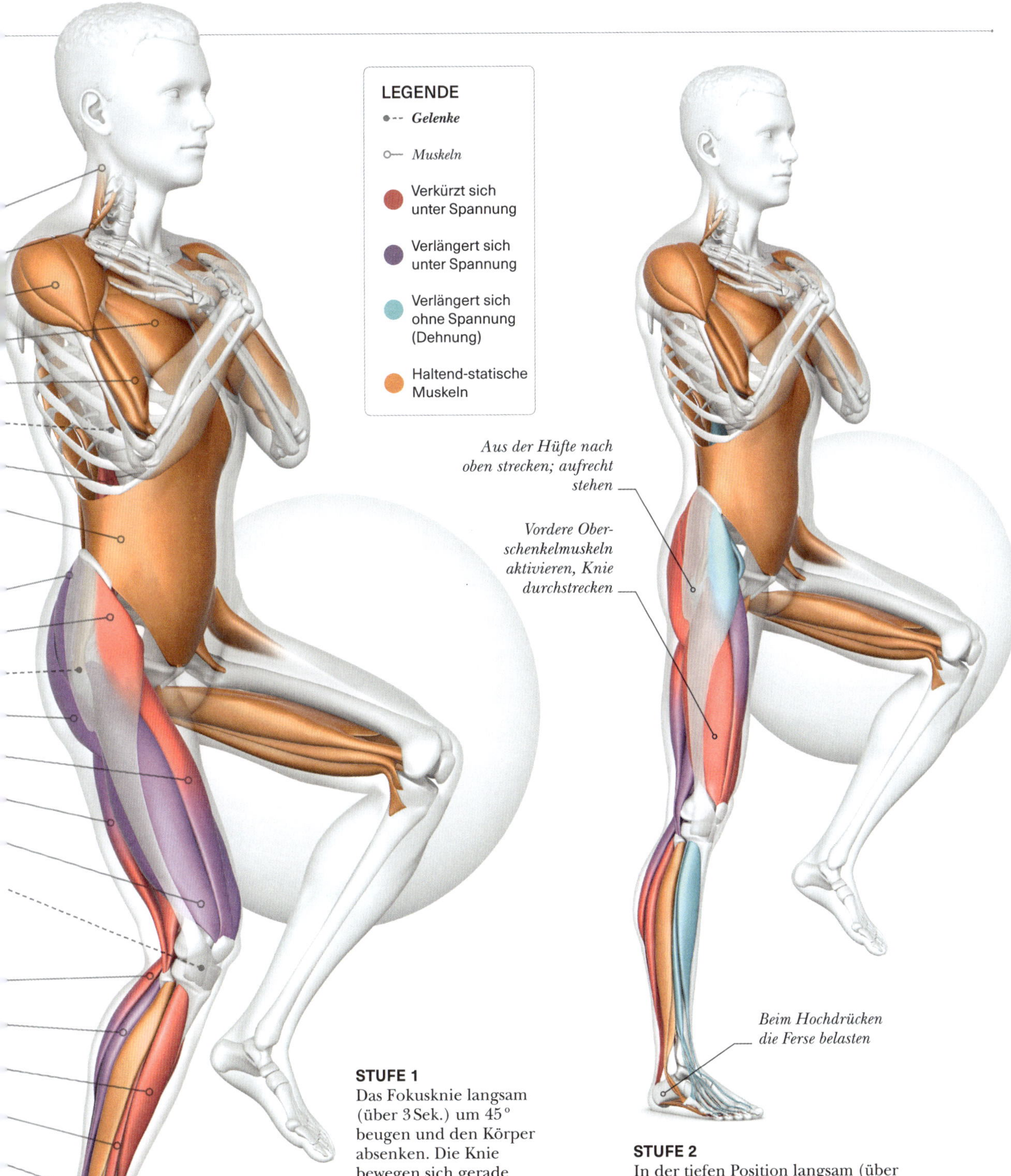

STUFE 1
Das Fokusknie langsam (über 3 Sek.) um 45° beugen und den Körper absenken. Die Knie bewegen sich gerade nach vorne, ohne nach innen auszuweichen. Beim Absenken Schultern und Becken übereinander und waagrecht halten.

STUFE 2
In der tiefen Position langsam (über 2 Sek.) durch Druck auf die Fersen den Körper zurück in die Ausgangsposition nach oben schieben und dabei Knie und Hüfte strecken. Den Rumpf nicht verdrehen, die Hüfte waagrecht halten.

» IM DETAIL

Diese dynamische Übung fordert Core und Hüfte. Die Variante mit Becken- oder Brustrotation (s. S. re.) imitiert die Art und Weise, wie der Körper seinen diagonal angelegten, elastischen Stützmechanismus (s. S. 49) beim Laufen einsetzt.

Core-Stärke

Die Körpermitte braucht Kraft, um während der Standphase des Laufens (s. S. 68) die Bewegung des Oberkörpers über dem Standbein zu kontrollieren, und um das Becken zu stabilisieren, die Basis, von der aus die Oberschenkelmuskeln Vortriebskraft generieren können. Dabei durchlaufen den Core von oben und unten erhebliche Kräfte. Einbeinbeugen am Ball stärken die Rumpfmuskulatur ebenso wie die Oberschenkelmuskeln.

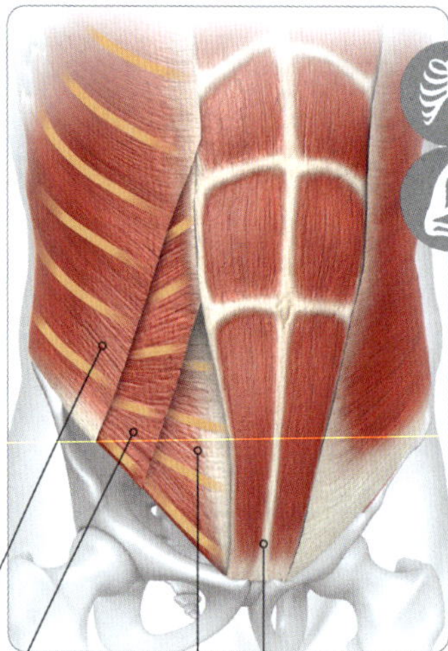

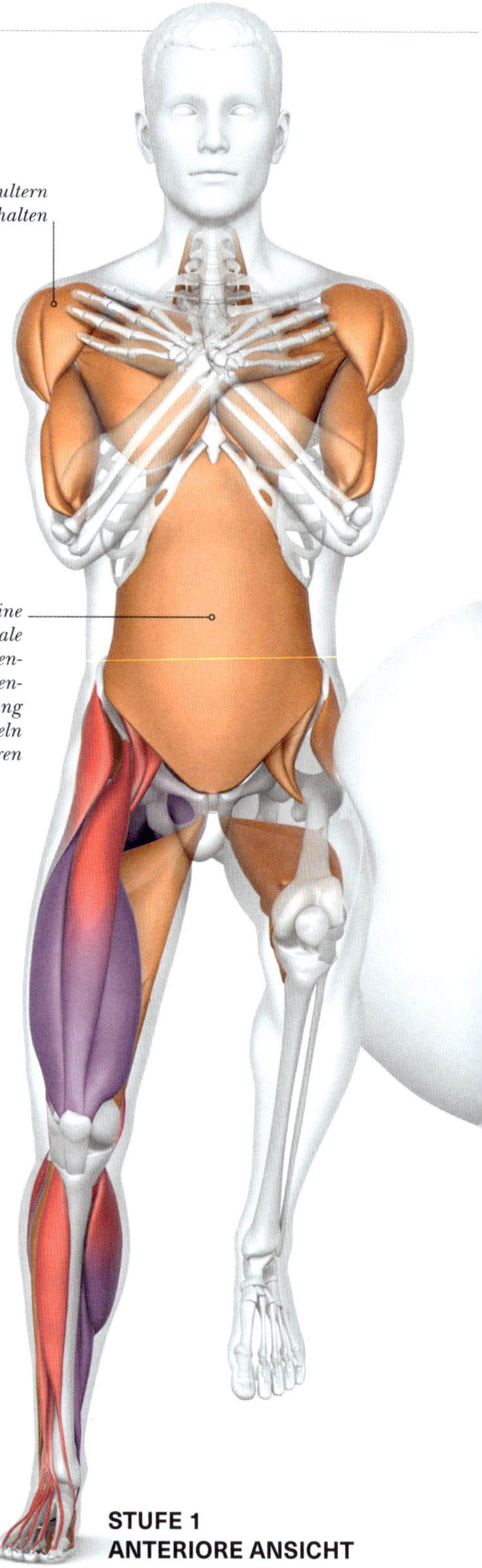

STUFE 1
ANTERIORE ANSICHT

ÜBUNGSVARIANTE EINBEINBEUGE

Zielmuskulatur Quadrizeps

Um bei Einbeinbeugen am Ball vermehrt die vorderen Oberschenkelmuskeln zu rekrutieren und die Gesäßmuskeln zu entlasten, schieben Sie einen Fersenkeil unter den Rückfuß und verlagern so das Körpergewicht auf den Vorfuß. Diese Übungsvariante kann bei der Rehabilitation einer Patella-Tendinopathie (PT) hilfreich sein.

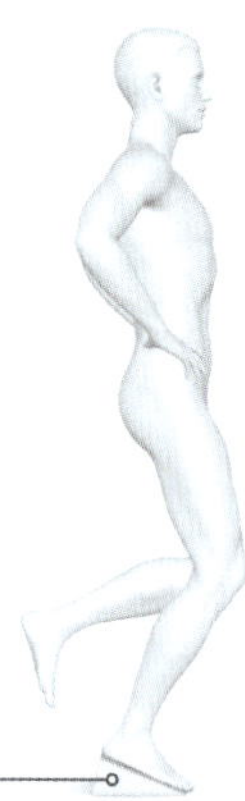

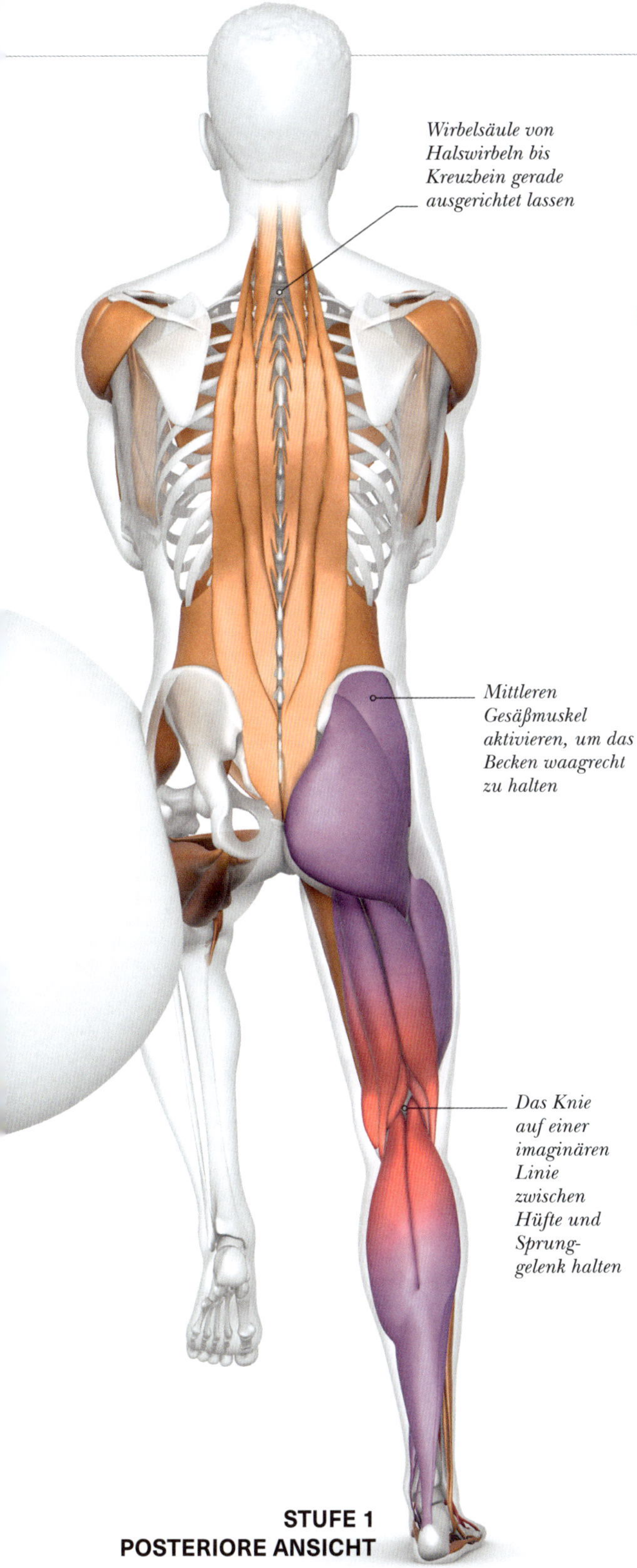

STUFE 1
POSTERIORE ANSICHT

PROGRESSIONEN EINBEINBEUGE

Zusätzliche Brust- oder Beckenrotation

Bauen Sie in der tiefen Position jeder Kniebeuge entweder eine Becken- oder eine Brustdrehung nach beiden Seiten ein. Führen Sie die Bewegung flüssig aus und drücken Sie sich dann hoch. Halten Sie bei der Brustrotation die Hüfte gerade, sodass sich nur die Brustwirbelsäule dreht (s. S. 30). Bei der Beckenrotation halten Sie die Brust gerade und blicken nach vorne, damit sich nur die Hüfte bewegt.

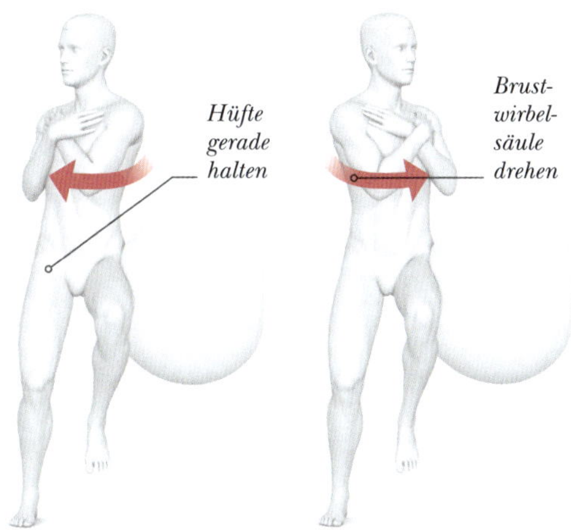

BRUSTROTATION

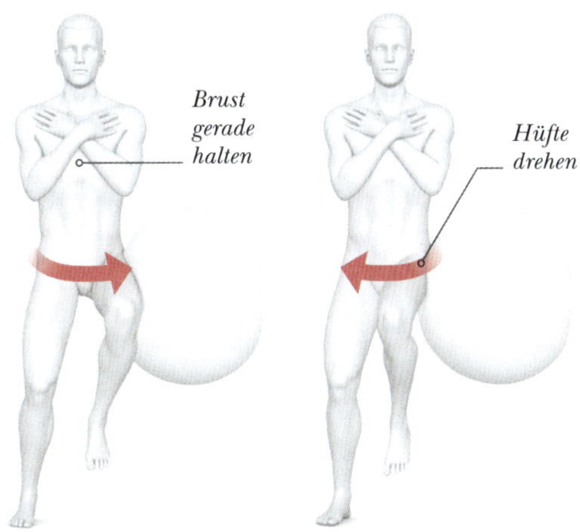

BECKENROTATION

HÜFTHEBEN MIT BALL

Diese Übung kräftigt Core und Oberschenkel und kann bei der Reha nach Zerrungen und anderen Laufverletzungen im hinteren Oberschenkel eingesetzt werden (s. S. 54–63). Die hinteren Oberschenkelmuskeln sind wichtig für die Laufleistung, vor allem für das Tempo.

IM ZUSAMMENHANG

Sie benötigen für die Übung einen Gymnastikball mit 55–65 cm Durchmesser. Der Bewegungsablauf ist herausfordernd. Sobald Sie den Körper angehoben und in einer geraden Linie ausgerichtet haben, konzentrieren Sie sich darauf, diese Stellung von Rumpf und Hüfte zu halten. Die meiste Anstrengung erfordert es, die Hüfte oben zu halten, während Sie den Ball vom Körper weg und wieder auf sich zu rollen.

Starten Sie mit 3 Sätzen à 10–12 Wiederholungen. Wenn Sie in der Lage sind, die Hüft- und Rumpfposition während der Übung stabil zu halten, lösen Sie die Arme vom Boden und kreuzen Sie sie über der Brust. Als Progression einbeinig ausführen: Knie des nichtaktiven Beins anwinkeln und zur Brust ziehen, damit es nicht im Weg ist, wenn das Fokusbein den Ball zum Körper rollt.

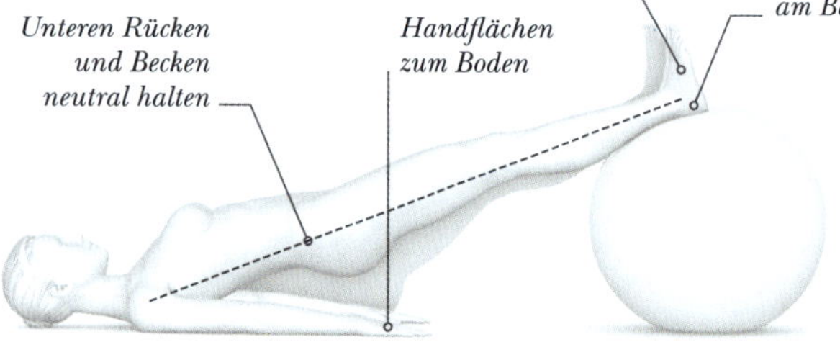

VORBEREITUNG
In Rückenlage die Arme seitlich am Körper anlegen. Die Fersen dicht nebeneinander auf dem Ball positionieren. Das Becken so hoch heben, dass Schultern, Hüfte und Knie eine gerade Linie bilden. Die Wirbelsäule in neutraler Stellung halten.

Oberschenkel

In dieser Haltung erzeugen die **vorderen Oberschenkelmuskeln** die Kniebeugung. Die Fersen tief in den Ball stemmen und auf das Heranziehen des Balles unter den Körper konzentrieren, weniger auf das Heben der Knie. Die **Gesäßmuskeln** halten aktiv die Beckenbrücke. Sie verlängern sich, während sich die Hüfte durch konzentrische Arbeit der **Hüftbeuger** auf der Körpervorderseite beugt.

Oberkörper

Die **Core**-Muskulatur aktivieren, um die Balance zu halten. Kreuzen der Arme vor der Brust fordert die Core-Muskeln noch mehr.

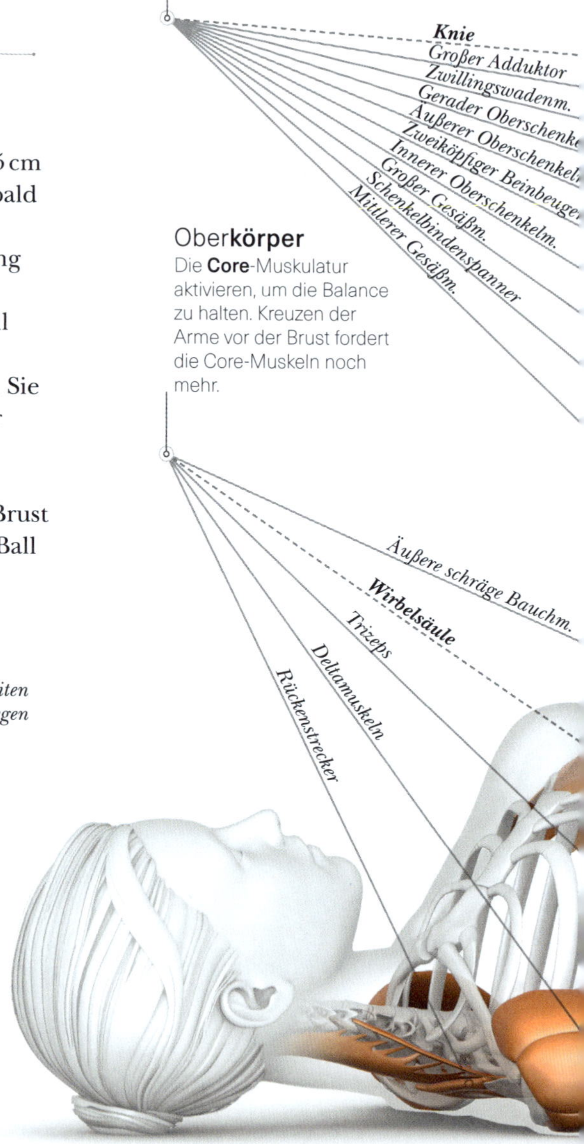

LEGENDE

- *Gelenke*
- *Muskeln*
- Verkürzt sich unter Spannung
- Verlängert sich unter Spannung
- Verlängert sich ohne Spannung (Dehnung)
- Haltend-statische Muskeln

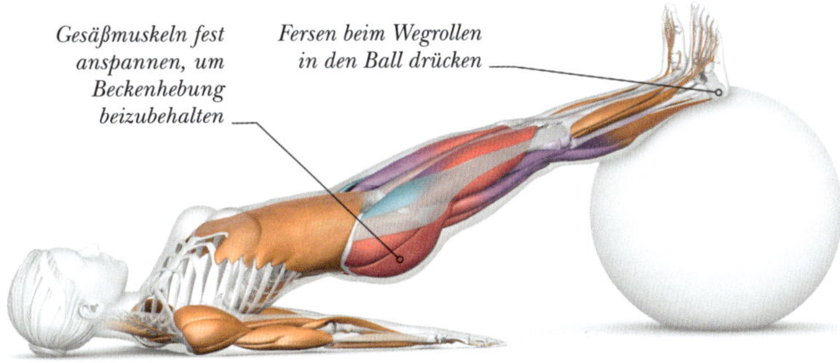

STUFE 2
Den Ball langsam in die Startposition zurückrollen. Das Becken bleibt angehoben. Wenn die Beine ganz gestreckt sind, 2 Sek. halten, dann Stufen 1 und 2 wiederholen.

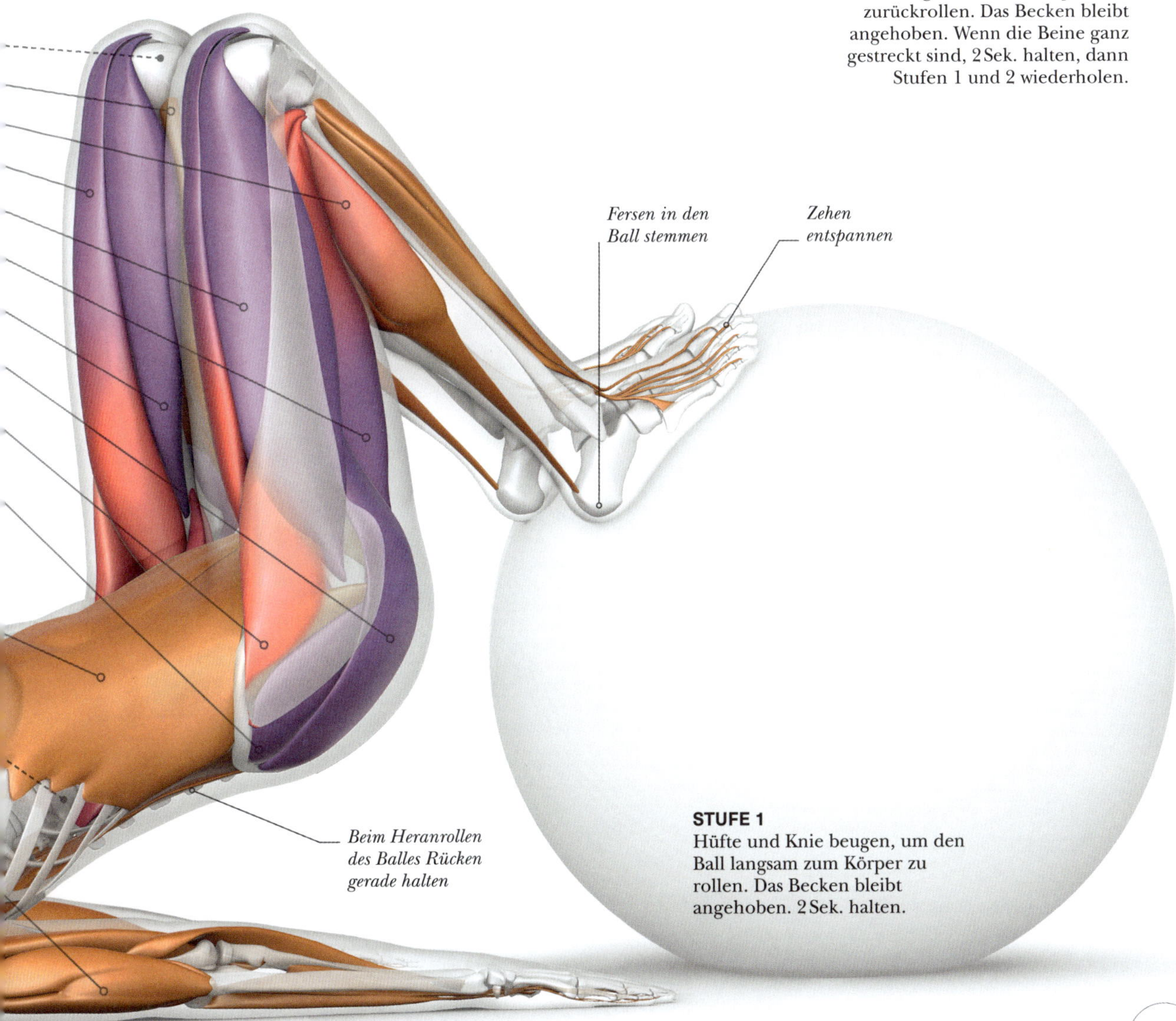

STUFE 1
Hüfte und Knie beugen, um den Ball langsam zum Körper zu rollen. Das Becken bleibt angehoben. 2 Sek. halten.

AUSFALLSCHRITT

Ausfallschritte sind eine großartige Übung zur Kräftigung der unteren Gliedmaßen in laufspezifischer Haltung. Sie fordern die Muskeln exzentrisch und konzentrisch.

LEGENDE

- *Gelenke*
- *Muskeln*
- Verkürzt sich unter Spannung
- Verlängert sich unter Spannung
- Verlängert sich ohne Spannung (Dehnung)
- Haltend-statische Muskeln

IM ÜBERBLICK

Obwohl in dieser Übung beide Beine stark gefordert sind, trainiert sie vor allem die Gesäß- und Quadrizepsmuskeln des vorderen Beins. Bewegen Sie sich im Ausfallschritt nach unten, nicht nach vorne. In der tiefen Position sind Schultern, Hüfte und Rücken vertikal übereinander ausgerichtet. Während der ganzen Übung ist das Gewicht gleichmäßig auf dem flach aufgestellten vorderen Fuß und den gebeugten Zehen des hinteren Fußes verteilt. Die Arme bewegen sich wie beim Laufen: Schwingen Sie beim Absenken den Gegenarm des vorderen Beins nach oben. Beim Hochdrücken kehren Sie die Bewegung um.

Starten Sie mit 3 Sätzen à 8–12 Wiederholungen pro Seite. Um die Gesäßmuskeln des vorderen Beins stärker zu belasten, eine Kurzhantel in die hintere Hand nehmen.

Warnhinweis

Wenn Sie bei der Übung Schmerzen im vorderen Knie haben, konsultieren Sie einen Arzt oder Physiotherapeuten, um kein bestehendes Leiden zu verschlimmern. (s. S. 98).

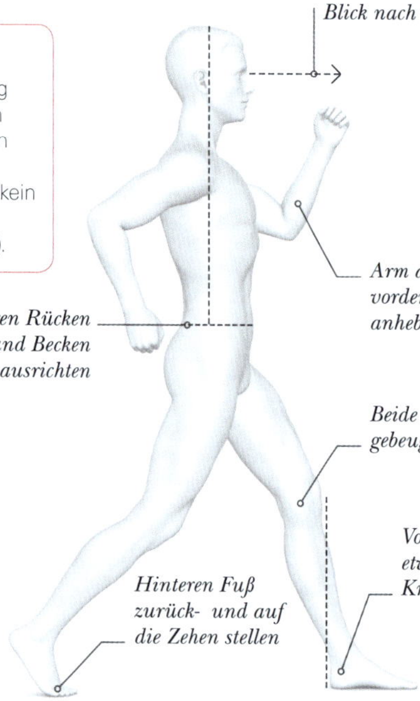

VORBEREITUNG

Im hüftbreiten Stand mit einem Bein einen Schritt nach hinten machen. Das Körpergewicht sollte gleichmäßig verteilt sein. Die Arme in Laufhaltung anwinkeln. Der Arm auf der Seite des vorderen Beins ist angehoben.

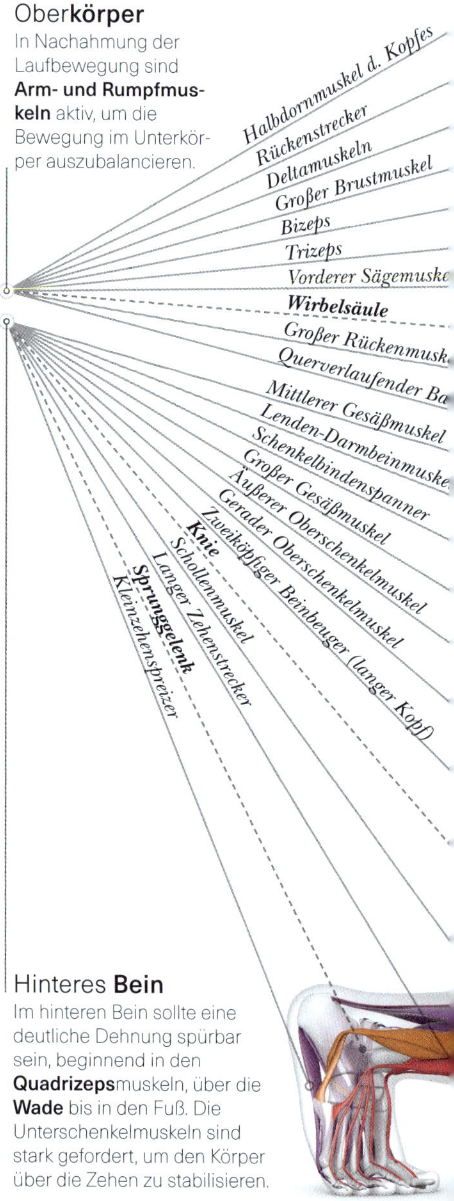

Ober**körper**

In Nachahmung der Laufbewegung sind **Arm- und Rumpfmuskeln** aktiv, um die Bewegung im Unterkörper auszubalancieren.

Hinteres **Bein**

Im hinteren Bein sollte eine deutliche Dehnung spürbar sein, beginnend in den **Quadrizeps**muskeln, über die **Wade** bis in den Fuß. Die Unterschenkelmuskeln sind stark gefordert, um den Körper über die Zehen zu stabilisieren.

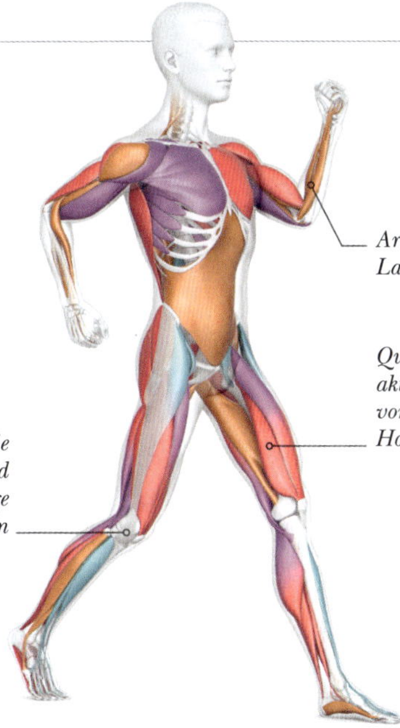

STUFE 2
Den Oberkörper durch gleichmäßigen Druck auf beide Füße in die Ausgangsposition bringen. Stufen 1 und 2 wiederholen.

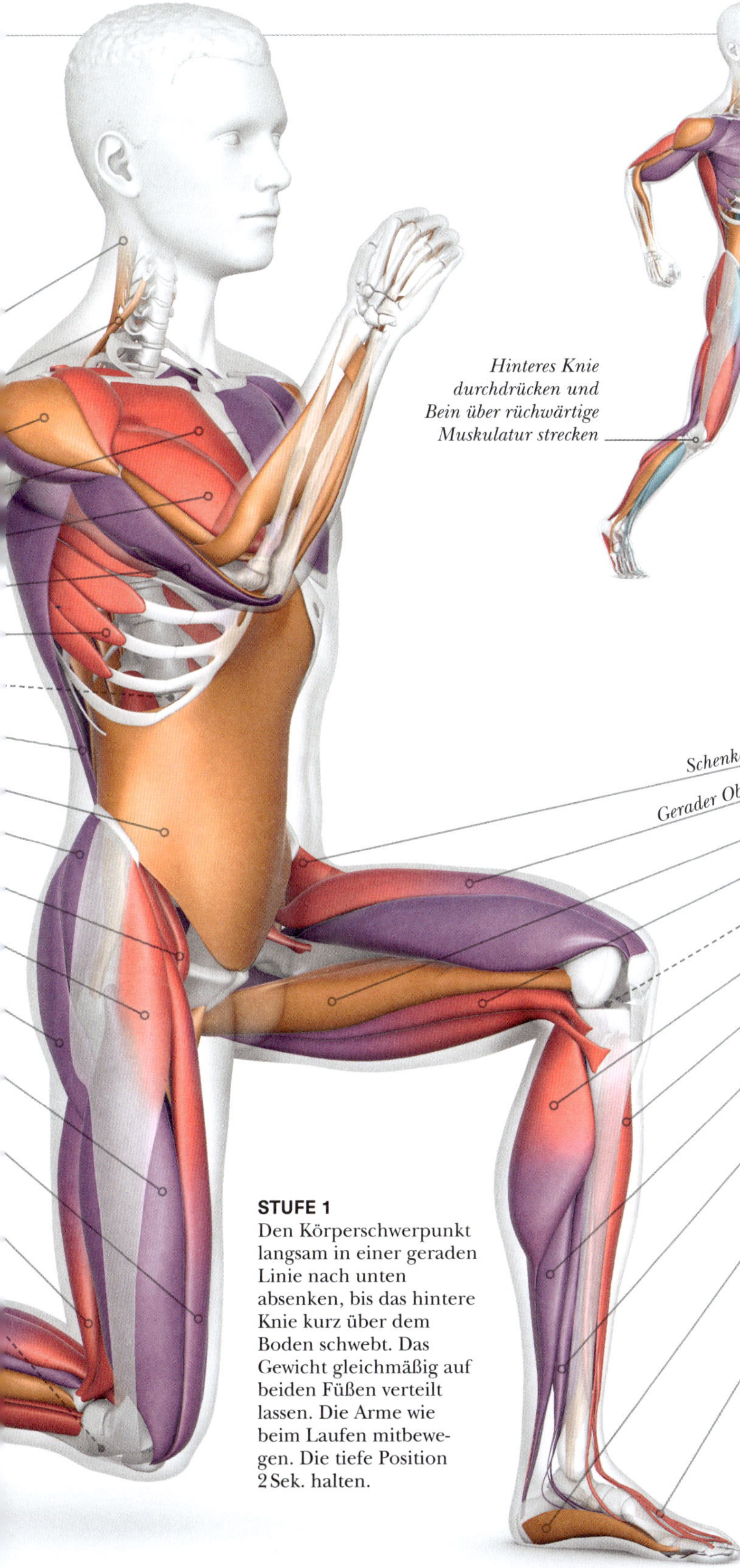

STUFE 1
Den Körperschwerpunkt langsam in einer geraden Linie nach unten absenken, bis das hintere Knie kurz über dem Boden schwebt. Das Gewicht gleichmäßig auf beiden Füßen verteilt lassen. Die Arme wie beim Laufen mitbewegen. Die tiefe Position 2 Sek. halten.

Vorderes **Bein**

Die Quadrizepsmuskeln beider Beine sind stark gefordert, weil sie die Kniebeugung durch exzentrische Arbeit steuern. Die Gesäßmuskeln des vorderen Beins verlängern sich ebenfalls, während die Hüfte sich beugt, und unterstützen das kontrollierte Absenken des Oberkörpers.

PLANKE MIT DREHUNG

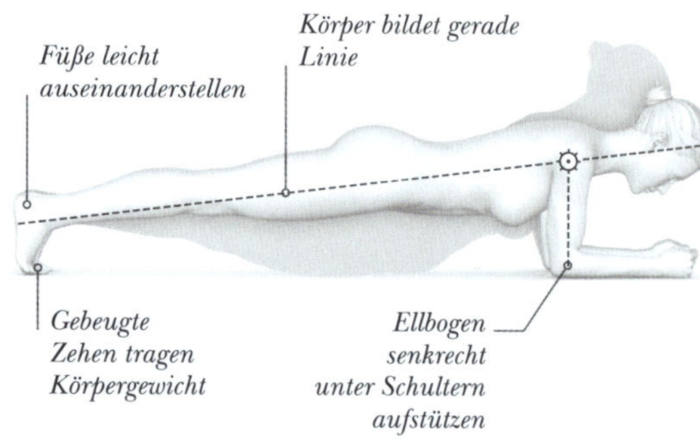

VORBEREITUNG
In Bauchlage auf den Unterarmen abstützen. Für die Ausgangsposition das Becken anheben, sodass der Körper von Kopf bis Sprunggelenk eine Linie bildet.

Diese Übung im Unterarmstütz, auch als »Mountain Climber« bekannt, kräftigt den Rumpf, insbesondere die schrägen Bauchmuskeln. Zudem verbessert sie die Effizienz des diagonalen elastischen Stützmechanismus (s. S. 49), der beim Laufen die Kraftübertragung zwischen Unter- und Oberkörper ermöglicht.

IM ÜBERBLICK

Der Mountain Climber (oder Bergsteiger) stärkt die Körpermitte und verbessert Gleichgewicht und Koordination. Wenn Sie das Becken in die Ausgangsposition gehoben haben, strecken Sie den Körper von Kopf bis Fuß in einer geraden Linie. Halten Sie diese, während Sie die Beine trainieren. Die Core-Muskeln halten aktiv den Rücken, sodass Sie in der Bewegung nicht ins Hohlkreuz fallen.

Start mit 3 Sätzen à 10–15 Wh. Steigerung durch Erhöung der Wiederholungszahl.

LEGENDE
- *Gelenke*
- *Muskeln*
- Verkürzt sich unter Spannung
- Verlängert sich unter Spannung
- Verlängert sich ohne Spannung (Dehnung)
- Haltend-statische Muskeln

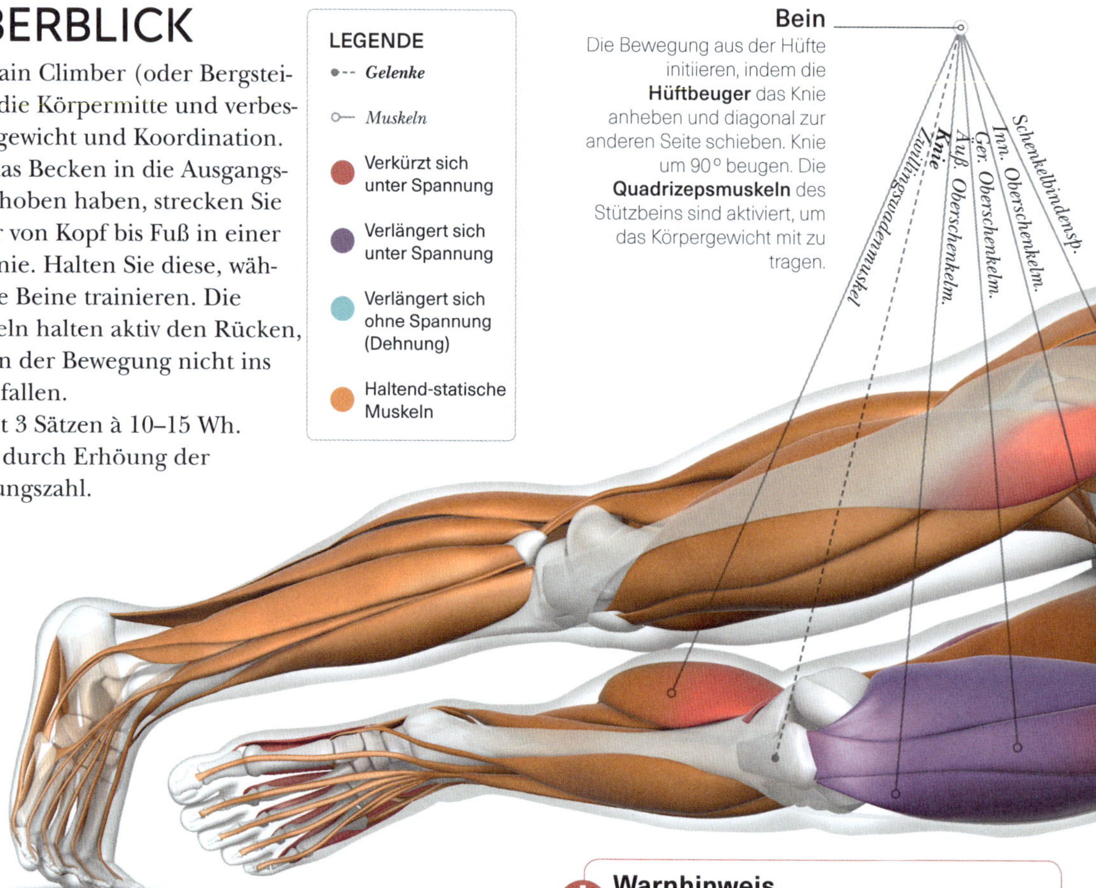

Warnhinweis
Wenn Sie bei der Übung Schmerzen im unteren Rücken spüren, konsultieren Sie einen Arzt oder Physiotherapeuten, um kein bestehendes Leiden zu verschlimmern (s. S. 98).

Core und Arme

Die schrägen Bauchmuskeln führen das Bein diagonal vor den Körper und erzeugen dadurch eine Beckendrehung. Die **äußeren schrägen Bauchmuskeln** arbeiten auf der Stützbeinseite konzentrisch, auf der anderen exzentrisch. Die Armmuskeln halten und stabilisieren die Position. Die **Streckermuskeln des unteren Rückens** halten die Wirbelsäule in neutraler Stellung, sodass sie nicht ins Hohlkreuz sinkt.

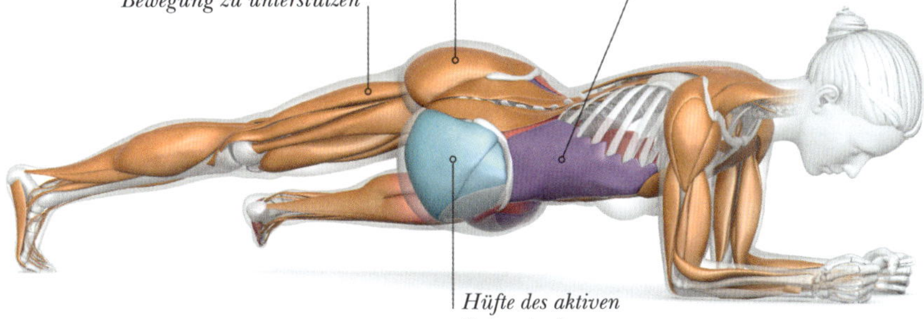

STUFE 2

Stufe 1 mit dem anderen Bein wiederholen und das andere Knie unter dem Körper durchführen. Stufen 1 und 2 in der vorgegebenen Anzahl an Wiederholungen durchführen, dann das Becken wieder zum Boden absenken.

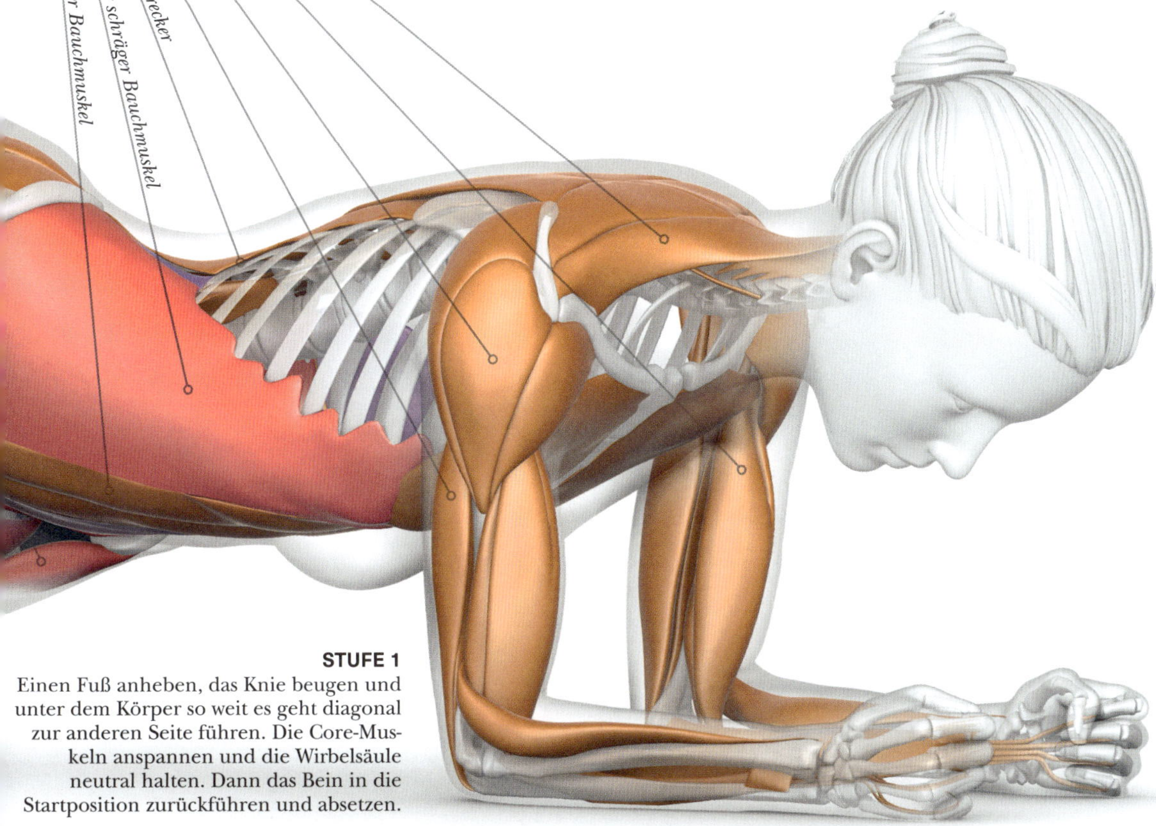

STUFE 1

Einen Fuß anheben, das Knie beugen und unter dem Körper so weit es geht diagonal zur anderen Seite führen. Die Core-Muskeln anspannen und die Wirbelsäule neutral halten. Dann das Bein in die Startposition zurückführen und absetzen.

» IM DETAIL

Planken mit Drehung sind eine Alternative zum statischen Unterarmstütz und erfordern eine kontrollierte Drehung des Rumpfs bei stabiler Wirbelsäule. Achten Sie darauf, die Drehbewegung mit dem dafür vorgesehenen Wirbelsäulenbereich durchzuführen, nicht mit der Lendenwirbelsäule (s. S. 30.)

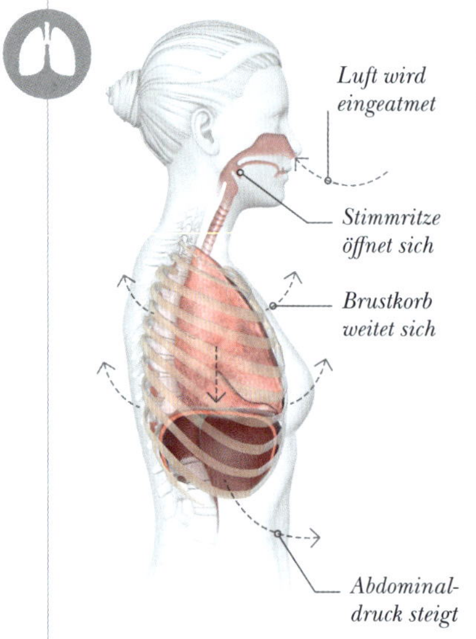

EINATMEN

Weiter**atmen!**

Es passiert leicht, dass man bei der Planke die Bauchmuskeln angespannt lässt und den Atem anhält, doch ist es wichtig, gleichmäßig und regelmäßig weiterzuatmen. Beim Anhalten der Luft erhöht sich der Bauchinnendruck, was die Wirbelsäule versteift und ihre Rotationsfähigkeit vermindert. Versuchen Sie, während der ganzen Übung so frei zu atmen, als ob Sie laufen würden.

Energieerzeugung im **Oberkörper**

Läufer brauchen einen starken Rumpf, denn beim Laufen erzeugen Ober- und Unterkörper die Energie, besonders bei höherem Tempo. Über den diagonalen Stützmechanismus (s. S. 49) unterstützt die Rumpfrotation die Beine. Die abwechselnde paarweise Kontraktion der äußeren und gegenüberliegenden inneren schrägen Bauchmuskeln liefert hierfür die Kraft.

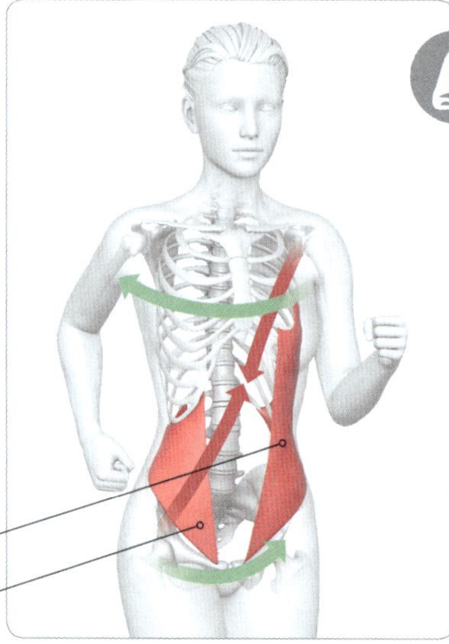

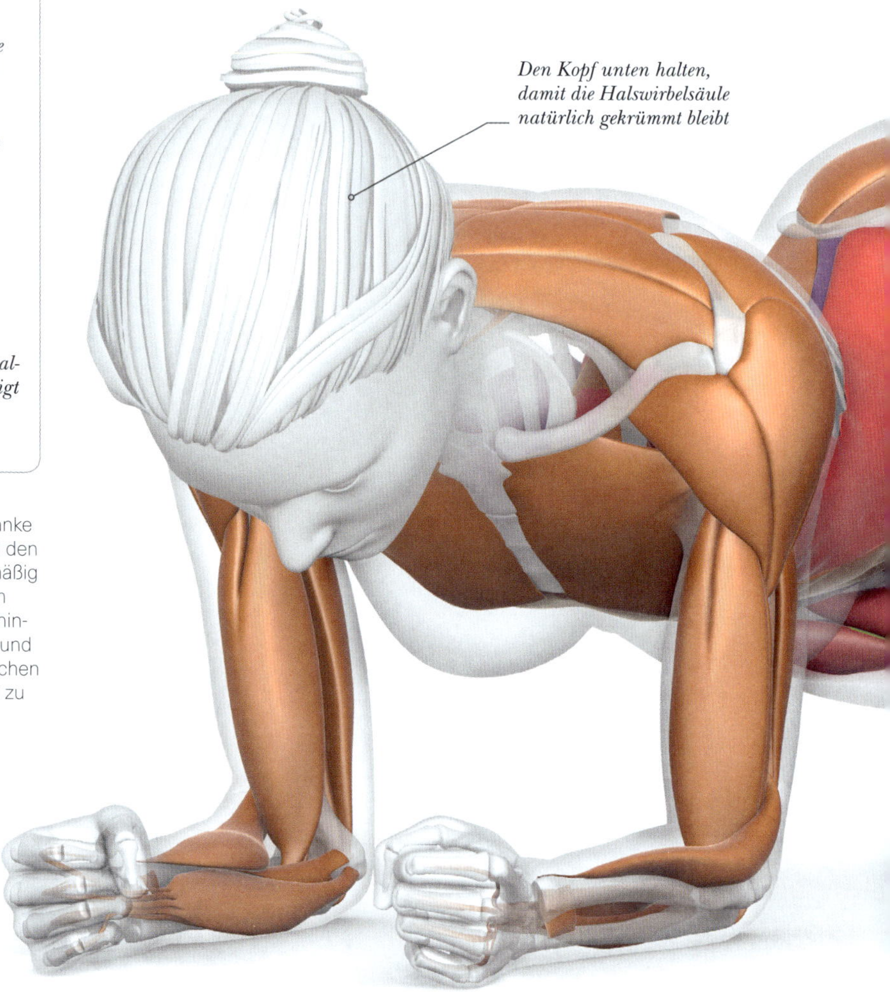

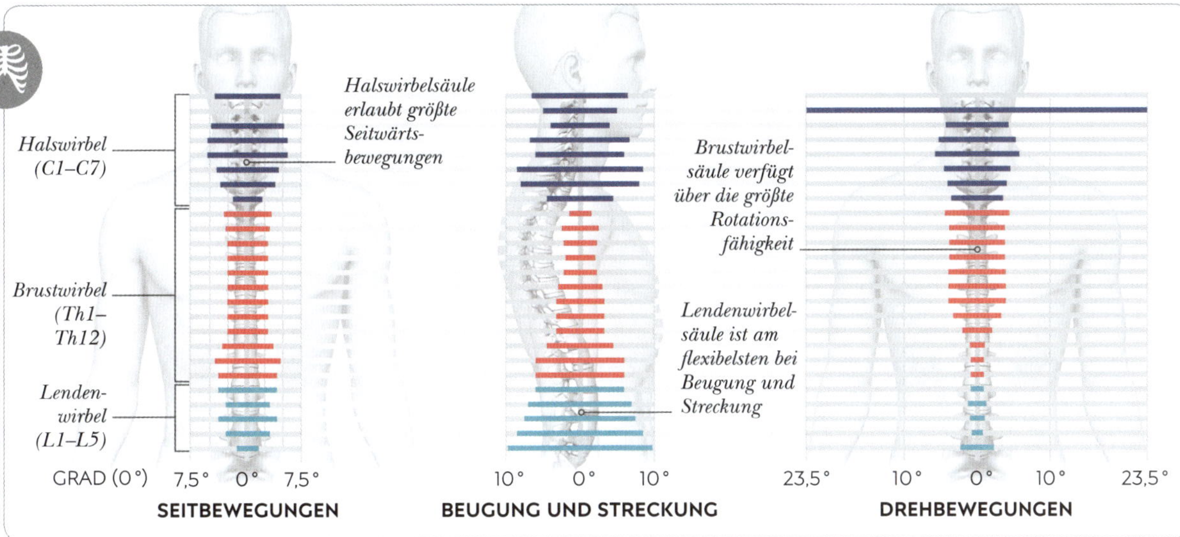

Wirbelsäulenmotorik

Bei Planken mit Drehung erfolgt die Rotation in der Brustwirbelsäule und nicht im unteren Rücken. Die verschiedenen Wirbelsäulenabschnitte erlauben bestimmte Bewegungen (s. S. 30) in den drei Ebenen. Die Rumpfrotation beim Laufen sollte vor allem aus der Brustwirbelsäule kommen. Kopf und Hals werden ruhig gehalten. Die Lendenwirbelsäule sollte sich in Reaktion auf die Beckenbewegung in der Sagittalebene leicht beugen und strecken.

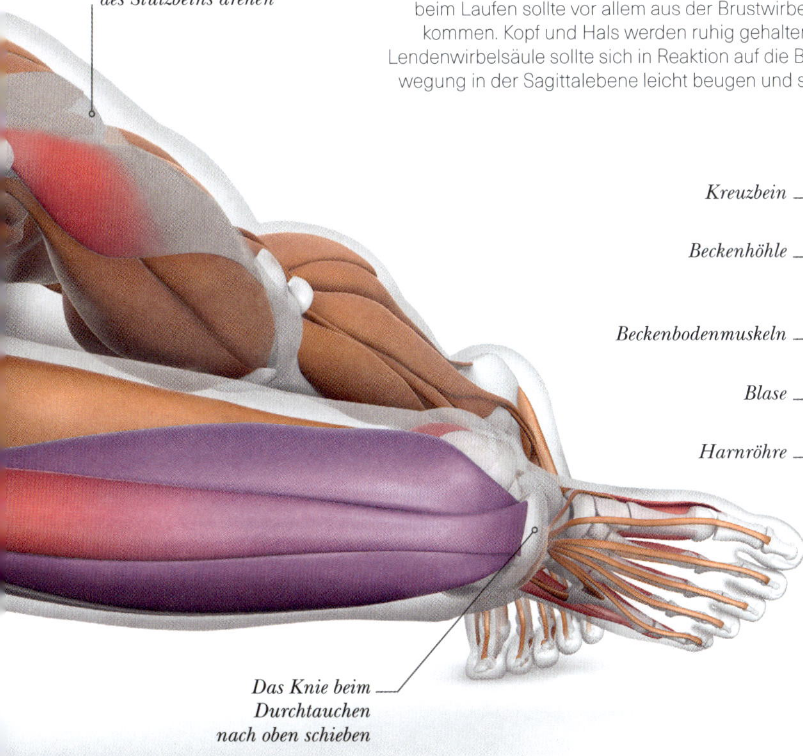

STUFE 2 | ANTERIOR-LATERALE ANSICHT

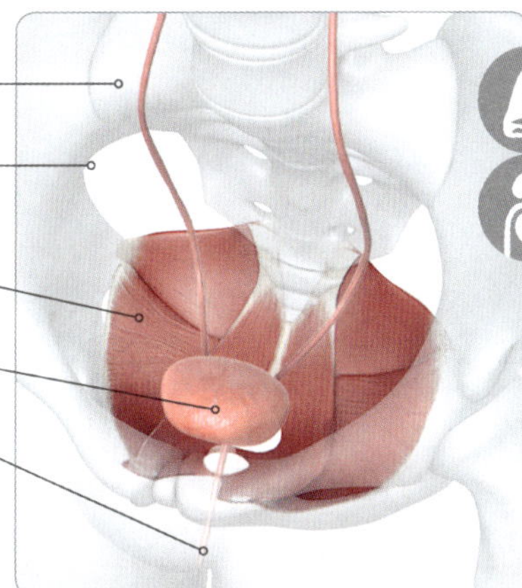

Beckenboden stärken

Planken mit Drehung stärken die Beckenbodenmuskulatur. Die körperliche Belastung durch Schwangerschaften, Geburten und Veränderungen durch den hormonellen Wechsel und die Schwerkraft können bei Frauen die Beckenbodenmuskulatur schwächen, sodass es beim Laufen zu Harnverlust kommen kann. Die Rekrutierung der Beckenboden- und Core-Muskeln kräftigt den Bereich und kann das Inkontinenzrisiko senken.

SEITPLANKE MIT DREHUNG

Diese Übung kräftigt den Core und steigert die Effizienz des diagonalen elastischen Stützmechanismus (s. S. 49). Die Drehbewegungen lehren Sie, Brust und Becken isoliert zu bewegen, was beim Laufen von Vorteil ist.

Warnhinweis

Wenn Sie bei der Übung Schmerzen im unteren Rücken spüren, konsultieren Sie einen Arzt oder Physiotherapeuten, um kein bestehendes Leiden zu verschlimmern (s. S. 98).

IM ÜBERBLICK

Bei dieser Übung spielt sich die Bewegung zwischen Brustwirbelsäule (s. S. 30) und Oberschenkeln ab: Knie und Brustkorb weisen nach vorne, der Bereich dazwischen dreht sich bei stabilem Rumpf.

Starten Sie mit 3 Sätzen à 10–15 Wiederholungen und wechseln Sie flüssig zwischen Stufe 1 und 2.

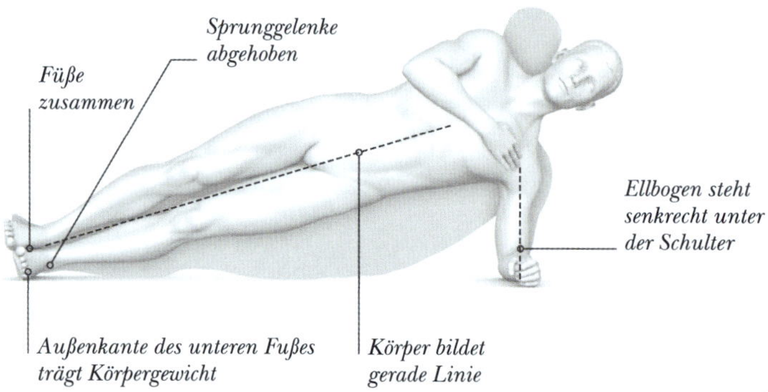

VORBEREITUNG
In Seitlage die Füße aufeinanderlegen. Den Oberkörper auf den Unterarm stützen. Den freien Arm über die Brust legen. Das Becken vom Boden heben, sodass der Körper eine gerade Linie bildet.

Hüfte

Die **Hüftadduktoren** im oberen und die **Hüftabduktoren** im unteren Bein sind aktiv, um den Körper zu halten und die Neutralstellung von Becken und Wirbelsäule zu gewährleisten.

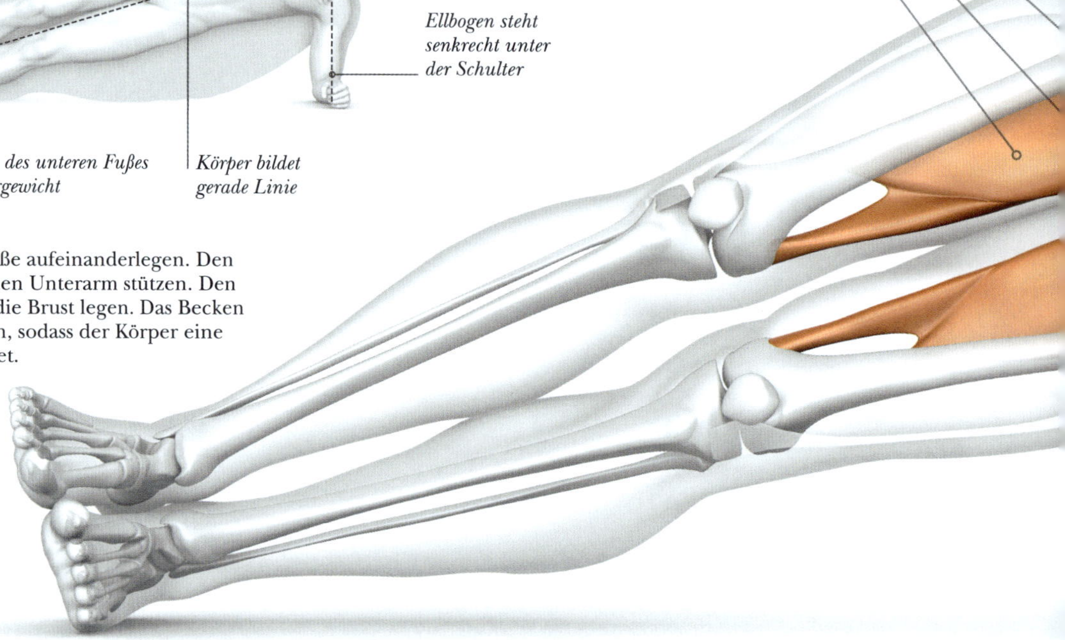

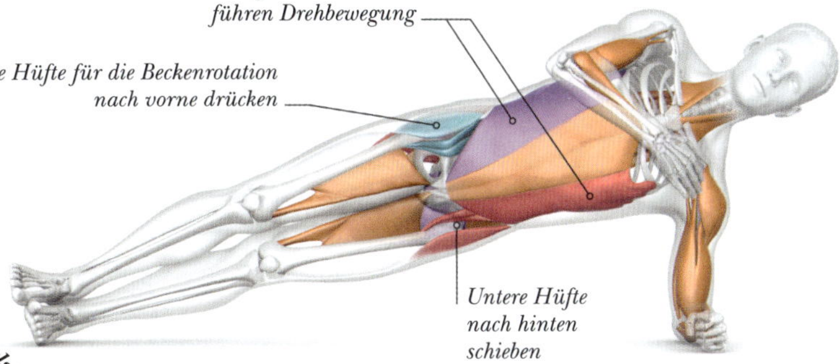

STUFE 2
Das Becken Richtung Boden drehen. Die Brust bleibt gerade und nach vorne gerichtet. Stufen 1 und 2 bis zur geforderten Wiederholungszahl durchführen, dann Becken wieder absenken.

Ober**körper**

Stellen Sie sich vor, dass eine Achse von Scheitel bis Körpermitte durch Ihren Körper verläuft. Das Becken dreht sich um diese Achse, während chultern und Brust unverändert ›iben. Die schrägen Bauchmus-›ln steuern die Rotation. Bei der ›ehung nach oben kontrahieren die **äußeren schrägen** **auchmuskeln** der oberen Seite mit den **inneren schrägen Bauchmuskeln** der unteren konzentrisch. Die äußeren schrägen Bauchmuskeln der unteren Seite arbeiten exzent-sch. All diese Muskeln sind Teil des diagonalen elastischen Stützmechanismus.

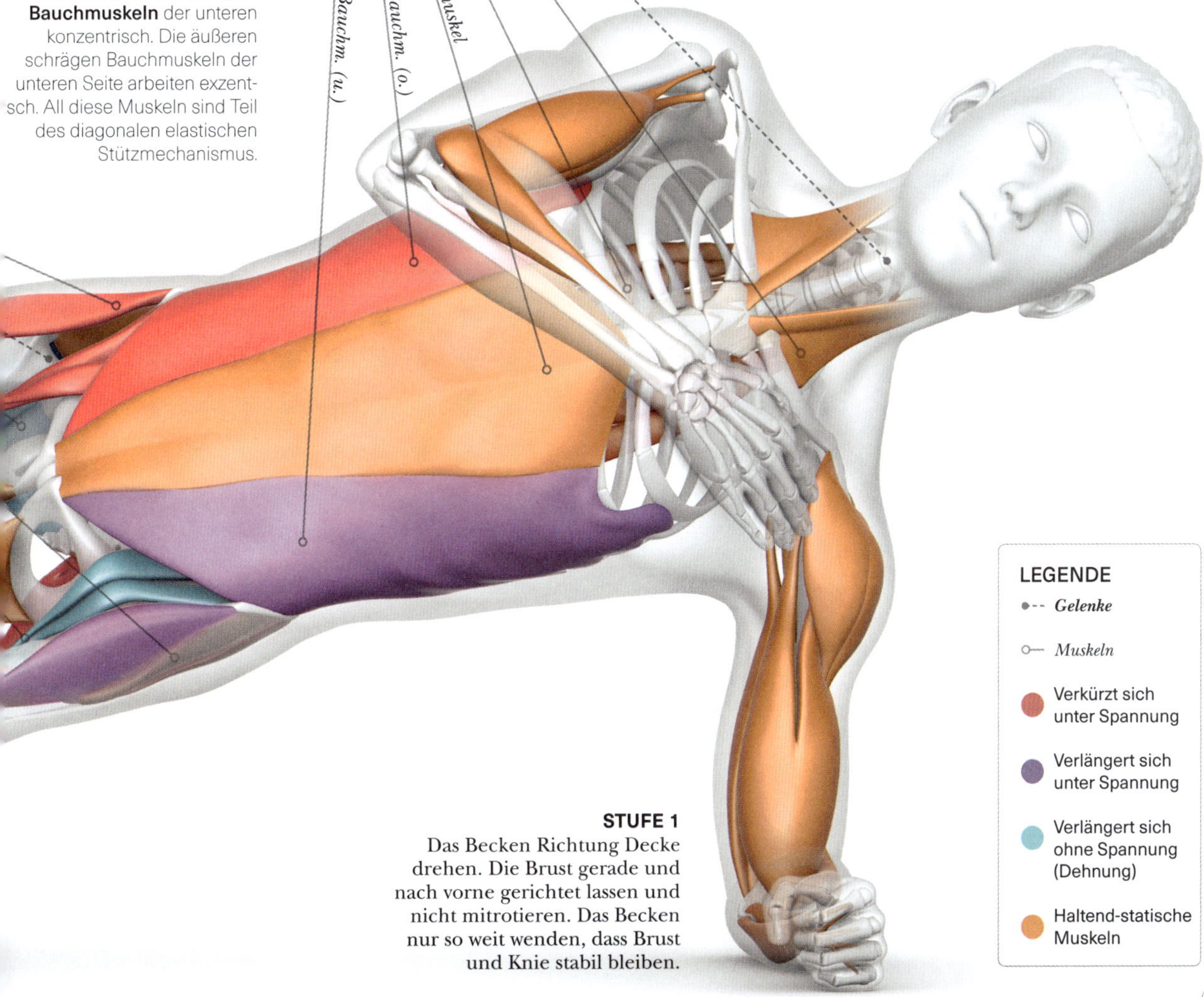

STUFE 1
Das Becken Richtung Decke drehen. Die Brust gerade und nach vorne gerichtet lassen und nicht mitrotieren. Das Becken nur so weit wenden, dass Brust und Knie stabil bleiben.

LEGENDE
- *Gelenke*
- *Muskeln*
- Verkürzt sich unter Spannung
- Verlängert sich unter Spannung
- Verlängert sich ohne Spannung (Dehnung)
- Haltend-statische Muskeln

BOX JUMP

Box Jumps verringern die Sehnensteifigkeit (s. S. 98) und die Energiespeicherung und -freisetzung in Gesäß- und vorderen Oberschenkelmuskeln, Waden und Hüftabduktoren. Mit der Kontrolle über Knie und Hüfte in der Stoßdämpfungsphase (s. S. 66) steigt die Laufleistung, und das Verletzungsrisiko sinkt.

IM ÜBERBLICK

Für diese Übung benötigen Sie eine Plyobox. Wenn Sie vorher noch nie Sprungübungen absolviert haben, genügt eine Höhe von 30 cm. Beugen Sie die Knie bei Absprung und Landung auf ca. 45°.

Mit 3 Sätzen à 10–12 Wh. starten. Steigerung mit höherer Box auf 3–4 Sätze à 6–8 Wh.

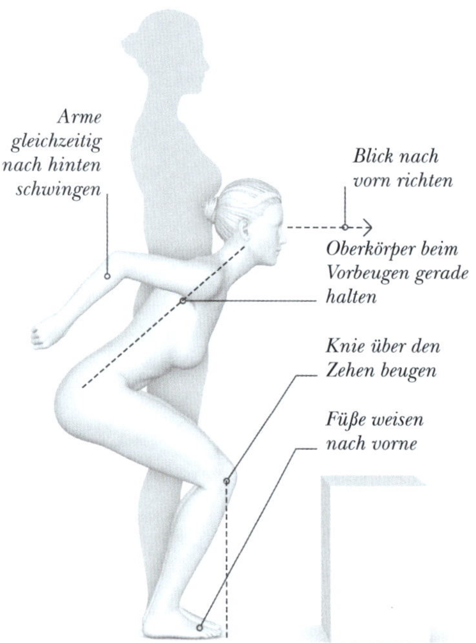

STUFE 1
Im aufrechten Stand vor die Box stellen. Die Füße stehen hüftbreit, die Arme sind seitlich am Körper. Nun die Knie sprungbereit beugen. Die Ellbogen hinter dem Körper anheben, um Schwung zu holen.

STUFE 2
Kraftvoll über die Be nach oben und vorne auf die Kiste springen und dabei Sprunggelenke, Knie und Hüft strecken. Gleichzeitig die Arme nach vorne und oben ziehen.

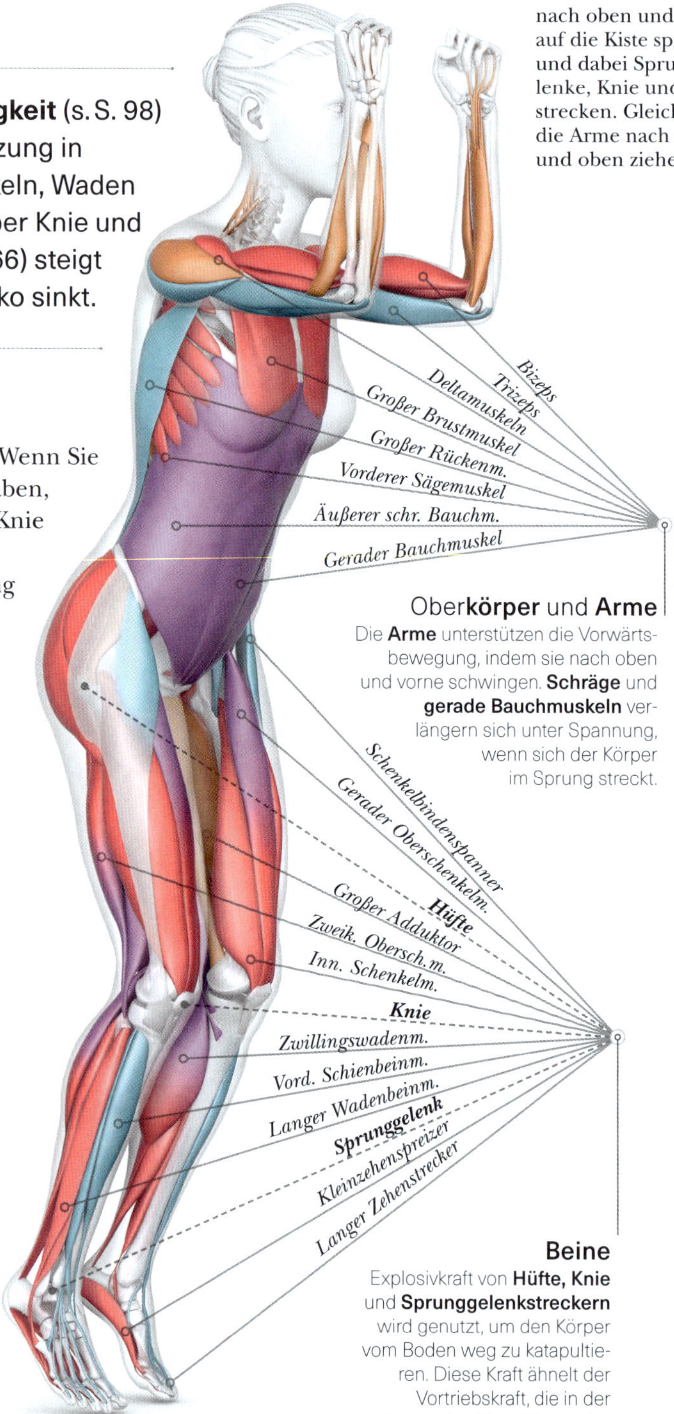

Oberkörper und Arme
Die **Arme** unterstützen die Vorwärtsbewegung, indem sie nach oben und vorne schwingen. **Schräge** und **gerade Bauchmuskeln** verlängern sich unter Spannung, wenn sich der Körper im Sprung streckt.

Beine
Explosivkraft von **Hüfte, Knie** und **Sprunggelenkstreckern** wird genutzt, um den Körper vom Boden weg zu katapultieren. Diese Kraft ähnelt der Vortriebskraft, die in der terminalen Standphase des Laufens erzeugt wird (s. S. 68).

STUFE 3
Knie hochziehen und möglichst weich auf der Box landen. Knie dabei auf etwa 45° beugen.

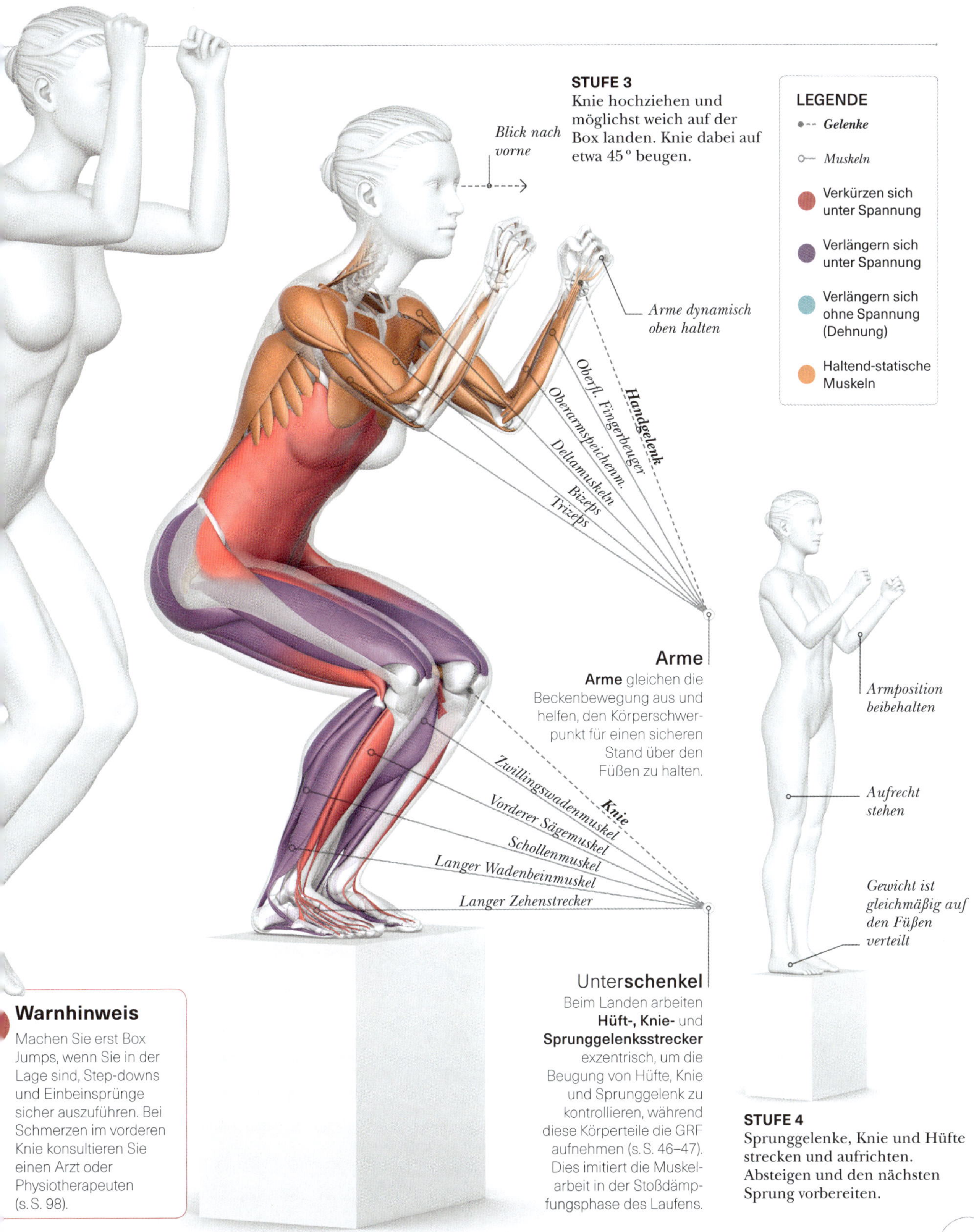

LEGENDE
- *Gelenke*
- *Muskeln*
- Verkürzen sich unter Spannung
- Verlängern sich unter Spannung
- Verlängern sich ohne Spannung (Dehnung)
- Haltend-statische Muskeln

Arme

Arme gleichen die Beckenbewegung aus und helfen, den Körperschwerpunkt für einen sicheren Stand über den Füßen zu halten.

Unter**schenkel**

Beim Landen arbeiten **Hüft-, Knie-** und **Sprunggelenksstrecker** exzentrisch, um die Beugung von Hüfte, Knie und Sprunggelenk zu kontrollieren, während diese Körperteile die GRF aufnehmen (s. S. 46–47). Dies imitiert die Muskelarbeit in der Stoßdämpfungsphase des Laufens.

STUFE 4
Sprunggelenke, Knie und Hüfte strecken und aufrichten. Absteigen und den nächsten Sprung vorbereiten.

Warnhinweis

Machen Sie erst Box Jumps, wenn Sie in der Lage sind, Step-downs und Einbeinsprünge sicher auszuführen. Bei Schmerzen im vorderen Knie konsultieren Sie einen Arzt oder Physiotherapeuten (s. S. 98).

» IM DETAIL

Box Jumps sind eine fortgeschrittene Übung, die die Streckermuskeln der unteren Gliedmaßen kräftigen, aber ein hohes Maß an Kontrolle beim Landen erfordert, damit Sie weich aufsetzen. Die hierbei wirkende hohe Trainingsbelastung stärkt die Knochen und hilft, Überlastungsverletzungen der Knochen durch die wiederkehrende Belastung beim Laufen vorzubeugen. Die Muskeln der unteren Gliedmaßen sind dabei ebenfalls höheren Belastungen ausgesetzt, was ihre Arbeitsleistung besser steigert als Laufen alleine. Bei Grundübung und Varianten handelt es sich um Fortgeschrittenenübungen, daher gelten dieselben Warnhinweise (s. S. 151).

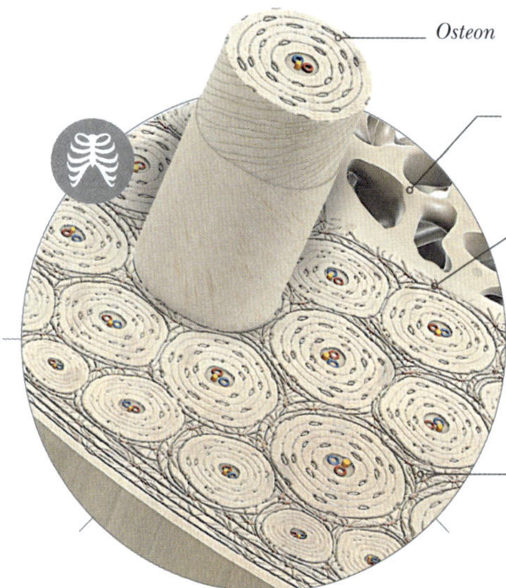

Knochen stärken

Knochen werden wie anderes Körpergewebe in Reaktion auf Belastung stärker. Untersuchungen zeigten allerdings, dass Langstreckenlaufen das Stressfrakturrisiko nicht senkt, da es wegen seiner zyklischen Natur und niedrigen Belastungsintensität nicht ausreicht, um eine Knochenstärkung zu bewirken. Um die Knochendichte zu erhöhen und das Risiko für Stressfrakturen zu senken, empfehlen sich Übungen wie Hüpfen oder Box-Jump-Varianten, die den Körper in raschem Tempo stark belasten.

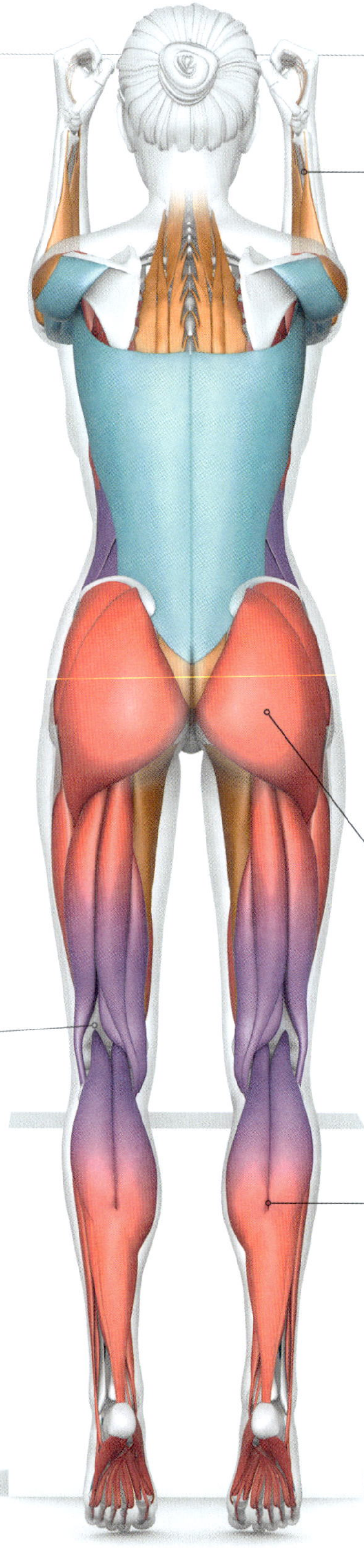

**STUFE 2
POST. ANSICHT**

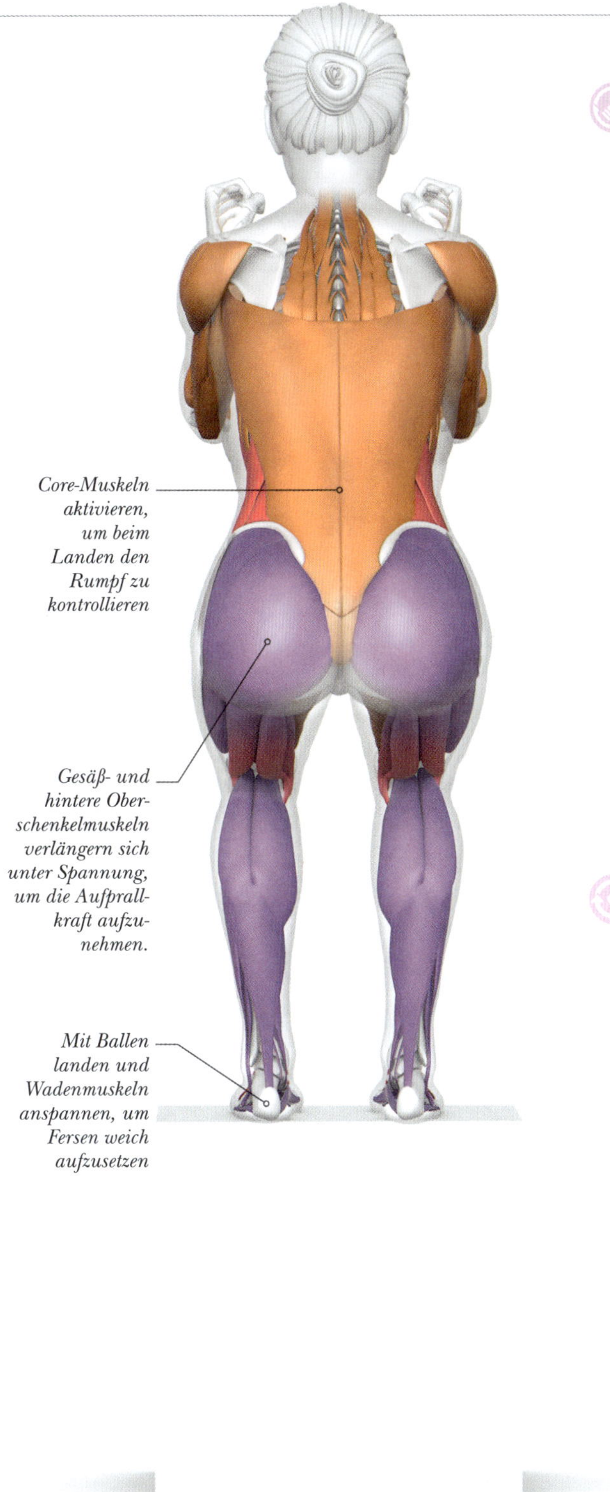

STUFE 3 | POSTERIORE ANSICHT

PROGRESSION BOX JUMP

Einbeiniger Box Jump

Aufrecht hinter die Plyobox stellen. Das Gewicht auf das Fokusbein verlagern und das andere Knie auf 90° beugen. Mit waagrechtem Becken das Fokusknie langsam um ca. 45° beugen, dann explosiv nach oben abdrücken und durch Streckung von Sprunggelenk, Knie und Hüfte nach oben und vorne auf den Kasten springen. Auf der Box landen und in den aufrechten Stand strecken. Von der Box absteigen. Auf einer 30-cm-Box 3 Sätze à 10–12 Wh. durchführen. Mit einer höheren Box auf 3–4 Sätze à 6–8 Wh. steigern.

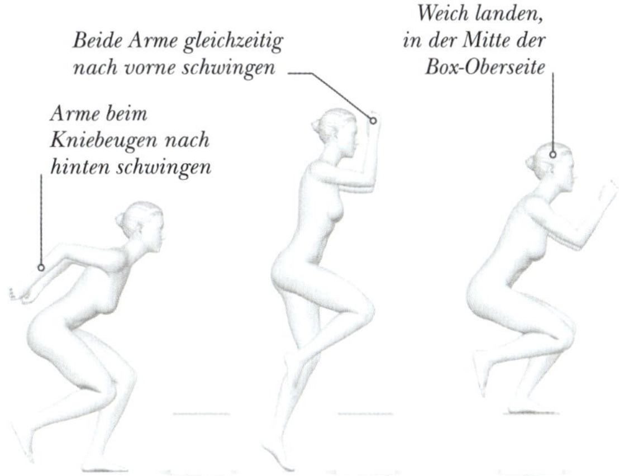

ÜBUNGSVARIANTE BOX JUMP

Box Jump nach unten

Box Jumps zielen auf die Vortriebsphase des Laufens ab (s. S. 68). Kehren Sie die Bewegung um, um die Belastung der Stoßdämpfungsphase (s. S. 69) zu imitieren. Aufrecht auf die Box stellen. Knie und Hüfte beugen. Nach oben von der Box abspringen. Weich und leise landen und den Aufprall in der Kniebeuge abfedern. 3 Sätze à 10–12 Wh. Mit Zusatzlasten (s. S. 99) auf 3 Sätze à 6–8 Wh. steigern. Als nächste Progression die einbeinige Variante trainieren.

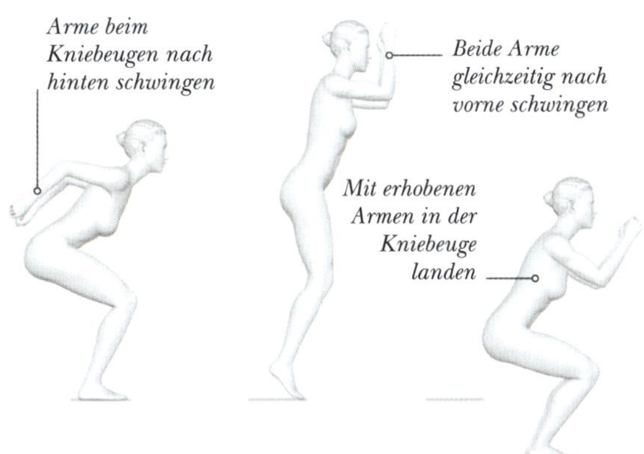

EINBEIN-SPRUNG

Einbeinsprünge kräftigen Gesäß- und vordere Oberschenkelmuskeln, Waden und Achillessehne. Diese Muskeln sind wesentlich für die Kontrolle der Knie- und Hüftausrichtung in der Stoßdämpfungsphase des Laufens (s. S. 69). Die Übung verbessert ihre Fähigkeit zur Energiespeicherung und -freisetzung und die Steifigkeit der Beinfedermechanismen.

IM ÜBERBLICK

Platzieren Sie für diese Übung ein Ziel auf dem Boden (z. B. ein Kreuz aus Klebeband). Konzentrieren Sie sich beim Springen auf die Haltung des Standbeinknies – es darf nicht nach innen kippen und soll in der Kniebeuge seine Position in der Frontalebene beibehalten (s. S. 10). Das Knie bei Absprung und Landung um etwa 45° beugen. Das Becken während des gesamten Übungsablaufs waagrecht halten und nicht nach vorne kippen.

Starten Sie mit 3 Sätzen à 30 Sekunden pro Seite. Steigerung mit Zusatzlasten und/oder Verlängerung der Sprungzeit. Machen Sie dann mit den Box Jumps weiter (s. S. 150–151).

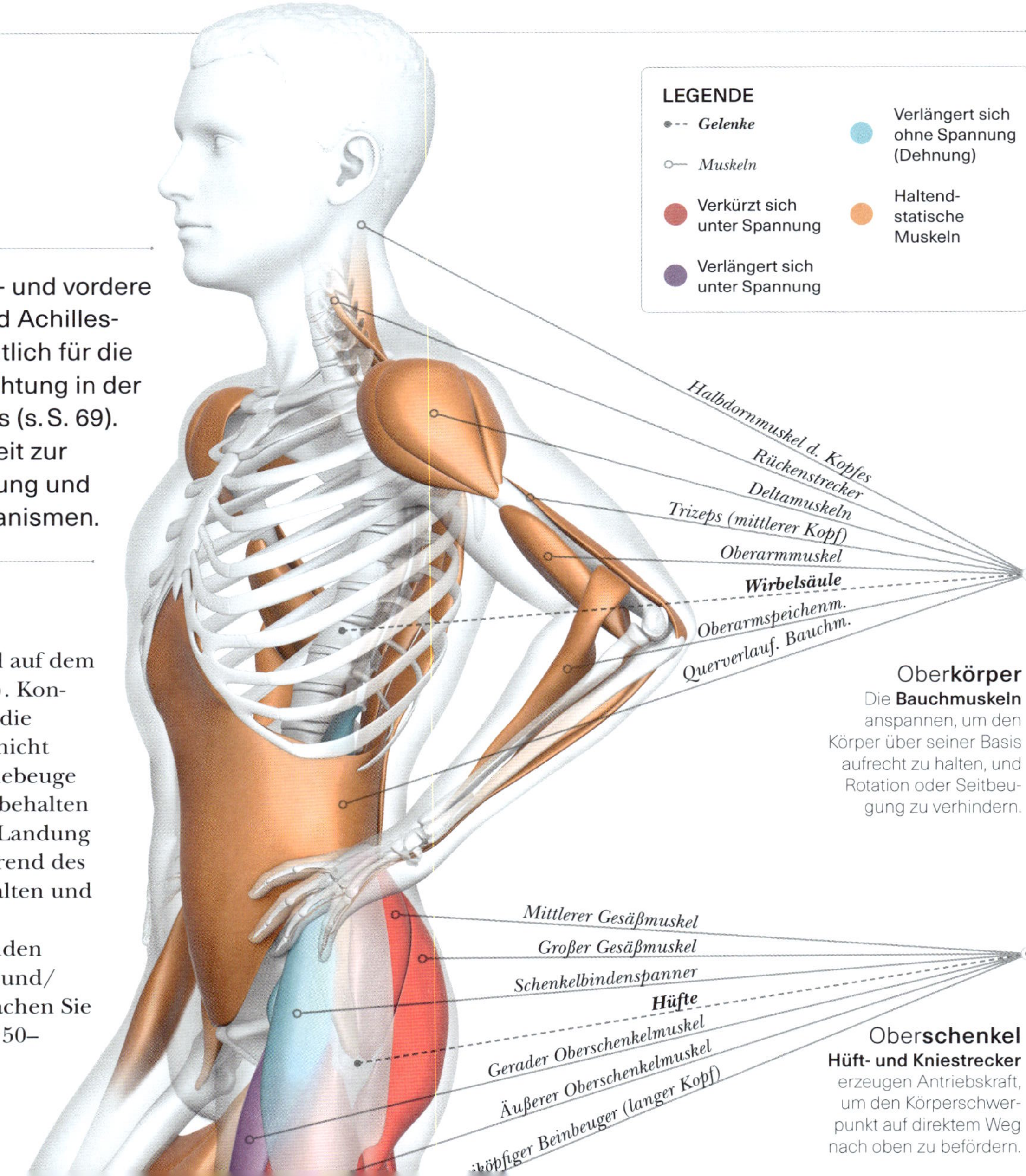

Oberkörper
Die **Bauchmuskeln** anspannen, um den Körper über seiner Basis aufrecht zu halten, und Rotation oder Seitbeugung zu verhindern.

Oberschenkel
Hüft- und Kniestrecker erzeugen Antriebskraft, um den Körperschwerpunkt auf direktem Weg nach oben zu befördern.

Warnhinweis

Wenn Sie bei der Übung Schmerzen im vorderen Knie haben, konsultieren Sie einen Arzt oder Physiotherapeuten (s. S. 98), um kein bestehendes Leiden zu verschlechtern.

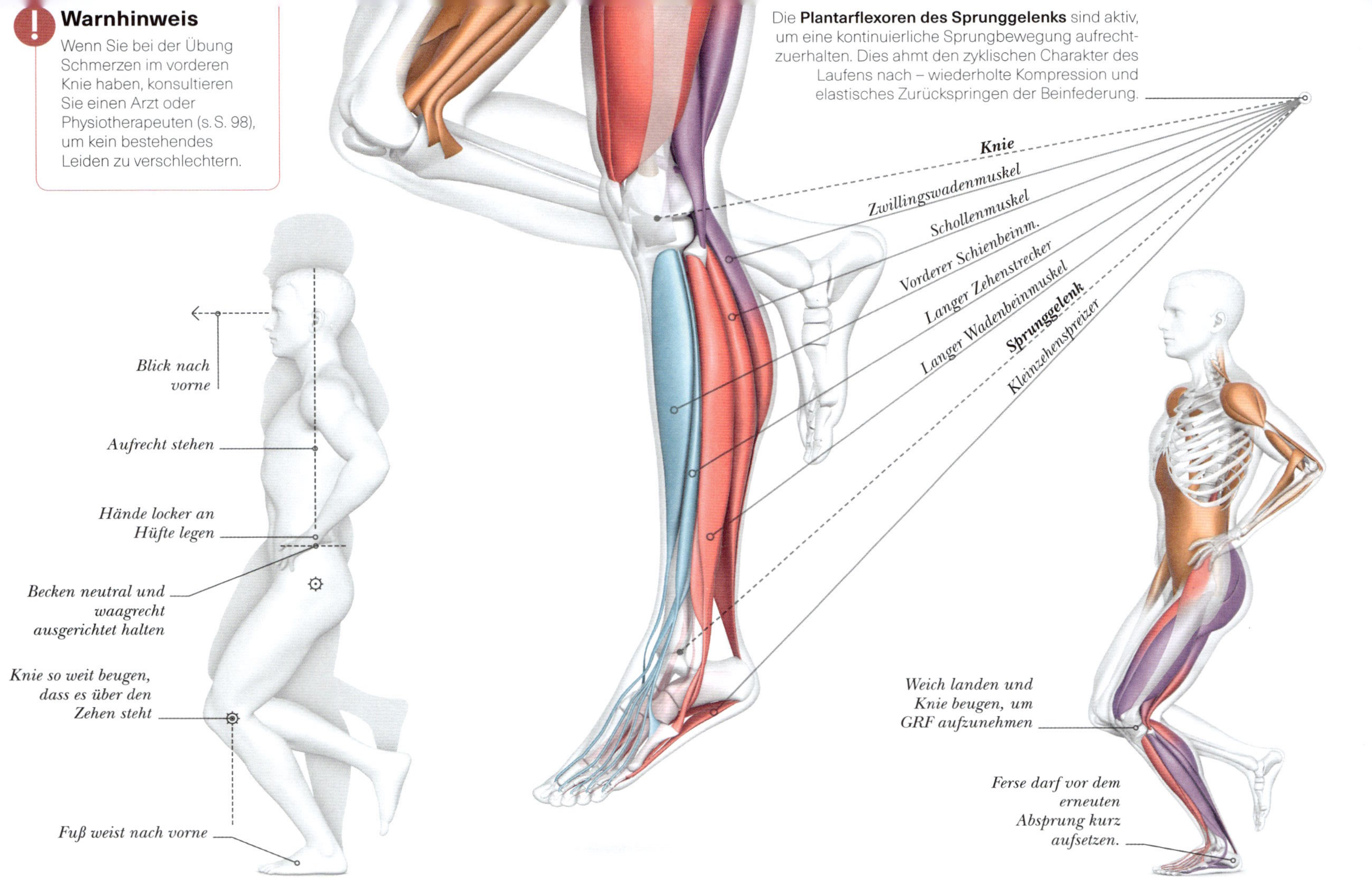

VORBEREITUNG
Das Fokusbein auf den Zielpunkt stellen und die Hände an die Hüfte legen. Aufrecht hinstellen. Das Gewicht auf das Fokusbein verlagern, das andere Knie um 90° beugen und das Bein nach hinten heben. Mit waagrechtem, neutral gestellten Becken das Fokusbein-Knie um ca. 45° beugen.

STUFE 1
Explosiv über das Fokusbein nach oben abdrücken und dabei Sprunggelenk, Knie und Hüfte strecken, um gerade nach oben zu springen.

STUFE 2
Möglichst in der Mitte des Zielpunkts landen und dabei das Knie um ca. 45° beugen, während Sprunggelenk, Knie und Hüfte die Aufprallkräfte aufnehmen. Sofort in den nächsten Sprung abdrücken. Die Standzeit sollte möglichst kurz sein.

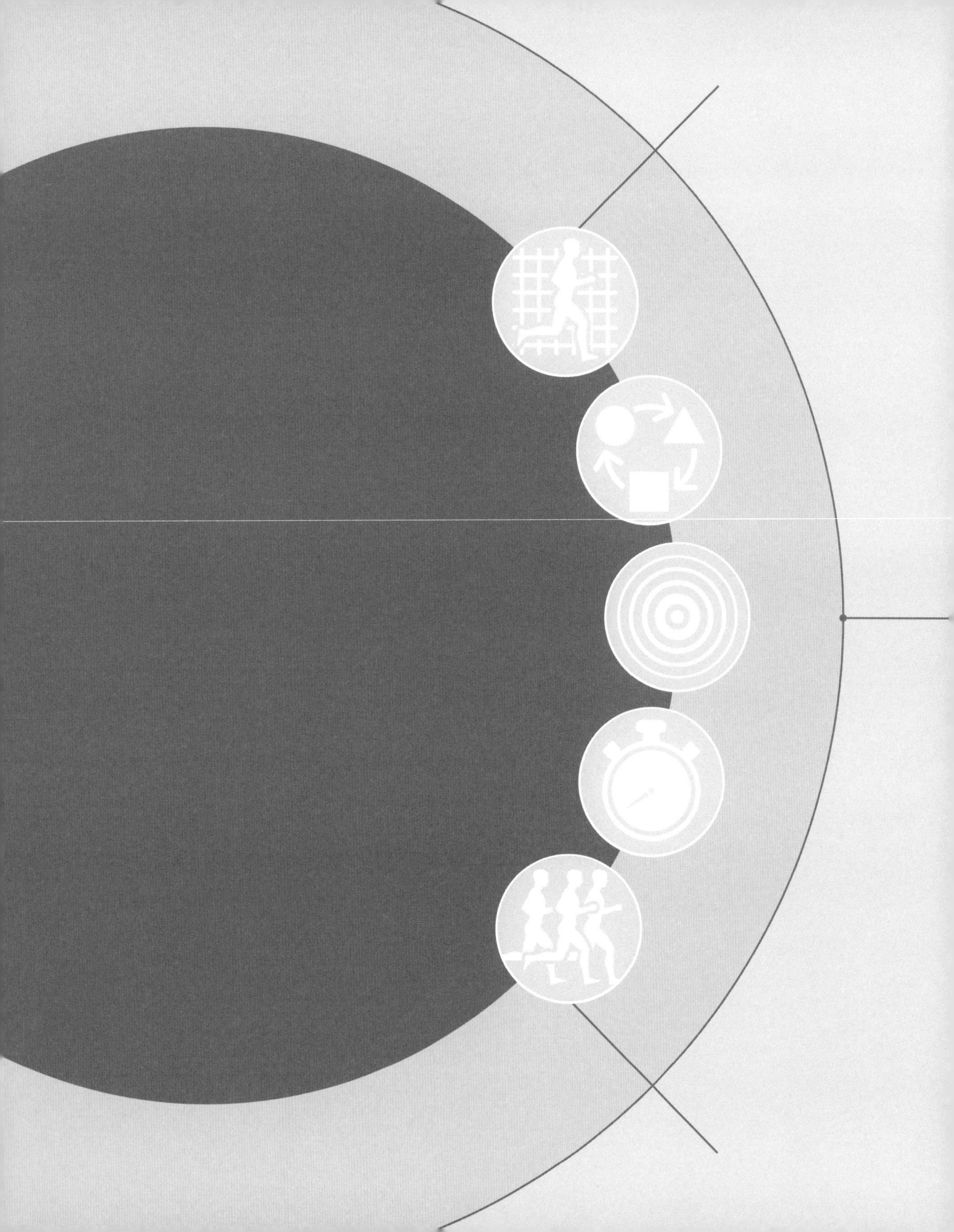

GEZIELTES TRAINING

Intelligenteres Training, das auf Ihre individuelle Stärken und Bedürfnisse ausgerichtet ist, kann Ihre Leistung auf ein neues Niveau heben. In diesem Kapitel erhalten Sie alle Informationen, die Sie benötigen, um durch Ihr Training dauerhaft solide Ergebnisse zu erzielen. Wir geben Ihnen Tools zur Erstellung maßgeschneiderter Trainingspläne an die Hand und Programme, die Sie Schritt für Schritt vom Sofa zum fortgeschrittenen Marathonlauf begleiten.

WARUM TRAINIEREN?

Laufen ist unkompliziert, und das macht mit am meisten Spaß daran. Sie schlüpfen einfach in Ihre Laufschuhe, treten zur Tür hinaus, und los geht's. Mit einem strukturierten, zielorientierten Trainingsplan können Sie jedoch Ihre Leistung verbessern, das Verletzungsrisiko verringern und die Freude am Laufen noch steigern – das sind Vorteile, über die es sich nachzudenken lohnt.

VERLETZUNGS-PRÄVENTION

Die meisten laufbedingten Verletzungen entstehen durch Übertraining, und Trainingsplanung ist ein Schlüsselfaktor zur Verletzungsvermeidung. Mit einem Plan können Sie die Intensität Ihres Trainings steuern und für ausreichend lange Erholungszeiten nach langen oder anstrengenden Läufen sorgen. Phasen mit leichtem Training helfen, sich an Trainingsbelastungen zu adaptieren und reduzieren ebenso wie integrierte Technik-, Aufwärm- und Dehnübungen das Verletzungsrisiko.

PERSONALISIERUNG

Die Strukturierung und Planung Ihres Trainings ermöglicht es Ihnen, herauszufinden, was Sie persönlich voranbringt. Wenn Sie einem Programm folgen, haben Sie ein Protokoll der durchgeführten Trainingseinheiten. Dies macht es Ihnen leichter zu reflektieren, was für Sie gut funktioniert hat und was nicht. Dieses Wissen können Sie nutzen, um zukünftige Trainingsprogramme entsprechend anzupassen.

LAUFSTIL VERBESSERN

Bewusstes Trainieren des Laufstils (s. S. 74–75) hilft Ihnen, auch bei hohem Tempo oder Ermüdung technisch korrekt zu laufen. Mit Technikübungen (s. S. 84-89) wird Ihr Laufstil natürlicher und entspannter, was die Laufökonomie verbessert (s. S. 165). Zudem nimmt Ihr Körper vorteilhafte Adaptionen vor, die Ihre aerob-anaerobe Schwelle, Ihre VO_2max und Ihre Ausdauer erhöhen, wenn Sie durch strukturiertes Training besser in Form kommen.

TRAININGS-NUTZEN

Trainieren, um zu adaptieren

Um Ihre Leistung zu steigern, enthalten Trainingspläne Programme in steigenden Intensitäten. Dies liefert dem Körper den Trainingsreiz, den er für physische Adaptationen (Anpassungen) wie die Erhöhung der aerob-anaeroben Schwelle und der VO_2max (s. S. 37) braucht. Höhere Trainingsbelastungen verlangen jedoch ausreichende Regenerationsphasen, die ein effizienter Plan ebenfalls berücksichtigen muss. Das Diagramm veranschaulicht die allgemeinen Grundsätze, die hierbei gelten.

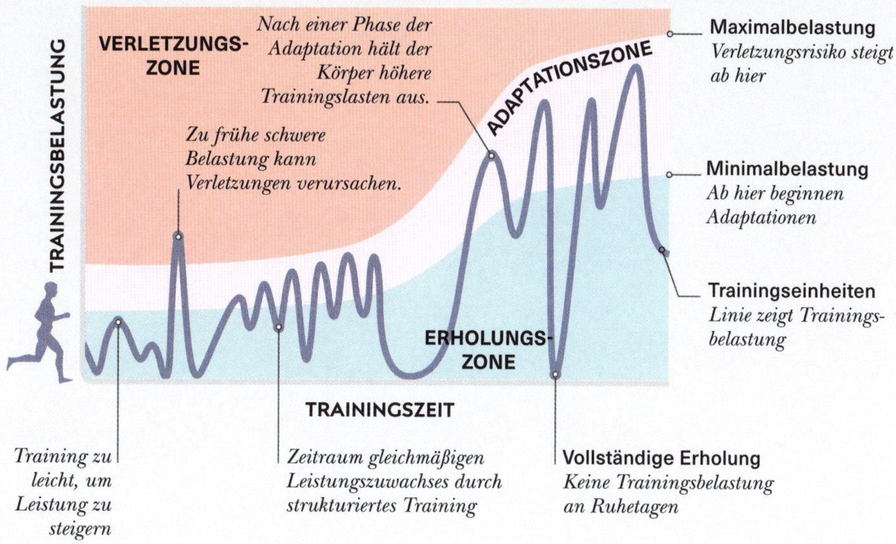

WETTKAMPF

Wenn Sie Rennen laufen und Ihre Zeiten verbessern wollen, haben Sie viel bessere Erfolgschancen, wenn Sie mit einem strukturierten, wettkampfspezifischen Programm trainieren. Gezieltes Training hilft Ihnen, Ihr Tempo zu steigern und zu kontrollieren, während die Aufteilung in Trainingsphasen Sie für den Wettkampftag in Höchstform bringt.

MOTIVATION

Ohne konkreten Anlass sich anzustrengen, kann es schwierig sein, motiviert zu bleiben. Ein Trainingsprogramm verleiht jedem Lauf Sinn, egal, ob locker oder ambitioniert. Es liefert den Grund, in einem bestimmten Tempo oder eine bestimmte Distanz zu laufen und auch die lockeren Läufe zu genießen. Viele von uns verfallen in einen Trott oder erreichen ein Plateau, wenn wir keine Möglichkeit haben, unsere Fortschritte zu überprüfen. Ein Trainingsprogramm hilft, Verbesserungen wahrzunehmen, was an sich schon motiviert.

ABWECHSLUNG

Ein guter Trainingsplan umfasst Einheiten, die in Tempo und Distanz variieren. Wenn Sie abwechslungsreich und zielgerichtet trainieren und die Trainingsbelastung mit der Zeit steigern, verbessern sich Laufstil, Tempo und Fitness, ohne dass das Training je monoton oder langweilig wird.

IHRE **TRAININGSZIELE**

Bevor Sie ein Trainingsprogramm beginnen, sollten Sie sich überlegen, was Sie damit erreichen wollen. Ziele zu definieren ist für absolute Anfänger, die fit für ihren ersten Wettkampf werden wollen, genauso wichtig wie für erfahrene Läufer, die ihr Training auf das nächste Level heben wollen.

NEU BEIM LAUFEN

Als Laufneuling oder Wiedereinsteiger gibt Ihnen eine Zielzeit oder -distanz etwas, auf das Sie hinarbeiten und woran Sie Ihren Fortschritt messen können. Und Sie müssen ein Mindestmaß an Fitness aufbauen, um Ihre Ziele zu erreichen.

REALISTISCHE ZIELE

Wichtig ist es, dass Sie Ihre ersten Ziele so wählen, dass sie machbar sind: zum Beispiel 5 km oder 30 min am Stück zu laufen. Wenn Ihr Ziel sehr ambitioniert ist, wie z. B. ein erster Marathon, sollten Sie es in Teilziele aufbrechen, oder in A-, B- und C-Ziele, um Prioritäten zu setzen.

FITNESS AUFBAUEN

Wenn Ihr großes Ziel ein Marathon ist, sollte Ihre erstes Teilziel die Entwicklung einer gewissen aeroben und anaeroben Ausdauer als Basis sein (s. u.). Bevor Sie das erste Mal strukturiert trainieren, sollten Sie bereits kurze, harte Sprints und leichte Dauerläufe über längere Distanzen durchhalten. Wenn Sie zu beidem in der Lage sind, können Sie mit dem Wettkampftraining beginnen. Ein guter Anfang für Laufeinsteiger ist das 5-km-Lauf-Geh-Programm (s. S. 190–191).

DAS FUNDAMENT LEGEN
Bevor Sie zu wettkampfspezifischen Trainingsarten übergehen, sollten Sie mit lockeren Dauerläufen (s. S. 180) und Sprints (s. S. 188) ein Basisniveau an aerober und anaerober Fitness aufbauen. Die Beispiele hier zeigen, welche Trainingseinheiten Sie bewältigen sollten, bevor Sie mit dem 10-km-Programm für Einsteiger beginnen (s. S. 192–193).

Aerobe Grundlage

Üben Sie Dauerläufe, bis Sie in einer Woche diese drei Workouts bewältigen:

- **Zwei 3-km-Läufe**
- **Ein 5-km-Lauf**

Anaerobe Grundlage

Üben Sie Strides (s. S. 87), bis Sie diesen Workout bequem 2–3-mal in einer Woche schaffen:

- 4 x 30-s-Strides, im Wechsel mit je 1 Minute Gehpause

GRUNDLAGEN FITNESS

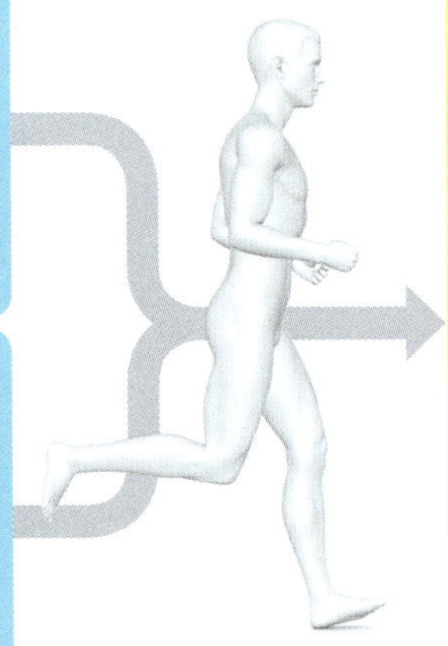

Wettkampf-spezifisches Training

Nach dem Aufbau der Basis können Sie mit einem strukturierten Trainingsprogramm starten, u. a. mit folgenden Trainingsformen:

- **Lockere Dauerläufe** (s. S. 180)
- **Schnelle Dauerläufe** (s. S. 181–183)
- **Intervalltraining** (s. S. 184–185)
- **Hügel- und Bergläufe** (s. S.186)

LAUFFORM AUFBAUEN

TRAINING **FÜR DEN WETTKAMPF**

Wenn Sie sich für eine Wettkampfdistanz entschieden haben, definieren Sie unter Berücksichtigung Ihrer aktuellen Fitness einen realistischen Zeitrahmen für das Erreichen dieses Ziels.

BELASTUNG STEIGERN

Im Wettkampftraining heißen Ihre Ziele: Trainingsumfang steigern (durch immer längere Trainingsstrecken) und Tempo steigern (indem Sie mit zunehmender Intensität trainieren).

Erhöhen Sie die Trainingsbelastung pro Woche um 10–15 %. Wie viel Sie genau schaffen, hängt u. a. von Ihrer Trainingshistorie und Resilienz ab. Zeichnen Sie daher Ihre Trainingsbelastung genau auf (s. S. 168–169). Das Maximum sollten Sie 3–4 Wochen vor dem Renntag (bei kürzeren Distanzen 2–3 Wochen) erreichen. Ab dann »tapern« Sie, d. h., Sie reduzieren das Training so weit, dass Sie am Renntag in Höchstform sind.

ERHOLUNGSZEIT EINPLANEN

Nach dem Rennen folgt eine Erholungsphase mit niederschwelligem Crosstraining (s. S. 187), bevor Sie den nächsten Wettkampf vorbereiten. Bei mehreren Rennen im Jahr trainieren Sie nach einem periodischen Plan, der Sie ohne Überbelastung (Overreaching) für die Hauptrennen in Form bringt. Zur Regeneration sind im Jahr auch komplette Auszeiten wichtig, oder Zeiten, in denen Sie andere Laufformen oder Sportarten praktizieren.

TRAININGSUMFANG

Diese Grafik zeigt den Trainingsumfang pro Woche im Marathonprogramm für Fortgeschrittene (s. S. 206–209). Das Beispiel verdeutlicht, dass jedes Programm Aufbau- und Regenerationsphasen umfassen sollte.

PROGRAMMPHASEN (S. 177)

- Eingewöhnung
- Grundlagenaufbau
- Vorwettkampfphase
- Wettkampfphase
- Tapering

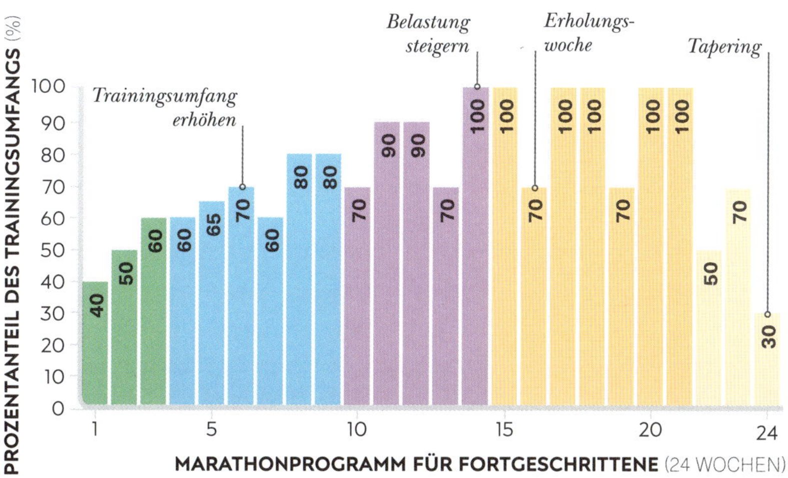

DAS TRAINING **VORANBRINGEN**

Sie können Ihr Training vorantreiben, indem Sie Ihre Distanzen oder die Intensität Ihrer Trainingseinheiten erhöhen – oder beides.

Mit der Zeit wird Ihnen das gleiche Training leichter fallen. Das ist ein Zeichen für Ihre verbesserte Laufökonomie (s. S. 165) und sollte sich in einer verbesserten Laufleistung niederschlagen. Beobachten Sie Ihre Fortschritte (s. S. 168-169) und passen Sie Ihre Ziele an, wenn Sie das Training nicht mehr richtig fordert.

DRANBLEIBEN

Trainingsprogressionen erfolgen meist in Stufen. Eine höhere Trainingsbelastung strengt Sie zunächst an, aber wenn Sie sich daran gewöhnt haben, wird sich Ihr Körper daran anpassen (s. S. 159). Trainieren Sie auf dem gleichen Niveau, bis Ihr Körper die Trainingsbelastung verarbeitet hat, und erhöhen Sie sie dann weiter.

SCHWACHSTELLEN ANGEHEN

Berücksichtigen Sie alle Trainingsformen (s. S. 180–186) in Ihrem Trainingsplan. Wir tendieren dazu, Workouts, in denen wir schwach sind, zu vermeiden, und bevorzugen solche, die uns liegen. Dies wird zu einer selbsterfüllenden Prophezeiung. Besser ist es, Schwachstellen frühzeitig im Training anzugehen, damit Sie nicht noch kurz vor dem Rennen daran arbeiten müssen.

DEN **LEISTUNGSSTAND** BEURTEILEN

Es ist wichtig, zu Beginn eines Trainingsprogramms die eigene Fitness zu beurteilen und zu protokollieren, wie sie sich im weiteren Verlauf verbessert. Die Fitness wird an der Belastungsintensität gemessen, mit der Sie trainieren können, und bestimmt das für Sie geeignete Trainingsniveau. Es gibt verschiedene Methoden zur Intensitätsmessung.

> **Gesundheits-Check**
>
> Machen Sie einen Gesundheits-Check, wenn Sie mit dem Laufen anfangen oder wiedereinsteigen, vor allem bei hohem Blutdruck, Diabetes oder Herz- oder Nierenerkrankungen. Konsultieren Sie den Arzt auch bei Schmerzen in Nacken, Brust, Kiefer, Armen, Kurzatmigkeit, Schwindel oder Schwäche, Sprunggelenkschwellungen oder Schmerzen, die sich bei Ruhe nicht bessern.

ANSTRENGUNG PROTOKOLLIEREN

Intensität lässt sich zwar auch mit High-Tech-Tools messen, doch ist es erwiesenermaßen höchst effektiv, sich auf das eigene Anstrengungsempfinden zu verlassen.

Die subjektive wahrgenommene Anstrengung beim Training steht in direktem Zusammenhang mit der Arbeitsleistung Ihres Herzens und aeroben Stoffwechsels. Je fitter Sie sind, desto intensiver können Sie bei niedrigen Anstrengungswerten (RPE) trainieren. Planen und protokollieren Sie die Intensität jedes Laufs, um immer auf dem richtigen Niveau zu trainieren und sich ausreichend zu erholen.

RPE – RATE OF PERCEIVED EXERTION
Bewerten Sie Ihre Anstrengung anhand dieser einfachen 10er-Skala. Die Werte für die empfundene Anstrengung (Rate of Perceived Exertion, RPE) sind zwar subjektiv, aber effektiv, um Trainingsintensitäten festzulegen und zu protokollieren.

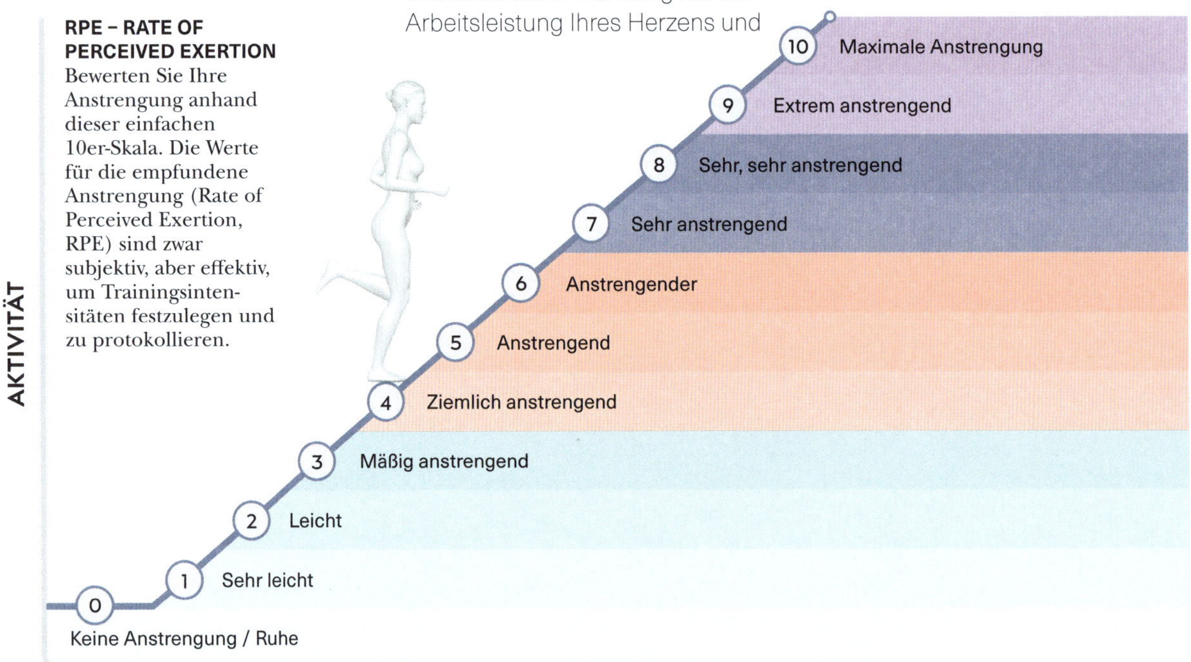

RPE-SKALA (SKALA ZUR BESTIMMUNG DES ANSTRENGUNGSEMPFINDENS)

HERZFREQUENZ BEOBACHTEN

Die Herzfrequenz steigt in einem linearen Verhältnis mit zunehmender Anstrengung. Damit ist sie ein gutes Maß für Trainingsintensität.

Die Herzfrequenz ist, über einen längeren Zeitraum beobachtet, ein guter Fitnessindikator. Wenn sich Ihr Tempo bei einer gegebenen Herzfrequenz erhöht, belastet Sie dieses Tempo jetzt weniger. Da die HF jedoch durch Müdigkeit, Hitze, Gelände u. a. beeinflusst ist, sollten Sie parallel die RPE-Skala nutzen.

HERZFREQUENZ IM TRAINING

Beim Training können Sie mit einem Herzfrequenzmessgerät Ihre »Herzfrequenzreserve« (HFR) messen. Sie ist die Differenz zwischen Ihrer Ruheherzfrequenz (RHF, auch Ruhepuls/RP) und Ihrer maximalen Herzfrequenz (MHF). Hier liegt Ihr Trainingsbereich. Eine erhöhte RHF kann auf Übertraining hinweisen. Das Diagramm unten zeigt die Vorteile des Lauftrainings in verschiedenen HFR-Prozentbereichen. Zusammen mit der unten stehenden Formel lässt sich daraus die anzustrebende Trainingsherzfrequenz (THF) berechnen. Bei einer HFR von 110, einer RHF von 70 und einer gewünschten Trainingsintensität von 85 % HFR würde sie 163,5 (110 x 0,85 + 70) betragen.

(HFR × INTENSITÄTSGRAD IN %) + RHF = TRAININGSHERZFREQUENZ (THF)

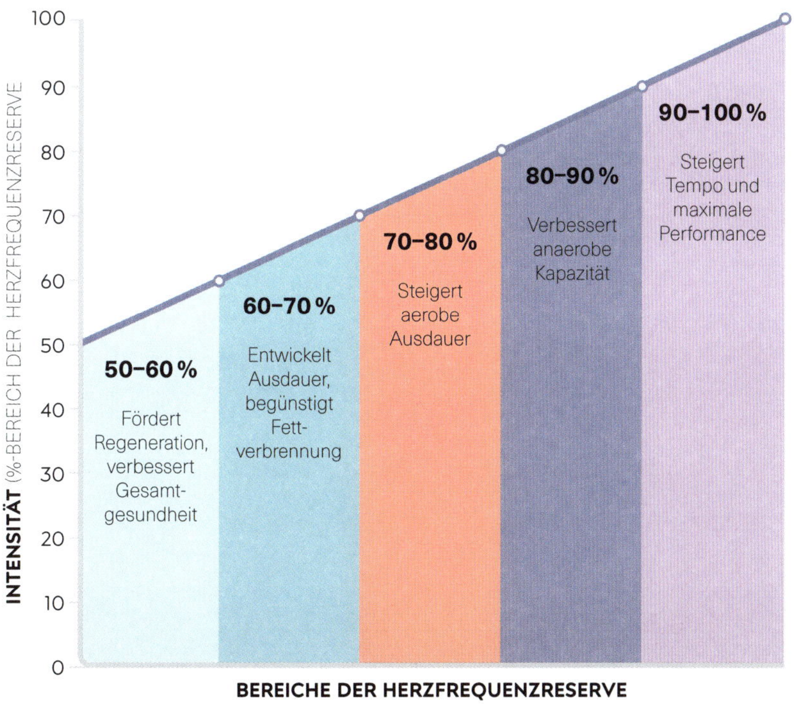

Herzfrequenzberechnung

Das Herz ist ein Muskel, der durch Training kräftiger wird. Je niedriger Ihre Ruheherzfrequenz ist, desto effizienter arbeitet Ihr Herz und desto fitter sind Sie. Die maximale Herzfrequenz kann Ihnen helfen, Ihre Belastung zu beurteilen.

RUHEHERZFREQUENZ BERECHNEN

Messen Sie morgens vor dem Aufstehen Ihren Ruhepuls. Zeichnen Sie den Wert mehrere Tage auf, um einen zuverlässigen Durchschnittswert zu ermitteln.

RUHEPULS IN 10 S × 6 = RUHEHERZFREQUENZ (RHF)

MAXIMALE HERZFREQUENZ BERECHNEN

Die Formel unten bietet eine einfache Methode, um die maximale Herzfrequenz (MHF oder HFmax) zu berechnen. Ein Laufbandtest (s. S. 167) ist jedoch im Hinblick auf Anlagen und Fitnessgrad genauer.

220 – IHR ALTER = MAXIMALE HERZFREQUENZ (MHF)

HERZFREQUENZRESERVE BERECHNEN

Ihre Herzfrequenzreserve berechnen Sie mit einer einfachen Subtraktion (s. u.). Der Wert kann mit zunehmender Fitness ansteigen.

MHF – RHF = HERZFREQUENZ RESERVE (HFR)

Laufleistung

Es gibt tragbare Tools, die als Maß für Belastungsintensität die »Laufleistung« schätzen, doch sind diese nur begrenzt aussagekräftig. »Leistung« ist eine Größe aus dem Radfahren, mit der man den Kraftaufwand berechnet, indem man die mechanische Leistung der Beine misst. Das Verhältnis zwischen mechanischer Leistung und metabolischem Energieverbrauch ändert sich beim Laufen jedoch mit den Laufbedingungen. So nimmt z. B. beim Bergauflaufen der Beitrag der elastischen Energie der Sehnen ab; beim Bergablaufen stoßen die Muskeln weniger ab und bremsen eher. Laufleistungstracker können diese Veränderungen nicht zuverlässig messen, da sie anstelle von echten Leistungswerten Schätzwerte verwenden.

PACE BEOBACHTEN

Die Pace – das Tempo in Min./km –, ist ein weiteres Maß für die Belastungsintensität, da ein höheres Tempo auch mehr Anstrengung fordert.

Trainingsprogramme schreiben Einheiten in unterschiedlichen Ziel-Paces vor, um Aspekte wie aerobe Effizienz und Laktatabbau zu verbessern. Eine Ziel-Pace ist das geschätzte Minutentempo pro Kilometer, das Sie für eine Ziel-Wettkampfzeit laufen müssen. Paces für längere Strecken sind im Verhältnis langsamer als für kurze, weil man sie länger durchhalten muss. Indem Sie Einheiten in unterschiedlichen Paces trainieren, erhalten Sie Aufschluss über Ihre Schwächen und Stärken. Wenn Sie z. B. einen Lauf in Ihrer 5-km-Ziel-Pace absolvieren können, aber mit der Halbmarathon-Pace kämpfen, sollten Sie an Ihrer Ausdauer arbeiten.

DIE PACE BERECHNEN

Mit Online-Rechnern lassen sich Ziel-Paces für verschiedene Distanzen relativ genau berechnen. Sie leiten Daten aus einer aktuellen Wettkampfzeit oder der Zielzeit ab, auf die Sie hintrainieren, oder aus Ihrer Durchschnittszeit über bestimmte Distanzen. Beim Training ist es am einfachsten, das Tempo mit einem GPS-Gerät zu messen, doch können Sie Ihre Pace auch an Ihrem Anstrengungsgrad abschätzen (s. r.).

Die Tabelle unten zeigt Paces für Beispiel-Marathonzeiten der verschiedenen Läuferklassen.

Pace-Rechner

	EINSTEIGER	TRAINIERTE EINSTEIGER	FORTGE-SCHRITTENE	SPITZEN-LÄUFER
MARATHON-ZIELZEIT	**04:30:00**	**03:45:00**	**03:00:00**	WELT-REKORD **02:01:39**
Marathon-Pace	6:24/km	5:20/km	4:16/km	2:53/km
Halbmarathon-Pace	6:05/km	5:04/km	4:03/km	2:44/km
Laktatschwellen-Pace	5:46/km	4:53/km	3:58/km	2:45/km
10-km-Pace	5:45/km	4:47/km	3:49/km	2:35/km
5-km-Pace	5:32/km	4:37/km	3:41/km	2:29/km
3-km-Pace	5:15/km	4:22/km	3:30/km	2:22/km
1.500-m-Pace	4:55/km	4:06/km	3:16/km	2:12/km
800-m-Pace	4:28/km	3:43/km	2:59/km	2:01/km

IM VERGLEICH: RPE, HERZFREQUENZ UND PACE

Da sowohl RPE wie Herzfrequenz und Pace die Belastungsintensität angeben, können Sie durch einen Vergleich der drei Größen die aktuelle und langfristige Entwicklung Ihrer Kondition beurteilen.

Das Verhältnis zwischen RPE, Herzfrequenz und Pace ist relativ, da nicht jeder bei derselben RPE das gleiche Tempo läuft. Wenn Sie Ihre RPE sowie Ihre durchschnittliche Herzfrequenz und Pace pro Lauf protokollieren, erfahren Sie, welcher Anstrengungsgrad einem bestimmten Tempo entspricht, z. B. wie sich 4:00 Min./km anfühlen, und welcher Herzfrequenz diese Pace entspricht. Ihre Pace wird jedoch schwanken: Bei Krankheit, Müdigkeit und Stress strengt uns das Training mehr an.

Mit der Verbesserung Ihrer Fitness steigt Ihr Tempo bei einer definierten Herzfrequenz oder RPE, bzw. Sie empfinden eine Pace als weniger anstrengend. Erscheint es hingegen belastender und steigt die Herzfrequenz, kann dies auf Übertraining hinweisen.

RPE UND PACE

Die Tabelle zeigt ungefähre RPE-Werte für verschiedene Paces. Leistungssportler können Halbmarathon- und 10-km-Paces schneller laufen als Freizeitläufer – das spiegelt sich auch in den entsprechenden RPE-Werten wider.

RPE–Pace-Entsprechungen

RPE	SCHLAGWORT	PACE ANSTRENGUNG
0	Keine Anstrengung	Sitzen
1	Sehr leicht	Gehen
2	Leicht	Lockere Pace
3	Mäßig anstrengend	Marathon-Pace Halbmarathon-Pace (Freizeitläufer)
4	Ziemlich anstrengend	Halbmarathon-Pace (Spitzensport)/ Laktatschwellen-Pace 10-km-Pace (Freizeitläufer)
5	Anstrengend	10-km-Pace (Spitzensport)
6	Anstrengender	5-km-Pace
7	Sehr anstrengend	3-km-Pace
8	Sehr, sehr anstrengend	1500-m-Pace
9	Extrem anstrengend	800-m-Pace
10	Maximale Anstrengung	Sprint Endspurt im Wettkampf

Laufökonomie

Je ökonomischer man sich beim Laufen bewegt, desto weniger Sauerstoff verbraucht der Körper bei einer bestimmten Geschwindigkeit. Eine Reihe von Variablen beeinflussen die Laufökonomie, u. a. Genetik, Umweltbedingungen, Kleidungs- und Schuhgewicht, Fitness und Biomechanik. Die beiden letztgenannten Faktoren können Sie durch Training verbessern (s. S. 74-75) und damit in Ihrer Ziel-Pace effizienter laufen.

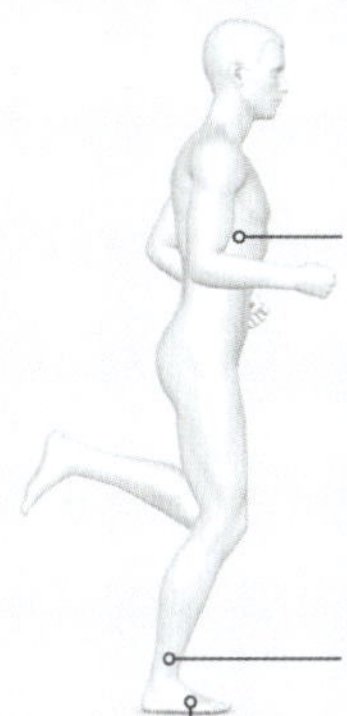

Vertikales Schwingen (s. S. 71)
Sich weniger auf und ab zu bewegen verbessert die Laufökonomie.

Schrittfrequenz (s. S. 70)
Eine höhere Schrittfrequenz (Kadenz) reduziert vertikales Schwingen.

Fußaufsatz (s. S. 72)
Ein effizienter Fußaufsatz absorbiert Energie und überträgt sie fürs Abstoßen.

BIOMECHANISCHE VARIABLEN

FITNESS-TESTS

Fitness-Tests ermöglichen es Ihnen, zu Beginn Ihres Trainingsprogramms Ziele festzulegen und Verbesserungen zu beurteilen. Um Ihre Fortschritte zu messen, können Sie diese Tests wiederholen, aber der beste Weg dafür ist der Wettkampf. Gute Maßstäbe für Ihre Fitness sind Ihre Laktatschwelle (s. S. 34–35) und Ihre VO_2max (s. S. 37). Sie lassen sich mit den folgenden Feldtest ermitteln.

Berechnung der Schwellen-Pace

Obwohl sich Ihre ANS (aerob-anaerobe Schwelle oder Laktatschwelle) täglich ändern kann, ist es sinnvoll, bei Läufen, in denen Sie relativ zu Ihrem Schwellentempo laufen müssen – z. B. 15 Sek./km darunter – mit einem Richtwert zu arbeiten. Diesen erhalten Sie, indem Sie ein aktuelles Rennergebnis (s. S. 164) in einen Online-Pace-Rechner eingeben oder den folgenden 30-minütigen Testlauf durchführen:

Steigern Sie nach einem ausführlichen Warm-up Ihre Pace auf das schnellste Tempo, das Sie über die 30 Minuten halten können und nehmen Sie ab dann die Zeit. Messen Sie Ihre Strecke mit einem GPS-Gerät oder laufen Sie auf dem Laufband oder der Bahn, um die in 30 Minuten gelaufene Strecke exakt zu ermitteln. Ihre aktuelle Schwellen-Pace ist 30 min geteilt durch die Gesamtstrecke. Bei 8 km in 30 Min. beträgt sie also 3:45 Min./km.

Das Schwellentempo ermitteln

Ihr Schwellentempo ist die schnellste Pace, die Sie laufen können, ohne dass sich Blutlaktat in den Muskeln anhäuft. Trainingseinheiten an der Laktatschwelle erhöhen diese, und der Körper passt sich durch vermehrte aerobe Zellatmung an (s. S. 34–35), sodass Laktat auch bei schnelleren Paces abgebaut wird. Ihr Schwellentempo sollte gerade noch innerhalb des aeroben Aktivitätsbereichs bleiben und sich angenehm fordernd anfühlen – ein Tempo, das Sie unter Wettkampfbedingungen etwa eine Stunde durchhalten könnten (daher wird es auch 1-h-Renntempo genannt). Um an der Schwelle zu trainieren, müssen Sie Ihr Schwellentempo erkennen können. Dokumentieren Sie es, um Verbesserungen nachzuverfolgen. Ihre Laktatschwelle können Sie im Labor messen lassen oder einfach mit der RPE-Skala ermitteln (s. S. 162).

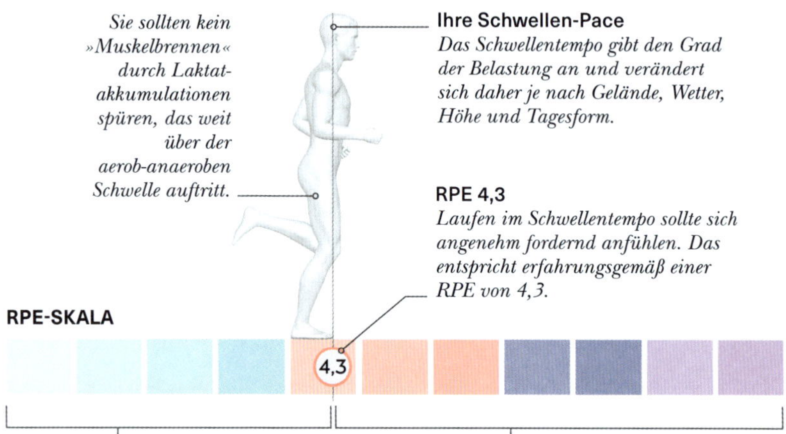

RPE UND AEROB-ANAEROBE SCHWELLE
Entwickeln Sie ein Gefühl dafür, in Ihrem Schwellentempo zu laufen. Sie bewegen sich dabei auf einem spezifischen Leistungsniveau, bei dem Sie so schnell laufen wie Sie können, ohne schwer atmen zu müssen. Wenn Sie ins Schnaufen kommen, laufen Sie langsamer.

> *Die RPE-Skala steht in **direktem, belastbarem Verhältnis** zur Laktatschwelle und eignet sich, um **bei jedem Lauf** die Schwellen-Pace einzuschätzen.*

VO_2max: Laufband-Test

Bei dieser Methode zur VO_2max-Messung laufen Sie mit gleichbleibender Pace auf dem Laufband und erhöhen die Steigung im 1-Minuten-Takt, bis Sie das Tempo nicht länger halten können. Sie bringen den Körper dabei an seine Grenzen; lassen Sie das Laufband daher von einem Helfer einstellen. Errechnen Sie aus der Gesamtlaufzeit Ihre VO_2max.

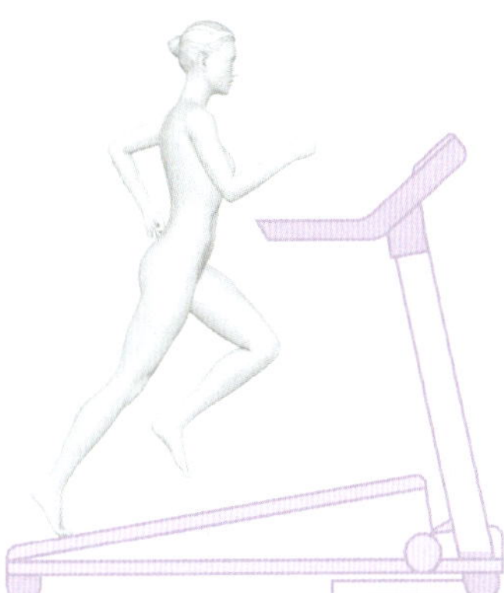

ZEIT MINUTEN	STEIGUNG GRAD
0	0°
1	2°
2	4°
3	6°
4	8°
5	10°
6	11°
7	12°
8	13°
9	14°
10	15°
11	16°
12	17°
13	18°
14	19°
15	20°

(42 + GESAMTLAUFZEIT) × **2**

= VO_2MAX

DURCHFÜHRUNG DES TESTS

Stellen Sie das Laufband auf 11,3 km/h und 0 Grad Steigung ein. Der Helfer erhöht die Steigung entsprechend der Tabelle oben im 1-Minuten-Takt. Beenden Sie den Test, wenn Sie das Tempo nicht mehr halten können.

VO_2max: Cooper-Test

Dieser Test wurde von dem amerikanischen Sportmediziner Dr. Kenneth H. Cooper 1968 entwickelt und ist eine einfache Methode zur Messung der aeroben Ausdauerleistungsfähigkeit. Laufen Sie dafür in 12 Minuten so weit Sie können und setzen Sie das Streckenergebnis in die Formel unten ein, um Ihre VO_2max zu bestimmen.

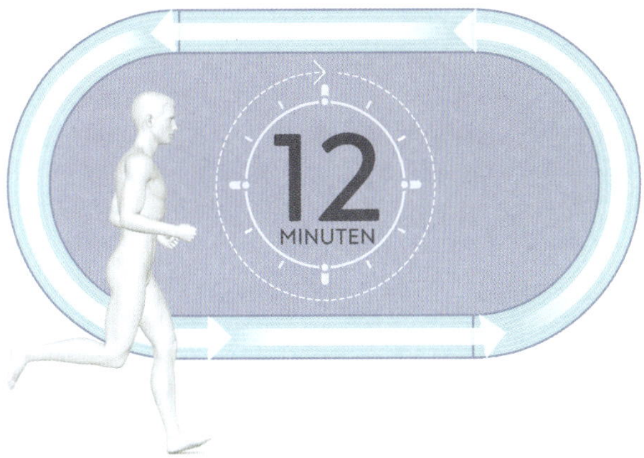

(22,35 × GESAMTSTRECKE IN KM) − ***11,29***

o

(35,96 × GESAMTSTRECKE IN MEILEN) − ***11,29***

= VO_2MAX

DURCHFÜHRUNG DES TESTS

Der Test sollte in ebenem Gelände durchgeführt werden; ideal ist eine 400-m-Tartanbahn. Stellen Sie den Timer auf 12 Minuten, laufen Sie so weit Sie kommen und notieren Sie die Gesamtstrecke.

TRAININGS**FORTSCHRITTE** VERFOLGEN

Die meisten Läufer halten ihre Ergebnisse fest, sei es, indem sie ein Trainings-Tagebuch führen oder ihren Fortschritt auf einer Social Media-Plattform teilen. Auch Tools wie GPS-Uhren, Herzfrequenzmesser und andere tragbare Geräte liefern umfangreiche Informationen. Die Daten lassen sich auf unterschiedliche Art nutzen.

WARUM DATEN SAMMELN?

Daten liefern Ihnen objektive Informationen darüber, wie Ihr Körper auf das Training reagiert. Wenn Sie die richtigen Daten sammeln, können Sie sehen, wo Sie sich bereits verbessert haben und welchen Bereichen Sie mehr Beachtung schenken sollten.

Das Sammeln von Daten dient auch der Überwachung Ihrer Gesundheit: Sie erhalten Informationen darüber, wie Ihr Körper mit der Trainingsbelastung zurechtkommt, und werden vor Übertrainings- oder Verletzungsrisiken gewarnt.

WICHTIGE DATEN

Mit tragbaren Geräten (s. r.) können Sie große Datenmengen sammeln. Mehr ist jedoch nicht immer besser. Wichtig ist es, Daten aufzuzeichnen, die Ihnen helfen, Ihre Trainingsbelastung (s. r.) zu beurteilen, wie z. B. Umfang und Intensität, und anhand von Schmerz- und Ermüdungs-Scores die Körperreaktionen auf das Training zu beobachten. Protokollieren Sie außerdem jede Woche Ihre Trainingseinheiten (s. S. 180–186). Jede Trainingsform hat andere Vorteile – auf diese Weise stellen Sie sicher, dass Ihr Training die richtigen Bausteine enthält.

Datenarten

RPE, HERZFREQUENZ UND PACE	**DISTANZ ODER ZEIT**	**SCHMERZ-SCORE**	**ERSCHÖPFUNGS-SCORE**
Mit diesen Werten (s. S. 162–165) können Sie die Belastungsintensität bzw. den Anstrengungsgrad von Trainingseinheiten messen. Langfristig liefern sie Informationen über Ihren Fitnesslevel, besonders wenn Sie auswerten, ob Ihre Herzfrequenz oder Ihr Belastungsempfinden (RPE) bei einer bestimmten Pace zu- oder abgenommen hat.	Diese Faktoren geben Aufschluss über den Trainingsumfang. Nicht jeder Kilometer ist gleich: Manche Läufe sind lang und langsam, andere kurz und schnell. Ein Hügellauf kann streckenmäßig kürzer als einer in der Ebene sein, aber länger dauern. Zeitmessung ist nützlich, um die Trainingsbelastung zu bewerten, aber im Wettkampftraining ist die Distanz ebenso wichtig.	Wenn Sie auf Schmerzen achten, können Sie Muster erkennen, durch die Sie eine Verletzung frühzeitig erkennen und deren Diagnose und Behandlung unterstützen können. Notieren Sie bei Schmerzen, wo sie auftreten, ihre Art (mit Stichworten wie stechend, angespannt etc.) und Intensität. Ein Punktesystem von 0–10 hilft bei der Bewertung.	Erschöpfung ist eines der ersten Warnzeichen des Übertrainingssyndroms. Nach jeder Trainingseinheit mit einem einfachen 0–10-Punktesystem zu bewerten, wie erschöpft Sie sich fühlen, ermöglicht es Ihnen zu erkennen, wenn die Erschöpfung zunimmt, und zu beurteilen, ob Sie mehr Erholungszeiten einplanen sollten.

TRAININGSBELASTUNG ÜBERWACHEN

Die Trainingsbelastung ist die Summe aller Körperbelastungen über einen bestimmten Zeitraum und abhängig von Häufigkeit, Intensität, Dauer und Art der Aktivität. Protokollieren Sie die Trainingsbelastung, indem Sie anhand der Formel unten jedes Training mit Punkten bewerten. Wenn Sie z. B. 20-minütige Hügelläufe mit einer Anstrengung von RPE 8 durchführen, beträgt Ihre Trainingsbelastung für die Einheit 160. Protokollieren Sie konsequent je einen Wert für die äußere und innere Belastung, um die Daten zu sammeln und Ihre Trainingsbelastung zu ermitteln.

Innere und äußere Belastung

Beim Training treten innere und äußere Belastungen auf. Die äußere Belastung beruht auf der objektiven Messung des Trainingsumfangs, z. B. ein Lauf über 10 km oder 60 min. Der Wert der inneren Beanspruchung zeigt die Anstrengung, die Sie zum Bewältigen der externen Belastung aufbringen müssen, wie eine durchschnittliche Herzfrequenz von 165 oder eine RPE von 4.

INNERE BELASTUNG
× ÄUSSERE BELASTUNG
= **TRAININGS-BELASTUNG**

Technische Helfer zur Fortschrittskontrolle

Am Körper getragene Sensoren, wie z. B. GPS-fähige Armbanduhren, können praktisch sein, um bestimmte Werte aufzunehmen und zu protokollieren. Diese Geräte sammeln Daten über äußere Trainingsbelastungen (wie Distanz, Zeit und Höhenmeter) und innere Belastungen (wie Herz- und Atemfrequenz). Einige geben Echtzeit-Feedback, und viele sind mit einer Online-Plattform gekoppelt, auf der sich die Entwicklung über einen längeren Zeitraum beobachten lässt.

Andere Tools messen biomechanische Größen wie Kadenz, Aufprall und vertikale Schwingungen, was nützlich sein kann, wenn man in der Lage ist, die Daten zu interpretieren. Verlassen Sie sich jedoch nicht zu sehr auf die Technik – lernen Sie, nach Gefühl zu laufen.

Veränderungen beobachten

Jeder Athlet reagiert auf eine Trainingsbelastung anders, daher ist es wichtig, über die eigene Trainingsbelastung Buch zu führen. Anhand von Schmerz- und Erschöpfungswerten können Sie beobachten, ob Ihre Trainingsbelastung Ihre Laufleistung verbessert oder Ihren Körper überanstrengt. Der Körper reagiert auf den Trainingsreiz entweder, indem er stärker wird oder mit Überlastung, deshalb müssen Steigerungen immer angemessen sein. Zu früh zu steigern, kann zu Verletzungen führen, wenn Sie zu wenig tun, erzielen Sie keine Fortschritte.

ANZEICHEN FÜR ÜBERTRAINING

Das Übertrainingssyndrom führt zu plötzlichem Leistungsabfall, Koordinations- oder Kraftverlust und Erschöpfung, die sich durch kurze Pausen nicht bessert. Anzeichen sind erhöhte Herzfrequenz oder RPE im Training, erhöhte RHR, Appetitveränderung, Gewichtsverlust, Schlaflosigkeit, Reizbarkeit, Konzentrationsmangel und Depression. Behandelt wird durch deutliche Reduktion oder kompletten Trainingsstop über Wochen oder Monate. Beugen Sie vor, indem Sie Ihr Training gut übers Jahr verteilen und Ihre Gesamttrainingsbelastung im Blick behalten.

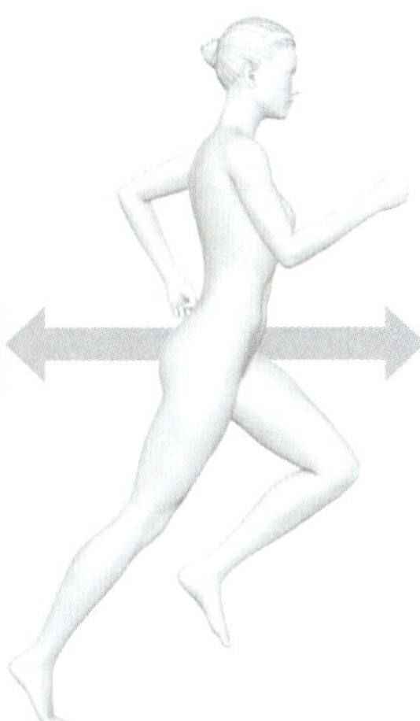

ANZEICHEN FÜR LEISTUNGSVERBESSERUNG

Das offensichtlichste und für viele wichtigste Zeichen für einen Fortschritt sind bessere Wettkampfzeiten. Wenn Ihre durchschnittliche Herzfrequenz bei einem bestimmten Tempo abnimmt oder Ihr RPE-Wert niedriger wird, weil es Ihnen leichter fällt, ein bestimmtes Tempo zu halten, sind Sie fitter geworden. Umgekehrt steigt Ihre Pace im Verhältnis zu Herzfrequenz und RPE-Wert mit besserer Fitness, Ihre RHR sinkt, und Sie halten höhere wöchentliche Trainingsbelastungen aus.

TRAININGS**TIPPS**

Irgendwann, entweder im Training oder in einem Wettkampf, werden Sie den Drang verspüren, aufzugeben. Ob es die Schmerzen in den Beinen sind, die Zweifel oder das überwältigende Gefühl der Erschöpfung: Die Überwindung dieses Zustands ist für Läufer oft ein entscheidender Moment, der uns stärker macht.

MIT SCHMERZEN **UMGEHEN**

Der Schmerz der Anstrengung ist Teil der Lauferfahrung. Er kann viele Formen annehmen: schmerzende, glykogenentleerte Muskeln, durch Stöße strapazierte Gelenke und laufbedingte Beschwerden von Blasen bis zu Bauchschmerzen.

In einem Wettlauf zwischen zwei körperlich scheinbar gleich starken Läufern kann der eine durch seine Fähigkeit, Schmerzen zu überwinden, einen Vorteil haben. Training ist der beste Weg, dies zu erreichen. Trainierte wie untrainierte Läufer haben ähnliche Schmerzschwellen und empfinden in denselben Momenten Schmerzen, aber trainierte Läufer haben eine höhere Schmerztoleranz und können Schmerz länger aushalten. Wie Sie Schmerzen empfinden, ändert sich nichts, aber Training verbessert Ihre Fähigkeit, damit umzugehen. Ihr Unterbewusstsein lernt, dass Ihr Körper die Belastung aushalten kann (s. u.).

Sie können Schmerzen auch bewusst beeinflussen, indem Sie Ihnen Aufmerksamkeit entziehen. Studien zeigen, dass Ablenkungstechniken wie das Hören schneller Musik dem Körper helfen durchzuhalten, während das Gehirn beschäftigt ist.

Die Reaktion des Gehirns auf Anstrengung

Diese Diagramme zeigen Theorien dazu, wie das Gehirn entscheidet, dass der Körper einen Anstrengungsschmerz nicht mehr ertragen kann, und ob der bewusste oder der unbewusst arbeitende Gehirnbereich die primäre Kontrollinstanz ist. Mit Training können Sie beide Gehirnbereiche verändern.

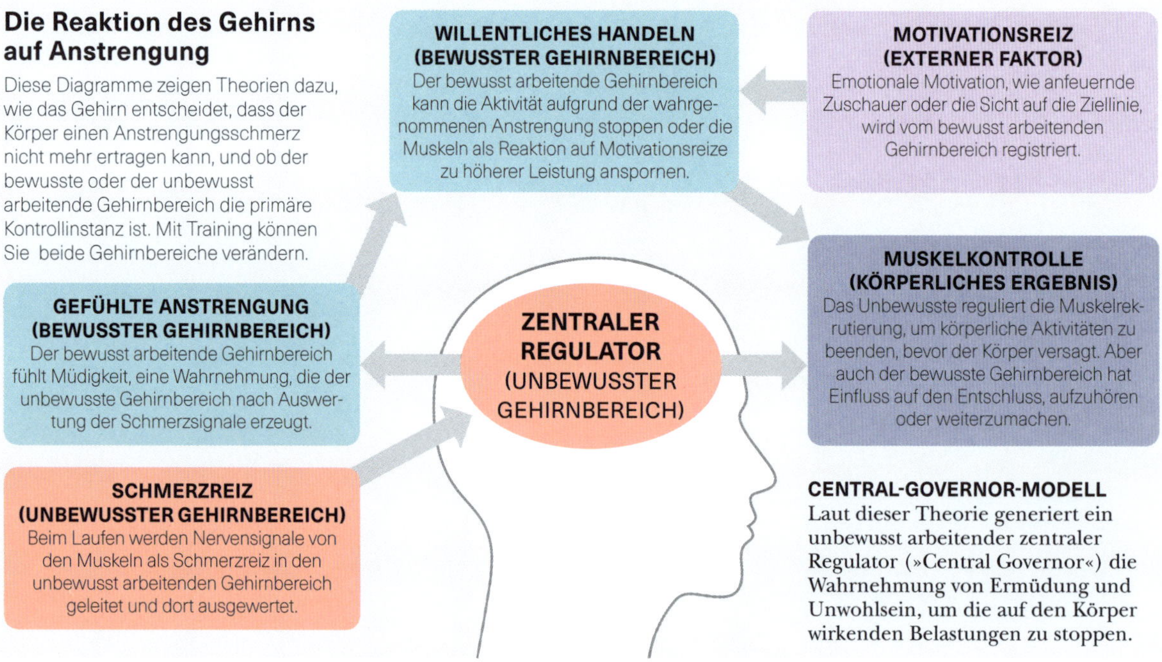

CENTRAL-GOVERNOR-MODELL
Laut dieser Theorie generiert ein unbewusst arbeitender zentraler Regulator (»Central Governor«) die Wahrnehmung von Ermüdung und Unwohlsein, um die auf den Körper wirkenden Belastungen zu stoppen.

MOTIVIERT BLEIBEN

Die Trainings- und Wettkampfmotivation kann sich aus verschiedenen Quellen speisen. Wenn man lernt, zu erkennen, was einen motiviert, und diese Anreize zu verstärken, kann man seine Ziele erreichen.

Bei einem Rennen kann z. B. der Jubel Ihrer Familie in der Menge oder die Vorahnung einer persönlichen Bestleistung Sie dazu bringen, mehr Energiereserven zu aktivieren. Im Training können objektiv sichtbare Fortschritte und das Absolvieren anspruchsvoller Trainingseinheiten zur Wettkampfvorbereitung dazu motivieren, die Trainingsbelastung beizubehalten.

Sich vorzustellen, wie man über die Ziellinie läuft und sein persönliches Ziel erreicht, kann an kalten, nassen Tagen dazu motivieren, weiter zu trainieren. Eine Möglichkeit der Selbstmotivation ist es, auf Schmerz und Müdigkeit vorbereitet zu sein, bevor beides eintritt, und sie zu akzeptieren, wenn sie real werden, in dem Wissen, dass Durchhalten einen für zukünftige Trainings und Wettläufe stärker werden lässt. Ein weiteres, effektives und praktisches Werkzeug könnten positive Selbstgespräche sein. Studien zeigen, dass Sätze wie »Ich schaffe das« oder »Ich kann den Schmerz überwinden«, die Rennleistung verbessern können, wenn es schwierig wird.

Auf der anderen Seite ist es wichtig zu erkennen, wann Sie sich genug angestrengt und Ihr Maximum gegeben haben, damit Sie sich ausreichende Erholungszeiten gönnen und einen Burnout vermeiden (s. r.).

Erholung und Burnout

Kein Sportler hält intensives Training unbegrenzt durch, egal wie leistungsfähig, erfahren oder mental stark er ist. Wenn Sie keine Erholungsphasen in Ihren Trainingsplan einbauen (s. S. 174–175), riskieren Sie einen Burnout. Die Folgen können Verletzungen, mangelnder Trainingserfolg (und entsprechend schlechte Leistung), Niedergeschlagenheit, Schlafstörungen sowie Krankheiten sein. Ausreichende Regeneration ist wichtig, damit Ihr Körper sich an den Trainingsreiz anpassen und stärker, schneller und effizienter werden kann. Erholung bedeutet nicht unbedingt vollständige Ruhe. Aktive Erholung, wie z. B. lockeres Radfahren, Aquajogging oder Schwimmen ist am besten, da sie Ihre Muskeln und Gelenke in Bewegung hält, aber den Körper nicht belastet. Abgesehen davon ist Schlaf erwiesenermaßen die effektivste Art, sich zu regenerieren.

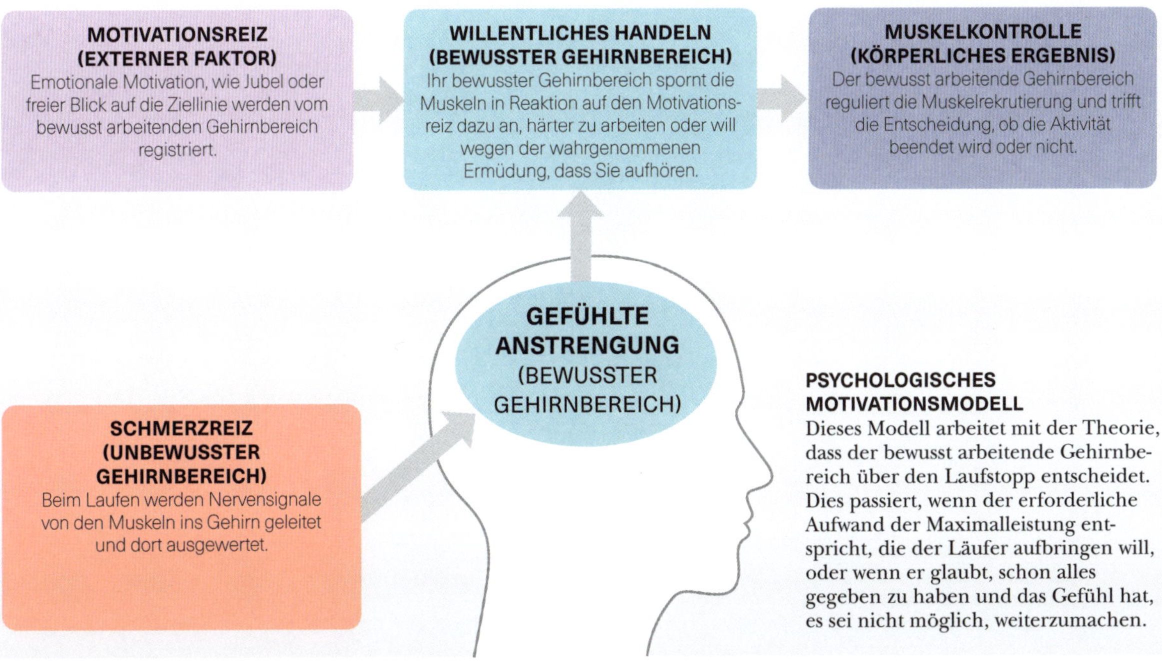

PSYCHOLOGISCHES MOTIVATIONSMODELL
Dieses Modell arbeitet mit der Theorie, dass der bewusst arbeitende Gehirnbereich über den Laufstopp entscheidet. Dies passiert, wenn der erforderliche Aufwand der Maximalleistung entspricht, die der Läufer aufbringen will, oder wenn er glaubt, schon alles gegeben zu haben und das Gefühl hat, es sei nicht möglich, weiterzumachen.

ERNÄHRUNG

Gute Ernährung ist fundamental wichtig für Ihren Trainingserfolg. Die Hauptnährstoffe sind Kohlenhydrate für den Aufbau ausreichender Energiespeicher und Proteine für die Regeneration und Reparatur von Muskelgewebe nach dem Training.

Glykogen aus Kohlenhydraten ist beim Laufen die Hauptenergiequelle. Stimmen Sie daher Ihre Kohlenhydrataufnahme auf Ihre Trainingsbelastung ab (s. u.). Ihre Proteinaufnahme und -verwertung im Körper optimieren Sie, indem Sie ihre Aufnahme über den Tag verteilen. Versuchen Sie, 4–6-mal täglich 15–20 g Protein zu essen. Empfehlenswert ist mageres tierisches Eiweiß, aber pflanzliche Quellen (wie Soja, Hülsenfrüchte und Nüsse) sind auch geeignet.

NACH DEM TRAINING: SPEICHER AUFFÜLLEN

Nach fordernden Trainingseinheiten ist es wichtig, Dinge zu essen, die dem Körper helfen, sich zu erholen und wieder aufzutanken. In den ersten zwei Stunden danach sollten Sie 1,5 g Kohlenhydrate, 0,3 g Protein und 0,3 g Fett pro kg Körpergewicht essen. In der Tapering-Phase (s. S. 177), in der Ihr Energieverbrauch niedriger ist und in der Sie Ihr Körpergewicht für den Wettkampf optimieren, senken Sie die Kohlenhydratmenge auf 1 g pro kg Körpergewicht.

Energieversorgung vor dem Laufen

Mahlzeiten vor einem Lauf sollten kohlenhydratreich sein, um ausreichend Energie zu liefern; ideal sind Nudeln, Reis und andere stärkehaltige Lebensmittel. Trainieren Sie erst 2–3 Stunden nach dem Essen, um Blähungen oder Seitenstechen zu vermeiden. Bei Läufen über 90 Minuten, oder wenn die Glykogenspeicher der Muskeln schlecht gefüllt sind, sollten Sie etwa 30–60 g Kohlenhydrate pro Stunde zu sich nehmen, um den Blutglukosespiegel aufrechtzuerhalten, z. B. durch eine Kombination aus leicht absorbierbaren Sportgetränken, Energiegels oder leichten, gut verdaulichen, kohlenhydratreichen Nahrungsmitteln, wie z. B. Energieriegel. Es ist wichtig, im Training zu experimentieren, um das optimale Nahrungskonzept für den Renntag zu finden.

Nährstoffbedarf anpassen

Je härter Sie trainieren, desto mehr Kalorien benötigen Sie, um sich mit Energie zu versorgen. Je nach Trainingsphase (s. S. 177) sollte Ihre tägliche Nahrungsaufnahme zu 25–50 % aus Kohlenhydraten bestehen (idealerweise aus Vollkornerzeugnissen), damit Ihr Körper optimale Energiespeicher anlegen kann.

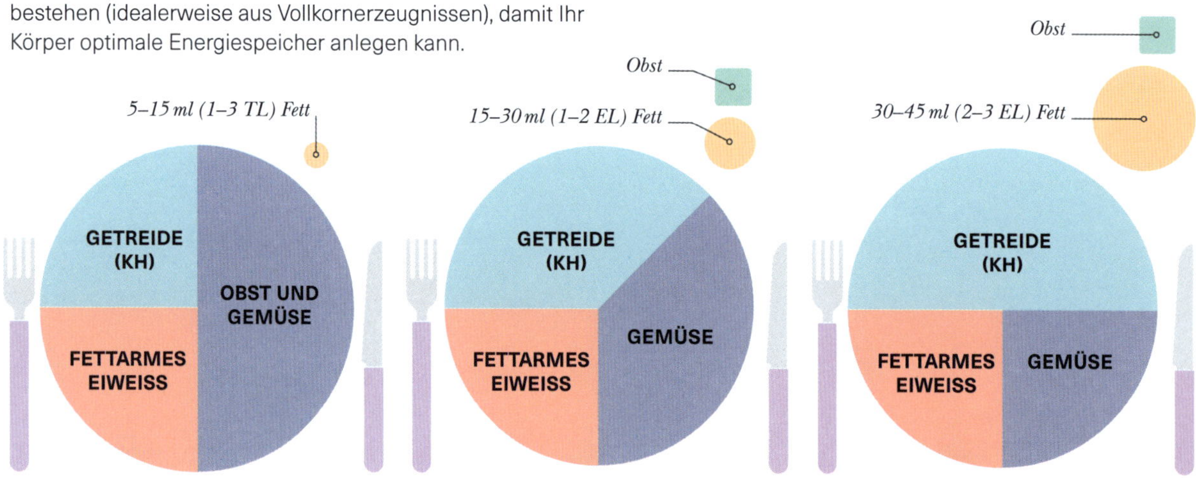

LOCKERES TRAINING
Bei lockerem Training, z. B. in der Eingewöhnungs- oder Tapering-Phase machen Kohlenhydrate (KH) nur 25 % der Tagesration aus. Die Differenz bestreiten Sie mit Obst und Gemüse.

MODERATES TRAINING
Mit steigendem Trainingsumfang, z. B. beim Grundlagenaufbau und in der Vorwettkampfphase, erhöhen Sie die Aufnahme von Kohlenhydraten und Fett. Obst ist eine gute Kohlenhydratquelle.

HARTES TRAINING/WETTKAMPFTAG
In harten Trainingsphasen wie der wettkampfspezifischen Vorbereitung besteht der Tages-Input zur Hälfte aus Kohlenhydraten, damit die Muskeln mehr Glykogen speichern können (»Carboloading«).

HYDRATION

Die Flüssigkeitszufuhr spielt beim Ausdauerlauf zweifellos eine wichtige Rolle: Sie reguliert die Körpertemperatur durch Schwitzen, ist essenziell für den Transport von Nährstoffen und hilft, Energie freizusetzen und die bei der Energieumwandlung entstehenden Abfallprodukte zu beseitigen.

Lange war man der Auffassung, man solle vor dem Training so viel wie möglich trinken. Heute wissen wir, dass Sie vor dem Training keine riesige Mengen Wasser trinken müssen, um einer Dehydratation vorzubeugen. Genauso falsch ist auch der Glaube, dass Durstsignale anzeigen, dass man bereits dehydriert sei. Wenn Sie trinken, sobald Ihr Körper Durst meldet, ersetzen Sie zwar nicht die gesamte beim Training verlorene Flüssigkeit (Es ist normal, beim Training bis zu 2–3 Prozent des Körpergewichts zu verlieren, im Wettkampf mehr), doch ist es sicherer als Überhydrierung (s. r. Kasten).

HYDRATIONSSTRATEGIEN

Während des Trainings sollte es ausreichen, dass Sie auf innere Durstsignale reagieren, um sich hydriert zu halten. Wenn Sie stark schwitzen oder wenn es heiß ist, müssen Sie vor dem Training möglicherweise mehr trinken. Dies sollten Sie aber gegen das ungute Gefühl abwägen, beim Laufen zu viel Flüssigkeit im Magen zu haben.

Natriumpegel

Überhydrierung kann genauso gefährlich sein wie Dehydratation. Im Training verliert der Körper durch Schwitzen Natrium (Elektrolytdepletion). Übermäßiges Trinken beim Sport senkt den bereits reduzierten Natriumgehalt im Blut noch weiter. Dies kann zu Schlafstörungen führen und zu der potenziell lebensbedrohlichen trainingsbedingten Hyponaträmie (Exercise Associated Hyponatraemia, EAH). Zu den Symptomen gehören Kopfschmerzen, Müdigkeit, Übelkeit oder Erbrechen und Krämpfe bzw. Krampfanfälle. Sportgetränke enthalten Elektrolyte. Durch ihren Konsum entleeren sich die Natriumspeicher im Blut daher nicht im gleichen Maße wie beim Trinken von Wasser. Dennoch können auch zu große Mengen an Sportgetränken den Natriumgehalt stark senken.

Dehydratation

Schwitzen beim Training verursacht einen gewissen Wasserverlust im Körper. Wenn zu viel Flüssigkeit verloren geht, kann sich dies negativ auf die Körperkerntemperatur und die Energieversorgung der Muskeln auswirken.

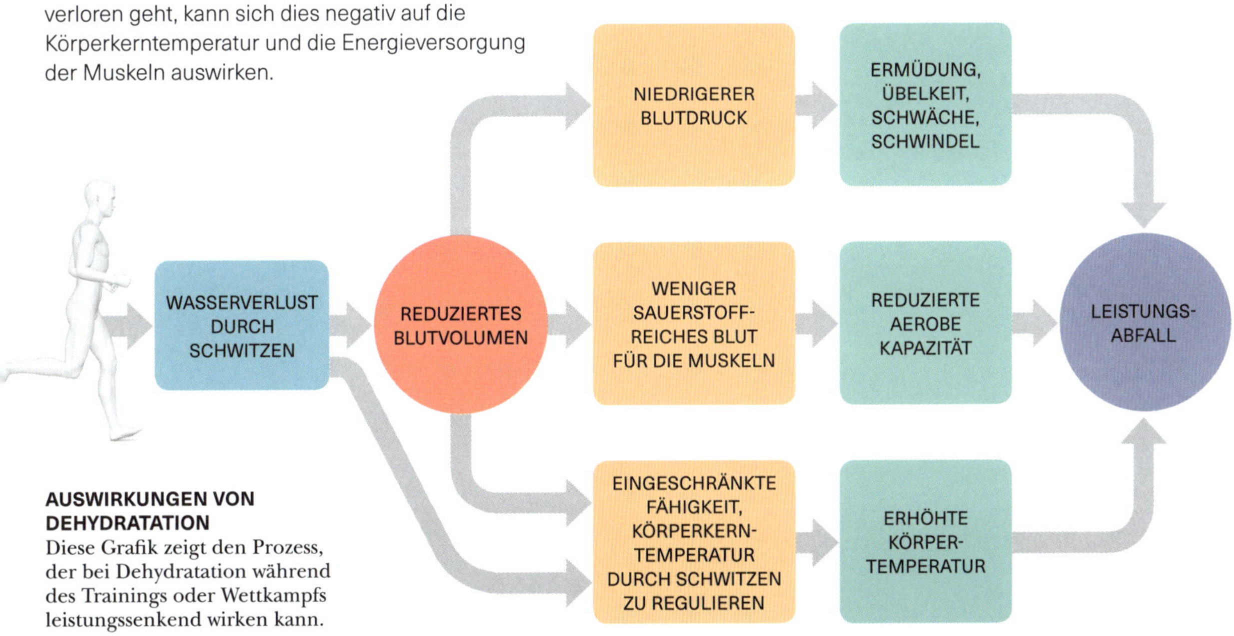

AUSWIRKUNGEN VON DEHYDRATATION
Diese Grafik zeigt den Prozess, der bei Dehydratation während des Trainings oder Wettkampfs leistungssenkend wirken kann.

ERHOLUNG UND REGENERATION

Zeit für die Erholung einzuplanen ist ein wichtiger Teil des Trainings. Sie ermöglicht es dem Körper, Energiereserven zu erneuern und verfestigt die Adaptionen, mit denen er auf die Trainingsbelastung reagiert.

»Aktive« Erholung mit wenig intensiven, leichten Aktivitäten zwischen den Haupttrainingseinheiten hält Muskeln und Gelenke beweglich (s. u.). Massagen, Übungen für die mentale Widerstandsfähigkeit und für gute Schlafqualität sind für die Erholung ebenso wichtig.

Bei Muskelkater haben sich einige weitere Maßnahmen bewährt: Kompressionskleidung, Kaltwasserimmersion (zehn- bis 15-minütiges Eintauchen der Beine in eiskaltes Wasser), Wechselbäder (20–30-minütiges wechselndes Eintauchen der Beine in warmes und kaltes Wasser) und Kryotherapie (Kälteanwendungen wie Eispackungen). Für den Nutzen von Trends wie hyperbarer Oxygenierung (Sauerstofftherapie), Elektrostimulation etc. gibt es hingegen bislang kaum wissenschaftliche Belege.

»***Angemessene Erholung** ist genauso wichtig wie das Training selbst, wenn nicht **sogar wichtiger.***«

Beweglichkeit

Nach einer harten Trainingseinheit ist man oft versucht, bis zum nächsten Mal am liebsten nur noch zu sitzen. Wenn Sie Ihren Körper jedoch in Bewegung halten und ihm dennoch die Möglichkeit geben, sich zu erholen – was man auch als »aktive« Erholung bezeichnet – kann dies Vorteile bringen, wie z. B einen verbesserten Abbau von Stoffwechselprodukten wie Blutlaktat, verbesserte Muskelfunktionen und weniger Muskelkater. An Tagen, die nicht für Ihre Haupttrainingseinheiten vorgesehen sind (s. S. 179), sollten Sie Ihre Regenerationszeit mit Crosstraining (s. S. 187), leichten Erholungsläufen (s. S. 180) oder Übungen zur Mobilisation von Gelenken, Muskeln und Sehnen (s. r.) aktiv gestalten. Diese Aktivitäten sollten im Vergleich zu den Haupt-Workouts mit geringer Belastung und Intensität durchgeführt werden.

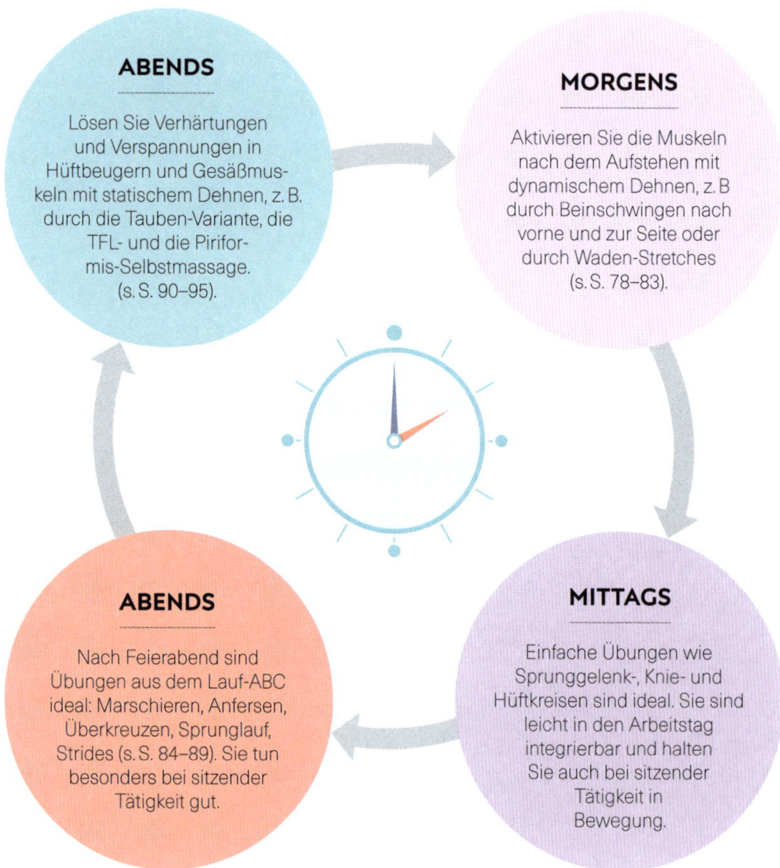

MOBILISATIONS-ROUTINE
Bauen Sie Übungen in Ihren Tagesablauf ein, damit Ihr Körper beweglich bleibt.

Massage

Mit zunehmender Trainingsbelastung steigt die Wahrscheinlichkeit von Verspannungen und Muskelverhärtungen in verschiedenen Körperregionen. Regelmäßige Massagen helfen, mit diesen Beschwerden zurechtzukommen.

Massagen entspannen das Körpergewebe lindern Muskelkater nach dem Training. Obwohl es Hinweise darauf gibt, dass sie weder die Durchblutung verbessern noch die Beseitigung von Stoffwechselprodukten unterstützen (was oft behauptet wird), betonen wissenschaftliche Studien durchweg die positive psychologische Wirkung von Massagen. Die Erholung wird als besser empfunden, Muskelkater als weniger stark. Auch auf die Nerven wirken Massagen positiv, da sie das parasympathische Nervensystem aktivieren (s. S. 42), das dafür sorgt, dass die durch Training und Wettkämpfe generierten Stressreaktionen bewältigt werden.

Wenn Ihnen regelmäßige Besuche beim Massagetherapeuten nicht möglich sind, können Sie sich auch selbst massieren. Für die gezielte Behandlung verspannter Muskelpartien gibt es verschiedene Hilfsmittel, wie Therapierollen und -bälle (z. B. Lacrossebälle – s. auch S. 92–95, TFL- und Piriformis-Selbstmassage).

Meditation

Meditation hilft Läufern in erster Linie, weil sie Entspannung und Stressabbau fördert. Dies wiederum trägt zur verbesserten Schlafqualität bei, sodass der Körper sich effizient regeneriert.

Darüber hinaus üben Sie beim Meditieren Ihre mentale Fokussierung. Dies kann Ihre Willenskraft und Selbstdisziplin stärken, um sich zum regelmäßigen Training zu motivieren. Meditation unterstützt zudem den Aufbau der nötigen mentalen Widerstandsfähigkeit gegenüber Frustrationen, Schmerzen, Stress und anstrengenden Trainingstagen und wappnet Sie für die Herausforderungen im Wettkampf.

Schlaf

Schlafdauer und -qualität sind der wichtigste Erholungsfaktor für Langstreckenläufer, denn Schlafentzug kann ihre Leistung stärker beeinflussen als bei anderen Sportarten. Suboptimaler Schlaf hat negative Folgen für das Immun- und Hormonsystem, was sich wiederum auf Erholung und Trainingsadaptationen auswirkt. Zudem kann er die kognitiven Funktionen verändern und sich auf Schmerzwahrnehmung, Stimmung und den Stoffwechsel niederschlagen. Ausdauertraining unterdrückt nachweislich die Immunabwehr, weshalb eine gute Schlafhygiene (s. r.) für die Regeneration entscheidend ist. Ohne ausreichenden Schlaf kann sich auch das Gehirn nicht regenerieren, Reaktionszeiten verlangsamen sich und das Verletzungsrisiko steigt.

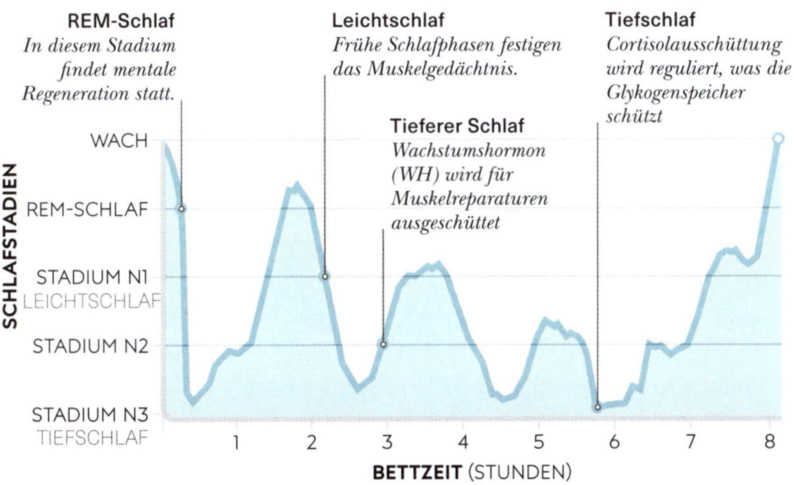

Schlafhygiene

Die richtige Schlafhygiene kann die Schlafqualität und -dauer verbessern. Etablieren Sie folgende Gewohnheiten:

- Das Schlafzimmer dunkel, ruhig und kühl halten (19–21 °C)
- Für ein bequemes Bett und Kissen sorgen
- Eine Stunde vor dem Schlafen hintergrundbeleuchtete Bildschirme meiden
- Ab spätnachmittags auf Koffein verzichten
- Täglich um die gleiche Zeit zu Bett gehen und aufstehen
- Mit einem Abendritual in der halben Stunde vor dem Schlafengehen den Körper auf den Schlaf vorbereiten
- Bei Angstzuständen oder Einschlafschwierigkeiten Atem- oder Entspannungstechniken anwenden (s. o.)

ERHOLUNGSSCHLAF
Der Schlaf unterteilt sich in mehrere Stadien, die sich in einer Nacht mehrmals zyklisch wiederholen. Jede davon ist wichtig für die Regeneration.

MIT TRAININGSPLÄNEN ARBEITEN

Ein Trainingsprogramm ist effektiv, wenn es für Sie und Ihr aktuelles Fitness- und Trainingsniveau den richtigen Trainingsanreiz setzt. Dieses Buch bietet Ihnen Anfänger- und Fortgeschrittenenprogramme mit strukturierten Trainingsplänen, auf denen Sie aufbauen und die Sie nach Wunsch anpassen können.

PROGRAMMTYPEN

Unsere Programme umfassen Einsteiger-Trainingspläne für 5 km, 10 km, Halbmarathon und Marathon sowie Fortgeschrittenen-Programme für 10 km, Halbmarathon und Marathon.

ANFÄNGERPROGRAMME

Als Neuling oder Wiedereinsteiger in den Laufsport, oder wenn Sie das Training nach einer Verletzungspause wieder aufnehmen wollen, können Sie mit dem 5-km-Programm für Einsteiger beginnen. Es handelt sich um ein Geh-Lauf-Format, das die am Stück absovierte Laufzeit langsam aufbaut. Nach Ihrem ersten erfolgreichen 5-km-Lauf können Sie entscheiden, ob Sie für längere Distanzen trainieren wollen. Natürlich müssen Sie das nicht tun – viele Läufer bleiben bei kürzeren Strecken und trainieren auf bessere Zieleinlaufzeiten. Wenn Ihr Körper die Trainingsbelastungen für den jeweils nächsten Distanzbereich jedoch gut verarbeitet, kann es sehr befriedigend sein, weiterzumachen. Die Einsteigerprogramme stellen während ihrer 12-wöchigen Dauer vor allem darauf ab, dass Sie am Ende in der Lage sind, die Zieldistanz zu bewältigen.

FORTGESCHRITTENEN-PROGRAMME

Die Fortgeschrittenenprogramme sind auf Läufer zugeschnitten, die bereits Wettkämpfe laufen und ihre Zeiten in ihrer Wunschdistanz verbessern wollen. Trainingsumfang und -intensität sind hier höher als bei den Einsteigerprogrammen. Zudem sind die Trainingseinheiten abwechslungsreicher und komplexer. Um ein höheres Fitness- und Konditionsniveau aufzubauen, sind sie nicht auf 12, sondern auf 24 Wochen ausgelegt. Die längere Zeitspanne ermöglicht eine Eingewöhnungsphase (s. r.) und ist ausreichend lang, um in den darauffolgenden Phasen jeweils spezifische Trainingsziele zu setzen und entsprechend zwischen den Trainingsformen zu wechseln.

PROGRAMMPROGRESSION

Jedes der 12-wöchigen Einsteigerprogramme (5 km, 10 km, Halbmarathon und Marathon) macht dort weiter, wo das vorherige Programm aufhört. Es ist also möglich, alle vier Programme in 48 Wochen nacheinander durchzuarbeiten, angefangen bei null Lauferfahrung bis zum erfolgreich absolvierten Marathonlauf.

EINSTEIGER-5-KM-PROGRAMM
WOCHEN 1–12
(s. S. 190–191)

EINSTEIGER-10-KM-PROGRAMM
WOCHEN 13–24
(s. S. 192–193)

EINSTEIGER-HALBMARATHON-PROGRAMM
WOCHEN 25–36
(s. S. 198–199)

EINSTEIGER-MARATHON-PROGRAMM
WOCHEN 37–48
(s. S. 204–205)

TRAININGS**PHASEN**

Die Trainingsprogramme in diesem Buch sind periodisiert, d.h. in Phasen unterteilt, die den Schwerpunkt von der Entwicklung allgemeiner aerober und anaerober Leistungsfähigkeit allmählich auf Trainingseinheiten verlagern, die gezielt auf den geplanten Wettkampf vorbereiten. Das Kreisdiagramm hier zeigt eine typische Zeiteinteilung innerhalb eines 24-Wochen-Trainingsplans.

EINGEWÖHNUNGSPHASE

Gehen Sie nach anstrengenden Rennen oder Trainingsperioden mit einer Eingewöhnungsphase wieder ins Training (nur Fortgeschrittene). Ziel ist es, körperlich und geistig wieder frisch zu werden, bevor der Laufumfang auf ein Niveau aufgebaut wird, auf dem ein gezielteres Training ansetzt. Für diese Phase sind drei Wochen vorgesehen. Sie lässt sich aber abhängig vom Grad der Erschöpfung um weitere Wochen, Monate oder sogar auf eine Auszeit vom Laufen erweitern.

TAPERING

Am Ende der wettkampfspezifischen Phase reduzieren Sie die Trainingsbelastung bis zum Rennen. Sie können keine Höchstleistung bringen, wenn Ihre Trainingsermüdung hoch ist, selbst bei optimaler Fitness. Umgekehrt können Sie auch keine Höchstleistung bringen, wenn Sie im Hinblick auf die Fitness zu stark abgebaut haben. Die Kunst beim Tapering ist es daher, Trainingseinheiten durchzuführen, die sie so ausgeruht wie möglich an den Start bringen und dennoch genug Umfang und Intensität bieten, um Ihre Fitness zu erhalten.

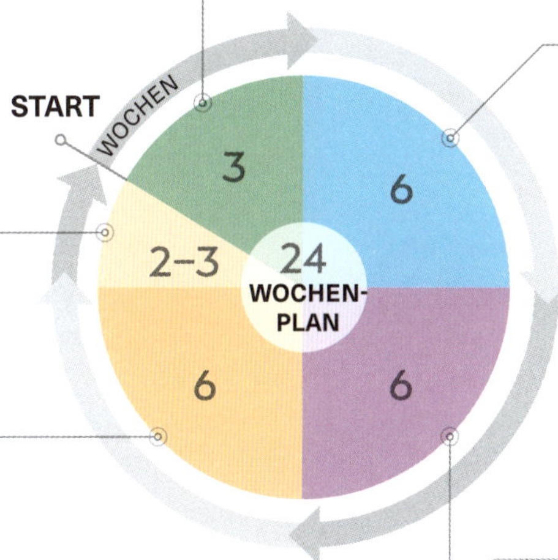

GRUNDLAGENPHASE

Für Einsteiger und fortgeschrittene Läufer beginnt in der Grundlagen-Aufbauphase das fokussierte Training, um die aerobe Ausdauer zu erhöhen, langsam die Trainingsintensität zu steigern und laufspezifische Fähigkeiten wie Form und Technik, Kraft, Energie, Kadenz und Sprinten zu verbessern. Dies ist die beste Zeit, um Schwachpunkte anzugehen, egal, ob sie im Bereich Tempo, Kraft oder Ausdauer liegen. Unabhängig von der angestrebten Distanz macht diese Phase Sie ausdauernder, schneller und stärker.

WETTKAMPFSPEZIFISCHE PHASE

Diese Phase konzentriert sich auf die spezifischen Anforderungen Ihrer Wettkampfdistanz, mit Gipfelbelastungen und langen Dauerläufen. Jetzt geht es darum, Ihre Fähigkeit, schnell und lang zu laufen, zu entwickeln. Der Schwerpunkt liegt darauf, Ihre angestrebte Wettkampf-Pace so effizient wie möglich zu erreichen. Das Training zielt vor allem auf das im Wettkampf dominante Energiesystem ab. Fortgeschrittene Läufer haben in der Vorwettkampfphase den maximalen Belastungsumfang erreicht (s. S. 188) und sind so adaptiert, dass sie nun mit mehr Energie in die Trainingseinheiten gehen.

VORWETTKAMPFPHASE

Zentrales Ziel dieser Phase ist es, Sie auf die Wettkampfphase vorzubereiten. Sie baut auf der Fitness- und Grundlagenausdauer der vorhergehenden Phase auf und konzentriert sich zunehmend auf Workouts für die angestrebte Wettkampfdistanz und -pace. Sie umfasst u. a. Läufe in höherem Tempo als die Wettkampf-Pace, die Ihnen das Renntempo im Vergleich angenehmer erscheinen lassen werden, sowie langsamere Dauerläufe für die Ausdauer, damit Sie Ihr Wettkampftempo durchhalten.

TRAININGS-PRINZIPIEN

Die hier vorgestellten Prinzipien sind die Grundlage jedes erfolgreichen Trainingsplans. Sie haben sich für alle Läufer vom Freizeit- bis zum Spitzensport bewährt. Ihr Verständnis wird Ihnen helfen, das Beste aus Ihrem Trainingsprogramm und Ihren Einheiten herauszuholen.

AUSGEWOGENE FITNESS

Verbessern Sie Ihre allgemeine Fitness mit Trainingseinheiten für die aerobe und anaerobe Ausdauer und durch Technikübungen, damit Sie als Läufer vielseitiger werden.

PROGRESSIVE ADAPTATION

Führen Sie nach und nach unterschiedliche Trainingsreize ein, um körperliche Anpassungsprozesse zu fördern. Verändern Sie dazu Umfang, Intensität oder Häufigkeit des Trainings.

INTENSITÄT ERHÖHEN

Gestalten Sie das Training mit einer dieser vier Methoden fordernder: Das Tempo erhöhen. Die Distanz oder Laufdauer in einer vorgegebenen Pace erhöhen. Das Verhältnis von schnellem zu langsamem Laufen steigern. Bei Erholungsläufen schneller laufen.

UMFANG STEIGERN

Steigern Sie den Laufumfang in einem Trainingsprogramm bis zu einer vorgegebenen Belastungsspitze und reduzieren Sie es über einige Wochen wieder, damit Ihr Körper die Trainingsbelastung verarbeiten kann.

BELASTUNG OPTIMIEREN

Steigern Sie die Trainingsbelastung nur so schnell, wie Ihr Körper sie verarbeiten und positiv umsetzen kann. Achten Sie auf Anzeichen von Übertraining (s. S. 168–169) und reduzieren Sie die Trainingsbelastung wieder, falls nötig.

TRAININGSFORMEN

Abwechslungsreich zu trainieren macht Sie als Läufer vielseitiger, fitter und stärker.

Die Trainingseinheiten der Programme reichen von kurzen Sprints bis zu längeren aeroben Läufen. Vier Haupt-Trainingsformen werden erklärt: lockerer Dauerlauf; schneller Dauerlauf, Intervalltraining und Berg- bzw. Hügellauf (s. S. 180–186). Das ist nur eine Möglichkeit der Kategorisierung – es gibt es viele weitere. Jede dieser Trainingsformen bietet unterschiedliche Vorteile in Bezug auf Ausdauer-, Tempo- und Kraftsteigerung. Zusätzlich stellen wir technikorientiertes Intervalltraining zur Optimierung des Laufstils vor (s. S. 188).

INDIVIDUALISIERUNG

Angesichts so vieler unterschiedlicher Trainingsarten stellen Sie vielleicht fest, dass Ihnen einige mehr liegen als andere. Womöglich sind Sie eher ein Ausdauer- oder ein Tempoläufer. Sehen Sie die Trainingsprogramme nicht als in Stein gemeißelt an. Wenn Sie zu einem frühen Zeitpunkt im Trainingszyklus eine Schwäche identifizieren, können Sie den Trainingsschwerpunkt verlagern, indem Sie Trainingseinheiten wählen, die sie ausgleichen.

Nüchtern-Training

Bei dieser Trainingsform wird mit leerem Glykogenspeicher gelaufen, um die Fähigkeit des Körpers, Fett zu verstoffwechseln, zu verbessern. Dies ist bei Wettkämpfen mit einer Dauer von mehr als 90 Minuten Dauer nützlich (die Durchschnittszeit, über die Muskelglykogen beim Laufen als Brennstoff dient).

Am einfachsten trainieren Sie diese Körperfunktion, wenn Sie vor dem Frühstück laufen (nach 10 h Fasten ab dem Vorabend). Nach einem Nüchtern-Lauf ist es wichtig, die Muskelspeicher mit einer kohlenhydratreichen Mahlzeit wieder aufzufüllen.

Nüchtern-Training ist anstrengend und sollte mit Bedacht eingesetzt werden. Führen Sie es früh im Trainingszyklus mit nur einer Einheit pro Woche ein. Mit zunehmender Adaptation können Sie die Anzahl der Einheiten erhöhen. In der Tapering-Phase sollten Sie solche Läufe reduzieren oder ganz weglassen.

TRAININGS**PLANUNG**

Alle Programme in diesem Buch sehen drei Haupttrainingseinheiten pro Woche vor: zwei kürzere und einen längeren Lauf.

Diese Haupteinheiten sollten die anstrengendsten Trainingsreize der Woche sein. Es sind nur drei, um zwischen ihnen mindestens einen Ruhetag zu ermöglichen. Je nach Erfahrungsstand, Fitnessniveau und Zeitbudget können Sie den Ruhetag als komplette Pause, für Crosstraining (s. S. 187) oder lockere Dauerläufe nutzen (s. S. 180). Achten Sie darauf, die Aktivitäten an diesem Tag so wenig anstrengend zu halten, dass Sie die Belastung des nächsten Haupttrainings bewältigen.

Mit den drei Haupttrainingseinheiten pro Woche sind Sie gut ausgelastet. Wenn Sie jedoch öfters trainieren und Ihren Trainingsplan erweitern wollen, sollten Sie berücksichtigen, dass man sich leichter von mehreren kurzen Läufen als von wenigen langen Läufen erholt. Im Vergleich zum längsten Lauf der Woche sollte die Distanz des zweitlängsten maximal halb so weit sein und bei allen weiteren Läufen nicht mehr als ein Drittel.

LEGENDE

- Kurzer Dauerlauf
- Mittellanger Dauerlauf
- Langer Dauerlauf
- Steigerungslauf
- Tempowechsellauf/ Fahrtspiel
- Anaerobes Training
- Hügel-/Berglauf

DIE WOCHE STRUKTURIEREN
Die Beispiele unten zeigen, wie Sie weitere Workouts zwischen die Haupttrainingseinheiten einbauen können. Am besten wählen Sie dafür leichte Dauerläufe und Crosstraining.

EINSTEIGER

Woche	MONTAG	DIENSTAG	MITTWOCH	DONNERSTAG	FREITAG	SAMSTAG	SONNTAG
6	18 min	Ruhetag	12 min	3 km + Krafttraining Aktive Erholung	Ruhetag	6 km	Ruhetag

Vorwettkampfphase

Haupttraining 1 *Verbessert Laktatpuffer*

Haupttraining 2 *Entwickelt Tempo*

Zusatztraining *Zusatzlauf und Krafttraining, zwei Tage vor langem Dauerlauf*

Haupttraining 3 *Langer Dauerlauf entwickelt Ausdauer*

FORTGESCHRITTENE

Woche	MONTAG	DIENSTAG	MITTWOCH	DONNERSTAG	FREITAG	SAMSTAG	SONNTAG
17	13 min 30 min	12 km Aktive Erholung	8 km o. Crosstraining Aktive Erholung	15 km + Krafttraining	8 km o. Crosstraining Aktive Erholung	24 km	8 km o. Crosstraining Aktive Erholung

Wettkampfphase

Haupttraining 1 *Entwickelt Muskelkraft (Hügellauf) und Laktabbau (Pace-Wechsel)*

Zusatz: Lockere Dauerläufe *½ Distanz des langen Laufs; ⅓ bei weiteren Dauerläufen*

Haupttraining 2 *Entwickelt Pace. Zusätzlich Krafttraining, damit Ruhetage erholsam bleiben*

Haupttraining 3 *Langer Dauerlauf mit Tempowechseln, steigert Ausdauer*

LOCKERER DAUERLAUF

Protokollieren Sie:
- Distanz
- Laufdauer
- Durchschnitts-Pace
- RPE-Wert

Bei diesen Läufen sollte die subjektiv empfundene Anstrengung stärker im Fokus stehen als Pace oder Tempo. Sie sollen sie als »locker« empfinden.

Diese Trainingsform hat das niedrigste Anstrengungsniveau aller Trainingseinheiten. Bei Langstreckenläufern machen sie den Großteil des Trainingsumfangs aus. Je nach Distanz oder Laufdauer sind solche Läufe in diesem Buch als »kurz«, »mittel« oder »lang« klassifiziert.

LANGSTRECKEN- UND ERHOLUNGSLÄUFE

Der Zweck lockerer Dauerläufe ist es, eine starke aerobe Basis aufzubauen, ohne die Trainingsbelastung über die intensiveren Trainingseinheiten im Plan hinaus zu stark zu erhöhen.

VORTEILE

Das Gesamtvolumen aller lockeren Läufe verbessert die Ausdauer: Es erhöht die Anzahl der Kapillaren und Mitochondrien (s. S. 34–35). Lange Dauerläufe stärken außerdem Ihr Vertrauen darauf, dass Sie die Distanz des Zielwettkampfs schaffen werden.

DURCHFÜHRUNG

Laufen Sie dieses Training in lockerem Tempo, d. h., so langsam wie nötig, um die ganze Einheit technisch korrekt und entspannt zu absolvieren. Um vor dem nächsten Training eine angemessene Erholung zu gewährleisten hilft es, ein Pace- oder Anstrengungs-Limit zu setzen (z. B. maximal 70 % der Herzfrequenzreserve).

Legen Sie zu Programmbeginn eine Zieldistanz fest und steigern Sie die Läufe dahingehend. Dann erhöhen Sie die Trainingsbelastung durch Pace-Variationen (was schnelle Dauerläufe daraus macht) oder verlängern die Strecke.

Varianten und Häufigkeit

Diese drei Varianten lockerer Dauerläufe unterscheiden sich durch ihre relative Streckenlänge oder Dauer. Beachten Sie, dass mit Ihrem Trainingsfortschritt ein »langer« Dauerlauf durchaus zum mittleren werden kann. Wie häufig Sie jede Variante durchführen, richtet sich nach Ihrer Erfahrung, der aktuellen Trainingsphase und Ihrer Zieldistanz. Viele Spitzenläufer absolvieren täglich einen lockeren Dauerlauf.

KURZER DAUERLAUF
Bei kurzen Dauerläufen absolvieren Sie ein Drittel der Strecke oder Dauer Ihres längsten Trainingslaufs im Plan oder weniger. Typischerweise setzt man sie zwischen anstrengenderen Einheiten an, am Anfang oder Ende des Trainings. Fortgeschrittene Läufer nutzen dafür häufig einen Ruhetag (»Erholungslauf«). In einer leichten Trainingswoche können kurze Läufe auch eigene Trainingseinheiten bilden.

MITTELLANGER DAUERLAUF
Solche Läufe haben zwischen einem Drittel und der halben Distanz oder Dauer des längsten Laufs im Plan. Sie können einmal pro Woche zusätzlich zum langen Dauerlauf durchgeführt werden. Darauf folgt mindestens ein Erholungstag bzw. Erholungslauf (s. l.). Dieser Zusatzlauf ist besonders für Marathonläufer nützlich, da er den aeroben Trainingsumfang steigert, besonders, wenn Sie nur 3–4-mal pro Woche laufen.

LANGER DAUERLAUF
Dieser Lauf (auch »Long Jog«) ist der längste Ihrer Trainingswoche. Jeder Lauf, der 50 % oder mehr der Strecke oder Dauer des längsten Laufs in Ihrem gesamten Trainingsplan hat, gilt als langer Dauerlauf. Planen Sie einen Long Jog pro Woche, vor allem in der Grundlagenphase. Später kann der lange Lauf besonders bei Halbmarathon- und Marathonläufern durch Pace-Veränderungen zum schnellen Dauerlauf werden.

SCHNELLER DAUERLAUF

Protokollieren Sie:

- Distanz
- Dauer
- Durchschnitts-Pace schneller Abschnitte
- Durchschnitts-Pace langsamer Abschnitte
- Durchschnitts-Pace Gesamtlauf
- RPE-Punktezahl.

Bei allen drei Varianten schneller Dauerläufe sollten Sie Pace und Gesamttrainingsbelastung erfassen.

Diese Läufe werden schneller als im lockeren Tempo gelaufen, aber nicht so schnell, dass Sie anhalten oder gehen müssen, um sich zu erholen. Daher gibt es bei dieser Trainingsform ein Element der Kontrolle. Die drei Hauptvarianten sind Tempoläufe, Steigerungsläufe und Tempowechselläufe.

/IIIIII\ TEMPOLÄUFE

Tempoläufe laufen Sie in gleichmäßiger Pace, im hohen Bereich typischerweise im Schwellentempo, im niedrigen Bereich etwas langsamer als Marathontempo. Manchmal beginnt man Tempoläufe mit einem kurzen, lockeren Lauf zum Aufwärmen oder beendet sie zur Regeneration damit.

VORTEILE

In diesen Trainingseinheiten lernen Sie, eine bestimmte Distanz oder Zeitdauer bei konstantem Tempo oder Anstrengungsgrad zu laufen. Außer Wettläufen fördert keine andere Trainingsform so gut das Bewusstsein für die Pace. Zudem verbessern Tempoläufe die aerobe Kapazität und den Laktatabbau.

DURCHFÜHRUNG

Führen Sie Tempoläufe über die ganze Strecke mit gleichmäßiger Pace oder Anstrengung durch. Bei Ihren ersten Läufen dürfen Sie unter ihrer Ziel-Pace, also dem Tempo, das Sie erreichen wollen, bleiben. Beginnen Sie also mit erträglicher Belastung und Ihrer Ist-Pace – dem Tempo, das Sie zum jetzigen Zeitpunkt halten können. Mit zunehmender Ausdauer steigern Sie sich bis auf die Ziel-Pace.

Anstrengungs- und distanzbasierte Pace

Im Durchschnitt entspricht Ihr Schwellen- oder ANS-Tempo der Pace, die Sie im Wettkampf eine Stunde durchhalten können. Da fast jeder Läufer außer Spitzenläufern für einen Marathon oder Halbmarathon wesentlich länger als eine Stunde benötigt, sind Marathon- und Halbmarathon-Paces langsamer als das Schwellentempo, damit man sie über längere Distanzen durchhält. Ähnlich sind Halbmarathon-Paces meist schneller als Marathontempo, da die Wettkampfdistanz kürzer ist. Ihr Trainingsprogramm enthält verschiedene distanzbasierte Paces (nicht nur die Ziel-Pace für Ihre Wettkampfdistanz), damit Sie je nach Trainingsart und Ziel der Einheit langsamer oder schneller laufen (s. S. 164–167 zur Pace-Berechnung im Training.)

Beispiel

Die Beispiele führen typische Distanzen oder Zeitspannen für Tempoläufe bei den angegebenen Anstrengungsgraden und Paces auf:

SCHWELLENTEMPO

Laufen Sie 20–40 Minuten an der Laktatschwelle oder etwas schneller (s. S. 166–167).

/IIIIII\
20–40 min @ LT

HALBMARATHON-PACE

Laufen Sie 8–15 km in Ihrer Halbmarathon-Ziel-Pace.

/IIIIII\
8–15 km @ HMP

MARATHON-PACE

Laufen Sie 12–24 km in Ihrer Marathon-Ziel-Pace.

/IIIIII\
12–24 km @ MP

·///////| STEIGERUNGSLÄUFE

Diese Läufe steigern schrittweise Tempo oder Anstrengung. Bei einem 30-min-Lauf kann z. B. alle 6 Minuten das Tempo zunehmen.

VORTEILE

Steigerungsläufe geben Ihnen ein Gefühl für Ihr Tempo und lehren Sie, es auch bei Ermüdung zu erhöhen. Physiologisch gesehen verbessern diese Trainingseinheiten die Sauerstoffaufnahme in einem prozentual höheren Anteil an Muskelfasern. Sie beschleunigen den Sauerstoffumsatz, indem sie erst Slow-Twitch-Muskelfasern und in den späteren Laufphasen Fast-Twitch-Fasern rekrutieren (s. S. 19).

DURCHFÜHRUNG

Aufgrund der Anforderungen an die Muskeln und das aerobe System durch die Beschleunigung werden diese Läufe typischerweise in einem langsameren Durchschnittstempo durchgeführt als Tempoläufe. Die Dauer oder Distanz ist meist in 2–5 Teilstrecken in festgelegten Paces unterteilt, die pro Abschnitt um 3–10 Sek./km schneller werden. Die durchschnittliche Gesamt-Pace ist genauso wichtig wie die der Teilstrecken. Daher können Ihre ersten Steigerungsläufe im Programm insgesamt relativ locker sein und mit wachsender Ausdauer schneller werden.

Beispiele

Die Beispiele führen typische Paces oder Anstrengungsgrade für Steigerungsläufe der angegebenen Länge und Dauer auf.

30-MIN-STEIGERUNG	15-KM-STEIGERUNG	24-KM-STEIGERUNG
5 x 6-minütigeTeilstrecken laufen, durchschnittlich 5–10 s/km langsamer als das Schwellentempo (s. S. 166). Dieses Beispiel beginnt mit 15 s/km unter Schwellentempo und wird mit 5 s/km darüber beendet.	5 Teilstrecken à 3 km laufen, durchschnittlich 10 s/km langsamer als die Halbmarathon-Ziel-Pace. Dieses Beispiel beginnt mit 30 s/km unter Halbmarathon-Pace und wird mit 10 s/km darüber beendet.	4 Teilstrecken à 6 km laufen, durchschnittlich 10 s/km langsamer als Marathon-Ziel-Pace. Dieses Beispiel beginnt mit 25 s/km unter Marathon-Pace und wird mit 5 s/km darüber beendet.
·///////| 5 x 6-min-Läufe @ 15 s < LT + @ 10 s < LT + @ 5 s < LT + @ LT + @ 5 s > LT	·///////| 5 x 3-km-Läufe @ 30 s < HMP + @ 20 s < HMP + @ 10 s < HMP + @ HMP + @ 10 s > HMP	·///////| 4 x 6-km-Läufe @ 25 s < MP + @ 15 s < MP + @ 5 s < MP + @ 5 s > MP

Häufigkeit

Schnelle Dauerläufe können Sie bis zu drei Mal pro Woche durchführen, je nach Erfahrung, Trainingsphase und Zieldistanz. In der Grundlagenphase (s. S. 177) können kurze und lange lockere Dauerläufe zu Tempo-, Steigerungs- oder Tempowechselläufen werden. In späteren Phasen laufen Sie sie so oft pro Woche wie für die Wettkampfvorbereitung erforderlich.

ZIELDISTANZ 5 KM

Eine gute Richtlinie für Läufer, die 5 km als Zieldistanz gewählt haben, sind bis zu zwei schnelle Dauerläufe pro Woche in der Grundlagenphase, einer pro Woche in der Vorwettkampfphase und einer alle zwei Wochen in der Wettkampfphase.

ZIELDISTANZ 10 KM

Bei dieser Zieldistanz profitieren Sie am meisten von bis zu zwei Läufen der Varianten Tempolauf, Steigerungslauf und Tempowechsellauf pro Woche. Schnelle Dauerläufe können Sie in der ganzen Grundlagenphase, der Vorwettkampfphase und in der Wettkampfphase durchführen.

I-I-I-I-I-I TEMPOWECHSELLÄUFE

Wie der Name schon sagt, wechseln Sie bei diesen Dauerläufen zwischen langsameren und schnelleren Paces. Sie können sie beliebig lang oder weit durchführen, und die Tempowechsel können strukturiert oder spontan stattfinden.

VORTEILE

Mit diesen Läufen lernt der Körper schnell zu laufen, ohne sich vollständig zu erholen. Die schnellen Teilstrecken laufen Sie über dem ANS-Tempo, was zur Laktatakkumulation führt. Das Laktat wird in den langsamen Teilstrecken von den Slow-Twitch-Muskelfasern abgebaut. Dies verbessert die Fähigkeit Ihrer Muskeln, Laktat als Brennstoff zu nutzen.

DURCHFÜHRUNG

Bei Einsteigern beinhaltet ein Tempodauerlauf womöglich nur 5–10 min in schnellem Tempo. Je ausdauernder Sie werden, desto mehr können Sie Umfang oder Tempo in den schnellen Teilstrecken, den Gesamtumfang des Laufs oder die Pace in den langsameren »Erholungs-«Teilstrecken steigern. Wenn Sie dazu in der Lage sind, die langsamen Teilstrecken fast in der schnellen Pace zu laufen oder sie kürzer zu halten, ist dies ein Anzeichen dafür, dass sich die Laktattoleranz Ihrer Muskeln verbessert hat.

Beispiele

Die folgenden Beispiele erläutern typische Trainingseinheiten verschiedener Trainingsprogramme.

ANS-PACE

30 min laufen, im Wechsel 3 min 10 s/km schneller als ANS-Pace und 2 min 15 s/km langsamer als ANS-Pace.

I-I-I-I-I-I
30 min
3 min @ 10 s > LT und
2 min @ 15 s < LT

HALBMARATHON-SPEZIFISCH

16 km laufen, im Wechsel 3 km in Halbmarathon-Ziel-Pace und 1 km 30 s/km langsamer als Halbmarathon-Ziel-Pace.

I-I-I-I-I-I
16 km
3 km @ HMP und
1 km @ 30 s < HMP

10-KM-DISTANZ-SPEZIFISCH

9 km laufen, im Wechsel 2 km in 10-km-Ziel-Pace und 1 km 30 s/km langsamer als 10-km-Ziel-Pace.

I-I-I-I-I-I
9 km
2 km @ 10km und
1 km @ 30 s < 10km

MARATHONSPEZIFISCH

24 km laufen, im Wechsel 5 km in Marathon-Ziel-Pace und 1 km 20–30 s/km langsamer als Marathon-Ziel-Pace.

I-I-I-I-I-I
24 und
5 km @ MP mit
1 km @ 20–30 s < MP

FAHRTSPIEL

Das Fahrtspiel-Training (schwedisch »Fartlek«), ist weniger strukturiert als andere Tempowechselläufe. Die Pace-Wechsel beim Laufen werden spontan durchgeführt.

45 Minuten sind eine typische Zeitdauer für ein Fahrtspiel. Dabei könnten Sie z. B. zwischen 15 Sekunden und 3 Minuten langen harten, schnellen Teilstrecken und leichten Erholungs-Teilstrecken wechseln. Die Erholungsstrecken sollten genauso bis doppelt so lang wie die schnellen Strecken dauern.

ZIELDISTANZ HALBMARATHON

Eine Faustregel für Läufer, die für einen Halbmarathon trainieren, ist es, schnelle Dauerläufe in der Grundlagenphase und in der Vorwettkampfphase bis zu zwei Mal wöchentlich durchzuführen. Dies können Sie in der Wettkampfphase auf bis zu drei Mal wöchentlich steigern.

ZIELDISTANZ MARATHON

Absolvieren Sie in der Grundlagenphase bis zu zwei schnelle Dauerläufe pro Woche, später bis zu drei. Um Ihr Tempo zu steigern, reduzieren Sie diese Einheiten in der Vorwettkampfphase zugunsten von VO_2max-Training (s. S. 184). Wenn Sie auf 5 und 10 km gute Zeiten laufen, nutzen Sie schnelle Dauerläufe zur Verbesserung der Laufökonomie und des Laktatabbaus.

Protokollieren Sie:

- RPE-Punktezahl pro Wh.
- Durschnittszeit oder -Pace jeder Wiederholung
- **Individuelle Zeit oder Pace für jede Wiederholung.** Notieren Sie, ob das Tempo gleichmäßig war, oder ob Ihre Pace schneller oder langsamer wurde.

Beim Intervalltraining liegt der Fokus auf der Intensität der schnellen Teilstrecken, notieren Sie daher die Anzahl der Wiederholungen.

INTERVALL-TRAINING

Intervalltraining ist ein Wiederholungstraining, bei dem sich schnelle, intensive Laufstrecken mit Erholungsphasen abwechseln. Intervalltraining wird in verschiedenen Intensitätsstufen durchgeführt. Für Langstreckenläufer kommt es dabei auf die anaerobe Kapazität und die VO_2max an.

•IIIIIII• VO_2MAX-TRAINING

VO_2max-Training ist weniger intensiv als anaerobes Kapazitätstraining (s. r.), liegt aber über dem Schwellentempo. Lange, schnelle Teilstrecken wechseln mit relativ kurzen Erholungsabschnitten, die genauso lang oder halb so lang wie die schnellen Abschnitte sind.

VORTEILE

VO_2max-Training stärkt die Fähigkeit des Herzens, ein hohes Blutvolumen in den Blutkreislauf zu pumpen, sowie die der Muskeln zur Sauerstoffaufnahme. Damit steigt die VO_2max. Es verbessert das Tempo über 5 km und 10 km und hilft Läufern, die auf kürzeren Strecken langsamer sind und bei Ihrer Marathon-Pace stagnieren. Marathonläufer mit guten Zeiten auf 5 km und 10 km hingegen profitieren eher von Training an der aerob-anaeroben Schwelle.

DURCHFÜHRUNG

Die Trainingsintensität entspricht typischerweise RPE 6–7, einer HFR von 91–94 % oder Ihrer 3- bis 5-km-Wettkampf-Pace. Die anstrengenden Abschnitte sind 20–2000 m lang oder dauern 30 Sek.–6 Min.

Beispiel

Neben den Wh. in 3-km-Pace sind auch 5-km-Wh. üblich.

3-KM-PACE-WIEDERHOLUNGEN

Bei diesem Beispiel sind 4800 m in 6 Wh. unterteilt. Die Erholungsphasen sind so lang wie die schnellen Läufe (dargestellt durch den Kreis). Wenn Sie pro Lauf im Schnitt 2,5 Min. brauchen, dauert jede Erholungsphase ebenfalls 2,5 Min.

•IIIIIII•
800 m @ 3km
+ ● Gehen
x6

Häufigkeit

Allgemein gilt, dass Sie mit kontinuierlichen anaeroben oder VO_2max-Trainingseinheiten erst in der Vorwettkampfphase (s. S. 177) beginnen sollten, nachdem Sie in der Grundlagenphase eine gute Kraft- und Technikbasis aufgebaut haben. Bei Letzterem sind Hügellauf-Wiederholungen von 30 Sek.–4 Min. Länge hilfreich (s. S. 186). Wie oft Sie Intervalltraining machen, hängt von Ihrer Zieldistanz ab.

ZIELDISTANZ 5 KM

Anaerobe Kapazität: Trainieren Sie in der Grundlagenphase ein Mal pro Woche 10–30-sekündige, anstrengungsbasierte Wh. Wechseln Sie in der Vorwettkampfphase zu längeren Wh. alle zwei Wochen.

VO_2max: Absolvieren Sie in der Vorwettkampfphase alle zwei Wochen Wh. in Ihrer 3-km-Pace. Trainieren Sie in der 5-km-Wettkampfphase wöchentlich Wh. in Ihrer 3- oder 5-km-Pace (oder beides).

ZIELDISTANZ 10 KM

Anaerobe Kapazität: Trainieren Sie in der Grundlagenphase ein Mal pro Woche 10–30-sekündige, anstrengungsbasierte Wh. Wechseln Sie in der Vorwettkampfphase zu Wh. Ihrer 1500-m-Pace alle zwei Wochen.

VO_2max: Absolvieren Sie in der Vorwettkampfphase alle zwei Wochen Wh. in Ihrer 3- oder 5-km-Pace. Trainieren Sie in der 10-km-Wettkampfphase zweiwöchentlich Wh. in Ihrer 5-km-Pace.

Intensität und Erholung

Sowohl beim Intervalltraining wie bei Tempowechselläufen (s. S. 183) wechselt schnelles Laufen mit langsameren Erholungsphasen. Beim Intervalltraining steht dabei jedoch die Intensität der schnellen Abschnitte im Vordergrund, während bei Tempowechselläufen die Pace der Erholungsphasen genauso wichtig ist.

Im Intervalltraining laufen Sie die Erholungsphasen viel langsamer als beim Tempowechsellauf. Die Muskeln können sich dadurch schneller erholen. Das ermöglicht es Ihnen, ein großes Volumen schneller, intensiver Läufe in relativ kurzer Zeit zu absolvieren, was wiederum die Laktatabbaufähigkeit der Muskeln verbessert. Intervalltraining sollte auf gleichmäßig ebenen Untergründen stattfinden, damit Sie Ihre Pace in den schnellen Einheiten maximieren können.

Die für Langstreckenläufer empfohlenen Intervalltrainingsformen – anaerobes Kapazitäts- und VO_2max-Training – bewegen sich im anaeroben Bereich (s. S. 34–35). Die Erholungsphasen müssen daher so langsam gelaufen werden, dass in ihnen das Laktat abgebaut wird und Sie auf die nächste hochintensive Teilstrecke vorbereitet sind.

•II•II•II• ANAEROBES KAPAZITÄTSTRAINING

Die Intensität dieses Intervalltrainings führt zu sehr hohen Laktatwerten in den Muskeln. Kurze schnelle Abschnitte wechseln mit 2–4-mal so langen Erholungsphasen.

VORTEILE

Dieses Training hilft Ihnen, die vom anaeroben Energiesystem produzierte Energiemenge zu erhöhen. Die hohe Anstrengung im anaeroben Kapazitätstraining verbessert unmittelbar die Geschwindigkeit über kürzere Distanzen, sodass Sie bei den 5 km- und 10-km-Zieldistanzen am meisten davon profitieren. Beim Halbmarathon- und Marathontraining sind Hügellaufwiederholungen mit 100-prozentiger Intensität (s. S. 186) vorteilhafter.

DURCHFÜHRUNG

Laufen Sie die schnellen Teilstrecken in dem schnellsten Tempo, das Sie halten können, ohne im Verlauf des Trainings langsamer zu werden. Sie erreichen am Ende des Trainings fast 100 % Ihrer maximalen Herzfrequenz und eine RPE von 8–9. Letztere liegt nur beim Sprint und im Endspurt eines Rennens höher.

Beispiel

Neben Intervallen in 800-m-Pace ist auch die 1500-m-Pace üblich.

800-M-PACE-WIEDERHOLUNGEN

In diesem Beispiel sind die 1600 m in 4 Wiederholungen aufgeteilt. Jede Erholungsphase dauert 4-mal so lang wie die schnelle Laufphase (angezeigt durch 4 Kreise). Wenn Sie pro Lauf durchschnittlich 1 Min. brauchen, sind die Erholungsabschnitte 4 Min. lang.

•II•II•II•

400 m @ 800m
+ ●●●● Gehen
x4

ZIELDISTANZ HALBMARATHON

Anaerobe Kapazität: Laufen Sie in der Grundlagenphase 1 x pro Woche 10–30-sekündige, anstrengungsbasierte Wh. Sie müssen nur länger sein, wenn Sie im Trainingszyklus ein 5- oder 10-km-Rennen planen. Stellen Sie sie spätestens in der Wettkampfphase ein.

VO_2max: Laufen Sie nur in der Vorwettkampfphase 2 x wöchentlich Wh. in Ihrer 5-km-Pace. Für 5- oder 10-km-Rennen im gleichen Trainingszyklus trainieren Sie zusätzlich Wh. im 3-km-Tempo.

ZIELDISTANZ MARATHON

Anaerobe Kapazität: Laufen Sie in der Grundlagenphase 1 x pro Woche 10–30-Sek.-Wh. Längere Wh. sind nur für geplante 5- oder 10-km-Rennen während des Trainingszyklus nötig. Beenden Sie sie spätestens zur Wettkampfphase.

VO_2max: Um Ihr Tempo über 5 und 10 km zu steigern, trainieren Sie alle 2 Wochen Wh. in 3- und 5-km-Pace. Bei 5- oder 10-km-Rennen während des Trainings laufen Sie in der Vorwettkampfphase VO_2max-Intervalle, stellen sie aber bis zur Wettkampfphase ein.

Protokollieren Sie:

- Durchschnitts-Pace der Wh.
- Herzfrequenz pro Bergauflauf
- RPE-Punktezahl pro Bergauflauf
- **Die Pace pro Bergauflauf.** War sie gleichmäßig oder hat sie sich während der Einheit verändert?

Wenn Sie immer am gleichen Berg laufen, können Sie durch das Protokollieren der Pace Fortschritte erkennen. Zum Bewerten der Anstrengung notieren Sie Herzfrequenz und RPE.

BERGTRAINING

Sie können Hügel- oder Bergtraining durchführen, indem Sie eine Steigung auf- und ablaufen oder durch hügeliges Gelände laufen. Es kann beliebig anstrengend und lang sein, auch als Intervall, schneller oder langer Dauerlauf. Wenn Sie nicht nur in der Ebene Rennen laufen, ist dieses Training ein Muss, um Sie umfassend auf den geplanten Event vorzubereiten.

HÜGELLÄUFE

Die höhere Anstrengung beim Hügeltraining verbessert die aerobe und muskuläre Ausdauer, die Wettkampfvorbereitung und die Lauftechnik.

VORTEILE

Beim Hügel- und Bergtraining wird ein hoher Anteil an Muskelfasern rekrutiert, was die Explosivkraft der Muskeln erhöht. Es stärkt die Muskeln um das Knie, da Berganlaufen Waden, hintere Oberschenkelmuskeln und Gesäßmuskeln trainiert, Bergablaufen die Quadrizepsgruppe. Die Trainingsform ist ideal, um den Laufstil (s. S. 74–75) zu verbessern. Eine bewusst aufrechte Haltung, leichte Vorlage, hohe Schrittfrequenz und das Aufsetzen der Füße unter dem KSP hilft, bergab den Erdwiderstand zu überwinden und bergauf die Aufprallkräfte zu mindern. Schnelle, kurze Hügelsprints können auch das Herzschlagvolumen steigern, also die Blutmenge, die das Herz

Beispiele

Diese Beispiele zeigen die typische Dauer von Wiederholungs- und Erholungsphasen bei Hügel- und Bergtrainingseinheiten in unterschiedlicher Intensität. Sie dienen als Leitfaden, wenn Sie einen Workout aus der Ebene in hügeliges Terrain verlegen.

BERGAN-SPRINTS	**BERGAB-SPRINTS**	**HÜGELLAUF IM ANAEROBEN BEREICH**	**HÜGELLAUF IM VO_2MAX-BEREICH**	**HÜGELLAUF IM SCHWELLENTEMPO**
↑ **8–15-s**-Lauf @ 100i + ↓ **2 min** Gehen **x4–10**	↓ **15–30-s**-Lauf + ↑ **45 s–2 min** Gehen **3–10 min**	↑ **15-s–2-min-** Lauf @ AC + ↓ **45-s–6-min-**Jog **3–16 min**	↑ **30-s–6-min-** Lauf @ VO_2 + ↓ **1–12-min-**Jog **9–36 min**	↑ **1–8-min**-Lauf @ LT + ↓ **1–12 min** Gehen **20–40 min**
4–10 Wh. Bergansprints mit 100 % Intensität (RPE 10) à 8–15 s Dauer. Vollständige Erholung (typischerweise 2 min oder länger Gehen) nach jedem Sprint Ideale Steigung: **10–20 %**	Diese Variante verbessert die Lauftechnik: 15–30-s-Bergabläufe über insgesamt 3–10 min. Erholungsgehen bergauf 3–4-mal so lang. Ideale Steigung: **3–8 %**	15-s–2-min-Berganläufe über insgesamt 3–16 min. Erholungs-Jog bergab 3-mal so lang. Ideale Steigung: **5–10 %**	30-s- bis 6-min-Berganläufe über insgesamt 9–36 min. Erholungs-Jog bergab 2-mal so lang. Ideale Steigung: **5–10 %**	1–8-min-Berganläufe über insgesamt 20–40 min. Erholungsgehen bergab genauso lang, was herausfordernd ist, aber hilft, den Laktatabbau zu verbessern. Ideale Steigung: **5–10 %**

Häufigkeit

Die meisten Läufer müssen wegen der zusätzlichen Intensität und Trainingsbelastung für einen Hügellauf ein wöchentliches Haupttraining streichen.

Hügelläufe

Als anstrengende Trainingsform zählen Hügelläufe zu Ihren drei Haupttrainingseinheiten pro Woche (s. S. 179), weswegen Sie generell nicht mehr als drei wöchentlich absolvieren. Falls Sie auch an Erholungstagen in hügeligem Gelände laufen, sollte dies sehr locker bleiben. Wenn Sie für ein Bergrennen trainieren, erwägen Sie, weitere Trainingseinheiten in Hügelläufe umzuwandeln.

pro Kontraktion aus der linken Kammer herauspumpt.

DURCHFÜHRUNG

Suchen Sie sich einen Hügel oder Berg mit der passenden Steigung und Distanz für Ihre Trainingseinheiten. Falls der Hügel nicht hoch genug ist, verkürzen Sie die Dauer der Bergaufstrecke und erhöhen die Wh.-Zahl. Ist kein Hügel in Ihrer Nähe und kein Laufband mit Steigungsverstellung verfügbar, erhöhen Sie den Trainingswiderstand, indem Sie auf weichen Untergründen wie Gras oder Sand laufen. Die Pace lässt sich nur schwer vom flachen in hügeliges Gelände übersetzen. Trainieren Sie daher am besten anstrengungsorientiert (evtl. mit Herzfrequenzmesser) mit der höchstmöglichen Leistung, bei der Sie nicht langsamer werden. Am Ende sollten Sie das Gefühl haben, Sie könnten noch 10 % mehr geben, wenn es sein müsste.

CROSS-TRAINING

Crosstraining ist jedes Training in einer anderen Sportart neben dem Laufen. Auf andere Trainingsformen auszuweichen ist eine effektive Möglichkeit zur Regeneration, die Ihrem Körper eine Pause von der Laufbelastung verschafft, aber Ihre Fitness erhält und Abwechslung in Ihr Trainingsprogramm bringt.

Crosstraining ermöglicht den Erhalt der aeroben Ausdauer und senkt gleichzeitig die Aufprallbelastung für Gelenke, Muskeln und Sehnen. Davon profitieren Sie an Erholungstagen ebenso wie bei der Trainingsrückkehr nach Verletzungen.

ABWECHSLUNG UND ERHOLUNG

Bei älteren Sportlern oder bei Erkrankungen des Bewegungsapparats reduziert Crosstraining die Stoßbelastung auf den Körper und erhält trotzdem die Trainingsbelastung aufrecht. Bei jüngeren Läufern ist Abwechslung wichtig, um das Verletzungs- und Burnout-Risiko zu senken.

Multidirektionale Aktivitäten wie Fußball und Basketball bauen Kraft und Flexibilität auf. Sie helfen, Überlastungsverletzungen zu vermeiden, indem sie der repetitiven Laufbewegung mehr Abwechslung verleihen. Achten Sie jedoch darauf, sich dabei nicht zu verletzen. Krafttraining (s. S. 96-155) hilft ebenfalls, Verletzungen zu vermeiden und verbessert gleichzeitig die Leistung.

TRAININGSRÜCKKEHR NACH VERLETZUNG

Wählen Sie Sportarten, die Ihren Bedürfnissen entsprechen, ohne Ihre Beschwerden zu verschlimmern. Aquajogging ist ideal, wenn die Stoßbelastung ein Problem ist; Radfahren oder Einheiten auf dem Crosstrainer eignen sich ebenfalls. Versuchen Sie, Ihre Laufroutinen zu spiegeln: Ersetzen Sie z. B. Long Jogs durch langes, langsames Aquajogging oder Radtouren. Rechnen Sie Intervalltrainings-Einheiten in Zeit um (z. B. 6 x 800 m in 6 x 3 Min.) und versuchen Sie, im Pool oder auf dem Rad oder Crosstrainer mit der gleichen Intensität zu trainieren. Das bietet Ihnen zudem viele der kardiovaskulären Vorteile des Laufens.

WIE OFT CROSSTRAINING?

Manche Läufer brauchen eine Pause, andere genießen die Abwechslung. Wie oft Sie Crosstraining machen, sollte sich daher nach Ihren individuellen Wünschen richten. Im Allgemeinen ist es am besten, das Crosstraining auf die Ruhetage zu legen.

DIE TRAININGS-PROGRAMME

Die Programme in diesem Buch empfehlen jeweils drei Haupttrainingseinheiten pro Woche. Symbole kennzeichnen jede Trainingsform und machen Angaben zu Distanz oder Dauer, Pace/Tempo oder Anstrengung, Erholungsphasen und Wiederholungszahlen. In jedem Programm zeigt Ihnen eine Grafik den Trainingsumfang.

DIE TRAININGSEINHEITEN

Alle Programme (mit Ausnahme des 5-km-Geh-Laufprogramms für Einsteiger) enthalten Trainingseinheiten aus den vier großen Kategorien der Seiten 180–186. Auf diese Weise werden alle Hauptbereiche der Fitness angesprochen.

Längere Trainingseinheiten sind lockere Dauerläufe für die Ausdauer oder schnelle Dauerläufe, die die aerobe Kapazität, den Laktatabbau und die Kadenz verbessern. Kürzere, intensivere Workouts sind Tempo-Workouts wie Intervall- und Hügelläufe, um die muskuläre und aerobe Leistungsfähigkeit zu steigern.

DYNAMISCHES AUFWÄRMEN

Einige Programme sehen dynamisches Aufwärmen vor, d.h. eine volle Sequenz flüssiger Bewegungen zur Muskelaktivierung und Verletzungsprävention. Eine umfassende dynamische Aufwärmroutine umfasst dynamische Dehnungen (s.S. 78–83), Technikübungen (s.S. 84-86 u. S. 89) und lockere Sprints oder Strides (s.S. 87).

STRIDES, SPRINTS UND BESCHLEUNIGUNGSLÄUFE

Obwohl all diese Läufe Formen von kurzem Intervalltraining sind, ist ihr Zweck wie bei Technikübungen eher neurologischer und mechanischer Natur. Strides sind kurze, schnelle, aber locker-entspannte Läufe, die es technisch korrekt auszuführen gilt. Sprints haben eine hohe Kadenz, mit Fokus auf der Schritthäufigkeit, weniger auf der -länge. Beschleunigungsläufe absolvieren Sie in der Ebene und steigern dabei das Tempo bis auf 100% Intensität.

AKTIVIERUNGSEINHEITEN

Aktivierungseinheiten zielen darauf ab, Ihre Muskeln 1–2 Tage vor einem langen Lauf, harten Training oder Wettkampf zu aktivieren. Die Übungen stimulieren einen großen Prozentanteil der Muskelfasern und beseitigen Muskelträgheit. Gleichzeitig sind sie so kurz, dass Sie nicht zu sehr ermüden.

Trainingsumfang

Grafiken wie diese zeigen den Trainingsumfang jedes Programms in km pro Woche. Einige Programme setzen voraus, dass Ihr Trainingsniveau vor Beginn 60% des Laufumfangs der Spitzentrainingswoche beträgt. Wenn dieses bei 100 km liegt, sollten Sie vorher bereits in der Lage sein, 60 km pro Woche zu laufen. Wenn Ihr Training den Umfang der Haupttrainingseinheiten übersteigt, gleichen Sie den Zusatzumfang mit den Prozentsätzen des Diagramms ab, passen das Training an und steigern schrittweise.

GRADUELLE STEIGERUNG

Jedes Programm steigert Umfang und Intensität stufenweise, um ein Übertraining zu vermeiden.

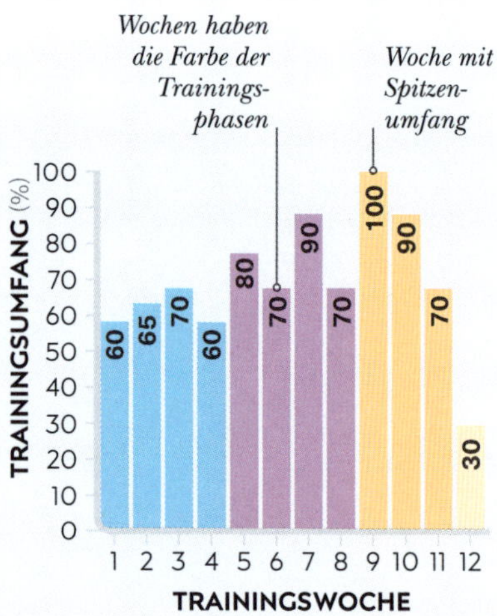

ANSTRENGUNG UND PACE

Die Programme machen für jede Trainingseinheit Vorschläge für Anstrengung oder Pace. In verschiedenen Geschwindigkeiten zu trainieren verbessert Ihre Lauftechnik und Ihre Fitness.

Die Paces basieren häufig auf einer Zieldistanz. Um mit den Programmen arbeiten zu können, müssen Sie daher Ihre Ziel-Paces für unterschiedliche Strecken errechnen. Online-Pace-Rechner liefern relativ genaue Werte, basierend auf der persönlichen Wettkampf-Bestleistung oder auf einer realistischen Einschätzung der Zielzeit auf Grundlage des aktuellen Laufvermögens. Am einfachsten ist es, wenn Sie Ihre Läufe und Ihre Pace mit einem GPS-Tracker protokollieren.

Vergessen Sie jedoch nicht, dass die vorgeschlagenen Pace-Werte nur Zielwerte sind. Eine gute Lauftechnik beizubehalten und entspannt zu bleiben, sollte Priorität haben. Wenn Sie sich zu sehr verausgaben, werden Sie die Trainingsbelastung nicht so effektiv verarbeiten, wie bei kontrollierter Anstrengung. Setzen Sie es sich zum Ziel, jedes Training so zu beenden, dass Sie noch 10 % im gleichen Tempo weiterlaufen könnten, wenn Sie müssten.

Streckenunabhängige Pace

Neben den streckenbasierten Pace-Angaben werden auch folgende anstrengungsbasierte Tempoangaben verwendet:

Easy Pace: Die Pace sollte so leicht zu bewältigen sein, dass eine Erholung möglich ist. Eine Richtlinie sind max. 70 % der HFR (s. S. 163) oder mind. 20 % unter Schwellentempo (s. S. 166). Berechnung: Wandeln Sie Ihre Schwellen-Pace in Sekunden um und multiplizieren Sie sie mit 1,2.

Steady Pace: Angabe für die Erholungsstrecken in Tempowechselläufen. Laufen Sie gleichmäßig annähernd so schnell wie auf der vorangegangenen schnellen Teilstrecke (idealerweise weniger als 30 Sek./km langsamer).

LEGENDE TRAININGSSYMBOLE

Geh-Lauf-Programm (S. 190–191)
- Gehen
- Laufen

Lockere Dauerläufe (S. 180)
- Kurzer Dauerlauf
- Mittellanger Dauerlauf
- Langer Dauerlauf (»Long Jog«)

Schnelle Dauerläufe (S. 181–183)
- Tempolauf
- Steigerungslauf
- Tempowechsellauf

Intervalltraining (S. 184–185)
- Strides
- Sprints
- Beschleunigungslauf
- Anaerobes Kapazitätstraining
- VO_2max-Training

Bergtraining (S. 186)
- Hügellauf

Andere
- Dynamisches Aufwärmen

Symbole für Pace und Anstrengung

E	Easy Pace (RPE 2)
S	Steady Pace
LT	Schwellentempo (RPE 4.3)
MP	Marathon-Pace
HMP	Halbmarathon-Pace
10km	10-km-Pace
5km	5-km-Pace
3km	3-km-Pace
1500m	1500-m-Pace
800m	800-m-Pace
VO_2	VO_2max-Anstreng. (RPE 6–7)
AC	Anaerobe-Kapazität-Anstrengung (RPE 8–9)
100i	100-%-Intensität (RPE 10)
○	Erholungs-Gehen/Jog über halbe Laufdauer
●	Erholungs-Gehen/Jog über Laufdauer
●●	Erholungs-Gehen/Jog über doppelte Laufdauer
●●●●	Erholungs-Gehen/Jog über vierfache Laufdauer

Kürzel
- ⤨ Zwischen Paces wechseln
- ↑ Bergan-Lauf/-Gehen/-Jog
- ↓ Bergab-Lauf/-Gehen/-Jog
- └ **x 4** ┘ Anzahl Wiederholungen (Wh.)
- > Schneller laufen als angegebene Pace
- < Langsamer laufen als angegebene Pace
- @ In angegebener Pace laufen

5-KM-PROGRAMM FÜR **EINSTEIGER**

Mit diesem Programm lernen Laufneulinge binnen 12 Wochen, 30 Minuten am Stück zu laufen. Auch für Trainingsrückkehrer, die verletzungsbedingt pausieren mussten, eignet es sich. Sie kommen möglicherweise schneller voran oder können in einer späteren Woche einsteigen. Stimmen Sie die Laufrückkehr mit einem Physiotherapeuten ab, um Ihre Fortschritte zu überwachen.

PROGRAMMZIELE

Dieses Programm ist auf eine Zieldistanz von 5 km angelegt. Wenn Sie 30 Minuten am Stück laufen, schaffen Sie bei einer Pace von 6:00 Min./km oder mehr 5 km. Wenn Sie langsamer sind, können Sie das Programm erweitern, um die 5 km zu meistern. Planen Sie z. B. einen 35-minütigen Dauerlauf, wenn Ihre Pace bei 7:00 Min./km liegt. Erweitern Sie zusätzlich die Trainingsdauer, z. B. auf 30–40 Minuten.

Beginnen Sie jedes Training mit 5 Minuten Gehen als Warm-up. Absolvieren Sie die Laufstrecken in lockerer Pace (»easy«) – so, dass Sie sich beim Laufen unterhalten können. Sie können jederzeit eine Trainingseinheit oder -woche wiederholen, wenn Sie sich der nächsten Stufe noch nicht gewachsen fühlen. Erholen Sie sich mindestens einen Tag zwischen den Geh-Lauf-Einheiten, oder machen Sie Crosstraining.

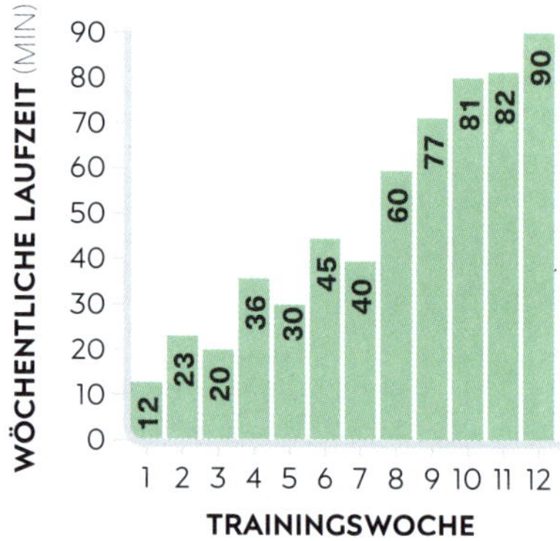

GESAMTLAUFZEIT PRO WOCHE
Diese Grafik zeigt, wie sich Ihre Gesamtlaufzeit (vs. Gehzeit) über die 12 Wochen des Programms aufbaut.

LEGENDE TRAININGSSYMBOLE s. S. 188–189

TRAININGSWOCHE	TRAINING **1**	TRAINING **2**	TRAINING **3**
1	1 min + 9 min x3 30 min (Gesamtlaufzeit 3 min)	1 min + 7 min x4 32 min (Gesamtlaufzeit 4 min)	1 min + 5 min x5 30 min (Gesamtlaufzeit 5 min)
2	1 min + 4 min x6 30 min (Gesamtlaufzeit 6 min)	1 min + 3 min x7 28 min (Gesamtlaufzeit 7 min)	1 min + 2 min x10 30 min (Gesamtlaufzeit 10 min)
3	2 min + 9 min x3 33 min (Gesamtlaufzeit 6 min)	2 min + 8 min x3 30 min (Gesamtlaufzeit 6 min)	2 min + 6 min x4 32 min (Gesamtlaufzeit 8 min)
4	2 min + 4 min x5 30 min (Gesamtlaufzeit 10 min)	2 min + 3 min x6 30 min (Gesamtlaufzeit 12 min)	2 min + 2 min x7 28 min (Gesamtlaufzeit 14 min)

TRAININGSWOCHE	TRAINING **1**	TRAINING **2**	TRAINING **3**
5	3 min + 7 min, x3, 30 min (Gesamtlaufzeit 9 min)	3 min + 6 min, x3, 27 min (Gesamtlaufzeit 9 min)	3 min + 5 min, x4, 32 min (Gesamtlaufzeit 12 min)
6	3 min + 4 min, x4, 28 min (Gesamtlaufzeit 12 min)	3 min + 3 min, x5, 30 min (Gesamtlaufzeit 15 min)	3 min + 2 min, x6, 30 min (Gesamtlaufzeit 18 min)
7	4 min + 6 min, x3, 30 min (Gesamtlaufzeit 12 min)	4 min + 5 min, x3, 27 min (Gesamtlaufzeit 12 min)	4 min + 4 min, x4, 32 min (Gesamtlaufzeit 16 min)
8	4 min + 3 min, x4, 28 min (Gesamtlaufzeit 16 min)	4 min + 2 min, x5, 30 min (Gesamtlaufzeit 20 min)	4 min + 1 min, x6, 30 min (Gesamtlaufzeit 24 min)
9	5 min + 1 min, x5, 30 min (Gesamtlaufzeit 25 min)	6 min + 1 min, x4, 28 min (Gesamtlaufzeit 24 min)	7 min + 1 min, x4, 32 min (Gesamtlaufzeit 28 min)
10	8 min + 1 min, x3, 27 min (Gesamtlaufzeit 24 min)	9 min + 1 min, x3, 30 min (Gesamtlaufzeit 27 min)	10 min + 1 min, x3, 33 min (Gesamtlaufzeit 30 min)
11	12 min + 1 min, x2, 26 min (Gesamtlaufzeit 24 min)	14 min + 1 min, x2, 30 min (Gesamtlaufzeit 28 min)	18 min + 1 min + 12 min, x1, 31 min (Gesamtlaufzeit 30 min)
12	20 min + 1 min + 10 min, x1, 31 min (Gesamtlaufzeit 30 min)	24 min + 1 min + 6 min, x1, 31 min (Gesamtlaufzeit 30 min)	30 min

10-KM-PROGRAMM FÜR **EINSTEIGER**

Dieses Programm bereitet Sie auf Ihr erstes 10-km-Rennen vor. Bevor Sie damit anfangen, sollten Sie bereits in der Lage sein, einen 5-km-Dauerlauf zu bewältigen, 3x pro Woche laufen und ein Trainingsvolumen von 60% des maximalen Trainingsumfangs im Programm aufgebaut haben.

Jedes Training aus diesem Programm, das schneller als »locker« startet, beginnen Sie mit einem 10-minütigen lockeren Dauerlauf und dynamischem Aufwärmen.

PROGRAMMZIELE

Die Wochen 1–4 der Grundlagenphase verlängern die Distanz beim langen Dauerlauf. Absolvieren Sie die 30-s-Strides mit Fokus auf Form und Technik, aber dennoch entspannt, um sich einen leichten, effizienten Schritt anzutrainieren. In Woche 4 erholen Sie sich.

Die Wochen 5–7 werden mit Tempowechselläufen, Intervall- und Bergtraining intensiver. Auch bei den Berg-Wh. sollten Technik und entspanntes Laufen Hauptziel sein. Woche 8 ist wieder eine Erholungswoche, mit lockerem Training und einem kürzerem Long Jog.

Die Wochen 9–12 dienen der Wettkampfvorbereitung, mit längeren Pace-Wechsel- und Intervalltrainingseinheiten. Beim Tapern reduzieren Sie die lockeren Dauerläufe und Ihr Crosstraining auf unter 50% des gewohnten Umfangs.

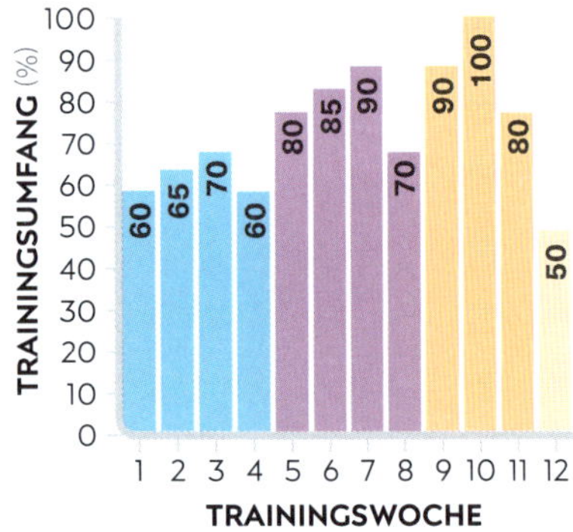

TRAININGSUMFANG PRO WOCHE
Der Trainingsumfang baut sich langsam auf und gipfelt in Woche 10. Wochen 4 und 8 sind Erholungswochen, Woche 12 ist Tapering-Phase.

LEGENDE TRAININGSSYMBOLE s. S. 188–189

TRAININGSWOCHE		TRAINING 1	TRAINING 2	TRAINING 3
1	GRUNDLAGENAUFBAU	15 min + 30-s-Stride + 1 min Gehen x6 + 5 min	15 min + 30-s-Stride + 1 min Gehen x6 + 5 min	5 km
2	GRUNDLAGENAUFBAU	20 min + 30-s-Stride + 1 min Gehen x8 + 5 min	20 min + 30-s-Stride + 1 min Gehen x8 + 5 min	6 km
3	GRUNDLAGENAUFBAU	25 min + 30-s-Stride + 1 min Gehen x10 + 5 min	25 min + 30-s-Stride + 1 min Gehen x10 + 5 min	7 km
4	GRUNDLAGENAUFBAU	15 min + 30-s-Stride + 1 min Gehen x4 + 5 min	15 min + 30-s-Stride + 1 min Gehen x4 + 5 min	5 km

TRAININGSWOCHE	Phase	TRAINING **1**	TRAINING **2**	TRAINING **3**
5	VORWETTKAMPFPHASE	**15 min** ⤨ **1 min** @ LT mit **4 min** @ E, mit **5 min** Gehen beenden + **30-s-**Stride **+ 1 min** Gehen **x4**	**4 km** + ↑ **30-s-**Lauf @ AC, **+** ↓ **90 s** Gehen **x6**	**7 km** *letzten* **1 km** @ LTf, *wenn Sie sich fit fühlen*
6	VORWETTKAMPFPHASE	**18 min** ⤨ **2 min** @ LT mit **4 min** @ E, mit **5 min** Gehen beenden + **30-s-**Stride **+ 1 min** Gehen **x4**	**1 min** @ 3km **+ 1 min** Gehen **x10**	**8 km** *letzten* **1 km** @ LTf, *wenn Sie sich fit fühlen*
7	VORWETTKAMPFPHASE	**24 min** ⤨ **4 min** @ LT mit **4 min** @ E, mit **5 min** Gehen beenden + **30-s-**Stride **+ 1 min** Gehen **x4**	**4 km** + ↑ **30-s-**Lauf @ AC, **+** ↓ **90 s** Gehen **x8**	**8 km** *letzte* **2 km** @ LTf, *wenn Sie sich fit fühlen*
8	VORWETTKAMPFPHASE	**15 min** ⤨ **1 min** @ LT mit **4 min** @ E, mit **5 min** Gehen beenden + **30-s-**Stride **+ 1 min** Gehen **x4**	**15 min** + + **30-s-**Stride**+** **1 min** Gehen **x6** + **5 min**	**6 km**
9	WETTKAMPFSPEZIFISCH	**24 min** ⤨ **6 min** @ LT mit **2 min** @ E, mit **5 min** Gehen beenden + **30-s-**Stride **+ 1 min** Gehen **x4**	**3 min** @ 5km **+ 90 s** Gehen **x6**	**9 km** *letzte* **2 km** @ LTf, *wenn Sie sich fit fühlen*
10	WETTKAMPFSPEZIFISCH	**20 min** ⤨ **8 min** @ LT mit **2 min** @ E, mit **5 min** Gehen beenden + **30-s-**Stride **+ 1 min** Gehen **x4**	**4 km** + ↑ **30-s-**Lauf @ AC, **+** ↓ **90 s** Gehen **x10**	**9 km** *letzte* **3 km** @ LTf, *wenn Sie sich fit fühlen*
11	WETTKAMPFSPEZIFISCH	**20 min** @ LT, mit **5 min** Gehen beenden + **30-s-**Stride **+ 1 min** Gehen **x4**	**4 min** @ 5km **+ 2 min** Gehen **x3** + **2 min** @ 3km **+ 2 min** Gehen **x3**	**6 km**
12	TAPERING	**15 min** ⤨ **1 min** @ LT mit **4 min** @ E, mit **5 min** Gehen beenden + **30-s-**Stride **+ 1 min** Gehen **x4**	**15 min** + + **30-s-**Stride **+ 1 min** Gehen **x6** + **5 min** 2–3 Tage vor Rennen	RENNTAG

10-KM-PROGRAMM FÜR **FORTGESCHRITTENE**

Wenn Sie bereits an 10-km-Rennen teilgenommen haben, unterstützt Sie dieses Programm bei der Verbesserung Ihrer Rennzeiten, indem es die Intensität und Dauer der Trainingseinheiten erhöht. Sie sollten vor Beginn bereits in der Lage sein, 15 km am Stück zu laufen.

Jedes Training dieses Programms in Marathon-Pace oder schneller (s. S. 188–189) beginnen Sie mit einem 3 km langen lockeren Dauerlauf und dynamischem Aufwärmen.

EINGEWÖHNUNGSPHASE

Diese Phase bereitet Sie auf den Grundlagenaufbau vor, indem Sie bis zu 60 % des Trainingsumfangs erarbeiten. Dies kann je nach Trainingszustand länger dauern. Wiederholen Sie bei Bedarf einfach eine Woche.

GRUNDLAGENAUFBAU

Die Wochen 4–9 erhöhen den aeroben Trainingsumfang, führen aerobes Intensitätstraining ein und verbessern Ihre Lauftechnik. Training 1 ist vor allem Intervalltraining im flachen und hügeligen Gelände; Training 2 umfasst kurze und mittellange schnelle Dauerläufe in steigender Intensität. Training 3 umfasst Long Jogs, die an Umfang und aerober Intensität zunehmen.

VORWETTKAMPFPHASE

In Woche 10 sind die Trainingseinheiten 1 und 2 weniger intensiv, um die Regeneration zu unterstützen. In den Wochen 11–15 erhöhen Sie weiter den aeroben Trainingsumfang und arbeiten an Tempoausdauer, Schwellentempo und Laktatabbaukapazität. In Training 1 werden die kurzen und mittellangen Dauerläufe intensiviert. Zudem trainieren Sie längere Hügelläufe im VO_2max-Bereich. Training 2 führt VO_2max- und anaerobe Intervalle ein. In Training 3 verlängert sich die in Halbmarathon-Pace gelaufene Zeit. In den Erholungsphasen dieser Läufe steigt das Tempo.

WETTKAMPFSPEZIFISCH

In Woche 16 folgen leichtere Trainingseinheiten zur Regeneration. Die Wochen 17–24 bereiten Sie darauf vor, in Ziel-Renn-Pace zu laufen und halten die Laktatwerte im Blut relativ niedrig, damit die Muskeln Akkumulationen schnell durchsetzen können. Trainingseinheiten 1 und 2 umfassen 10-km-Tempowechselläufe, zeitlich steigernde schnelle Dauerläufe, kurze Bergsprints für die Explosivkraft und Intervalltraining für die Tempofestigkeit. Achten Sie in Training 3 bei den Tempowechselläufen in Halbmarathon-Pace (HMP) darauf, die Steady-Pace-Teilstrecken möglichst nah an Ihrer HMP zu laufen.

TAPERING

Das Tapering der Wochen 23 und 24 ist dreigeteilt: Die ersten 5 Tage leiten nach der Gipfelbelastung die Regeneration ein. Die nächsten 4 Tage steigern die Trainingslast leicht mit Workouts, die den Körper nicht belasten, aber die Fitness erhalten. Das finale 4-tägige Tapering umfasst nur eine Aktivierungseinheit vor Ihrem Rennen.

LEGENDE TRAININGSSYMBOLE
s. S. 188–189

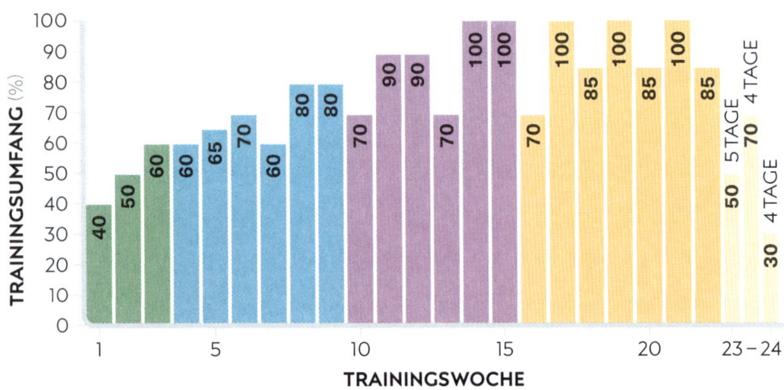

PROGRAMMPHASEN

- Eingewöhnung
- Grundlagenaufbau
- Vorwettkampf
- Wettkampfspezifisch
- Tapering

TRAININGSUMFANG PRO WOCHE
Der Trainingsumfang gipfelt in Woche 14 und wird bis zu einer dreigeteilten 13-Tage-Tapering-Phase beibehalten (nicht weiter erhöht).

TRAININGSWOCHEN

Phase	Woche	TRAINING **1**	TRAINING **2**	TRAINING **3**
EINGEWÖHNUNG	1	**30 min**	**30 min**	**10 km**
EINGEWÖHNUNG	2	**40 min** +	**40 min** +	**12 km**
EINGEWÖHNUNG	3	**50 min** +	**50 min** +	**14 km**
GRUNDLAGENAUFBAU	4	**30-s-**Sprint **+ 60–90 s** Gehen x 8	**30 min** **1 min** @ 10 s > LT mit **2 min** @ E	**14 km** **12 km** @ E mit **2 km** @ HMP
GRUNDLAGENAUFBAU	5	↑ **10-s-**Lauf @ 100i **+** ↓ **2 min** Gehen x 5 + **30-s-**Sprint **+ 60–90 s** Gehen x 5	**30 min** **10 min** @ 40 s < LT **+ 8 min** @ 30 s < LT **+ 6 min** @ 20 s < LT **+ 4 min** @ 10 s < LT **+ 2 min** @ LT	**15 km** **4 km** @ E mit **1 km** @ LT
GRUNDLAGENAUFBAU	6	↑ **10-s-**Lauf @ 100i **+** ↓ **2 min** Gehen x 8 + **30-s-**Sprint **+ 60–90 s** Gehen x 4	**50 min** **30 min** @ E **+ 10 min** @ LT **+ 10 min** @ E	**5 x 3-km-Läufe** @ 60 s < HMP **+** @ 45 s < HMP **+** @ 30 s < HMP **+** @ 15 s < HMP **+** @ HMP
GRUNDLAGENAUFBAU	7	↑ **15-s-**Lauf @ 100i **+** ↓ **2 min** Gehen x 8 + **30-s-** Beschleunigungen **+ 60–90 s** Gehen x 4	**30 min** **90 s** @ 10 s > LT mit **90 s** @ E	**18 km** **6 km** @ E **+ 6 km** @ MP **+ 6 km** @ E
GRUNDLAGENAUFBAU	8	↑ **15-s-**Lauf @ 100i **+** ↓ **2 min** Gehen x 10 + **30-s-** Beschleunigungen **+ 60–90 s** Gehen x 4	**5 x 6-min-Läufe** @ 40 s < LT **+** @ 30 s < LT **+** @ 20 s < LT **+** @ 10 s < LT **+** @ LT	**3 km** + **16 km** **1 km** @ LT mit **3 km** @ E

Woche	Phase	TRAINING **1**	TRAINING **2**	TRAINING **3**
9	GRUNDLAGEN	↑ 15-s-Lauf @ 100i + ↓ 2 min Gehen x 10 + 30-s-Beschleunigungen + 60–90 s Gehen x 6	50 min 20 min @ E + 20 min @ LT + 10 min @ E	4 x 5-km-Läufe @ 60 s < MP + @ 40 s < MP + @ 20 s < MP + @ MP
10	VORWETTKAMPFPHASE	30 min ⤨ 4 min @ LT mit 2 min @ E, mit 5 min Gehen beenden + 30 s @ 3km – 1500m + 2 min Gehen x 4	20–30 min + ↑ 10-s-Lauf @ 100i + ↓ 2 min Gehen x 4 AKTIVIERUNG	15 km 5 km @ E + 5 km @ HMP + 5 km @ E oder 3–5 km-Rennen
11	VORWETTKAMPFPHASE	↑ 15-s-Lauf @ 100i + ↓ 2 min Gehen x 4 + ↑ 1-min-Lauf @ VO_2, + ↓ 2-min-Jog x 12	300 m @ 1500m + ●● Gehen/Jog x 5 + 200 m @ 800m + ●●●● Gehen/Jog x 5	4 km + 18 km ⤨ 1 km @ LT mit 2 km @ E
12	VORWETTKAMPFPHASE	↑ 15-s-Lauf @ 100i + ↓ 2 min Gehen x 4 + 21 min ⤨ 1 min @ 10 s > LT mit 2 min @ S	800 m @ 3km + ● Gehen/Jog x 5 + 200 m @ 1500m + ●● Gehen/Jog x 4	5 x 3-km-Läufe @ 40 s < HMP + @ 30 s < HMP + @ 20 s < HMP + @ 10 s < HMP + @ HMP
13	VORWETTKAMPFPHASE	↑ 15-s-Lauf @ 100i + ↓ 2 min Gehen x 4 + ↑ 90-s-Lauf @ VO_2 + ↓ 3-min-Jog x 8	400 m @ 1500m + ●● Gehen/Jog x 5 + 200 m @ 800m + ●●●● Gehen/Jog x 5	22 km 5 km @ E + 12 km @ MP + 5 km @ E
14	VORWETTKAMPFPHASE	↑ 15-s-Lauf @ 100i + ↓ 2 min Gehen x 4 + 4 x 6-min-Läufe @ 30 s < LT + @ 20 s < LT + @ 10 s < LT + @ LT	1000 m @ 3km + ● Gehen/Jog x 4 + 200 m @ 1500m + ●● Gehen/Jog x 4	16 km ⤨ 3 km @ LT mit 1 km @ E
15	VORWETTKAMPFPHASE	↑ 15-s-Lauf @ 100i + ↓ 2 min Gehen x 4 + ↑ 2-min-Lauf @ VO_2, + ↓ 2-min-Jog x 6	600 m @ 1500m + ●● Gehen/Jog x 4 + 200 m @ 800m + ●●●● Gehen/Jog x 5	4 x 6-km-Läufe @ 45 s < MP + @ 30 s < MP + @ 15 s < MP + @ MP
16	WETTKAMPFSP.	30 min ⤨ 4 min @ LT mit 2 min @ E, mit 5 min Gehen beenden + 30 s @ 3km + 1 min Gehen x 4	20–30 min + ↑ 10-Lauf @ 100i + ↓ 2 min Gehen x 4 AKTIVIERUNG	16 km 4 km @ E + 8 km @ HMP + 4 km @ E oder 5–8-km-Rennen

TRAININGSWOCHE		TRAINING **1**	TRAINING **2**	TRAINING **3**
17	WETTKAMPFSPEZIFISCHE PHASE	↑ **10-s-Lauf** @ 100i + ↓ **2 min** Gehen x4 + **12 km** ⤨ **1 min** @ 10km mit **1 min** @ E	**1000 m** @ 5km + ○ Gehen/Jog x6 + **200 m** @ 1500m + ●● Gehen/Jog x4	**4 km** + **20 km** ⤨ **1 km** @ LT mit **1 km** @ E
18	WETTKAMPFSPEZIFISCHE PHASE	↑ **10-s-Lauf** @ 100i + ↓ **2 min** Gehen x4 + **60 min** ⤨ **4 min** @ LT mit **2 min** @ S	**9,6 km** ⤨ **400 m** @ 10km mit **400 m** @ S + **200 m** @ 1500m + ●● Gehen/Jog x4	**4 x 4-km-Läufe** @ 30 s < HMP + @ 20 s < HMP + @ 10 s < HMP + @ HMP
19	WETTKAMPFSPEZIFISCHE PHASE	↑ **10-s-Lauf** @ 100i + ↓ **2 min** Gehen x4 + **12 km** ⤨ **2 km** @ 10km mit **1 km** @ E	**1200 m** @ 5km + ○ Gehen/Jog x5 + **200 m** @ 1500m + ●● Gehen/Jog x4	**3 km** + + **21 km** **18 km** @ MP + **3 km** @ E
20	WETTKAMPFSPEZIFISCHE PHASE	↑ **10-s-Lauf** @ 100i, + ↓ **2 min** Gehen x4 + **40 min** @ LT	**10 km** ⤨ **600 m** @ 10km mit **400 m** @ S, mit **5 min** Gehen beenden + **200 m** @ 1500m + ●● Gehen/Jog x4	**15 km** ⤨ **4 km** @ LT mit **1 km** @ E
21	WETTKAMPFSPEZIFISCHE PHASE	↑ **10-s-Lauf** @ 100i + ↓ **2 min** Gehen x4 + **12 km** ⤨ **3 km** @ 10km mit **1 km** @ E	**1600 m** @ 5km + ○ Gehen/Jog x4 + **200 m** @ 1500m + ●● Gehen/Jog x4	**4 x 6-km-Läufe** @ 30 s < MP + @ 20 s < MP + @ 10 s < MP + @ MP
22	WETTKAMPFSPEZIFISCHE PHASE	↑ **10-s-Lauf** @ 100i + ↓ **2 min** Gehen x4 + **4 x 9-min-Läufe** + @ 10 s < LT + @ 5 s < LT + @ LT + @ 5 s > LT	**9,6 km** ⤨ **800 m** @ 10km mit **400 m** @ S, mit **5 min** Gehen beenden + **200 m** @ 1500m + ●● Gehen/Jog x4	**3 km** + + **15 km** **12 km** @ HMP + **3 km** @ E
23	TAPERING	↑ **10-s-Lauf** @ 100i + ↓ **2 min** Gehen x4 + **30 min** ⤨ **4 min** @ LT mit **2 min** @ E	**20 min** **20 min** @ LT, mit **5 min** Gehen beenden + **200 m** @ 1500m + ●● Gehen/Jog x4	**16 km** ⤨ **3 km**@ E mit **1 km** @ LT
24	TAPERING	**8 km** ⤨ **600 m** @ 10km mit **400 m** @ E, Ende: **5 min** Gehen + **200 m** @ 3km + ●● Gehen/Jog x4 5 Tage vor dem Rennen	**20–30 min** + + ↑ **10-s-Lauf** @ 100i + ↓ **2 min** Gehen x4 **AKTIVIERUNG** 1–2 Tage vor dem Rennen	RENNTAG

HALBMARATHON-PROGRAMM FÜR EINSTEIGER

Sie trainieren für Ihren ersten Halbmarathon. Vor dem Einstieg sollten Sie bereits einen 10-km-Lauf schaffen, 3 x pro Woche laufen und ein Trainingsvolumen von 60 % des maximalen Trainingsumfangs im Programm haben.

Beginnen Sie jedes Training des Programms, das schneller als »locker« startet, mit einem 10-minütigen lockeren Dauerlauf und dynamischem Aufwärmen.

PROGRAMMZIELE

Die Wochen 1–4 der Grundlagenphase zielen auf Umfangaufbau mit langen Dauerläufen ab, steigern die Intensität mit kurzen und langen Tempowechselläufen und verbessern die Lauftechnik mit Strides, Sprints und Hügeltraining.

Die Wochen 5–8 (Vorwettkampfphase) führen Intervalltraining in 3-km- und 1500-m-Pace ein. Die lockeren Dauerläufe werden länger, das Verhältnis schnelle/lockere Pace herausfordernder.

In den wettkampfspezifischen Wochen 9–12 gewinnen lange lockere und schnelle Dauerläufe an Distanz; das Verhältnis schnelle-/lockere Pace wird noch fordernder. Intervalle verlagern sich auf die 5-km-Pace. Beginnen Sie das 7–8-tägige Tapering am Wochenende vor dem Rennen, nach dem langen Lauf von Woche 11.

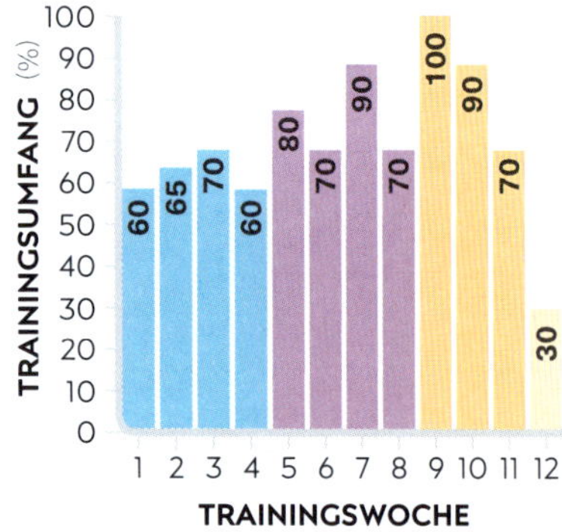

TRAININGSUMFANG PRO WOCHE
Der Trainingsumfang baut sich bis Woche 9 auf. In Woche 12 sinkt er auf 30 %, damit Sie für das Rennen frisch sind.

LEGENDE TRAININGSSYMBOLE s. S. 188–189

TRAININGSWOCHE		TRAINING 1	TRAINING 2	TRAINING 3
1	GRUNDLAGENAUFBAU	18 min, 2 min @ LT mit 4 min @ E, mit 5 min Gehen beenden + 30-s-Stride + 1 min Gehen x4	↑ 10-s-Lauf @ 100i + ↓ 2 min Gehen x2 + 30-s-Sprint + 60–90 s Gehen x6	10 km
2	GRUNDLAGENAUFBAU	18 min, 1 min @ 10 s > LT mit 2 min @ E, mit 5 min Gehen beenden + 30-s-Stride + 1 min Gehen x4	5 km	12 km, 3 km @ E mit 1 km @ HMP
3	GRUNDLAGENAUFBAU	24 min, 4 min @ LT mit 4 min @ E, mit 5 min Gehen beenden + 30-s-Stride + 1 min Gehen x4	↑ 10-s-Lauf @ 100i + ↓ 2 min Gehen x4 + 30-s-Sprint + 60–90 s Gehen x8	14 km
4	GRUNDLAGENAUFBAU	24 min, 2 min @ 10 s > LT mit 2 min @ E, mit 5 min Gehen beenden + 30-s-Stride + 1 min Gehen x4	7 km	12 km, 1 km @ HMP mit 1 km @ S

TRAININGSWOCHE	Phase	TRAINING **1**	TRAINING **2**	TRAINING **3**
5	VORWETTKAMPFPHASE	↑ **10-s-Lauf** @ 100i + ↓ **2 min** Gehen x4 + **20 min** ⤨ **8 min** @ LT mit **2 min** @ E	**200 m** @ 3km + ● Gehen x16	**16 km**
6	VORWETTKAMPFPHASE	**24 min** ⤨ **2 min** @ 10 s > LT mit **2 min** @ S, mit **5 min** Gehen beenden + **30-s-Stride** + **1 min** Gehen x4	**8 km**	**12 km** ⤨ **2 km** @ HMP mit **1 km** @ S
7	VORWETTKAMPFPHASE	↑ **10-s-Lauf** @ 100i + ↓ **2 min** Gehen x4 + **20 min** @ LT	**400 m** @ 3km + ● Gehen x8 + **200 m** @ 1500m + ●● Gehen x4	**18 km**
8	VORWETTKAMPFPHASE	**4 x 5-min-Läufe** @ 20 s < LT + @ 10 s < LT + @ LT + @ 10 s > LT, Ende: **5 min** Gehen + **30-s-Stride** + **1 min** Gehen x4	**9 km**	**12 km** ⤨ **3 km** @ HMP mit **1 km** @ S
9	WETTKAMPFSPEZIFISCHE PHASE	↑ **10-s-Lauf** @ 100i, + ↓ **2 min** Gehen x4 + **25 min** ⤨ **3 min** @ 10 s > LT mit **2 min** @ S	**400 m** @ 5km + ○ Gehen x12 + **200 m** @ 1500m + ●● Gehen x4	**20 km**
10	WETTKAMPFSPEZIFISCHE PHASE	**8,4 km** ⤨ **800 m** @ 10km mit **400 m** @ E, mit **5 min** Gehen beenden + **200 m** @ 1500m + ●● Gehen x4	**10 km**	**15 km** ⤨ **4 km** @ HMP mit **1 km** @ S
11	WETTKAMPFSPEZIFISCHE PHASE	↑ **10-s-Lauf** @ 100i + ↓ **2 min** Gehen x4 + **30 min** @ LT	**800 m** @ 5km + ○ Gehen x6 + **200 m** @ 1500m + ●● Gehen x4	**14 km**
12	TAPERING	**15 min** ⤨ **2 min** @ LT mit **1 min** @ E, mit **5 min** Gehen beenden + **30-s-Stride** + **1 min** Gehen x4	**20–30 min** + + ↑ **10-s-Lauf** @ 100i + ↓ **2 min** Gehen x4 **AKTIVIERUNG** 2 Tage vor dem Rennen	RENNTAG

HALBMARATHON-PROGRAMM FÜR FORTGESCHRITTENE

Dieses Programm ist ideal, wenn Sie einen größeren Wettkampf bestritten haben und den nächsten Halbmarathon vorbereiten. Es bringt Sie in 24 Wochen auf Wettkampfzeit.

Beginnen Sie die Trainings, die in Marathon-Pace starten, mit 3 km lockerem Dauerlauf und dynamischem Aufwärmen.

EINGEWÖHNUNGSPHASE

Ziel ist die Erholung von Ihrem letzten Rennen und der Aufbau eines Leistungsniveaus von 60 % des Trainingsumfangs dieses Programms vor der nächsten Phase. Dies kann länger als drei Wochen dauern; wiederholen Sie, falls nötig, einfach eine Woche.

GRUNDLAGENAUFBAU

In den Wochen 4–9 verbessert Training 1 Ihre Lauftechnik mit kurzen Sprints (Berg und Ebene). In Training 2 arbeiten Sie mit kurzen und mittellangen schnellen Dauerläufen an Ihrer aeroben Ausdauer. Training 3 erhöht den aeroben Trainingsumfang und die Intensität mit langen Dauerläufen.

VORWETTKAMPFPHASE

Erholen Sie sich in Woche 10 mit leichteren Workouts. Die Wochen 11–15 widmen sich der Verbesserung von aerobem Umfang, Tempoausdauer, Schwellentempo und Laktatabbau. In Training 1 werden die Tempowechsel- und Steigerungsläufe härter; längere Hügelläufe kommen hinzu. In Training 2 beginnen Sie mit VO_2max-Intervallen und anaerobem Kapazitätstraining. Die Long Jogs in Training 3 stabilisieren Ihre Halbmarathon-Pace.

WETTKAMPFSPEZIFISCH

In Woche 16 erholen Sie sich, um dann in den Wochen 17–22 längere Strecken in Ihrer Wettkampf-Pace zu laufen. Training 1 erhöht den Schwierigkeitsgrad der Tempowechselläufe zur Optimierung des Laktat-Clearance. Kurze Sprints erhalten die Muskelkraft. Training 2 umfasst kurze, die Intensität steigernde Hügelsprints und mittellange schnelle Dauerläufe. Training 3 konzentriert sich auf lange Läufe in Halbmarathon-Pace (HMP). Ziel ist es, die Steady-Pace-Abschnitte dieser Läufe so nah wie möglich an der HMP zu halten.

TAPERING

Das Tapering in den Wochen 23 und 24 ist dreigeteilt: Die ersten 5 Tage leiten nach der Gipfelbelastung die Erholung ein. Die nächsten 4 Tage erhöhen die Belastung leicht, um Ihre Fitness zu erhalten, ohne den Körper zu belasten. Im finalen 4-Tage-Tapering sollten Sie nur eine Aktivierungseinheit vor dem Wettkampf durchführen.

LEGENDE TRAININGSSYMBOLE
s. S. 188–189

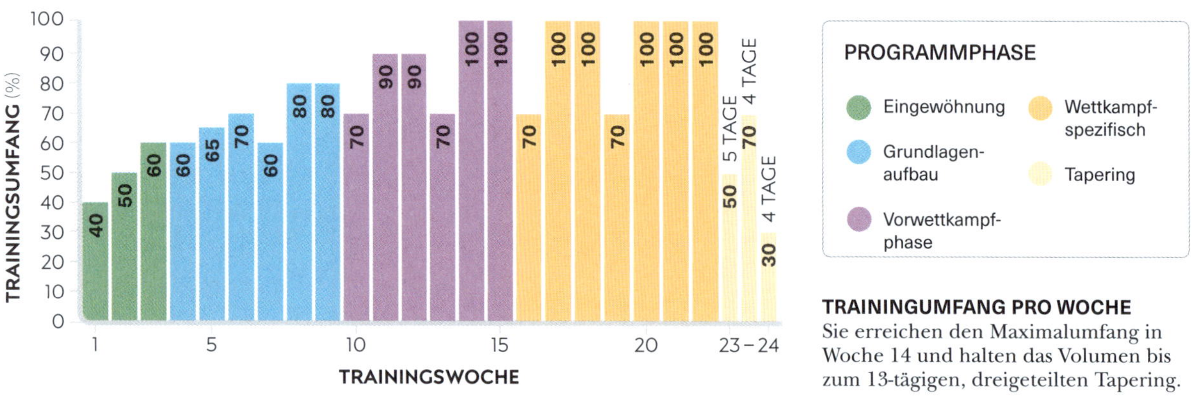

TRAININGUMFANG PRO WOCHE
Sie erreichen den Maximalumfang in Woche 14 und halten das Volumen bis zum 13-tägigen, dreigeteilten Tapering.

TRAININGSWOCHE		TRAINING **1**	TRAINING **2**	TRAINING **3**
1	EINGEWÖHNUNG	30 min	30 min	10 km
2	EINGEWÖHNUNG	40 min +	40 min +	12 km
3	EINGEWÖHNUNG	50 min +	50 min +	14 km
4	GRUNDLAGENAUFBAU	30-s-Sprint + 60–90 s Gehen x8	30 min ⤨ 1 min @ 10 s > LT mit 2 min @ E	5 km + 9 km ⤨ 1 km @ LT mit 2 km @ E
5	GRUNDLAGENAUFBAU	↑10-s-Lauf @ 100i + ↓2 min Gehen x5 + 30-s-Sprint + 60–90 s Gehen x5	50 min 30 min @ E + 10 min @ LT + 10 min @ E	4 x 4-km-Läufe @ 60 s < HMP + @ 45 s < HMP + @ 30 s < HMP + @ 15 s < HMP
6	GRUNDLAGENAUFBAU	↑10-s-Lauf @ 100i + ↓2 min Gehen x8 + 30-s-Sprint + 60–90 s Gehen x4	30 min 10 min @ 40 s < LT + 8 min @ 30 s < LT + 6 min @ 20 s < LT + 4 min @ 10 s < LT + 2 min @ LT	4 km + 12 km ⤨ 3 km @ 20 s < HMP mit 1 km @ E
7	GRUNDLAGENAUFBAU	↑15-s-Lauf @ 100i + ↓2 min Gehen x8 + 30 s Beschleunigungen + 60–90 s Gehen x4	30 min ⤨ 90 s @ 10 s > LT mit 90 s @ E	3 km + + 12 km ⤨ 1 km @ LT mit 1 km @ E
8	GRUNDLAGENAUFBAU	↑15-s-Lauf @ + ↓2 min Gehen x10 + 30 s Beschleunigungen + 60–90 s Gehen x4	50 min 20 min @ E + 20 min @ LT + 10 min @ E	6 x 3-km-Läufe @ 60 s < HMP + @ 50 s < HMP + @ 40 s < HMP + @ 30 s < HMP + @ 20 s < HMP + @ 10 s < HMP

TRAININGSWOCHE	Phase	TRAINING 1	TRAINING 2	TRAINING 3
9	GRUNDLAGEN	↑ 15-s-Lauf @ 100i + ↓ 2 min Gehen x 10 + 30 s Beschleunigungen + 60–90 s Gehen x 6	5 x 6-min-Läufe @ 40 s < LT + @ 30 s < LT + @ 20 s < LT + @ 10 s < LT + @ LT	3 km + 15 km ⋊ 4 km @ 20 s < HMP mit 1 km @ E
10	VORWETTKAMPFPHASE	30 min ⋊ 4 min @ LT mit 2 min @ E, mit 5 min Gehen beenden + 30 s @ 3km – 1500m 1 min Gehen x 4	20–30 min + AKTIVIERUNG + ↑ 10-s-Lauf @ 100i + ↓ 2 min Gehen x 4	14 km ⋊ 1 km @ HMP mit 1 km @ S oder durch 5–8-km-Rennen ersetzen
11	VORWETTKAMPFPHASE	↑ 15-s-Lauf @ 100i + ↓ 2 min Gehen x 4 + ↑ 1-min-Lauf @ VO2 + ↓ 2-min-Jog x 12	1000 m @ 5km + ○ Gehen/Jog x 6 + 200 m @ 1500m + ●● Gehen/Jog x 4	20 km 3 km @ E + 14 km @ 20 s < HMP + 3 km @ E
12	VORWETTKAMPFPHASE	↑ 15-s-Lauf @ 100i + ↓ 2 min Gehen x 4 + 20 min ⋊ 1 min @ 10 s > LT mit 2 min @ S, mit 5 min Gehen beenden	800 m @ 3km + ● Gehen/Jog x 5 + 200 m @ 1500m + ●● Gehen/Jog x 4	5 x 4-km-Läufe @ 60 s < HMP + @ 45 s < HMP + @ 30 s < HMP + @ 15 s < HMP + @ HMP
13	VORWETTKAMPFPHASE	↑ 15-s-Lauf @ 100i + ↓ 2 min Gehen x 4 + ↑ 90-s-Lauf @ VO2 + ↓ 3-min-Jog x 8	1200 m @ 5km + ○ Gehen/Jog x 5 + 200 m @ 1500m + ●● Gehen/Jog x 4	15 km ⋊ 2 km @ HMP mit 1 km @ S
14	VORWETTKAMPFPHASE	↑ 15-s-Lauf @ 100i + ↓ 2 min Gehen x 4 + 4 x 6-min-Läufe @ 30 s < LT + @ 20 s < LT + @ 10 s < LT + @ LT	1000 m @ 3km + ● Gehen/Jog x 4 + 200 m @ 1500m + ●● Gehen/Jog x 4	22 km 4 km @ E + 14 km @ 15 s < HMP + 4 km @ E
15	VORWETTKAMPFPHASE	↑ 15-s-Lauf @ 100i + ↓ 2 min Gehen x 4 + ↑ 2-min-Lauf @ VO2 + ↓ 4-min-Jog x 6	1600 m @ 5km + ○ Gehen/Jog x 4 + 200 m @ 1500m + ●● Gehen/Jog x 4	4 x 5-km-Läufe @ 45 s < HMP + @ 30 s < HMP + @ 15 s < HMP + @ HMP
16	WETTKAMPFSP.	30 min ⋊ 4 min @ LT mit 2 min @ E, mit 5 min Gehen beenden + 30 s @ 3km + 1 min Gehen x 4	20–30 min + AKTIVIERUNG + ↑ 10-s-Lauf @ 100i + ↓ 2 min Gehen x 4	16 km ⋊ 3 km @ HMP mit 1 km @ S oder durch 10–15-km-Rennen ersetzen

Phase	Woche	TRAINING **1**	TRAINING **2**	TRAINING **3**
WETTKAMPFSPEZIFISCHE PHASE	17	**30 min** ⤨ **2 min**@ 10 s > LT mit **3 min**@ S, mit **5 min** Gehen beenden + **30 s** @ 3km – 1500m + **1 min** Gehen x 6	↑ **10-s-Lauf** @ 100i + ↓ **2 min** Gehen x 4 + **60 min** ⤨ **3 min**@ LT mit **3 min**@ S	**5 km** + (optional) + **19 km** **14 km** @ 10 s < HMP + **5 km** @ E
WETTKAMPFSPEZIFISCHE PHASE	18	**12 km** ⤨ **1 km** @ 10km mit **1 km** @ E, mit **5 min** Gehen beenden + **30 s** @ 3km – 1500m + **1 min** Gehen x 6	↑ **10-s-Lauf** @ 100i + ↓ **2 min** Gehen x 4 + **35 min** @ LT	**4 x 6-km-Läufe** @ 45 s < HMP + @ 30 s < HMP + @ 15 s < HMP + @ HMP
WETTKAMPFSPEZIFISCHE PHASE	19	**30 min** ⤨ **3 min**@ 10 s > LT mit **3 min**@ S, mit **5 min** Gehen beenden + **30 s** @ 3km – 1500m + **1 min** Gehen x 6	↑ **10-s-Lauf** @ 100i + ↓ **2 min** Gehen x 4 + **4 x 9-min-Läufe** @ 15 s < LT + @ 10 s < LT + @ 5 s < LT + @ LT	**15 km** ⤨ **4 km** @ HMP mit **1 km** @ S
WETTKAMPFSPEZIFISCHE PHASE	20	**12 km** ⤨ **2 km** @ 10km mit **1 km**@ E, mit **5 min** Gehen beenden + **30 s** @ 3km – 1500m + **1 min** Gehen x 6	↑ **10-s-Lauf** @ 100i + ↓ **2 min** Gehen x 4 + **60 min** ⤨ **4 min**@ LT mit **2 min**@ S	**5 km** + (optional) + **19 km** **14 km** @ 5 s < HMP + **5 km** @ E
WETTKAMPFSPEZIFISCHE PHASE	21	**30 min** ⤨ **3 min**@ 10 s > LT mit **2 min**@ S, mit **5 min** Gehen beenden + **30 s** @ 3km – 1500m x 6	↑ **10-s-Lauf** @ 100i + ↓ **2 min** Gehen x 4 + **40 min** @ LT	**4 x 6-km-Läufe** @ 30 s < HMP + @ 20 s < HMP + @ 10 s < HMP + @ HMP
WETTKAMPFSPEZIFISCHE PHASE	22	**12 km** ⤨ **3 km** @ 10km mit **1 km** @ E, mit **5 min** Gehen beenden + **30 s** @ 3km – 1500m + **1 min** Gehen x 6	↑ **10-s-Lauf** @ 100i + ↓ **2 min** Gehen x 4 + **4 x 9-min-Läufe** @ 10 s < LT + @ 5 s < LT + @ LT + 5 s > LT	**14 km** @ HMP
TAPERING	23	**30 min** ⤨ **4 min**@ LT mit **2 min**@ E, mit **5 min** Gehen beenden + **30 s** @ 3km – 1500m + **1 min** Gehen x 4	↑ **10-s-Lauf** @ 100i + ↓ **2 min** Gehen x 4 + **20 min** @ LT	**16 km** ⤨ **3 km** @ E mit **1 km** @ HMP
TAPERING	24	**8 km** ⤨ **1 km** @ HMP mit **1 km** @ E, mit **5 min** Gehen beenden + **30 s** @ 3km + **1 min** Gehen x 6 5 Tage vor dem Rennen	**20–30 min** + + ↑ **10-Lauf** @ 100i + ↓ **2 min** Gehen x 4 **AKTIVIERUNG** 1 oder 2 Tage vor d. Rennen	**RENNTAG**

MARATHON-PROGRAMM FÜR EINSTEIGER

Dieses Programm bereitet Sie auf Ihren ersten Marathon vor. Bevor Sie einsteigen, sollten Sie in der Lage sein, 21 km am Stück zu laufen, mindestens 3 x pro Woche laufen und bereits ein Trainingsvolumen von 60 % des maximalen Trainingsumfangs im Programm aufgebaut haben.

Beginnen Sie jedes Training, das nicht in Easy Pace startet, mit einem lockeren 10-minütigen Dauerlauf und dynamischem Aufwärmen.

PROGRAMMZIELE

Während des Grundlagenaufbaus in den Wochen 1–4 nehmen lange Läufe an Intensität und Distanz zu. Sie beginnen mit Strides, Sprints und Hügeltraining Tempo und Leistung zu entwickeln.

Die Vorwettkampfphase der Wochen 5–8 führt VO_2max- und anaerobes Kapazitätstraining ein, um die Laktat-Clearance zu verbessern. Der Umfang schneller Dauerläufe und Long Jogs steigt, was Ihre Ausdauer verbessert.

Die wettkampfspezifische Phase der Wochen 9–12 konzentriert sich auf Ihre aerobe Intensität, mit Läufen in Marathon-Pace bis kurz über Schwellentempo. In den letzten 3 Wochen geht es darum, sich vor dem Rennen ausreichend Ruhe und Erholung zu gönnen.

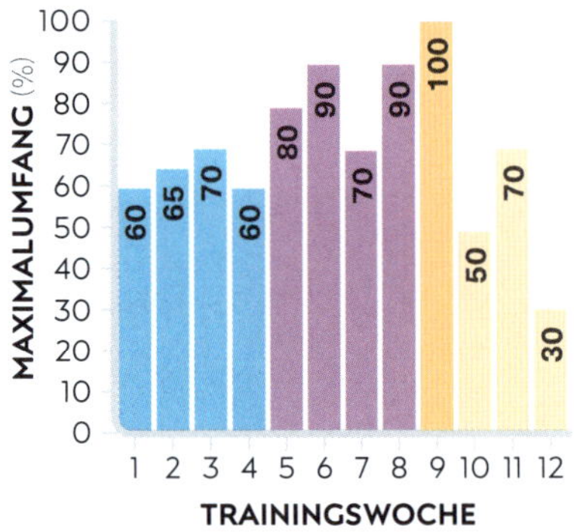

TRAININGSUMFANG PRO WOCHE
Der Trainingsumfang steigt langsam und erreicht in Woche 9 seine Spitze. Eine lange Tapering-Phase ermöglicht ausreichend Erholung vor dem Rennen.

LEGENDE TRAININGSSYMBOLE
s. S. 188–189

TRAININGSWOCHE – GRUNDLAGENAUFBAU

	TRAINING 1	TRAINING 2	TRAINING 3
1	**18 min** ⤨ **2 min** @ LT mit **4 min** @ E, mit **5 min** Gehen beenden + **30-s-Stride** + **1 min** Gehen **x4**	**30-s-Sprint** + **60–90 s** Gehen **x8**	**21 km**
2	**24 min** ⤨ **2 min** @ 10 s > LT mit **2 min** @ E, mit **5 min** Gehen beenden + **30-s-Stride** + **1 min** Gehen **x4**	**10 km**	**16 min** ⤨ **1 km** @ MP mit **1 km** @ E
3	**24 min** ⤨ **4 min** @ LT mit **4 min** @ E, mit **5 min** Gehen beenden + **30-s-Stride** + **1 min** Gehen **x4**	↑ **10-s-Lauf** @ 100i + ↓ **2 min** Gehen **x4** + **30-s-Sprint** + **60–90 s** Gehen **x6**	**24 km**
4	↑ **10-s-Lauf** @ 100i + ↓ **2 min** Gehen **x4** + **24 min** ⤨ **2 min** @ 10 s > LT mit **2 min** @ S	**12 km**	**18 km** ⤨ **2 km** @ MP mit **1 km** @ S

TRAININGSWOCHE	Phase	TRAINING **1**	TRAINING **2**	TRAINING **3**
5	VORWETTKAMPFPHASE	↑ 10-s-Lauf @ 100i + ↓2 min Gehen x4 + 20 min ⤨ 8 min@ LT mit 2 min@ E	200 m @ 3km + ● Gehen x16	27 km
6	VORWETTKAMPFPHASE	↑ 10-s-Lauf @ 100i + ↓ 2 min Gehen x4 + 5 x 4-min-Läufe @ 20 s < LT + @ 15 s < LT + @ 10 s < LT + @ 5 s < LT + @ LT	400 m @ 5km + ○ Gehen x12 + 200 m @ 1500m + ●● Gehen x4	30 km
7	VORWETTKAMPFPHASE	400 m @ 3km + ○ Gehen x8 + 200 m @ 1500m + ●● Gehen x4	15 km	20 km ⤨ 4 km @ MP mit 1 km @ S
8	VORWETTKAMPFPHASE	↑ 10-s-Lauf @ 100i + ↓ 2 min Gehen x4 + 20 min@ LT	800 m @ 5km + ○ Gehen x6 + 200 m @ 1500m + ●● Gehen x4	33 km
9	WETTKAMPFSP.	↑ 10-s-Lauf @ 100i + ↓ 2 min Gehen x4 + 25 min ⤨ 3 min@ 10 s > LT mit 2 min@ S	10 km @ MP, mit 5 min Gehen beenden + 30 s-Stride + 1 min Gehen x6	36 km
10	TAPERING	24 min ⤨ 4 min@ LT mit 2 min@ E, mit 5 min Gehen beenden + 30 s-Stride + 1 min Gehen x4	8 km	24 km ⤨ 5 km @ MP mit 1 km @ S
11	TAPERING	↑ 10-s-Lauf @ 100i + ↓ 2 min Gehen x4 + 4 x 4-min-Läufe @ 20 s < LT + @ 10 s < LT + @ LT + 10 s > LT	12 km @ MP, mit 5 min Gehen beenden + 30 s-Stride + 1 min Gehen x6	15–18 km
12	TAPERING	15 min ⤨ 2 min@ LT mit 1 min@ E, mit 5 min Gehen beenden + 30 s-Stride + 1 min Gehen x4	20–30 min + ↑ 10-s-Lauf @ 100i + ↓ 2 min Gehen x4 **AKTIVIERUNG** 2 Tage vor dem Rennen	RENNTAG

MARATHON-PROGRAMM FÜR FORTGESCHRITTENE

Dieses Programm dient dazu, Sie nach einem großen Wettkampf auf den nächsten vorzubereiten. Das Ziel ist, Ihre Rennzeit binnen 24 Wochen zu verbessern.

Absolvieren Sie am Beginn jeder Trainingseinheit, die im Marathontempo oder schneller startet (s. S. 188–189), einen lockeren Dauerlauf über 3 km und dynamisches Aufwärmen.

EINGEWÖHNUNG

In dieser Phase bauen Sie die ersten 60 % des Trainingsumfangs mit lockeren Dauerläufen und dynamischem Aufwärmen auf, bevor Sie zur nächsten Phase übergehen. Dies kann länger als drei Wochen dauern; wiederholen Sie also bei Bedarf eine Woche.

GRUNDLAGENAUFBAU

In Woche 4–9 steigern Sie den aeroben Trainingsumfang, beginnen mit intensiven aeroben Ausdauereinheiten und arbeiten an Ihrer Lauftechnik. Training 1 umfasst ein Intervalltraining aus kurzen Sprints auf Steigungen und in der Ebene. Training 2 besteht aus kurzen bis mittellangen schnellen Dauerläufen in steigender Intensität. Die langen Läufe in Training 3 werden zu schnellen Dauerläufen über immer größere Distanzen mit zunehmender aerober Intensität.

VORWETTKAMPFPHASE

Erholen Sie sich in Woche 10 mit leichteren Einheiten in Training 1 und 2. In Woche 11–15 geht es darum, den Trainingsumfang im aeroben Bereich weiter auszubauen und Tempoausdauer, Schwellentempo und Laktatabbau zu verbessern. Training 1 führt VO_2max-Intervalle ein. Die langsamen Abschnitte der Tempowechselläufe werden schneller und die Bergläufe länger. In Training 2 steigen Distanz und/oder Pace der schnellen Dauerläufe. Training 3 erhöht den Umfang der langen Dauerläufe, und Sie laufen mehr in Marathongeschwindigkeit.

WETTKAMPFSPEZIFISCH

Die Phase beginnt in Woche 16 mit leichterem Training und fokussiert sich dann auf die aerobe Intensität: die Laufgeschwindigkeiten reichen von Marathon-Pace bis knapp über das Schwellentempo. Die kurzen schnellen Läufe in Training 1 erhöhen Ihr Schwellentempo. In Training 2 wechseln die schnellen Dauerläufe von mittellang zu lang. In Training 3 steigern sich die langen schnellen Läufe auf Marathon-Zielgeschwindigkeit. Planen Sie in den Wochen 17, 19 und 21 zwischen den Läufen in Marathon-Pace von Training 2 und den langen Dauerläufen von Training 3 je 2–3 Ruhetage ein.

TAPERING

Das 3-wöchige Tapering leitet nach dem Belastungsgipfel die Erholung ein. In Woche 22 sinkt der Trainingsumfang auf 50 %. Woche 23 erhält Ihre Kondition mit moderatem Training. Woche 24 vertreibt eventuelle Trägheit mit wenigen lockeren Trainingseinheiten vor dem Renntag.

LEGENDE TRAININGSSYMBOLE S. 188–189

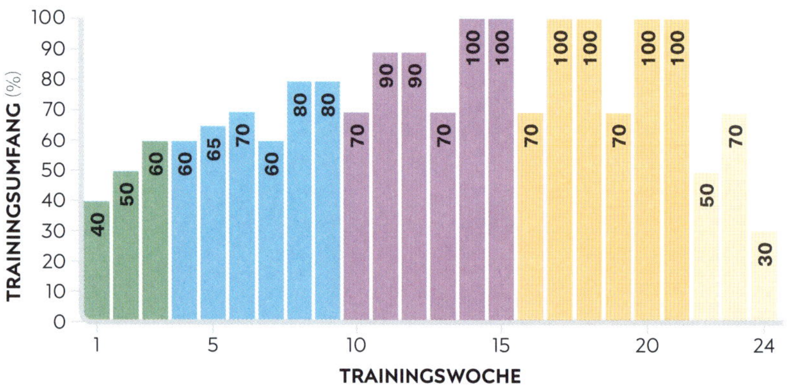

PROGRAMMPHASEN

- Eingewöhnung
- Grundlagenaufbau
- Vorwettkampf
- Wettkampfspezifisch
- Tapering

TRAININGSUMFANG PRO WOCHE
Sie erreichen bis Woche 14 den maximalen Trainingsumfang und behalten ihn durch die Wettkampfphase ohne weitere Steigerung bei.

TRAININGSWOCHE		TRAINING 1	TRAINING 2	TRAINING 3
1	EINGEWÖHNUNG	30 min	30 min	12 km
2	EINGEWÖHNUNG	40 min +	40 min +	14 km
3	EINGEWÖHNUNG	60 min +	60 min +	16 km
4	GRUNDLAGENAUFBAU	30-s-Sprint + 60–90 s Gehen x 8	30 min 1 min @ 10 s > LT mit 2 min @ E	18 km 5 km @ E mit 1 km @ MP
5	GRUNDLAGENAUFBAU	↑ 10-s-Lauf @ 100i + ↓ 2 min Gehen x 5 + 30-s-Sprint + 60–90 s Gehen x 5	30 min 10 min @ 40 s < LT + 8 min @ 30 s < LT + 6 min @ 20 s < LT + 4 min @ 10 s < LT + 2 min @ LT	21 km 8 km @ E + 5 km @ 20 s < MP + 8 km @ E
6	GRUNDLAGENAUFBAU	↑ 10-s-Lauf @ 100i + ↓ 2 min Gehen x 8 + 30-s-Sprint + 60–90 s Gehen x 4	50 min 30 min @ E + 10 min @ LT + 10 min @ E	15 km 5 km @ 40 s < MP + 4 km @ 30 s < MP + 3 km @ 20 s < MP + 2 km @ 10 s < MP + 1 km @ MP
7	GRUNDLAGENAUFBAU	↑ 15-s-Lauf @ 100i + ↓ 2 min Gehen x 8 + 30 s Beschleunigungen + 60–90 s Gehen x 4	30 min 90 s @ 10 s > LT mit 90 s @ E	24 km 5 km @ E mit 1 km @ MP *MP Teilstrecken bis auf LT steigern, wenn Sie sich fit fühlen*
8	GRUNDLAGENAUFBAU	↑ 15-s-Lauf @ 100i + ↓ 2 min Gehen x 10 + 30 s Beschleunigungen + 60–90 s Gehen x 4	5 x 6 min-Läufe @ 40 s < LT + @ 30 s < LT + @ 20 s < LT + @ 10 s < LT + @ LT	15 km 5 km @ E + 10 km @ 20 s < MP

Woche	Phase	TRAINING 1	TRAINING 2	TRAINING 3
9	GRUNDLAGEN	↑15-s-Lauf @ 100i + ↓2 min Gehen x10 + 30 s Beschleunigungen + 60–90 s Gehen x6	50 min 20 min @ E + 20 min @ LT + 10 min @ E	24 km 12 km @ 40 s < MP + 8 km @ 30 s < MP + 4 km @ 20 s < MP
10	VORWETTKAMPFPHASE	30 min ⤨ 4 min@ LT mit 2 min@ E	20–30 min + ↑10-s-Lauf @ 100i + ↓2 min Gehen x4 AKTIVIERUNG	18 km ⤨ 1 km @ MP mit 1 km @ S *oder durch 10-km-Wettkampf ersetzen*
11	VORWETTKAMPFPHASE	↑15-s-Lauf @ 100i + ↓2 min Gehen x4 ↑1-min-Lauf @ VO2 + ↓2-min-Jog x6 + 1 min @ 3km + 1 min Gehen/langs. Jog x6	40 min ⤨ 6 min @ 10 s > LT mit 2 min @ E	25 km 5 km @ E + 15 km @ 10 s < MP + 5 km @ E
12	VORWETTKAMPFPHASE	↑15-s-Lauf @ 100i + ↓2 min Gehen x4 + 2 min @ 5km + 1 min Gehen/langs. Jog x10	30 min ⤨ 1 min @ 10 s > LT mit 2 min @ S	4 x 5 km Laufen @ 45 s < MP + @ 30 s < MP + @ 15 s < MP + @ MP
13	VORWETTKAMPFPHASE	↑15-s-Lauf @ 100i + ↓2 min Gehen x4 + ↑90-s-Lauf @ VO2 + ↓3-min-Jog x8	5 x 6-min-Läufe @ 30 s < LT + @ 20 s < LT + @ 10 s < LT + @ LT + @ 10 s > LT	27 km ⤨ 5 km @ E mit 3 km, dann 4 km, dann 5 km @ MP *MP Teilstrecken bis auf LT steigern, wenn Sie sich fit fühlen*
14	VORWETTKAMPFPHASE	↑15-s-Lauf @ 100i + ↓2 min Gehen x4 + 3 min@ 5km + 90 s Gehen/langs. Jog x6	48 min ⤨ 10 min @ 5 s > LT mit 2 min @ E	21 km ⤨ 2 km @ MP mit 1 km @ S
15	VORWETTKAMPFPHASE	↑15-s-Lauf @ 100i + ↓2 min Gehen x4 + ↑2-min-Lauf @ VO2 + ↓4-min-Jog x6	30 min ⤨ 90 s @ 10 s > LT mit 90 s @ S	30 km 5 km @ E + 20 km @ 10 s < MP + 5 km @ E
16	WETTKAMPFSPH.	30 min ⤨ 4 min @ LT mit 2 min @ E	20–30 min + ↑10-s-Lauf @ 100i + ↓2 min Gehen x4 AKTIVIERUNG	5 x 5-km-Läufe @ 40 s < MP + @ 30 s < MP + @ 20 s < MP + @ 10 s < MP + @ MP *oder durch Halbmarathon-Wettkampf ersetzen*

TRAININGSWOCHE	Phase	TRAINING **1**	TRAINING **2**	TRAINING **3**
17	WETTKAMPFSPEZIFISCHE PHASE	**30–45 min** + **+** ↑ **10-s-**Lauf @ 100i + ↓ **2 min** Gehen **x 10**	**3–6 km** + **+** **12 km** @ MP	**32 km** **3 km** @ E mit **3 km**, dann **4 km**, dann **5 km**, dann **6 km** @ MP mit **2 km** beenden @ E
18	WETTKAMPFSPEZIFISCHE PHASE	↑ **10-s-**Lauf @ 100i + ↓ **2 min** Gehen **x 4** + **5 x 6 min-Läufe** @ 30 s < LT + @ 20 s < LT + @ 10 s < LT + @ LT + @ 10 s > LT	**45 min** **3 min** @ 5 s > LT mit **2 min** @ S	**24 km** **3 km** @ MP mit **1 km** @ S
19	WETTKAMPFSPEZIFISCHE PHASE	**30–45 min** + **+** ↑ **10-s-**Lauf @ 100i + ↓ **2 min** Gehen **x 10**	**15 km** @ MP	**34 km** **10 km** @ 30 s < MP + **8 km** @ 20 s < MP + **8 km** @ 10 s < MP + **8 km** @ MP
20	WETTKAMPFSPEZIFISCHE PHASE	↑ **10-s-**Lauf @ 100i + ↓ **2 min** Gehen **x 4** + **30 min** **2 min** @ 10 s > LT mit **2 min**@ S	**5 x 10-min-Läufe** @ 35 s < LT + @ 25 s < LT + @ 15 s < LT + @ 5 s < LT + @ 5 s > LT	**25 km** **4 km** @ MP mit **1 km** @ S
21	WETTKAMPFSPEZIFISCHE PHASE	**30–45 min** + **+** ↑ **10-s-**Lauf @ 100i + ↓ **2 min** Gehen **x 10**	**18 km** @ MP	**36 km** E mit MP über je **3 km** + je **5 km** + je **10 km**
22	TAPERING	**30 min** **4 min** @ LT mit **2 min** @ E	**20–30 min** + **+** ↑ **10-s-**Lauf @ 100i + ↓ **2 min** Gehen **x 4** **AKTIVIERUNG**	**24 km** @ MP
23	TAPERING	↑ **10-s-**Lauf @ 100i, + ↓ **2 min** Gehen **x 4** + **5 x 7 min-Läufe** @ 35 s < LT + @ 25 s < LT + @ 15 s < LT + @ 5 s < LT + @ 5 s > LT	**12 km** @ MP	**3 km** + **15 km** **1 km** @ MP mit **2 km** @ E
24	TAPERING	**9 km** **2 km** @ MP mit **1 min**@ E *die dritte MP bis auf LT steigern, wenn Sie sich fit fühlen* 5 Tage vor dem Rennen	**20–30 min** + **+** ↑ **10-s-**Lauf @ 100i + ↓ **2 min** Gehen **x 4** **AKTIVIERUNG** 1–2 Tage vor d. Rennen	RENNTAG

WETTKAMPFTIPPS

Wenn Sie auf den Renntag vorbereitet sind, ernten Sie die Früchte all der harten Arbeit im Training. Die richtige Brennstoffversorgung vor dem Rennen, eine optimale Flüssigkeitsaufnahme und die Anwendung einer Rennstrategie sind Schritte, die Ihnen helfen, Ihre Bestleistung zu erreichen.

»Die meisten Menschen beginnen aus ***Gesundheits- und Fitnessgründen*** *mit dem Laufen. Doch sobald sie* ***Erfahrung gesammelt*** *haben, wollen sie ihre* ***Leistung*** *im Wettkampf* ***verbessern.«***

ERNÄHRUNG

Die richtige Brennstoffversorgung vor und während des Rennens ist essenziell, um den Körper für die hochgradigen Anstrengungen mit Energie zu versorgen.

CARBOLOADING

In den Tagen vor einem Rennen speichern Sie mit kohlenhydratreichen Mahlzeiten Glykogen in den Muskeln, das der Körper im Rennen verstoffwechselt.

Bei Rennen über 90 Minuten essen Sie am Vortag (ca. 18 h vorher) ausgiebig zu Mittag, was Ihnen Zeit gibt, um die Kohlenhydrate zu verarbeiten. Das Abendessen ist leicht, es besteht aus einfachen Kohlenhydraten und einem Sportgetränk. Vermeiden Sie Ballaststoffe. Bei kürzeren Rennen nehmen Sie ein kohlenhydratreiches Abendessen ein. Wenn der Wettkampf nicht vormittags stattfindet, essen Sie über den Tag verteilt kleine Mahlzeiten aus einfachen Kohlenhydraten.

2–3 Stunden vor dem Rennen füllen Sie die Glykogenspeicher mit einer kleinen Mahlzeit nach.

IM RENNEN

Ihr Körper speichert Brennstoff nur begrenzt.Bei Rennen über 90 Minuten müssen Sie daher »nachladen«. Nehmen Sie stündlich ca. 60 g Kohlenhydrate zu sich, z. B. in Form von leicht resorbierbaren Sportgetränke, Gels u. Ä.

SUPPLEMENTIERUNG

Legale leistungssteigernde Nahrungsergänzungsmittel können zwar minimale Vorteile bringen, sind aber kein Ersatz fürTraining und angemessene Ernährung. Für Langstreckenläufer werden derzeit Koffein und Nitrat (z. B. in Rote-Bete-Saft) empfohlen.

Testen Sie alle Nahrungsmittel, Portionsgrößen und Ergänzungsmittel bereits im Training auf Verträglichkeit – hier gibt es große individuelle Unterschiede.

Darmmotilität

Bis zu 70 % aller Langstreckenläufer sind von Magen-Darm-Beschwerden betroffen. Bei intensiver Belastung wird das Blut vom Darm weg und zu den arbeitenden Muskeln geleitet, was dessen Fähigkeit beeinträchtigt, während des Laufens Nahrung zu verarbeiten. Ihr Magen-Darm-Trakt ist während eines Laufs besser in der Lage, Nahrung zu resorbieren und zu verarbeiten, wenn er das bereits von Ihren Trainingseinheiten gewohnt ist.

HYDRATION

Wie viel sie vor und beim Rennen trinken, hängt von Umweltfaktoren sowie von der Länge und Intensität des Wettkampfs ab.

Bei Durstgefühlen zu trinken ist besser, als Überhydration vor und während des Rennens zu riskieren. Wenn Sie gut hydriert sind (Hydrationstest s. u.) und der Tag nicht heiß ist, sollten Sie beim Rennen nicht viel trinken müssen. Viele Läufer trinken zu viel, was zu Magen-Darm-Problemen und Hyponaträmie führen kann (s. S.173). Neben Wasser müssen Sie auch durch Schwitzen verlorene Elektrolyte auffüllen. Bei längeren Rennen wird die Flüssigkeitsaufnahme oft durch energiereiche Sportgetränke bestritten. Probieren Sie im Training aus, wie viele und welche Art von Kalorien Sie so aufnehmen können.

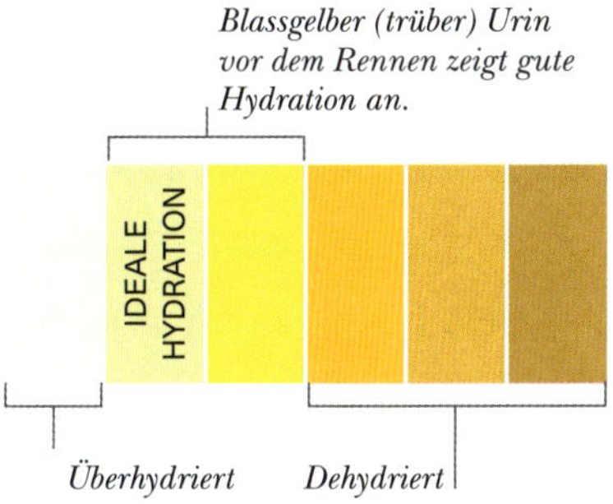

HYDRATATIONSTEST
Die Farbe des Urins ist ein guter Indikator für die Flüssigkeitsversorgung. Benutzen Sie diese Farbkarte, um Ihren Hydratationsgrad vor dem Rennen zu überprüfen.

MUSKELKRÄMPFE

Krämpfe sind schmerzhafte, unwillkürliche Muskelkontraktionen, die Sie außer Gefecht setzen können, wenn sie während eines Rennens auftreten. Am häufigsten sind Waden und Füße betroffen, aber auch Kniesehnen und Quadrizeps. Neue Forschungen widerlegen die traditionelle Theorie, dass Dehydratation zu Krämpfen führt. Man geht davon aus, dass ermüdende körperliche Anstrengung ein Dauerfeuer der Motoneuronen auslöst, das aufgrund von Fehlfunktionen in der neuromuskulären Steuerung Krämpfe verursacht. Als Soforthilfemaßnahme dehnen Sie den Muskel passiv (halten Sie ihn dabei oder stützen Sie ihn gegen den Boden), bis die Krämpfe aufhören.

UNWILLKÜRLICHE KONTRAKTION
Ein krampfender Wadenmuskel kontrahiert plötzlich heftig, was die Ferse in Plantarflexion bringt.

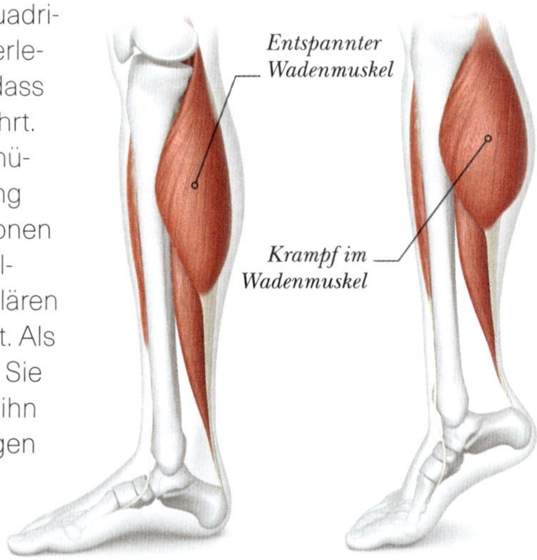

Wettkämpfe in anderen Zeitzonen

Wenn Sie zum Wettkampf in eine Zeitzone reisen, die mehr als drei Stunden von Ihrer gewohnten Ortszeit abweicht, kann der Jetlag Ihre Leistung beeinträchtigen. Der Effekt kann umso schlimmer sein, je mehr Zeitzonen Sie in östlicher Richtung durchreisen, wenn Sie bereits älter sind oder wenn Sie wenig Reiseerfahrung haben. Die folgenden Tipps helfen Ihnen, Ihre innere Uhr mit einer neuen Umgebung zu synchronisieren.

Machen Sie nach der Ankunft einen lockeren Dauerlauf. So akklimatisieren Sie sich und werden wieder geistig wach.

Suchen Sie am Zielort das Tageslicht: Abends, wenn Sie nach Westen in eine spätere Zeitzone reisen; morgens, wenn Sie nach Osten in eine frühere Zeitzone reisen.

Meiden Sie bei einem Wechsel über mehr als 8 Zeitzonen das Tageslicht. Tragen Sie vormittags eine Sonnenbrille, wenn Sie nach Osten reisen und meiden Sie das frühe Abendlicht, wenn Sie nach Westen reisen.

Trinken Sie ausreichend, aber verzichten Sie vor und während des Flugs auf Alkohol. Essen Sie zu den im Reiseland üblichen Zeiten.

Nehmen Sie kurz wirksame Beruhigungsmittel für den Schlaf, Koffein, um wach zu bleiben, oder das Schlafhormon Melatonin gegen Jetlag.

Passen Sie Ihren Schlaf 1–2 Tage vor der Reise an. Gehen Sie 1–2 Stunden früher als üblich zu Bett, wenn Sie nach Osten reisen oder 1–2 Stunden später, wenn Sie nach Westen reisen.

WETTKAMPF**STRATEGIE**

Definieren Sie vor dem Wettkampf A-, B- und C-Ziele. Ihr A-Ziel beschreibt, was Sie erreichen können, wenn alles nach Plan läuft und die Bedingungen gut sind. Das B-Ziel dient der Absicherung, und das C-Ziel sollte eine Leistung sein, auf die Sie immer noch stolz sein können, selbst wenn Ihr Rennen nicht nach Plan verläuft.

Der beste Weg, um sicherzustellen, dass Sie am Renntag gute Leistungen erbringen, ist zu wissen, was Ihr Körper kann und wie Sie Ihr Tempo richtig einteilen. Das alles haben Sie durch Ihr strukturiertes Trainingsprogramm gelernt. Zudem sollten Sie auf das Gelände vorbereitet sein, z. B. mit Hügeltraining für eine profilierte Strecke.

Das Wetter oder unvorhersehbare Schwierigkeiten mit dem Untergrund können es schwierig machen, den Lauf wie geplant durchzuführen. Passen Sie in diesem Fall Ihre Rennstrategie an die neuen Bedingungen an, indem Sie nach Anstrengung laufen (also nach Gefühl für Ihre Ziel-Pace), anstatt weiter eine vorgegebene Pace anzustreben.

Warum Sie im Rennen oft schneller als im Training sind

Wenn Sie sich gut vorbereitet und auch ausreichend getapert haben, sollten Sie am Wettkampftag frisch, gut ausgeruht und energiegeladen einlaufen.
Erhöhte Aufregung am Renntag führt dazu, dass die »Fight-or-Flight«-Reaktion des Sympathikus (s. S. 42) einen Adrenalinschub auslöst, der es dem Körper ermöglicht, auf einem höheren Niveau als im Training zu funktionieren. Die einfache Motivation, dass es sich um ein Rennen und nicht nur um Training handelt, kann die Leistung ebenfalls extrem beeinflussen.

Rennplanung

Eine sinnvolle Strategie ist die Einteilung des Rennens in vier Phasen: Pace, Position, Antrieb, Endspurt. Jede Phase hat ein Ziel, das Sie mit Ihrem Gesamtplan in Einklang bringen können. Sie können sich für eine gleichmäßige Pace entscheiden oder dafür, langsamer zu starten und später Tempo zu machen. Dies hängt vom Gelände und den Laufbedingungen ab sowie von Ihrem Glauben an Ihre Fähigkeit, eine einmal gewählte Pace zu halten.

WETTKAMPF-UNTERGLIEDERUNG
Teilen Sie Ihre Renndistanz in Etappen auf, in denen Sie Ihre Strategie umsetzen. Verteilen Sie die ersten drei Phasen gleichmäßig darauf. Der Endspurt ist für die letzten Meter reserviert.

PACE

ZIEL: *In der geplanten Pace einfinden*

- **Haben Sie eine Start-Pace im Kopf** (oder Anstrengung) , von der Sie sicher sind, dass Sie sie durchhalten.
- **An der Startlinie** lässt man sich leicht mitreißen und startet zu schnell. Dies kann Ihre Pacing-Strategie beeinträchtigen. Bleiben Sie daher ruhig und laufen Sie Ihr eigenes Rennen.
- **Gewöhnen Sie sich** an Ihre geplante Pace, und beobachten Sie, wie die empfundene Belastung damit übereinstimmt. Versuchen Sie sich wohlzufühlen und schenken Sie dem Geschehen um Sie herum nicht zu viel Beachtung.

POSITION

ZIEL: *Eine gute Position zur Strategieumsetzung finden*

- **Sehen Sie sich um.** Wenn andere Läufer die gleiche Pace laufen, schließen Sie zu der Gruppe auf, um Ihre mentale Belastung zu verringern und sich das Tempomachen zu teilen.
- **Wenn Ihr Ziel** der Sieg oder eine gute Platzierung ist, spielen Sie Ihre Stärken aus. Tempomäßig gute Läufer könnten hinter dem Frontläufer bleiben und ihn im Endspurt überholen. Läufer mit guter Ausdauer können die Führung übernehmen und die Pace so steigern, dass die anderen Läufer nicht mehr mithalten können.

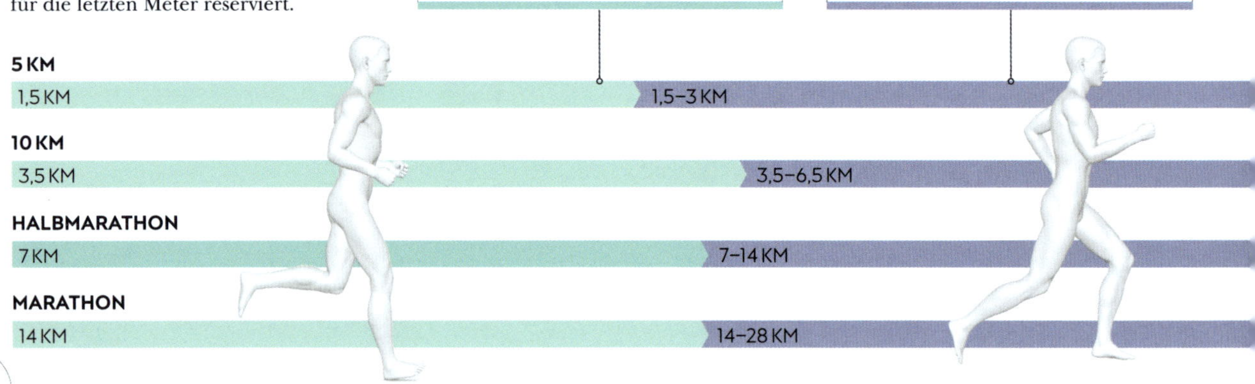

Erholung nach dem Wettkampf

Ein Wettkampf fordert Sie maximal. Planen Sie daher je nach Länge und Intensität des Laufs einige Tage bis Wochen Trainingspause ein. Es empfiehlt sich eine aktive Erholung, doch dürfen die Aktivitäten nur mit niedriger Belastung und Intensität einhergehen (s. S.174).

Trainingsprogramme für Rennen, insbesondere im Marathonbereich, können geistig wie körperlich ihren Tribut fordern. Kümmern Sie sich um alle Beschwerden, die vor oder im Rennen aufgetreten sind. Nutzen Sie die Zeit, um sich in der Arbeit wieder auf den Stand zu bringen, Sozialkontakte zu pflegen und für alles, was Sie vernachlässigt haben. Am wichtigsten ist es, dass Sie sich für das, was Sie geleistet und erreicht haben, belohnen.

Wann Sie das Training wiederaufnehmen, hängt davon ab, wie Sie sich nach dem Wettkampf körperlich fühlen. Beginnen Sie mit leichtem Dauerlauf, bis Sie spüren, dass sich Ihre Beine erholt haben. Ergänzen Sie dann Strides oder kurze Sprints, um Ihr neuromuskuläres System zu aktivieren. Bauen Sie die Erholungszeit in Ihre Saisonplanung ein (s. S.161).

ANTRIEB

ZIEL: *Den Plan durchziehen und sich auf das große Finale vorbereiten*

- **Wenn Sie ermüden,** können entspannende Stichworte und motivierende Selbstgespräche Ihnen über die schwierigen Momente hinweghelfen, in denen Sie aufgeben wollen.
- **Aktivieren Sie Ihre Energiereserven** und erhöhen Sie Ihre Pace, wenn das geht, oder halten Sie sie zumindest. Treiben Sie sich selbst zu einer persönlichen Bestleistung an oder dazu, auf einem der vorderen Plätze zu landen.

ENDSPURT

ZIEL: *So schnell wie möglich ins Ziel kommen*

- **Nutzen Sie den letzten Adrenalin- und Motivationsschub,** um zur Ziellinie zu sprinten.
- **Bereiten Sie sich darauf vor, zu beschleunigen,** wenn Sie die letzten 500 m erreichen. Bei einem kürzeren Rennen können Sie das Tempo möglicherweise über bis zu 400 m steigern; im Marathon schaffen Sie einen Sprint vielleicht nur über die letzten 100 m.

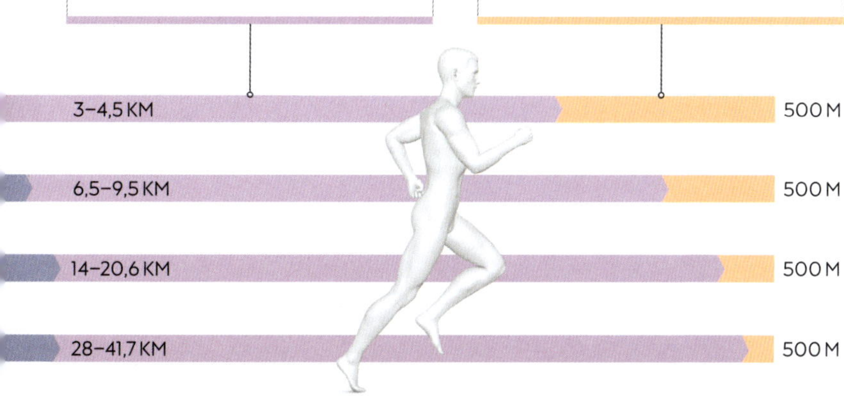

Hochs und Tiefs im Wettkampf

Ihr Körper kann auf die Anstrengung eines Rennens extrem reagieren. Vielleicht haben Sie das Glück oder Pech, folgende Phänomene zu erleben:

Das »Runner's High«, ein euphorisches Gefühl, das sich auf Langstreckenläufen einstellen kann. Läufer auf der ganzen Welt berichten davon. Durch Fortschritte in der Bildgebung ist heute belegt, dass Ausdauerlaufen tatsächlich eine Hormonausschüttung im Gehirn auslöst. Die als Endorphine bekannten Hormone gelten als stimmungsaufhellend und Euphorie auslösend. Ihre Ausschüttung scheint ein Beispiel einer neurologischen »Belohnungs«-Reaktion auf intensive aerobe Aktivität zu sein, die wahrscheinlich Teil unserer Evolutionsgeschichte ist.

Der »Hungerast« ist ein physiologischer Zustand, der durch die Entleerung der Glykogenspeicher in Leber und Muskeln eintritt. Die Symptome sind plötzliche, extreme Ermüdung, Schweregefühle, Koordinationsverlust in den Beinen, verschwommenes Sehen und Konzentrationsprobleme, meist in den späteren Phasen eines Laufs. Er lässt sich zwar durch Energiezufuhr (s. S. 210) und Pace-Anpassung lindern, doch deuten neuere Untersuchungen darauf hin, dass sich Physiologie und Stoffwechsel nach etwa 90 Minuten Laufen so verändern, dass es schwierig wird, das eben noch machbar erscheinende Tempo aufrechtzuerhalten.

GLOSSAR

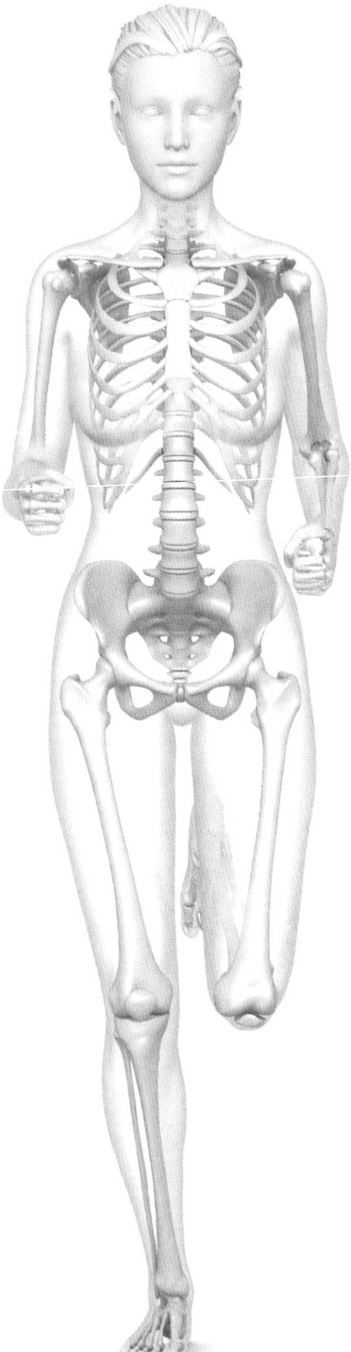

Abstoßen Der Moment, in dem der Fuß den Boden verlässt, um den Körper voranzutreiben.

Adenosintriphosphat (ATP) Das Molekül, das die Energie für Muskelkontraktionen speichert, transportiert und ausschüttet.

Aerobe Zellatmung Die primäre Methode der Energieproduktion des Körpers beim Ausdauertraining. Der Körper verwendet dabei Sauerstoff, um Glukose in ATP umzuwandeln.

Alaktischer Weg Das schnellstverfügbare Energiesystem des Körpers zur Versorgung bei plötzlichen oder explosiven Bewegungen. Das anaerobe alaktische System wird durch gespeichertes ATP und Kreatinphosphat gespeist.

Anaerober Stoffwechsel Die Energieproduktionsmethode des Körpers für fordernde Aktivitäten bei Sauerstoffmangel. Führt zu Laktatanhäufung und funktioniert daher nur kurzzeitig.

Äußere Belastung Der objektive Umfang der vom Körper geleisteten Arbeit, z. B. Distanz, Zeit oder gelaufene Schritte.

Biomechanik Wissenschaft der beim Laufen wirkenden Kräfte und Bewegungen des Körpers.

Distal Lagebezeichnung für Körperstrukturen, die von der Körpermitte entfernt liegen.

Drehmoment Das Maß, wie sehr eine auf ein Objekt wirkende Kraft dieses dazu veranlasst, sich um eine Achse zu drehen.

Exzentrisch Die Art der Muskelkontraktion, bei der Muskeln sich verlängern.

Flugphase Die Phase beim Laufen, in der beide Füße vom Boden abgehoben sind, wird auch als »Schwebephase« bezeichnet. Eine Unterphase der Schwungphase.

Fußaufsatzmuster Die Stelle am Fuß, die beim Laufen als Erstes Bodenkontakt hat. Fußaufsatzmuster werden als Rück-, Mittel- oder Vorfußaufsatz klassifiziert.

Bodenreaktionskraft (GRF) Die gleich große und entgegengesetzt wirkende Kraft, die beim Kontakt mit dem Boden auf den Körper einwirkt.

Herzfrequenzreserve (HFR) Der Bereich der Herzaktivität, in dem Sie trainieren sollten. Differenz zwischen Ruheherzfrequenz (RHF) und maximaler Herzfrequenz (MHF).

Innere Belastung Die Anstrengung, die beim Training oder im Wettkampf geleistet wird, wie z. B. Herzfrequenz, Atemfrequenz oder RPE.

Isometrisch Die Art der Muskelkontraktion, bei der Muskeln gleich lang bleiben.

Kinematik Die Messung der Bewegung des menschlichen Körpers ohne Berücksichtigung von Kräften (z. B. Gelenkwinkel).

Kinetische Kette Ein Konzept, das den Körper als Kette verbundener Segmente beschreibt. Jedes Segment trägt Einzelbewegungen bei, die sich mit denen der Nachbarsegmente zu größeren Bewegungen über die ganze Kette verbinden.

Kinetische Energie Bewegungsenergie.

Konzentrisch Die Art der Muskelkontraktion, bei der Muskeln sich verkürzen.

Laktatschwelle Die Trainingsintensität, die Sie bewältigen können, bevor Ihr Körper anfängt, exponentiell Laktat zu akkumulieren.

Laufstil Individuelle Lauftechnik.

Laufökonomie Definiert sich über die Menge an verbrauchtem Sauerstoff bei einer definierten submaximalen Laufgeschwindigkeit. Man misst dafür den Sauerstoffverbrauch (VO_2) bei Steady-State-Pace sowie das Atmungsaustauschverhältnis. Kann durch Genetik, Umweltbedingungen, Laufschuhe, Fitness, Biomechanik u. a. beeinflusst werden.

Mittlere Standphase Laufphase, in der sich der Körperschwerpunkt direkt über der stützenden Basis befindet. Die vertikale GRF ist am größten und die Bremskraft geht in Vortriebskraft über.

PB Persönliche Bestleistung.

Proximal Lagebezeichnung für Körperstrukturen, die näher zur Körpermitte liegen.

RPE-Skala Quantitatives Maß für die beim Training empfundene Anstrengung. Wird mit einer 10- oder 20-Punkte-Skala bewertet.

Standphase Laufphase, in welcher der Fuß Bodenkontakt hat. Umfasst ca. 40 % des Laufzyklus (bei langsamerem Tempo weniger).

Schwungphase Die Laufphase, in der kein Fuß Bodenkontakt hat. Umfasst ca. 60 % des Laufzyklus (bei höherem Tempo mehr).

Stoßdämpfungsphase Der Beginn des Laufzyklus: Die ersten 15–20 Prozent der Standphase, wenn der führende Fuß den Initialkontakt mit dem Boden herstellt.

Terminale Standphase Finale Teilphase der Standphase, in der Hüfte, Knie und Sprunggelenk maximal gestreckt sind, um den Körper nach vorne zu beschleunigen.

Trainingsbelastung Gesamtmaß für die Belastung des Körpers durch das Training. Berechnet sich als Produkt aus dem Umfang (äußere Belastung) und der Intensität (innere Belastung) Ihrer Trainingseinheiten.

Trainingsumfang Maß für die erbrachte Leistung und die dafür aufgewandte Anstrengung. Wird oft in Kilometern, Meilen oder Zeit gemessen.

VO_2max Maß für die Sauerstoffaufnahme des Körpers bei maximaler Anstrengung.

Ziel-Pace Das Tempo in Minuten pro Kilometer oder Meile, das Sie anstreben, um Ihre Ziel-Rennzeit zu erreichen.

MUSKELGRUPPEN

Außenrotatoren (der Hüfte) Muskeln, die den Oberschenkel nach außen drehen.

Distale hintere Oberschenkelmuskeln Knienahe Anteile der vorderen Oberschenkelmuskeln; für das Beugen der Knie zuständig.

Hüftabduktoren Muskeln, die beim Laufen zur Beckenstabilität in der Frontalebene beitragen. Wirken der kontralateralen Beckensenkung entgegen.

Hüftadduktoren Muskelgruppe an der Oberschenkelinnenseite, die den Oberschenkel zur Körpermitte ziehen: M. adductor longus, M. adductor brevis, M. adductor magnus, M. pectineus und M. gracilis (langer, kurzer und großer Adduktor, Kammmuskel und Schlankmuskel).

Hüftstrecker Muskelgruppe, die den Oberschenkel nach hinten zieht und die Hüfte streckt. Dazu gehören die Gesäßmuskeln, der großer Adduktor und die Muskeln an der Oberschenkelrückseite.

Hüftbeuger Muskelgruppe, die den Oberschenkel Richtung Brust hebt und die Hüfte beugt. Dazu gehören M. iliopsoas (M. iliacus und M. psoas major), M. rectus femoris, M. sartorius und M. tensor fasciae latae (Lenden-Darmbeinmuskel (Darmbein- und großer Lendenmuskel), gerader Oberschenkelmuskel, Schneidermuskel und Schenkelbindenspanner/TFL).

Hüftinnenrotatoren Muskeln, die die Hüfte nach innen drehen.

Proximale hintere Oberschenkelmuskeln Hüftnaher Anteil der hinteren Oberschenkelmuskeln, der die Hüfte streckt.

Tiefe Hüftmuskulatur Gruppe von sechs Außenrotatoren der Hüfte, die bei Langstreckenläufern meist verhärtet sind.

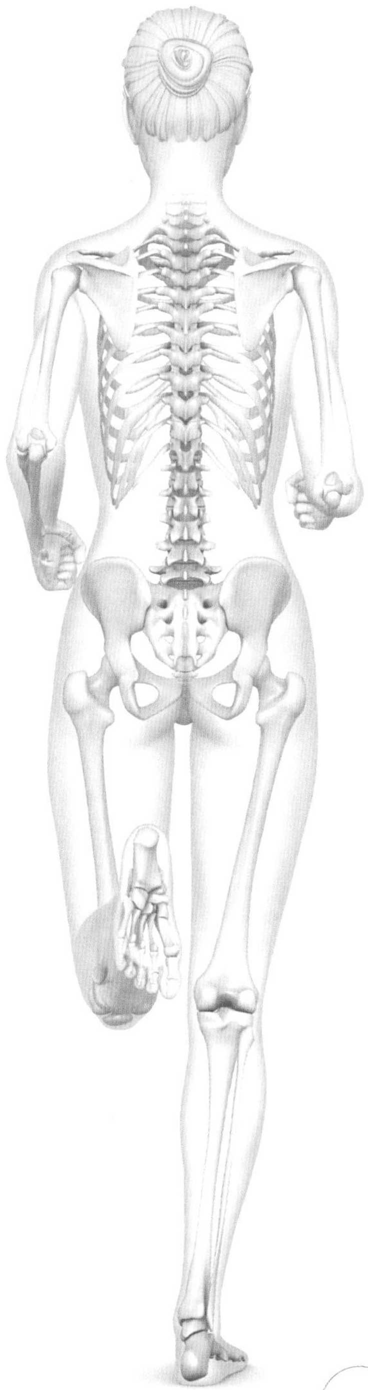

REGISTER

E

F

G

H

I, J

K

U-V

W–X

Z

QUELLENVERZEICHNIS

Einleitung

6 »[...] an einem Sport, dem Millionen Menschen weltweit mit Begeisterung nachgehen.« M. van Middelkoop et al.: *Risk factors for lower extremity injuries among male marathon runners*, Scand J Med Sci Sports 18 (2008).

»Schon eine niedrige Trainingsdosis senkt die Wahrscheinlichkeit, an Herz-Kreislauf-Erkrankungen zu sterben.« C. J. Lavie et al.: *Exercise and the cardiovascular system*, AHA Circulation Research 117 (2015).

9 »Es gibt auch Hinweise darauf, dass Laufen eine bestehende Arthrose nicht unbedingt verschlechtert, sondern die damit verbundenen Symptome sogar verbessern könnte.« G. H. Lo et al.: *Running does not increase symptoms or structural progression in people with knee osteoarthritis*, Clinical Rheumatology 37 (2018).

»Über 6 Wochen oder mehr 2 x wöchentlich, mit hohem Widerstand zu trainieren verbessert nachweislich die Laufleistung und senkt das Verletzungsrisiko.« J. B. Lauersen et al.: *The effectiveness of exercise interventions to prevent sports injuries*, British Journal of Sports Medicine 48 (2014).

Laufanatomie

24 »Früher nahm man an, ein größerer Winkel erhöhe das Risiko für patellafemorale Schmerzen [...], doch der Zusammenhang ist nicht wissenschaftlich belegt.« G. P. Almeida et al.: *Q-angle in patellofemoral pain: relationship with dynamic knee valgus, hip abductor torque, pain and function*, Revista Brasileira de Ortopedia 51 (2016).

N. E. Lankhorst et al.: *Risk factors for patellofemoral pain syndrome*, Journal of Orthopaedic & Sports Physical Therapy 42 (2012).

E. Pappas, W. M. Wong-Tom: *Prospective predictors of patellofemoral pain syndrome*, Sports Health 4 (2012).

30 »Beim Laufen ermöglicht ein gut funktionierender Core, den Rumpf über dem aufgesetzten Bein zu kontrollieren. Er maximiert die Erzeugung, Übertragung und Kontrolle von Kraft und Bewegung auf die unteren Gliedmaßen.« W. B. Kibler et al.: *The role of core stability in athletic function*, Sports Medicine 36 (2006).

31 »[...] fördert Laufen erwiesenermaßen die Bandscheibengesundheit.« D. L. Belavy et al.: *Running exercise strengthens the intervertebral disce*, Scientific Reports 7 (2017).

46 »Einige Studien sehen die vertikale GRF-Belastung als ursächlich für Verletzungen an, andere deren Bremswirkung.« H. van der Worp et al.: *Do runners who suffer injuries have higher vertical ground reaction forces than those who remain injury-free?*, British Journal of Sports Medicine 50 (2016).

C. Napier et al.: *Kinetic risk factors of running-related injuries in female recreational runners*, Scand J Med Sci Sports 28 (2018).

50 »Zehn Tage Training in der Hitze genügen erwiesenermaßen, um den VO_2max-Wert um fünf Prozent zu steigern.« S. Lorenzo et al.: *Heat acclimation improves exercise performance*, Journal of Applied Physiology 109 (2010).

»[...] deuten Studien darauf hin, dass sich besonders bei Gegenwind die Laufökonomie im Windschatten verbessert.« I. Shinichiro: *Aerodynamic Effects by Marathon Pacemakers on a Main Runner*, Transactions of the Japan Society of Mechanical Engineers, Part B 73 (2007).

C. T. Davies: *Effects of wind assistance and resistance on the forward motion of a runner*, Journal of applied physiology: respiratory, environmental and exercise physiology 48 (1980).

51 »Selbst eine starke verkehrsbedingte Belastung überwiegt nicht die positiven Effekte körperlicher Aktivität auf die Sterblichkeit.« Z. J. Andersen, A. de Nazelle, M. A. Mendez et al.: *A study of the combined effects of physical activity and air pollution on mortality in elderly urban residents*, Environmental Health Perspectives 123 (2015).

Verletzungsprävention

54 »Eine Verbesserung der Laufform kann zum Verletzungsschutz beitragen.« Z. Y. S. Chan, J. H. Zhang, I. P. H. Au et al.: *Gait Retraining for the Reduction of Injury Occurrence in Novice Distance Runners: 1-Year Follow-up of a Randomized Controlled Trial*, American Journal of Sports Medicine 46 (2018).

64 »In der bisher umfassendsten Studie waren jedoch Parameter wie das Gangbild nach einer sechsmonatigen Eingewöhnungszeit nach wie vor unverändert. Auch bezüglich des Effekts der Minimalschuhe auf die Fußbelastung sind die Ergebnisse widersprüchlich.« J. T. Fuller, D. Thewlis, M. D. Tsiros et al.: *Longer-term effects of minimalist shoes on running performance, strength and bone density: a 20-week follow-up study*, European Journal of Sport Science (2018). J. P. Warne, A. H. Gruber: *Transitioning to minimal footwear: a systematic review of methods and future clinical recommendations*, Sports Medicine 3 (2017).

65 »Studien zeigen, dass Frauen anfälliger für Knieverletzungen sind und Männer mehr Knöchel-, Fuß- und Schienbeinverletzungen erleiden.« P. Francis, C. Whatman, K. Sheerin K et al.: *The Proportion of Lower Limb Running Injuries by Gender, Anatomical Location and Specific Pathology*, Journal of Sports Science and Medicine 18 (2019).

72 »Jüngste Forschungen widerlegen die Annahme, dass Fersenlaufen das Verletzungsrisiko erhöht und Vorfußlaufen ökonomischer ist.« J. Hamill and A. H. Gruber: *Is changing footstrike pattern beneficial to runners?*, J Sport Health Sci 6 (2017).

73 »Laut einer Studie ist dies [kontralaterale Beckensenkung] die wichtigste Einflussgröße bei laufbedingten Verletzungen.« C. Bramah et al.: *Is There a Pathological Gait Associated With Common Soft Tissue Running Injuries?*, American Journal of Sports Medicine 46 (2018).

Kraftübungen

97 »Eine zunehmende Zahl wissenschaftlicher Belege zeigt, dass Krafttraining nicht nur das Verletzungsrisiko senkt, sondern auch die Leistung positiv beeinflusst.« B. R. Rønnestad et al.: *Optimizing strength training for running and cycling endurance performance*, Scand J Med Sci Sports 24 (2014).

103 »Der Fuß liefert bis zu 17 % der für einen Schritt benötigten Energie.« L. A. Kelly et al.: *Intrinsic foot muscles contribute to elastic energy storage and return in the human foot,* Journal of Applied Physiology 126 (2019).

116 »Etwa jeder fünfte Mensch mit akuter Sprunggelenkzerrung entwickelt eine chronische Instabilität.« O. A. Al-Mohrej et al.: *Chronic ankle instability: Current perspectives*, Avicenna Journal of Medicine 6 (2016).

128 »Der Grad der Beckenkippung beim Laufen bestimmt mit, wie stark die Hüfte sich beim Abstoßen strecken kann.« A. G. Schache et al.: *Relation of anterior pelvic tilt during running to clinical and kinematic measures of hip extension*, British Journal of Sports Medicine 34 (2000).

152 »Untersuchungen zeigten allerdings, dass Langstreckenlaufen das Stressfrakturrisiko nicht senkt.« P. Mustajoki et al.: *Calcium metabolism, physical activity and stress fractures*, The Lancet 322 (1983).

A. Swissa et al.: *The effect of pretraining sports activity on the incidence of stress fractures among military recruits*, Clinical Orthopaedics and Related Research 245 (1989).

M. Fredericson et al.: *Effects of ball sports on future risk of stress fractures in runners*, Clinical Journal of Sports Medicine 15 (2005).

»Um die Knochendichte zu erhöhen und das Risiko für Stressfrakturen zu senken, empfehlen sich Übungen wie Hüpfen oder Box-Jump-Varianten, die den Körper in raschem Tempo stark belasten.« C. Milgrom et al.: *Using Bone's Adaptation Ability to Lower the Incidence of Stress Fractures*, American Journal of Sports Medicine 28 (2000).

Richtig trainieren

166 »Ihre Laktatschwelle können Sie im Labor messen lassen oder einfach mit der RPE-Skala ermitteln.« J. L. Dantas et al.: *Detection of the lactate threshold in runners: what is the ideal speed to start an incremental test?,* Journal of Human Kinetics 45 (2015).

170 »Studien zeigen, dass Ablenkungstechniken wie das Hören schneller Musik dem Körper helfen durchzuhalten, während das Gehirn beschäftigt ist.« J. Waterhouse et al.: *Effects of music tempo upon submaximal cycling performance*, Scand J Med Sci Sports 20 (2010).

171 »Studien zeigen, dass Sätze wie ›Ich schaffe das‹ oder ›Ich kann den Schmerz überwinden‹, die Rennleistung verbessern können, wenn es schwierig wird.« A. W. Blanchfield et al.: *Talking yourself out of exhaustion: the effects of self-talk on endurance performance*, Medicine & Science in Sports & Exercise 46 (2014).

175 »Obwohl es Hinweise darauf gibt, dass sie weder die Durchblutung verbessern noch die Beseitigung von Stoffwechselprodukten unterstützen (was oft behauptet wird), betonen wissenschaftliche Studien durchweg die positive psychologische Wirkung von Massagen.« O. Dupuy et al.: *An Evidence-Based Approach for Choosing Post-exercise Recovery Techniques to Reduce Markers of Muscle Damage, Soreness, Fatigue, and Inflammation*, Frontiers in Physiology (2018).

»Schlafhygiene kann Schlafqualität und -quantität verbessern.« S. L. Halson et al.: *Monitoring training load to understand fatigue in athletes*, Sports Medicine 44 (2014).

182 »Physiologisch gesehen verbessern diese Trainingseinheiten die Sauerstoffaufnahme in einem prozentual höheren Anteil an Muskelfasern. Sie beschleunigen den Sauerstoffumsatz, indem sie erst Slow-Twitch-Muskelfasern und in den späteren Laufphasen Fast-Twitch-Fasern rekrutieren.« R. Canova: *Marathon Training: A Scientific Approach*, IAF, 1999, S. 51.

183 »Das Laktat wird in den langsamen Teilstrecken von den Slow-Twitch-Muskelfasern abgebaut. Dies verbessert die Fähigkeit Ihrer Muskeln, Laktat als Brennstoff zu nutzen.« R. Canova: *Marathon Training:* A Scientific Approach, IAF, 1999, S. 53.

»Wenn Sie das Tempo der Erholungabschnitte fast an Ihrer schnellen Pace halten oder deren Dauer verkürzen können, zeigt dies, dass sich die Laktat-Clearance-Rate Ihrer Muskeln verbessert hat.« R. Canova: *Marathon Training: A Scientific Approach*, IAF, 1999, S. 52.

184 »Marathonläufer mit guten Zeiten auf 5 km und 10 km hingegen profitieren eher vom Training an der aerob-anaeroben Schwelle.« R. Canova: *Marathon Training: A Scientific Approach*, IAF, 1999, S. 60–62.

210 »Bis zu 70 % aller Langstreckenläufer sind von Magen-Darm-Beschwerden betroffen.« H. P. Peters et al.: *Gastrointestinal symptoms in long-distance runners, cyclists, and triathletes: prevalence, medication, and etiology*, The American J. of Gastroenterology 96 (1999).

211 »Bei Durstgefühlen zu trinken ist besser, als Überhydration vor und während des Rennens zu riskieren.« E. D. B. Goulet, M. D. Hoffman, *Impact of Ad Libitum Versus Programmed Drinking on Endurance Performance*, Sports Medicine 49 (2019).

213 »[...] doch deuten neuere Untersuchungen darauf hin, dass sich Physiologie und Stoffwechsel nach etwa 90 Minuten Laufen [...] verändern [...]« I. E. Clark et al.: *Dynamics of the power-duration relationship during prolonged endurance exercise and influence of carbohydrate ingestion*, Journal of Applied Physiology 127 (2019).

ÜBER DIE AUTOREN

Chris Napiers Laufleidenschaft umfasst drei Bereiche: Er behandelt als Physiotherapeut Läufer, versucht als Wissenschaftler zu verstehen, warum es zu Laufverletzungen kommt und wie sie sich verhindern lassen und hat als Läufer selbst Erfolge von der Mitteldistanz bis zum Marathon zu verzeichnen. Er ist Mitinhaber einer physiotherapeutischen Praxis in Vancouver, Kanada und klinischer Assistenzprofessor an der Fakultät für Physiotherapie der University of British Columbia (UBC). 2003 erwarb er seinen Master in Physiotherapie in Perth, Australien und promovierte 2018 an der UBC zum Thema »Biomechanik des Laufens und Verletzungsprävention«. Er betreut als Physiotherapeut den nationalen Leichtathletikverband Athletics Canada und arbeitete mit panamerikanischen, Commonwealth-, Olympia- und Weltmeisterschaftsteams. Als junger Läufer erzielte er in der Mitteldistanz 1996 Silber bei den kanadischen Leichtathletikmeisterschaften für Junioren und Bronze bei den kanadischen Universitätsmeisterschaften 1997. 2010 wechselte er zum Marathon und genießt es seither, mithilfe seines Trainers und Co-Autors Jerry Ziak seine persönliche Bestleistung über die Jahre hinweg zu steigern.

Jerry Ziak ist seit 1986 Wettkampf-Langstreckenläufer, seit 2005 Trainer und seit 2013 Mitinhaber eines Laufsportausrüsters in Vancouver, Kanada. Er startete seine Wettkampfkarriere mit Crosslauf und auf der Bahn, wo er sich auf die Mitteldistanzen von 800 bis 10000 m spezialisierte. Auf der Suche nach dem für ihn optimalen universitären Sportumfeld lief er für die Auburn University in Alabama, für die Boise State University in Idaho und für die University of Victoria in British Columbia, bevor er an die UBC kam. Die verschiedenen Crosslauf- und Bahn-Trainingstechniken, die er auf diesen Stationen kennenlernte und die Trainer seiner Kindheit halfen ihm, seine persönliche Philosophie als Trainer und Coach zu entwickeln. Nach seiner Promotion an der UBC nutzte er diese vielfältigen Erfahrungen, um sich selbst auf längeren Distanzen auf der Straße zu coachen und erreichte schließlich eine Marathonzeit von 2:17:24. Zur selben Zeit begann er, Cross- und Bahnläufer an Highschools zu coachen und als Halbmarathon- sowie Marathon-Trainer zu arbeiten. Er läuft auch mit über 40 Jahren weiterhin Rennen über verschiedene Distanzen und liebt es, sein Wissen und seine Leidenschaft für den Sport mit seinen Kunden, den Teilnehmern seiner Laufkurse und den vielen Läufern zu teilen, die er online coacht.

DANK

Chris Napier: Ich schulde vielen Menschen Dank dafür, dass dieses Buch möglich wurde: Kate, Bella und Roewan für ihre nie nachlassende Unterstützung. Meiner Mutter, die mich durch die Siege in ihrer Altersklasse immer noch inspiriert und meinem verstorbenen Vater, der mir beigebracht hat, was negative Splits sind. Danke auch allen meinen Trainern – insbesondere meinem Co-Autor und Freund Jerry Ziak –, von denen ich enorm viel gelernt habe. Ein Dank geht auch an meine Freunde und Fachkollegen: Paul Blazey, Lara Boyd und Tara Klassen, die beim Lektorat und Korrektorat halfen und mir mit Ratschlägen zur Seite standen. Ein herzliches Dankeschön für die angenehme Zusammenarbeit an das Team von DK: Salima, Alastair, Clare, Tia, Arran und alle anderen.

Jerry Ziak: Ich danke meiner Familie, die meine Laufleidenschaft immer unterstützt hat. Großen Dank schulde ich auch all meinen früheren Trainern und insbesondere dem Coach meiner Jugend und lebenslangen Freund Darren Skuja, der meine Liebe zum Laufsport in jungen Jahren entfacht hat.

Dorling Kindersley dankt Mark Lloyd und Karen Constanti für die Unterstützung bei der Gestaltung, Constance Novis fürs Korrektorat und Ruth Ellis für das Register.

Bildnachweis: Folgenden Personen und Organisationen dankt der Verlag für die freundliche Genehmigung zum Abdruck von Fotos: **16 Science Photo Library**: Professoren P. M. Motta, P. M. Andrews, K. R. Porter & J. Vial (mlu). **32 Science Photo Library**: Steve Gschmeissner (mu); Professor P. M. Motta & E. Vizza (mru). **33 Science Photo Library**: Professoren P. M. Motta & T. Naguro (mlu). **34 Science Photo Library**: CNRI (mlo); Ikelos Gmbh / Dr. Christopher B. Jackson (mlu). **51 The Conversation**: Nach dem Diagramm »Auswirkung von Höhe auf Sauerstoffgehalt« von Brendan Scott (u). **55 Journal of Sports Science and Medicine**: Nach Abb. 2, 3 und 4 aus: P. Francis et al.: *The Proportion of Lower Limb Running Injuries by Gender, Anatomical Location and Specific Pathology: A Systematic Review,* Journal of Sports Science & Medicine18 (1), März 2019, S. 21–31 (r). **72 Springer Nature**: Nach Abb. 1(o) und 1(m) aus: D. E. Lieberman et al.: *Foot strike patterns and collision forces in habitually barefoot versus shod runners.* Nature 463 (2010), S. 531–535, DOI: 10.1038/nature08723 (u). **172 University of Colorado Colorado Springs**: Nach *The Athlete's Plate von* N. L. Meyer u. dem Sport Nutrition Graduate Program der UCCS in Zusammenarbeit mit den Food and Nutrition Services des USOC (u).